# 포제학

# 炮製學

天論
정기훈 편저

# [ 서 문 ]

포제학(炮製學)은 약물 가공학으로 인류의 시작과 더불어 발생하여 인류 문명의 발전과 그 궤도를 같이하며 발전하여 왔다. 처방에 사용되는 각종 약물은 수많은 선현의 각고의 노력으로 연구된 각종 포제법로 인해 그 약효의 증대, 부작용의 감소, 사용법의 다양화 및 저장 · 유통성의 상승을 가져오게 되었고, 현대에 들어와서는 단순히 인류의 건강과 생명을 책임지는 약물로써 뿐만 아니라 생명과학과 부가가치 창출의 경제적인 측면에서도 그 중요성이 제고되고 있다.

이처럼 (한)의학에 있어서 매우 중요한 역할을 담당하는 포제학에 대하여 필자는 천학비재임에도 불구하고 2002년부터 대학에서 강의하면서 기존의 포제학 서적들을 정리하던 중, 2005년에는 고등학교용 교과서로는 전국 최초로 발행된 충청남도교육청 발행 『한약자원가공』 집필에도 참여하게 되었고, 이런 일련의 과정들은 이 책 발간의 계기가 되었다.

포제학에는 4대 요소가 있는데 그것은 과거로부터 내려오는 선조들의 지혜가 그 첫째이며, 현대를 살아가고 있는 우리들의 지식이 그 둘째이고, 심오한 동양 문명의 정화가 그 셋째이며, 정치한 서양 문명의 정수가 그 넷째로, 포제학은 이들 '동서고금'의 4대 요소가 어우러져 있는 학문이다.

그리하여 원래 본 책은 이들 4대 요소를 균형감 있게 기술하면서, 그 구성은 천지인에 맞추어 총론에 해당하는 「天論」, 각론에 해당하는 「地論」, 실습서에 해당하는 「人論」으로 구성하려고 하였다. 그러나 필자의 재능이 워낙 우둔하고 천성이 게을러 '동서고금'의 4대 요소와 '천지인'의 3대 구성을 균형 있게 기술하는 것은 고사하고 수년간 시간만 보내게 되던 중 학생들의 교재 수급에 문제가 있어 우선 총론에 해당하는 「天論」만 졸속으로 급하게 출간하게 되었다.

생각해보면 필자에게 동서고금을 꿰뚫고 천지인을 아우른다는 것은 모기가 태산을 지고 하늘을 날겠다는 것과 마찬가지겠지만, 여러 동료와 선배님들의 질정과 충고와 더불어 지금부터 태산의 흙을 옮기고 또 옮기며, 필자의 뒤를 이어 열정과 패기로 가득한 후배님들이 그 흙을 옮기고 또 옮기면 모기가 태산을 질 수는 없겠지만 태산만큼은 옮겨질 수 있으리라 생각하면서 서문에 대신한다.

2008년 11월 9일

정 기 훈 씀

# [ 목 차 ]

## Ⅰ. 포제의 개념 및 역사



## Ⅱ. 1차 포제 방법

## Ⅲ. 2차 포제 방법

# Ⅰ. 포제의 개념 및 역사

1. 포제의 기본 개념
2. 포제의 역사
3. 포제의 기본 이론

약물의 포제는 재배되거나 수입 유통되는 약재들을 보다 효과적이며 안전하고 사용하기에 편리한 약품으로 만들어, 사회에 더욱 우수하고 안전한 약물을 공급할 수 있게 할 뿐만 아니라, 소득 및 이윤 창출에도 중요한 역할을 한다.

이 단원에서는 포제의 목적과 기본 이론에 대하여 학습하기로 한다.

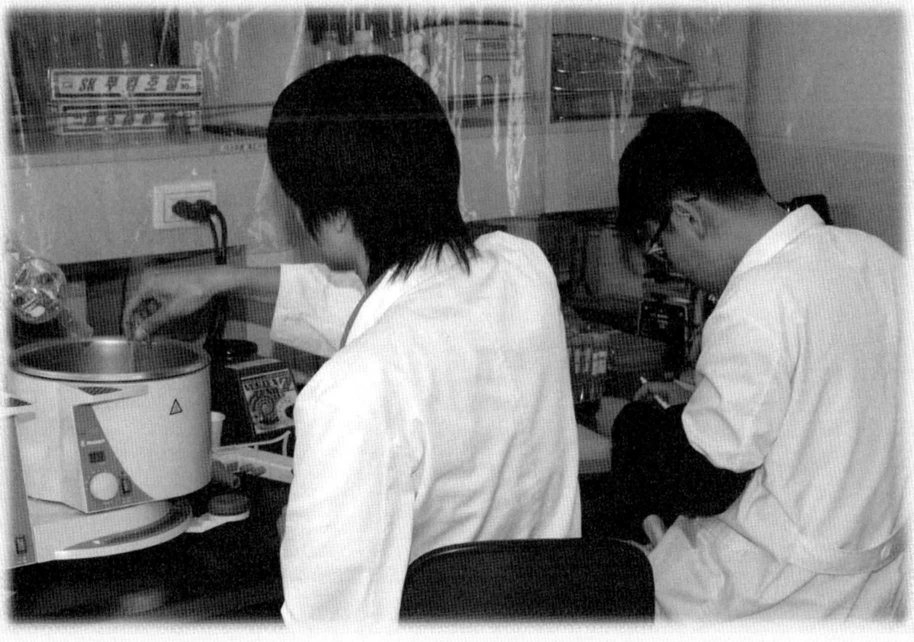

# 1. 포제의 기본 개념

약물 자원은 수천 년 전부터 인류의 건강 증진에 큰 역할을 하였을 뿐만 아니라, 현재에는 생명과학 측면에서 그 중요성이 높아지고 있는 자원이다.

## (1) 포제의 정의

포제학(炮製學)은 (한)의학[1] 이론을 바탕에 두고 서양과학 이론을 부가하여, 의료시술, 약재 배합, 약재 제제화(製劑化) 과정에서 더욱 사용하기 편리하고 효율이 높도록 약물을 가공하는 학문이다. 넓게는 본초학(本草學)의 일부에 해당하나, 약재 가공 기술의 다양한 발달에 따라 본초학과 분리하여 포제학이라고 지칭하게 되었다. 또한, 포제학에도 협의와 광의의 구분이 있는데, 협의의 포제학은 주로 단미(單味) 약물만의 가공을 가리키며, 광의의 포제학은 약물 제형 과정을 포함한다. 후자는 후대에 제제 기술의 발전에 따라 방제학(方劑學) 또는 제제학(製劑學)으로 발전하였다.

포제는 역사적으로 수치(修治), 법제(法製), 포자(炮炙), 합화(合化), 합약(合藥), 제약(製藥), 치제(治製), 수사(修事), 수제(修製) 등으로 불렸으며, 지금은 포제(炮製), 수치(修治), 포자(炮炙), 법제(法製)라는 용어들이 널리 사용되고 있다.

## (2) 포제의 목적

의학은 수천 년 내려오는 동안 다양한 이론과 치료 방법을 개발하며 흘러왔기 때문에, 사용되는 약재의 다양함은 그 수를 헤아리기 힘들고, 같은 약재라도 여러 포제 방

---

1 이 책에서는 널리 대중적으로 지칭되는 경우와 달리 한의학은 의학으로, 한약은 약물로, 의학은 서양의학으로 표기되어 있다.

법을 개발하여 다양한 방면으로 투여해 왔으므로 그 복잡함은 이루 말할 수가 없다. 아래에 포제학의 사용 목적 중 일부를 정리하면 다음과 같다.

## ❶ 약성을 변화시키거나 완화한다

약물에는 한(寒)・열(熱)・온(溫)・량(涼), 산(酸)・고(苦)・감(甘)・신(辛)・함(鹹)・담(淡)・삽(澁) 등의 성미(性味)를 비롯하여 귀경(歸經), 승강(升降), 생숙(生熟), 유효 성분(有效成分) 등의 여러 가지 고유한 약성을 가진다. 이들 고유의 약성은 중화(中和)가 아닌 한쪽으로 치우쳐 있으므로 이런 성질을 띠고 있는 약재들을 장기간 복용하면, 우리 몸은 불균형을 일으켜 병을 발생시킨다.

성미를 예로 든다면 대한(大寒)한 약물은 체내의 양기(陽氣)를 손상하고, 대열(大熱)한 약물은 체내의 음기(陰氣)를 손상하며, 산미(酸味)가 지나친 약물은 치아와 근육을 손상하고, 고미(苦味)가 지나친 약물은 위장과 진액을 손상한다. 또한 감미(甘味)가 지나친 약물은 체내에 습기를 조장하여 창만(脹滿)을 발생시키고, 신미(辛味)가 지나친 약물은 진액을 손상하고 기(氣)를 소모하게 하며, 함미(鹹味)가 지나친 약물은 습담(濕痰)을 유발하게 한다.

이래서 약재들은 질병과 환자의 상태를 고려하여 포제를 거쳐 약재의 성질을 적절하게 변화시킨 후 사용하여야만 한다.

예 천남성(天南星) 생품은 신온조열(辛溫燥熱)하여 조습화담(燥濕化痰), 거풍지경(祛風止痙), 산결소종(散結消腫)의 유독한 약인데, 우담즙(牛膽汁)으로 포제한 우담남성(牛膽南星)은 성미가 고한(苦寒)으로 변하면서 척열담(滌熱痰), 평간식풍(平肝息風)의 효능을 가져서 소아의 고열, 담성(痰盛), 경풍추축(驚風抽搐) 등의 증상에 사용된다.

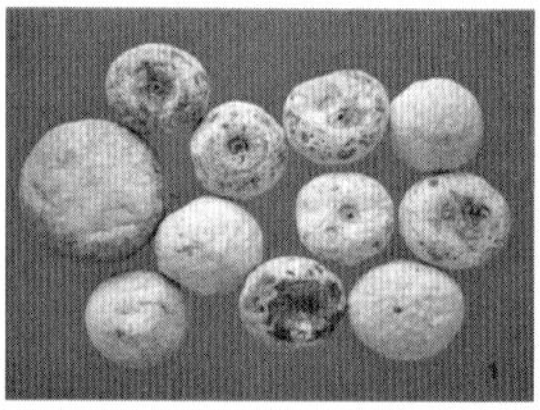

천남성(天南星)

예 당대(唐代)의 손사막(孫思邈)은 계지(桂枝)는 생것을 사용한다고 하였지만, 임산부에서 태동(胎動)을 방지하기 위하여 '오(熬 즉 炒)'하여 사용한다고 하였다.

예 명대(明代)의 나주언(羅周彦)[2]은 지각(枳殼)이 '消食去積滯用麸炒, 不爾氣剛, 恐傷元氣也'라고 하였고 마황(麻黃) 생품은 신산(辛散)하여 해표 작용이 강한데, 밀자(蜜炙)하면 신산(辛散) 작용이 완화되고 지해평천(止咳平喘) 작용이 증강된다고 하였다.

예 포황(蒲黃) 생품은 활혈화어(活血化瘀)하지만 초용(炒用)하면 지혈(止血)한다.

예 마두령(馬兜鈴) 생품은 고한(苦寒)하여 구토를 유발하기 쉬운데, 밀자(蜜炙)하면 고한한 성미가 줄어들고 거담지해(祛痰止咳) 작용이 증가한다.

예 상백피(桑白皮) 생품은 성이 차가워 사폐행수(瀉肺行水)하나, 밀자(蜜炙)하면 성질이 한윤(寒潤)하여 폐열해수(肺熱咳嗽)에 사용된다.

예 생지황(生地黃)은 한감고(寒甘苦)하여 자음량혈(滋陰凉血)하나, 포제한 숙지황(熟地黃)은 감미온(甘微溫)하여 자음보혈(滋陰補血)의 효능을 갖는다.

예 현호색(玄胡索)은 활혈산어(活血散瘀), 이기지통(理氣止痛)의 효능이 있는 약이다. 연구결과에 따르면 현호색 초자품(醋炙品) 전탕액에는 총 알칼로이드 및 진통작용이 제일 강한 tetrahydropalmatine의 함량이 생품 전탕액보다 모두 20% 이상 높게 나타나 진통작용은 강해지나, 생쥐를 산소 부족 상태에서 오랫동안 견딜 수 있도록 하는 quaternary alkaloid의 함량은 낮아진다고 한다.

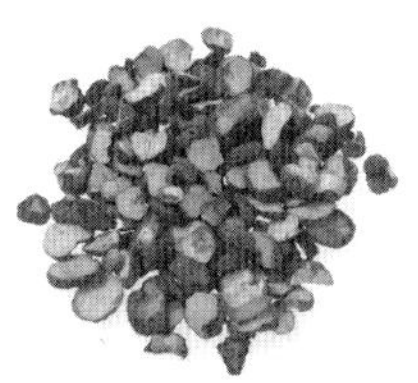

현호색(玄胡索)

그러므로 기체혈어(氣滯血瘀)로 인한 완복협통(脘腹脇痛), 여성의 경폐(經閉) · 통경(痛經) · 복중종괴(腹中腫塊) · 산후 혈어복통(血瘀腹痛) 및 산기작통(疝氣作痛), 질박종통(跌朴腫痛) 등의 증상을 치료할 때는 초자(醋炙)한 현호색(玄胡索)을 사용해야 하지만, 협심증(狹心症) · 심근경색(心筋梗塞) 등으로 인한 흉민(胸悶) · 심장 부위 동통 등에는 생품 현호색(玄胡索)을 사용하여야 한다. 이는 심통(心痛)에 사용하는 수점산(手拈散)에 들어있는 현호색(玄胡索)을 초제(醋製) 하지 않고 생품을 사용하는 이유가 된다.

예 마디풀과 식물인 하수오(何首烏) 생품은 고설(苦泄)하며 발산하는 성질이 겸해져 있어 해독(解毒), 소종(消腫), 윤장통변(潤腸通便)의 효능이 있다. 이를 흑두즙(黑豆汁)으로 찌게 되면 온감후(溫甘厚)하게 변하여 보간신(補肝腎), 익정혈(益精血), 오수발(烏鬚髮), 강근골(强筋骨)하게 된다. 이화학적으로 총 anthraquinone과 결합형 anthraquinone의 양이 증제(蒸製) 시간과 비례하여 감소하며, 인지질 · 당량은 증제 시간에 비례하여 증가한다. 또한 글리코겐(glycogen)을 증가시키고 면역 증강 작용을 한다.

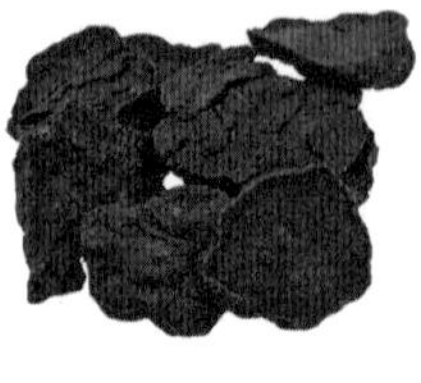

적하수오(赤何首烏)

## ❷ 치료 효과를 증가시킨다

약물 간의 배합을 통하여 치료 효과를 증가시킬 수 있는 외에도 포제를 통해서도 치료 효과를 증가시킬 수 있다. 여기에는 다음과 같이 몇 가지로 요약될 수 있다.

① 성분 추출률을 높여 약효를 증가시킨다.

성분 추출률을 높이는 방법에는 우선 절단하는 방법이 있다. 약물을 절단하여 부피를 균일하게 줄이게 되면 추출 용매에 접촉하는 약물의 표면적은 많이 늘어나서 유효 성분의 추출률이 증가하게 된다.

또 다른 경우에는 포제를 통해 약물의 조직구조를 변화시키고, 함유성분의 용해도를 높이는 방법이 있다. 예를 들어 과실 및 종자류 약재는 단단한 껍질에 싸여 있으므로 성분 용출이 쉽지 않은데 초법(炒法)으로 가열하면 맛과 향이 좋아지고 표피가 파열되어 유효 성분의 전출이 쉽게 된다. 명대 나주언(羅周彦)의 『의종수언(醫宗粹言)』에서는 '결명자(決明子), 나복자(蘿蔔子), 개자

2 나주언(羅周彦) : 17세기 초 명나라 때의 의사. 자(字)는 덕보(德甫), 호(號)는 적성(赤誠). 안휘(安徽) 흡현(歙縣) 사람. 어려서는 유학(儒學)을 배웠고 나중에 의학을 배워 강소(江蘇), 호북(湖北), 안휘(安徽) 등지를 돌아다니며 명가(名家)들과 의술을 토론하였고, 『의종수언(醫宗粹言)』 1권을 지었다.

(芥子), 소자(蘇子), 구자(韮子), 청상자(靑葙子)와 같은 종자를 사용할 때는 약간 초(炒)하여 탕약에 넣어야 맛이 나온다.'라고 하였는데, 이것이 현대에 사용되고 있는 '봉자필초(逢子必炒)'의 근거인 동시에 사용 목적이다.

예 왕불류행(王不留行)과 홍화자(紅花子)를 볶으면 수용성 추출물이 생품(生品)의 2~4배이다.

예 별갑(鱉甲)과 귀판(龜板)을 사탕초쉬법(砂燙醋淬法)을 한 후 3시간 동안 끓였을 때 단백질 전출률(煎出率)은 생품의 14배와 11.6배나 된다.

예 자연동(自然銅)에 단쉬법(煅淬法)을 시행하면 추출액 $Fe^{2+}$의 함량이 생품의 53~80배나 된다.

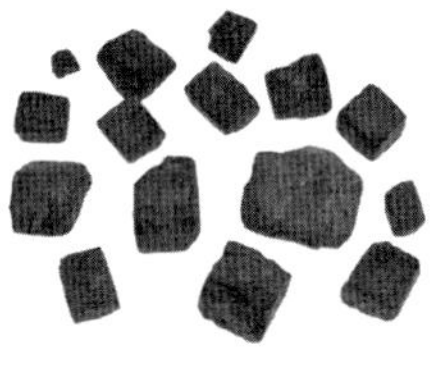
자연동(自然銅)

② 약효의 손실을 감소시킨다.

배당체(配糖體, glycoside)를 함유한 약재를 가열 처리하면 배당체 분해효소가 불활성화되어 함유된 배당체 성분의 분해를 억제해 유효 성분의 손실을 막을 수 있고 저장과 끓이는 과정 중에 배당체의 손실을 감소시킨다.

예 황금(黃芩)을 쪄서 연화한 다음 절편(切片)하면 황금배당체인 baicalin의 분해효소를 파괴시켜 유효 성분인 배당체 baicalin과 wogonoside를 보존하는데 유리한데 그 함량은 그냥 찬물에 담근 황금(黃芩)의 2배이다.

③ 보료(輔料)를 첨가하여 치료 효과를 증가시킨다.

보료란 약물을 가공 처리함에 있어서 같이 사용되는 보조 재료이다. 이들 보료는 약물의 가공 과정 중에서 협동작용을 일으켜 효과를 증강시키거나 혹은 특정 장부에 대한 작용을 증강시킬 수 있다.

예 음양곽(淫羊藿)을 양지(羊脂)로 유자(油炙)하면 익신흥양(益腎興陽)의 효능을 증가시킨다. 실험 결과 유자음양곽(油炙淫羊藿)은 동물의 성기능작용을 현저히 증강시켰으며, 그 작용의 강도는 testosterone을 근육 주사한 것과 비슷했다. 그러나 testosterone을 주사한 후에 나타나는 고환의 하강현상이 여기에서는 없었으며, 아울러 고환조직의 증식과 분비를 현저히 촉진하

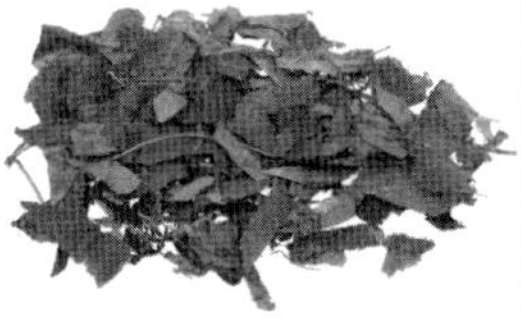
음양곽(淫羊藿)

였다. 그러나 음양곽(淫羊藿) 생품에는 동물실험 결과 성기능 증강 작용이 없었다.

예 황기(黃芪)나 감초(甘草)를 밀자(蜜炙)하면 보비익기(補脾益氣)의 효능이 증가한다.

예 관동화(款冬花), 자완(紫菀) 등을 밀자(蜜炙)하면 윤폐지해(潤肺止咳)의 작용이 증가한다.

예 백화사(白花蛇)를 주제(酒製)하면 산풍통락(散風通絡)하는 효능이 더욱 강화된다.

예 시호(柴胡), 향부자(香附子), 청피(青皮)를 초자(醋炙)하면 약물을 간경(肝經)에 들어가게 하여 간경(肝經)의 질병을 치료하는데 더욱 좋다.

예 황련(黃蓮)을 감초수제(甘草水製)하면 감초의 flavonoid glycoside가 황련의 항균력을 5~6배 증가시킨다.

④ 포제를 통해 신약을 제조한다.

포제는 일부 비약용 물질을 약용 물질로 변화시켜 새로운 신약을 만들어 낼 수 있다.

예 혈여탄(血餘炭)은 사람의 머리카락에 단탄법(煅炭法)을 시행해 만든 것으로 지혈산어(止血散瘀)의 좋은 약이 되는데, 포제를 시행하지 않은 생머리카락은 이런 효능이 없다.

예 흑두(黑豆) 생품은 자보간신(滋補肝腎), 양혈거풍(養血祛風), 해독(解毒)의 작용을 하는데, 건류법(乾餾法)을 거쳐 만들어진 흑두류유(黑豆餾油)는 소염(消炎), 항균(抗菌), 수렴(收斂)의 효능이 있는 외용제이며, 발효법(醱酵法)을 거쳐 만들어진 담두시(淡豆豉)는 해표(解表), 제번(除煩)의 효능을 갖고, 발아법(發芽法)을 거쳐 만들어진 대두황권(大豆黃卷)은 청열이습(清熱利濕), 발한해표(發汗解表)의 효능을 갖는다.

## ❸ 독성과 부작용을 저하시키거나 제거시킨다

비록 좋은 효과가 있다 하더라도, 약재가 독성이나 부작용이 크면 실제 사용하기에 안전하지 못하다. 이 때문에 약재는 포제 처리를 거쳐서 독성이나 부작용을 저하시킨 후에 사용해야만 각각의 특유한 효과를 발휘하면서 사용에서의 안전도 보장받을 수 있다.

예 오두(烏頭), 부자(附子)의 회양구역(回陽救逆) 작용은 양기허탈(陽氣虛脫)로 나타나는 사지궐랭(四肢厥冷), 맥미욕절(脈微欲絶) 등에 한나라 때부터 광범위하게 응용하였다. 그런데 이들 약물들은 그 효과만큼 독성도 강한데, 포제를 한 후에는 독성이 강한 aconitine이 가수분해 혹은 분해되어 독성이 낮은 hypaconitine과 aconine 혹은 ester염을 형성하게 된다.

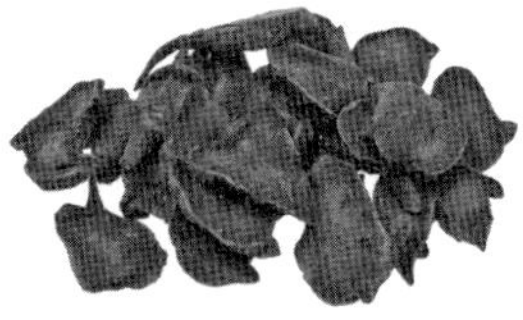
부자(附子)

예 또한, 후한의 장중경(張仲景)은 마황(麻黃)이 '生命人煩, 汗出不可止'한다고 하였다. 이는 마황(麻黃)을 생(生)으로 사용하면 번증(煩證)과 발한(發汗) 작용이 멈추지 않는 부작용이 있다는 것인데, 사용할 때 '皆先煮數沸'를 하면 이런 부작용들을 낮출 수 있다고 하였다.

예 백자인(柏子仁)은 영심안신(寧心安神), 윤장통변(潤腸通便)의 작용이 있는데 만약에 심혈휴허(心血虧虛)로 인해 심신불안(心神不安)한 증상에 비허(脾虛)하여 설사를 수반하는 환자에게 투여하고자 할 때는 백자인(栢子仁)을 거유제상법(去油製霜法)으로 포제하여 백자인상(柏子仁霜)으로 만들어 사용하면 윤장(潤腸)의 효능 때문에 설사를 일으키는 부작용을 제거하면서, 영심안신(寧心安神) 작용을 더욱 잘 발휘할 수 있게 된다.

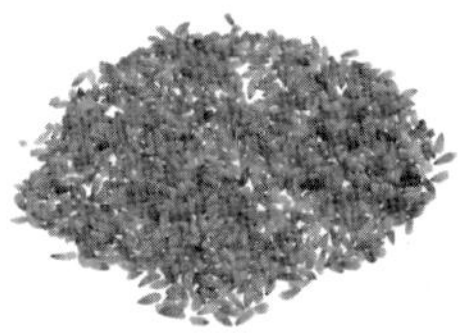
백자인(栢子仁)

예 파두(巴豆)는 신열(辛熱)하며 사한적(瀉寒積), 파징가(破癥瘕), 축수소종(逐水消腫), 축담(逐痰), 살충(殺蟲)하는 약물로 숙식적체(宿食積滯)를 사하(瀉下)하는 좋은 약물이나 독성이 있어 부작용이 일어나기 쉽다. 이때 가열처리 후 압력을 가하여 기름을 짜낸 다음 제상(製霜)으로 만드는 거유제상법을 시행하면 독성성분인 crotonallin을

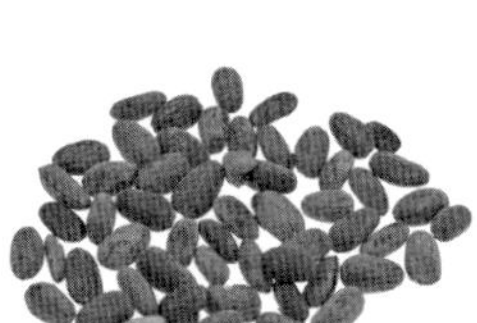
파두(巴豆)

파괴시킬 수 있고, 아울러 유효 성분이자 유독성분인 파두유[croton oil]의 함량을 안전한 범위 내에서 제어할 수 있게 된다. 이외에도 거유제상법을 사용하는 약재에는 속수자(續隨子), 호도(胡桃) 등이 있다.

예 반하(半夏), 백부자(白附子), 천남성(天南星) 등에는 모두 강렬한 점막 자극성 물질이 있어 그냥 복용을 하면 수포, 실음(失音), 복통, 설사 등을 유발하게 된다. 이때 표법(漂法)이나 증법(蒸法) · 복제법(複製法) 등을 이용하여 포제하게 되면 이들 부작용을 줄이면서 고유의 화담(化痰) 작용을 발휘하게 할 수 있다.

## ❹ 인체에 작용하는 부위를 변화시키거나 증가시킨다

가공은 약재 본래의 작용부위를 변화시킬 수 있다. 즉 상부에 작용하던 약재를 하부로, 하부에 작용하던 약재를 상부로, 내부에 작용하던 약재를 외부로, 외부에 작용하던 약재를 내부로 변화시킬 수 있다.

예 대황(大黃)은 성미가 고한(苦寒)하며 본래 하초(下焦)에 작용하는 약물이지만, 주증(酒蒸)을 한 후에는 상초(上焦)의 열사(熱邪)를 내리는 작용을 한다.

예 시호(柴胡)는 심포(心包), 간(肝), 삼초(三焦), 담경(膽經)에 들어가는 약물인데 초제(醋製)하면 간에 작용하는 힘에 더욱 강해진다.

예 소회향(小茴香), 귤피(橘皮) 등을 염제(鹽製)한 후에는 약물을 신경(腎經)으로 끌고 들어가는 힘이 더욱 강해진다.

## ❺ 청결도와 순도를 증가시킨다

약재에는 자연계에서 채취, 운반, 사용되는 것이 많으므로 잡질, 변질품, 비약용 부위들이 섞이기 쉬운데 이것들이 일련의 포제과정을 거치면서 제거되어 지저분한 원약재(原藥材)는 깨끗한 약재[淨藥材]로 되어 약재의 청결도와 순도를 높일 수 있는 것이다.

예를 들어 근(根) 및 근경류(根莖類) 약재에는 흔히 노두(蘆頭)와 잔경(殘莖) 및 흙 등이 붙어있고, 껍질류 약재에는 코르크층과 이끼 등이 붙어있으며, 과실 종자류 약재에는 과병(果柄) · 과각(果殼) 등이 붙어있고, 화류(花類) 및 엽류(葉類) 약재에는 화경(花梗) · 엽병(葉柄) · 털 등이 붙어있으며, 동물성 약재에는 동물의 불필요한 껍질 · 살 · 혈괴(血塊) 및 머리 · 발 · 날개 등이 제거되지 않고 붙어있고, 광물류 약재에는 잡석과 흙 등이 섞여 있는데, 이들 불순물을 제거하면 보다 청결하고 순도가 높은 약재를 사용할 수 있게 되는 것이다.

또한, 어떤 약재의 경우에는 약용 부위에 따라 약효가 다르게 나타나 구분하여 사용하여야 한다. 예를 들어 마황(麻黃)의 줄기(莖)는 발한(發汗) 작용이 있고 뿌리(根)는 지한(止汗) 작용이 있어 구분하여 사용하여야 한다.

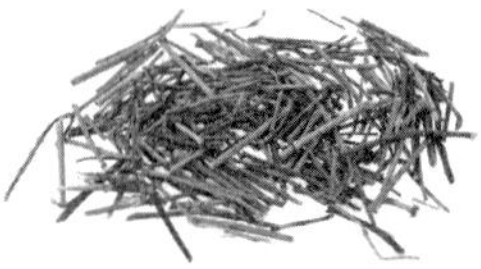

마황(麻黃)

## ❻ 저장에 유리하다

약재에 열처리를 하면 보관에 유리하다. 대표적인 열처리인 건조를 시행하면 약재의 수분 함량이 낮아져 부패와 변질의 방지 및 보관에 편리하다.

이외에도 동물성 약재를 증법(蒸法) · 초법(炒法) 등으로 가열처리하면 벌레나 알이 사멸되어 부화(孵化) 방지 및 저장에 유리한데 상표초(桑螵蛸) 등이 그 예이다.

종자류 약재를 증법(蒸法), 초법(炒法), 천법(燀法) 등으로 가열처리하면 종자의 발아(發芽)를 막고 변질을 방지하는데 소자(蘇子), 내복자(萊菔子) 등이 그 예이다.

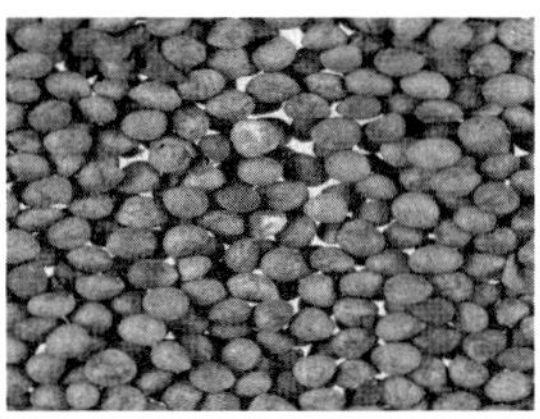

소자(蘇子)

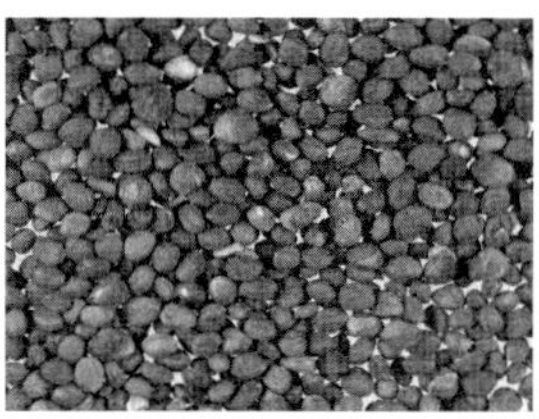

내복자(萊菔子)

배당체(配糖體, glycoside)를 함유한 약재를 가열처리하면 배당체분해효소가 불활성화되어 함유된 배당체 성분의 분해를 억제해 유효 성분의 손실을 막을 수 있고 장기간 보존하는데 유리한데, 황금(黃芩), 행인(杏仁) 등이 그 예이다.

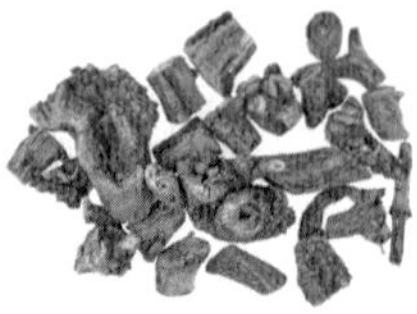

황금(黃芩)

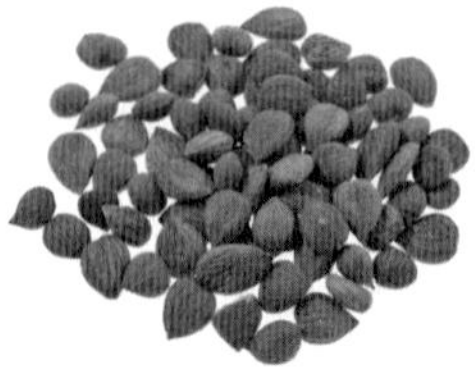

행인(杏仁)

## ❼ 형태와 품질의 규격화로 사용이 편리하다

약물에는 그 종류가 매우 많고 대부분 천연상태의 건조품으로 유통되므로, 형태와 품질의 차이가 매우 크다. 그러나 일련의 포제를 거쳐 일정한 규격으로 통일되면 품질의 차이를 줄일 수가 있고, 약재의 투여나 효능 조절에 편리하다. 따라서 포제는 실제 사용에 있어서 필수적인 조건이다.

## ❽ 조제와 제제가 간편하다

광물류 · 패각류 · 화석류 · 동물 각질류 · 일부 단단한 식물류 약재들은 매우 딱딱하여 분쇄하기 어려우므로 제제와 조제가 불편하다. 따라서 알맞은 포제법을 시행하여 분쇄를 용이하게 하면 조제와 제제에 편리하다. 아울러 이들 약재들의 생품을 전탕(煎湯)하면 단시간 내에 유효 성분이 추출되기 어려운데 이때 포제품을 사용하면 유효 성분 추출에도 용이하다.

> 예 자연동(自然銅), 자석(磁石), 대자석(代赭石), 모려(牡蠣), 석결명(石決明) 등은 단법(煅法)을 사용한다.

예 소목(蘇木), 강향(降香), 단향(檀香)의 목질류와, 녹각(鹿角)같은 동물의 각질류는 박편(薄片)으로 썬다.

예 오약(烏藥), 토복령(土茯苓), 천마(天麻), 백작약(白芍藥)과 같은 단단한 뿌리류 약재는 박편(薄片)으로 썬다.

예 결명자(決明子), 견우자(牽牛子), 백개자(白芥子) 등은 초법(炒法)을 시행하여 도쇄(搗碎)한다.

예 영양각(羚羊角), 서각(犀角), 진주(珍珠), 삼칠근(三七根), 침향(沈香) 등의 단단하고 귀중한 약재는 갈아서 가는 분말로 만들어 사용한다.

## ❾ 나쁜 냄새와 맛을 없애 복용하기에 좋게 한다

동물류 약재는 특유한 냄새와 맛 때문에 종종 복용할 때에 오심, 구역 등의 부작용이 수반되기도 하는데, 표법(漂法), 주제(酒製), 초제(醋製), 밀제(蜜劑), 부초법(麩炒法) 등의 포제 처리를 하면 특유의 냄새와 맛이 없어져 복용하기에 좋게 된다. 이를 교미교취(矯味矯臭)라 한다.

예 주제법(酒製法) 사용 : 오초사(烏梢蛇) · 자하거(紫河車) · 백화사(白花蛇) · 상산(常山) 등

예 조제법(醋製法) 사용 : 유향(乳香) · 몰약(沒藥) · 오령지(五靈脂) · 계내금(鷄內金) 등

예 부초법(麩炒法) 사용 : 백강잠(白殭蠶) · 춘근피(椿根皮) 등

예 활석분탕법(滑石粉燙法) 사용 : 자위피(刺猬皮)[3] 등

예 표법(漂法) 사용 : 인중백(人中白) 등

---

3 자위피(刺猬皮) : 고슴도치 껍질. 고평(苦平). 하기(下氣), 진통(鎭痛), 거혈열(去血熱), 지혈(止血).

### ⑩ 형태와 품질을 개선하여 상품가치를 증가시킨다

포제 처리한 약재는 청결하고, 두께가 균일하며, 외관상 보기 좋고, 색채가 선명해지는 등 형질과 외관에 좋은 영향을 미친다. 이는 구매자의 상품에 대한 신뢰감 및 상품가치를 증가시킨다.

위에서 설명한 포제의 목적들은 비록 각각 구별해 놓았지만, 상호 연계되면서 작용을 한다.

## 2. 포제의 역사

인류가 장구한 기간 질병과 싸워오는 과정 중에서 발견 개발되고 축적되어 온 약재의 포제 기술은 처음에는 구전되어 오다가 문자가 발명된 이래로는 기록에 의해 전수될 수 있어 그 귀중한 경험들을 보존할 수 있게 되었다. 이 장에서는 포제 기술 발전의 중요한 부분을 살펴본다.

### (1) 포제의 시원

포제 기술은 의학의 발전 정도 내지는 그 시대의 기술 수준과 관련이 있기 때문에 인류 문명의 발전과 관련이 있다. 그러므로 포제의 시원은 원시시대까지 거슬러 올라갈 수 있다. 원시시대의 인류는 수렵과 채취로 식량을 얻었는데 이 과정 중에는 독이 있는 동식물을 복용하고 구토, 설사, 혼수 또는 사망 등이 발생하기도 하였으며, 때로는 먹은 후 통증의 감소 내지는 질병 치료의 경험이 발생하였다. 우리가 흔히 사용하는 식약동원(食藥同源)은 이렇듯 인류가 음식을 찾는 과정 중에서 점차 약물을 인식하게 된 과정에서 나온 말이다. 아무튼, 찾아낸 음식 또는 약물들을 먹기 위해서는 깨끗이 씻고, 갈라내고, 빻거나 하는 등의 적절한 가공 처리가 필요하였고, 이런 가공 처리는 바로 포제의 시초가 되었다.

이런 일련의 가공 방법 중 가장 인류에게 크게 영향을 준 가공법은 바로 불의 이용이다. 170만 년 전 구석기시대 원모원인(元謨猿人)의 유적지에서조차 각종 석기뿐만 아니라 불에 그슬린 뼈가 발견된 것으로 보아 불을 이용하여 가공한 역사는 매우 길다. 불을 이용하여 음식을 가공한 것은 의학적으로 볼 때도 큰 의의가 있다. 즉 숙식(熟食)을 하는 것은 어떤 소화제나 소염제 또는 영양제를 사용하는 것보다도 더 중요한 것으로 불의 이용은 음식과 약재 가공에 있어 획기적인 사건인 것이다. 이것을 『한

비자(韓非子) · 오두편(五蠹篇)』에서는 '上古之世 … 民食果蓏蜯蛤, 腥臊惡臭, 而傷害腹胃, 民多疾病 有聖人作, 鑽燧取火, 以化腥臊, 以民說之, 使王天下, 號之曰燧人氏'라고 기록하고 있으며, 『예위(禮緯) · 함문가(含文嘉)』에서도 '燧人始鑽木取火, 炮生爲熟, 令人無腹疾, 有異于禽獸'라고 기록하고 있다.

또한, 포제를 예전에는 포자(炮炙)라고도 하였는데 『설문(說文)』에 의하면 '炮, 毛炙肉也', '炙, 炙肉也, 從肉在火上'라고 하고, 단주(段注)에서 '毛炙肉, 謂不去毛炙之也'라고 하였다. 또한 『예기(禮記) · 내칙(內則)』에서는 '塗之以謹塗, 炮之'라 하고, 정현(鄭玄)[4]의 주(注)에는 '炮者, 以塗燒之爲名也'라고 하였으며, 『손희단집해(孫希旦集解)』에서는 '裹物而燒之謂之炮', 『시경(詩經) · 소아(小雅) · 호엽전(瓠葉傳)』에서는 '炕火曰炙'라고 하였다. 모두 불의 이용이 포제에서 차지하는 비중이 컸음을 알려주는 것이다.

불을 이용하여 숙식(熟食)을 만드는 방법은 약물처리에도 응용되어 일부 약물에서는 날 것과 익힌 것의 구별 즉 생숙(生熟)의 구별이 있게 되었다. 이렇게 씻고, 갈라내고,

---

4 A.D. 127~200년. 중국 후한(後漢) 말기의 대표적 유학자로 훈고학(訓詁學)과 경학(經學)의 대성자(大成者). 자는 강성(康成). 출생지는 북해(北海:山東省) 고밀(高密). 젊었을 때부터 학문에 뜻을 두어, 경학의 금문(今文)과 고문(古文), 천문(天文), 역수(曆數)에 이르기까지 광범한 학문을 섭렵하였다. 일찍이 향색부(鄕嗇夫)라는 지방의 말단관리가 되었으나 그만두고, 낙양(洛陽)에 올라가 태학(太學)에 입학하였고, 후에 마융(馬融) 등에게 『역(易)』, 『서(書)』, 『춘추(春秋)』 등의 고전을 배운 뒤 40세가 넘어서 귀향하였다. 그가 낙양을 떠날 때, 마융이 '나의 학문이 정현과 함께 동쪽으로 떠나는구나!' 하고 탄식하였을 만큼 학문에 힘을 쏟았다 한다. 귀향 후 제자들에게 학문을 가르쳤으나, 44세 때에 환관들이 일으킨 '당고(黨錮)의 화'를 입은 후에는, 집안에 칩거하여 연구와 저술에 몰두하였다. 14년 뒤에 탄압이 풀리자 하진(何進) · 공융(孔融) · 동탁(董卓) · 원소(袁紹) 등의 초빙 및 황제의 관직 하사 등이 있었으나 모두 사양하고 연구와 교육에 한평생을 바쳐 수천 명의 제자를 거느리는 일대 학파를 형성하였다.

하휴(何休)가 『공양묵수(公羊墨守)』, 『좌씨고황(左氏膏肓)』, 『곡량폐질(穀梁廢疾)』의 3부작을 펴내자, 『발묵수(發墨守)』, 『침고황(鍼膏肓)』, 『기폐질(起廢疾)』의 3부작을 지어 반박하였고, 『주역(周易)』, 『상서(尙書)』, 『모시(毛詩)』, 『주례(周禮)』, 『의례(儀禮)』, 『예기(禮記)』, 『논어(論語)』, 『효경(孝經)』 등의 경서(經書)에 주석을 하였으며, 『의례(儀禮)』, 『논어(論語)』의 정본(定本)을 만들었다. 그러나 『모시(毛詩)』의 전(箋)과 『주례(周禮)』, 『의례(儀禮)』, 『예기(禮記)』의 주해 정도만 완전히 남아있고, 나머지들은 청나라 원균(袁鈞)의 『정씨일서(鄭氏佚書)』 등에 단편적으로만 남아 있다고 한다. 근래 신장유오이(新疆維吾爾) 자치구의 당나라 시대의 무덤에서 『논어(論語)』 주석의 일부가 출토되었다 한다.

빻는 등의 간단한 가공에다 불로 약물을 처리하는 방법을 합하여 포제의 초보적 형태가 나타나게 되었다.

불을 이용한 것 이외에도 인류는 또 일찍부터 과실이 자연 발효되어 술이 되는 것을 알아냈다. 즉 중국에서는 구석기시대부터 술이 발명되었는데 상(商)나라 때에는 주기(酒器)가 발견되었을 정도이고 은허(殷墟)에서 나온 갑골문(甲骨文)에는 방향성 약주를 가리키는 '창(鬯)'자가 기록되어 있을 정도이다. 술의 발명과 사용은 더욱 다양한 가공을 할 수 있는 보료(輔料)를 사용하는 포제 방법을 형성하게 되었다.

이외에도 소금 같은 광물질 또는 여러 가지 재료들을 가지고 일정한 배합과 조작을 통해 새로운 맛과 새로운 용도를 개발해 나갔다. 진(秦)때 씌어진 『여씨춘추(呂氏春秋)』「본미(本味)」에서는 '調和之事, 必以甘酸苦辛鹹, 先後多少, 其齊甚微, 皆有自起. 鼎中之變, 精妙微纖, 口弗能言, 志不能喩.'이라 기록되어 있는데, 이는 음식 방면에서 일찍부터 맛의 조합과 요리 중의 변화를 잘 알고 있었음을 설명해주는 기록이다. 이렇듯 음식과 의약 사이에는 밀접한 관계가 있어서 음식의 조합 및 요리 기술은 끊임없이 약물의 가공에 응용되었고 이런 지식의 축적은 후에 의료의 필요에 따라 포제의 다양한 가공 기술로 발전하게 된 것이다.

의학의 발전과 약물의 증가는 더욱 높은 수준의 포제 기술 발전을 일으키어 현재의 포제 방법은 이미 불로 약물을 처리하는 범위를 넘어섰으나, 고내 포사(炮炙)의 원래 의미를 보전하면서 전체 약물의 가공 처리 기술을 반영하기 위하여 주로 포제(炮製)라고 부르게 되었다. 여기서 '炮'자는 여러 가지 불과 관련된 가공 처리 방법을 대표하며, '製'자는 더욱 광범위한 기타 각종의 가공 기술을 대표한다.

## (2) 포제 방법의 시작과 형성기(춘추전국시대~송대)

### 1 한대(漢代) 이전

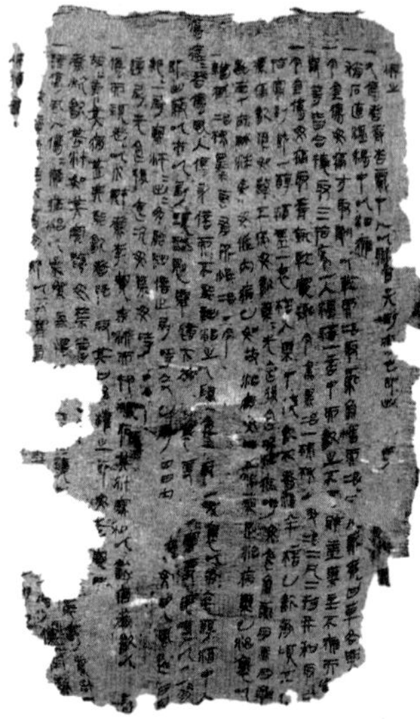

<오십이병방> 중 일부

1972년부터 1974년까지 중국은 호남성(湖南省) 장사(長沙)에서는 이창(利蒼), 신추(辛追)와 이창의 아들이 묻힌 마왕퇴(馬王堆) 3호 한묘를 발굴하였다. 여기에서는 대량의 백서(帛書)와 죽간(竹簡), 목간(木簡)이 출토되었는데, 그중에는 『족비십일맥구경(足臂十一脈灸經)』, 『음양십일맥구경(陰陽十一脈灸經)』 갑본, 『맥법(脈法)』, 『음양맥사후(陰陽脈死候)』, 『오십이병방(五十二病方)』, 『각곡식기(却穀食氣)』, 『음양십일맥구경(陰陽十一脈灸經)』 을본, 『도인도(導引圖)』, 『양생방(養生方)』, 『잡료방(雜療方)』, 『태산서(胎産書)』, 『십문(十問)』, 『합음양(合陰陽)』, 『천하지도담(天下至道談)』 같은 의학서적도 다량 있었다. 그중 춘추전국시대에 만들어진 것으로 추정되는 『오십이병방(五十二病方)』은 무덤의 주인이 한 무제 때 사람이므로 현재까지 발견된 중국 최고(最古)의 의학 서적 중 하나이다. 이 책에는 52종의 질병을 치료하는 처방 283개와 247종의 약물이 기재되어 있을 뿐만 아니라 조간(挑揀), 건조, 세절(細切), 지(漬), 포(炮), 자(炙), 번(燔), 하(煆), 오(熬), 증(蒸), 자(煮) 등의 약물 포제 방법도 기술되어 있다. 예를 들면 '취경양[당랑]일두(取慶良[螳螂]一斗), 거기갑족(去其甲足)', '이반복령[복령]. 최[촬]취대자일매, 수[도](以般服零[茯苓]. 最[撮]取大者一枚, 壽[搗])', '휴[저]시기, 취상뢰지혜중, 이위기종[종]처(雎[疽]始起, 取商牢漬醯中, 以熨其種[腫]處)', '지출혈자, 번발(止出血者, 燔發)', '번기애(燔其艾)', '취삼세진곽[곽], 취기즙(取三歲陳霍[藿], 取其汁)' 등 다양한 약물과 다양한 포제방법이 기록되어 있어 당시의 약물학 수준을 짐작할 수 있게 한다.

『황제내경(黃帝內經)』은 대략 전국시대~진 · 한시대의 저서로 『영추(靈樞) · 사객(邪客)』편에 보면 '치반하(治半夏)'를 사용한 '출미반하탕(秫米半夏湯)'으로 '사기객인(邪氣客人)'을 치료한다는 부분이 있다. 여기서 치반하(治半夏)는 포제한 반하(半夏)를 말하는 것으로, 생반하(生半夏)의 강한 독성을 포제로 줄여 사용했다는 것은 독성약의 포제에 관해서 주의를 기울였다는 것을 시사한다. 또한 『소문(素問) · 무자론(繆刺論)』에는 '체기좌각지발, 방일촌, 번치(鬄其左角之髮, 方一寸, 燔治)'라는 구절이 나오는데 여기서 말하는 각발(角髮)과 번치(燔治)는 최초의 탄약(炭藥)인 혈여탄(血餘炭)이다. 또한 『영추(靈樞) · 수요강유(壽夭剛柔)』편에는 '부저(㕮咀)'라는 단어가 나오는데 이것은 약물을 씹어서 잘게 부수는 절제(切製)의 기초적인 방법으로, 당시 독약의 취급, 가열포제 방법 및 절제방법에 대한 일면을 볼 수 있다.

## 2 한대(漢代)

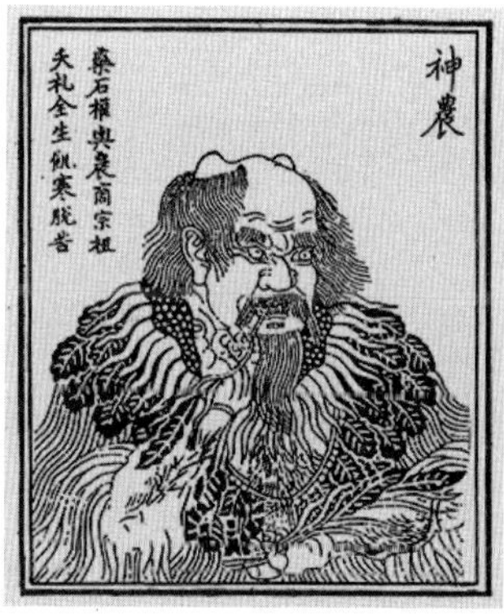


한대에 이르러 포제 기술은 많은 발전이 있었다. 특히 서한(西漢)에서부터 위(魏)의 오보(吳普)에 이르기까지의 약물학 지식이 집대성된 현존하는 최초의 본초서적인 『신농본초경(神農本草經) · 서례(序例)』에는 '藥有陰陽配合, 子母兄弟, 根莖花實, 草石骨肉; 有單行者, 有相須者, 有相使者, 有相畏者, 有相惡者, 有相反者, 有相殺者. 凡此七精, 合和時之, 當用相須 · 相使者良, 勿用相惡 · 相反者. 若有毒宜制, 可用相畏 · 相殺者. 不爾, 勿合用也. 藥有酸鹹甘苦辛五味, 又有寒熱溫涼四氣, 及有毒無毒, 陰乾曝乾, 采造時月, 生熟, 土地所出, 眞僞, 陳新, 竝各有法. 藥性有宜丸者, 宜散者, 宜水煮者, 宜酒漬者, 宜膏煎者; 亦有一物兼宜者; 亦有不可入湯酒者, 竝隨藥性, 不得違越.'이라 언급되어 있어, 약용부위 선택, 약물의 배합 원칙, 기미론, 독성약재의 포제, 건조, 채취시기, 생숙이론, 진위 감별, 제형 등에 관한 기술을 하고 있다. 이는 당시에 이미 매우 체계적이고 고도화된 약물학 이론과 지식이 있었음을

말하는 것이다. 이외에도 이 책에 기록되어 있는 포제 품종과 방법으로는 소석(消石)·박초(朴硝)·반석(礬石)[5]·석담(石膽)[6]·우량석(禹粮石)·자황(雌黃)·웅황(雄黃) 등에 사용된 연법(煉法), 상표초(桑螵蛸)에 사용된 증법(蒸法), 자위피(刺猬皮)에 사용된 주자(酒煮), 노봉방(露蜂房)·사퇴(蛇蛻)·봉방(蜂房)·강랑(蜣螂)[7] 등에 사용된 오법(熬法), 패자(貝子)에 사용된 소법(燒法) 등이 있고, 이외에도 지금의 죽력(竹瀝)에 해당하는 죽즙(竹汁)이 기재되어 있어 당시 약물학의 다양성과 전문성을 짐작할 수 있다.

1972년 중국의 감숙성(甘肅省) 무위(武威)에서 출토된 『무위한대의간(武威漢代醫簡)』은 기원후 1세기 전후에 만들어진 것으로 추정되는 의학 문헌으로, 이 중에는 약 100여종의 약물이 기재되어 있는데 69종은 『신농본초경(神農本草經)』에 11종은 『명의별록(名醫別錄)』에 그 외 20종은 양 서적에 보이지 않은 약물이라 한다. 이 문헌에는 부저(㕮咀), 야합(冶合), 번(煩), 지(漬), 요(撓), 취(炊), 전(煎) 등의 포제 방법 등이 기록되어 있고, 특히 독성 약물인 반하(半夏)와 낭독(狼毒)[8]의 포제 방법에 대해서는 보다 구체적으로 기록되어 있는데 현재의 가공법과 유사하다고 한다. 이는 당시 사람들이 다양한 포제방법을 구사하였고, 독성 약재의 포제 가공에 대한 중요성 또한 충분히 인식하고 있었으며, 그 방법도 일정한 수준에 도달해 있었음을 알려주는 것이다.

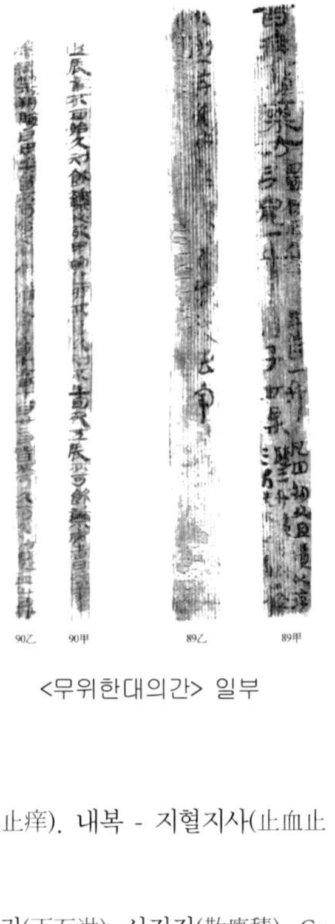

<무위한대의간> 일부

5 백반(白礬) : 한산삽(寒酸澀). 외용 - 해독살충(解毒殺蟲), 조습지양(燥濕止痒). 내복 - 지혈지사(止血止瀉), 거제풍담(祛除風痰). $KAl(SO_4)_2 \cdot 12H_2O$ 함유.

6 석담(石膽) : 한산신(寒酸辛), 유독. 주금창(主金瘡), 음식창(陰蝕瘡), 하석림(下石淋), 산징적(散癥積). $CuSO_4 \cdot 5H_2O$ 함유. 담반(膽礬)이라고도 한다.

7 강랑(蜣螂) : 쇠똥구리. 한함(寒鹹) 유독. 정경(定驚), 파어(破瘀), 통변(通便), 공독(攻毒).

8 낭독(狼毒) : 평고신(平苦辛) 유독. 축수(逐水), 거담(去痰), 파적(破積), 살충(殺蟲).

대략 150~219년경에 활약한 것으로 추정되는 장기(張機)는 자(字)가 중경(仲景)이고 남양군(南陽郡) 열양인(涅陽人)으로 『상한론(傷寒論)』과 『금궤요략방론(金匱要略方論)』을 저술했는데, 그는 저서에서 변증논치(辨證論治)와 이법방약(理法方藥)의 원칙들을 제시해 후대에 의성(醫聖)으로까지 존경을 받는 사람이며 포제에 대해서도 많은 영향을 주었다. 그의 『상한론(傷寒論)』에는 113개의 처방에 84개의 약물이 응용되어 536번 나오는데 그중 315번은 약물에 대해 구체적으로 포제 방법을 제시하고 있어서 당시의 포제 방법에 대한 다양성을 알려주고 있다. 그중 어떤 약물의 경우에는 처방마다 서로 다른 포제방법을 사용하고 있는데, 이것은 변증론치의 결과에 따라 다양한 포제법이 운용됨을 나타내는 것이다. 아울러 장중경은 처방 중에 여러 차례 술, 꿀, 식초, 동변(童便), 담즙(膽汁), 생강즙(生薑汁) 등의 다양한 액체 약물을 사용하여 후세에 액체보료(液體輔料)를 이용한 약물 포제 방법이 꽃피울 수 있는 기초를 닦아 놓았다.

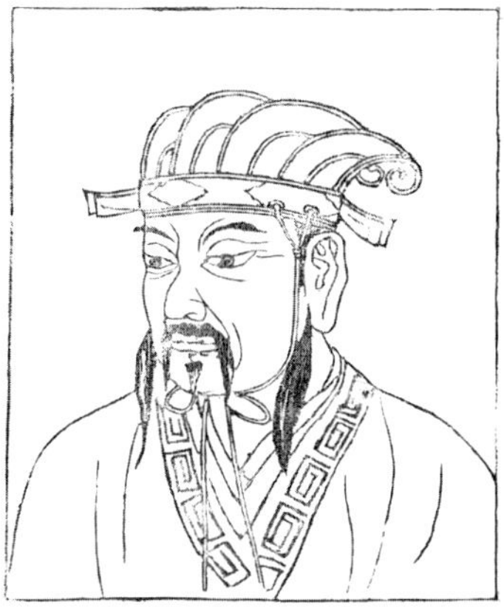

醫聖張仲景像

아울러 『금궤요략방론(金匱要略方論)』에서는 더욱 다양한 포제법이 등장하고 있는데, 예를 들면 거로(去蘆 : 黃芪), 거심(去心 : 牡丹皮), 거절탕포(去節湯泡 : 麻黃), 쇄(碎 : 代赭石), 저위산(杵爲散 : 蛤蚧), 초(炒 : 吳茱萸), 거피첨초(去皮尖炒 : 苦杏仁), 화포(火炮 : 乾薑), 제탄(製炭 : 枳實), 밀제(蜜製 : 川烏), 고주지(苦酒漬 : 烏梅), 자(炙 : 鱉甲 · 蜂房 · 百合), 증제(蒸製 : 大黃), 증제후교즙(蒸製後絞汁 : 地黃), 소(燒 : 禹餘粮), 소회(燒灰 : 血餘炭), 소이일야(燒二日夜 : 云母石), 소회존성(燒灰存性 : 桑白皮 · 王不留行), 소연성분(燒研成粉 : 鐘乳石), 침령아출(浸令芽出 : 赤小豆) 등의 방법이 제시되고 있다.

아울러 『상한론(傷寒論)』의 다른 고전본(古傳本)의 하나인 『금궤옥함경(金匱玉函經) · 증치총례(證治總例)』[9]에는 '凡草木有根莖枝葉皮毛花實, 諸石有軟堅消走, 諸虫有毛

羽甲角頭尾骨足之屬, 有須燒煉炮炙, 生熟有定, 一如後法. 順方是福, 逆之者殃. 又或須皮去肉, 或去皮須肉, 或須根去莖, 又須花須實, 依方揀采, 治削, 極令淨潔, 然後升合稱兩, 勿令參差.'해야 한다고 하여 포자(炮炙)라는 단어의 최초 사용과 더불어 생숙이론(生熟理論) 및 약용 부위의 선택, 정제(淨製), 절제(切製)의 기본 원칙 등에 대한 명확한 제시가 있었다.

이 시기에는 광물성 약재에 대한 포제도 매우 큰 성과가 있었다. 『주례(周禮) · 천관총재(天官冢宰)), 양의론(瘍醫論)』에 의하면 '凡療瘍, 以五毒攻止'라고 되어 있는데, 정현(鄭玄)은 주(注)에서 '止病曰療, 攻治也. 五毒, 五藥之有毒者. 今醫方有毒之藥, 作之, 合黃堥, 置石膽, 丹砂, 雄黃, 礜石, 慈石其中, 燒之三日三夜, 其烟上着, 以鷄羽掃取之. 以注創, 惡肉碎, 骨則盡出'라고 하고 있다. 그런데 여기서 '其烟上着'의 '烟'은 바로 승화하는 산화수은 결정이다. 즉 이 당시 이미 능숙하게 승화법(昇華法)을 사용하였던 것이다.

총괄하면 한대는 포제학의 기본 원칙과 방법을 확립하였으며 개개 약물의 포제와 약물간의 배합과 처방을 임상에 응용하여 포제학의 기초 형성기라 할 수 있다.

---

9 금궤옥함경(金匱玉函經) : 후한(後漢)의 장중경(張仲景)이 지은 『상한론(傷寒論)』의 고전본(古傳本)의 하나로 1066년 북송 교정의서국(校正醫書局)의 교정을 거쳐 송본(宋本) 『상한론(傷寒論)』과 같이 출간되었다가 1717년 진사걸(陳士杰)에 의해 복각되어 재출판되었다.

## 3 위진남북조(魏晋南北朝) 시대

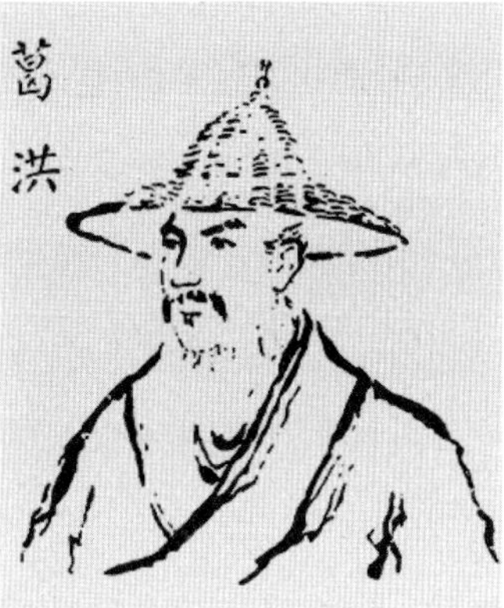


315년에 만들어진 갈홍(葛洪)[10]의 『주후비급방(肘後備急方)』은 임상 의학 뿐만 아니라 포제학에서도 중요한 서적이다. 이 책은 원래 『옥함방(玉函方)』 중 일부로 『주후구졸방(肘後救卒方)』이라고 하였는데, 후에 도홍경(陶弘景)이 여기에 101방을 첨가하여 『보궐주후방(補闕肘後方)』이라고 하였고, 여기에 다시 금나라 사람인 양용도(楊用道)가 『증류본초(證類本草)』의 단방약을 첨가하여 『부광주후방(附廣肘後方)』이라고 하였는데 통칭 『주후비급방(肘後備急方)』이라고 한다. 이 책에는 여러 약물들의 포제 방법이 기록되어 있는데, 그중 많은 약물은 임상에서의 다양한 요구에 의해 한 가지 약물에 몇 가지의 포제법이 사용되었다. 아울러 그는 새로운 포제 방법으로 대두즙(大豆汁), 감초(甘草), 생강(生薑) 등으로 오두(烏頭), 원화(芫花), 반하(半夏)의 독을 해독하였는데, 이것은 후세에 이들 약물들을 이용한 해독 포제의 기초를 닦아준 것이다.

포제 방법은 선진(先秦), 진한(秦漢), 위진(魏晉) 시대를 거쳐 끊임없이 발전하면서 풍부한 경험과 자료가 축적되었는데, 남북조(南北朝) 시대에 와서는 체계적인 정리를

---

10 갈홍(葛洪) : A.D. 284~365. 중국 진(晉)나라 때의 학자 · 도사 · 연단가(煉丹家). 자 치천(稚川), 호 포박자(抱朴子). 강소성(江蘇省) 구용현(句容縣) 사람으로 순수한 상남 귀족 출신이다.

그는 좌사(左慈) → 갈현(葛玄) → 정은(鄭隱) → 갈홍(葛洪)으로 이어지는 신선사상과, 마명생(馬鳴生) → 음장생(陰長生) → 포현(鮑玄) → 갈홍(葛洪)으로 이어지는 신선사상 등 초기 신선사상을 집대성해서 도교 교학을 처음으로 체계화하였다.

석빙(石氷)의 난(303) 때 공을 세워 열후(列侯) 바로 아래가 되는 제2위의 작위 관내후(關內侯)가 되었다. 또 그는 역사에 박학하였는데, 그것이 인정되어 산기상시대저작(散騎常侍大著作)으로 추천되었으나, 노령을 이유로 사퇴하고, 교지구루(交趾句漏 : 베트남 북방 경계)의 영(令)의 자리를 지원하여 임지로 부임하던 중 광주자사(廣州刺史) 등악(鄧嶽)의 지우(知遇)를 받고, 나부산(羅浮山)에 들어가 저술과 연단에 전념하였다. 방대한 저서를 남겼는데, 주요한 것으로 『포박자(抱朴子)』, 『신선전(神仙傳)』 등이 있다.

하게 되었다. 그중에서도 유송(劉宋)의 뇌효(雷斅)는 이전의 포제에 대한 방법과 경험을 정리해 『뇌공포자론(雷公炮炙論)』을 저술하였는데 이 책은 포제학사상 최초의 전문포제서로 인식되어지고 있으며, 이 책을 기준으로 포제학은 본초학에서 하나의 독립적인 학과로 분리되기 시작하였다. 이 책에서 언급하고 있는 약재의 정제(淨製) 방법, 절제(切製) 방법, 건조(乾燥) 방법, 수화법(水火法), 보료법(輔料法) 등은 대략 다음과 같다.

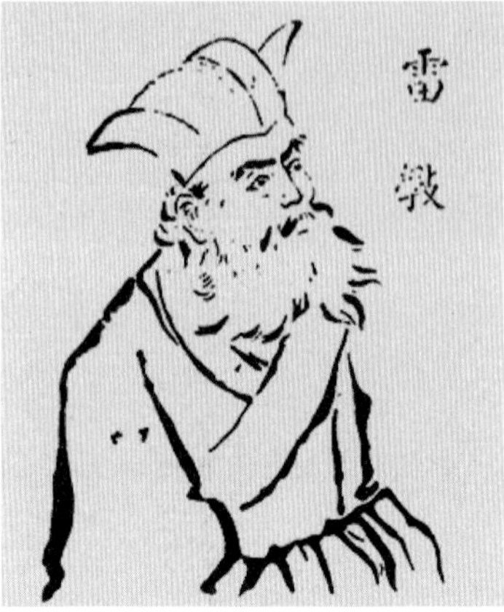


① 정제(淨製) 방법 : 간(揀 : 細辛, 胡椒, 蚯蚓), 거갑토(去甲土 : 蟬花), 거조피(去粗皮 : 升麻, 紫桂), 거절(去節 : 麻黃, 蘆根), 개(揩 : 絡石), 식(拭 : 柴胡), 쇄(刷 : 肉蓯蓉, 拘杞根), 괄(刮 : 芍藥, 白芷), 삭(削 : 猪苓, 木瓜), 박(剝 : 桑根白皮, 皂莢子) 등

② 절제(切製) 방법 : 절(切 : 黃精, 檳榔), 좌(銼 : 菖蒲, 茜草根), 벽(擘 : 黃耆, 牛黃), 추(捶 : 槐實, 鱉甲), 용(舂 : 蒺藜子, 巨勝), 도(搗 : 雲母, 白礬), 연(硏 : 朱砂, 芒硝), 저(杵 : 鍾乳, 菟絲子), 마(磨 : 蓬莪朮), 수비(水飛 : 雄黃, 石膏) 등

③ 건조(乾燥) 방법 : 식건(拭乾 : 朱砂, 鍾乳), 음건(陰乾 : 龍膽, 茵陳蒿), 풍건(風乾 : 瓜蒂, 百部), 쇄건(曬乾 : 柏子仁, 酸棗仁), 배건(焙乾 : 桑根白皮, 麴, 訶黎勒), 자건(炙乾 : 杜仲, 蛇皮), 증건(蒸乾 : 蒟醬) 등

④ 수화법(水火法) : 침(浸 : 牛膝, 澤瀉), 증(蒸 : 酸棗仁, 薯蕷=山藥, 黃耆, 白薇, 木瓜), 자(煮 : 薏苡仁, 石決明), 전(煎 : 栝蔞根, 麻黃), 초(炒 : 天麻, 枳殼), 오(熬 : 常山, 桔梗), 자(炙 : 阿膠, 膃肭臍=海狗腎), 배(焙 : 知母, 紫菀), 포(炮 : 烏頭, 甘草), 연(煉 : 芒硝, 石蜜), 단(煅 : 白礬, 牡蠣) 등

⑤ 보료법(輔料法) : 주침(酒浸 : 澤瀉, 肉蓯蓉, 續斷, 百部根, 訶黎勒=訶子), 주증(酒蒸 : 牽牛子, 狗脊, 蜀椒), 초제(醋製 : 鹿角膠, 吳茱萸), 강즙제(薑汁製 : 凝水石=寒水石, 厚朴), 밀제(蜜製 : 黃蘗木, 紫菀), 동나미초(同糯米炒 : 蠐螬, 貝母), 부

초(麸炒 : 枳殼), 수초(酥炒 : 烏蛇, 甘草), 유제(乳製 : 木瓜, 槐實), 童便製(童便製 : 鱉甲, 草蒿=靑蒿), 마유제(麻油製 : 巴豆), 미감수제(米泔水製 : 白薇, 白殭蠶), 황정즙제(黃精汁製 : 菟絲子, 升麻, 禹餘粮), 감초즙제(甘草汁製 : 白前, 枇杷葉), 양지자(羊脂炙 : 淫羊藿, 鹿茸) 등

이 책은 후세의 약물 포제 발전에 큰 영향을 주었다. 예를 들어 '凡使, 采生地黃, 去白皮, 瓷堝上柳木甑蒸之, 攤令氣歇, 拌酒再蒸, 又出令乾'와 같이 숙지황(熟地黃) 제법을 언급하였고, 대황(大黃)을 찌면 사하작용이 완화되고, 낭탕(莨菪), 오수유(吳茱萸)의 알칼로이드를 식초로 처리하면 알칼로이드가 염으로 변화되어 수용성이 증가되며, 인진(茵蔯)에 대하여는 고온처리를 방지하기 위해 '勿令犯火'하라고 기록하고 있고, 탄닌을 함유한 약물 즉 백작(白芍)은 참대칼로 거피(去皮)하고 지모(知母), 몰식자(沒食子) 등은 철제 기구 사용을 금하라고 기술되어 있는데 이것들은 오늘날까지도 큰 의미가 있는 것들이다.

또한, 이 시기에는 도홍경(陶弘景)에 의하여 중요한 본초 · 포제학의 발전이 있었다. 도홍경(陶弘景)[11]의 『본초경집주(本草經集註)』는 『신농본초경(神農本草經)』을 기본으

11 도홍경(陶弘景) : 456~536. 양(梁)나라 때 사람으로 강소(江蘇) 남경(南京) 사람이다. 자는 통명(通明), 자호(自號)는 화양은거(華陽隱居), 만호(晩號)는 화양진일(華陽眞一), 화양진인(華陽眞人), 시호(謚號)는 정백선생(貞伯先生)으로 상청파(上淸派) 9대 종사(宗師)이다. 명문귀족의 출신으로 가족 중 많은 사람이 높은 벼슬을 지냈으나 그는 초년에 낮은 벼슬을 지냈을 뿐 뜻을 이루지 못하다가 갈홍(葛洪)의 『신선전(神仙傳)』을 읽고 양생에 뜻을 두어 만 여권의 독서를 하였다. 육수정(陸修靜)의 제자인 손유악(孫遊岳)으로부터 상청파의 교리 및 여러 학설을 전수받고, 전국 각지를 순례하면서 연구에 몰두하다가 후에 모산(茅山)에 화양관(華陽館)을 짓고 은거하였다. 그는 육수정의 삼동설(三洞說)을 계승하여 모산의 상청파를 중심으로 도교서적을 삼동사보(三洞四輔)라는 칠부(七部)의 조직으로 집대성 하였다. 만년에는 유불도 삼교융합을 주장하였으며, 다재다능하여 유학 저작과 시부(詩賦)를 제외한 도교관련 저작만도 50여종에 가깝다. 의학서로는 『신농본초경집주(神農本草經集注)』, 『주후방(肘后方)』 등이 있고, 도교서로는 『제대연보(帝代年譜)』, 『진령위업도(眞靈位業圖)』, 『양성연명록(養性延命錄)』, 『진고(眞誥)』, 『등진은결(登眞隱訣)』 등이 있다. 『진고』는 양희(楊羲) 등이 쓴 상청경전과 수행비결을 발췌 인용, 교정,

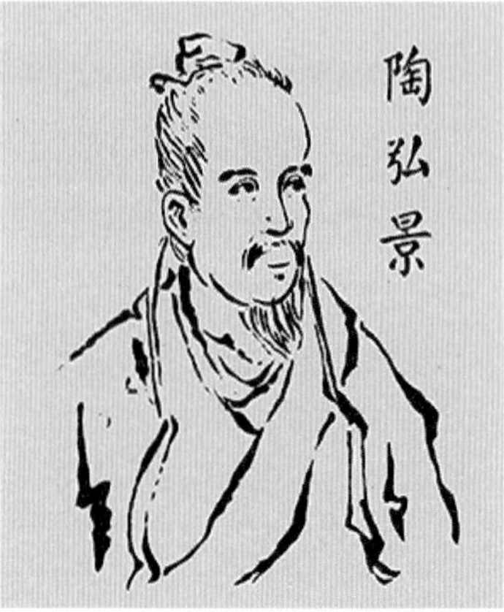


로 본초학에 대해 두 번째 총결을 행한 것으로 수집된 약물의 수는 전에 비해 배로 증가하였다. 아울러 서록(序錄) 중의「합약분제요치법(合藥分劑料治法)」속에는 처음으로 흩어져 있는 포제 방법들이 계통적으로 분류되기 시작하였다. 예를 들면 약물의 채집에 대해서는 '本草采藥時月, 皆在建寅歲首, 則從漢太初後所記也. 其根物多以二月・八月采者, 謂春初津潤始萌, 未沖枝葉, 勢力淳濃故也. 至秋則枝葉就枯, 又歸流於下. 今卽事驗之, 春寧宜早, 秋寧宜晩, 其花・實・莖・葉, 乃各隨其成熟耳.'라 하여 그 원칙이 천명되었고, 정제(淨製)에 대해서는 정선(淨選)・거전피(去栓皮)・거피(去皮)・거모(去毛)・거노두(去蘆頭)・거심(去心)・거노지(去老枝)・거양(去瓤)・세(洗) 등의 방법을 기재되었으며, 절제(切製) 부분에 있어서는 부저(㕮咀)・벽파(擘破)・좌(銼)・박절(薄切)・괄절작설(刮截作屑)・도(搗) 등의 방법이 기재되었다. 이때에 부저(㕮咀)라는 단어가 세절(細切)로 대치된다. 아울러 건조 부분에 있어서도 폭건(曝乾)과 홍건(烘乾) 2개의 방법이 기재되었으며, 포제 부분에 있어서는 미자(微炙)・배(焙)・오(熬)・소(燒)・포(炮)・명단(明煅)・자(炙)・양(烊)・탕유달거피(湯柔撻去皮)・련(煉)・증(蒸)・고주지(苦酒漬)・자령통체비기(炙令通體沸起)・소회말(燒灰末) 등의 방법이 기재되었다.

---

편찬한 것으로 상청파의 중요한 전적이고,『등진은결』은 내면적인 정신 순화에 의해서 도와 합일하고 장생에 이르는 이른바 '수일(守一)'이라는 선도론을 설한 저술이며,『양성연명록』은 위진 시대에 널리 퍼진 여러 도경을 총결한 것이고,『진령위업도』는 도교의 신 계보를 체계적으로 작성한 것으로 여기서는 신들을 7층으로 나누어 그중 원시천존(元始天尊)을 최고의 신으로 삼았다. 또한, 그는 산속에 있으면서도 계속 세상을 주시하고 있었는데, 옹주자사(雍州刺史)인 소연(蕭衍)이 군사를 일으켜 제(齊)나라를 치고자 할 때 도제(徒第)를 보내 소연을 지지하였다. 그리하여 후에 소연이 양(梁)의 황제가 되었을 때 높은 대접을 받아 사람들이 그를 '산중재상(山中宰相)'이라고 할 정도였다. 이처럼 그는 도교 교학의 기초를 확립하였고, 교단 조직의 일체화를 향한 기반을 갖추게 한 인물이다.

이처럼 도홍경은 당시의 포제방법을 정리하는 과정에서 선인들의 경험을 계승하였을 뿐만 아니라 또 당시의 포제방법을 수집하여 기록하였다. 또 일부 약물의 제법에 대해서는 의문점을 제시하기도 하였는데, 예를 들면 그는 『본초경집주(本草經集註)』 서록(序錄) 중에서 '衆醫睹不識藥, 惟聽市人, 市人又不辨究, 皆委采送之家. 采送之家傳習治拙, 眞僞好惡莫測, 所以有鍾乳酢煮令白, 細辛水漬使直, 黃芪蜜蒸爲甛, 當歸酒洒取潤, 螵蛸膠著桑枝, 蜈蚣朱足令赤, 諸有此等, 皆非事實. 世用旣久, 轉以成法, 非復可改, 末如之何.'라고 하였는데 이러한 지적은 아직도 생각해 볼 여지가 있다 하겠다.

## 4 당대(唐代)

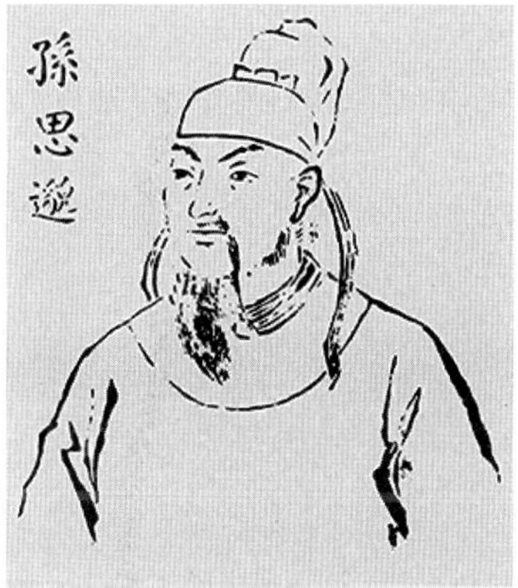


당대는 경제와 문화의 번영과 발전에 따라 사용되는 약물의 종류가 더욱 증가되었고 포제 방법 또한 점점 다양해졌다. 예를 들면 652년 손사막(孫思邈)[12]이 저술한 『비급천금요방(備急千金要方)·합화장(合和章)』에는 『금궤옥함경(金匱玉函經)』과 『본초경집주(本草經集註)』 등의 포제 원칙을 보충하여 '凡草木有根莖枝葉皮骨花實, 諸虫有毛翅皮甲角頭足尾骨之屬, 有須燒煉炮炙, 生熟有定, 一如後法. 順方是福, 逆之者殃. 或須皮去肉, 或去皮須肉, 或須根莖,

12 손사막(孫思邈) : 섬서성(陝西省) 요현(耀縣) 사람. 노장사상과 불교에 능통하여, 수당(隋唐) 양대의 왕들이 누차 나와서 벼슬하기를 청하지만 모두 완강히 거절하고, 종신토록 은거생활을 하였다. 『비급천금요방(備急千金要方)』은 『천금방(千金方)』이라 약칭한다. 이는 비록 방서(方書)지만, 실제로는 의사로서 반드시 알아야 할 이론과 임상지식을 거의 다 포괄하고 있다. 이는 당나라 이전 역대저작의 주요 의론, 의방, 진찰법, 침구 등 의학 기본내용을 포괄하고, 또한 처방, 용약 등의 구체적인 방법과 복이(服餌), 식양(食養), 도인(導引), 안마(按摩) 등의 양생법을 말했으며, 심지어는 의사가 어떻게 의학을 배워야하고, 어떠한 도덕과 품격을 갖추어야 하느냐하는 문제까지도 논술했다. 따라서 이 책은 중국 최초의 임상 백과전서이다.

或須花實, 依方煉治, 極令淨潔. 然後升合稱兩, 勿令參差.'라고 하였다. 또한, 개별 약물의 포제법에 대해 '諸經方用藥, 所有熬煉節度, 皆脚注之. 今方則不然, 于此篇具條之, 更不煩方下別注也'라 하고 그 아래에 '凡用甘草·厚朴·枳實·石買·茵芋·藜芦·皂莢之類, 皆炙之. 而枳實去瓤, 藜蘆去頭, 皂莢去皮子.', '凡用麥·曲末·大豆黃卷·澤蘭·蕪荑, 皆微炒. 乾漆炒令烟斷.' 등의 예를 들었다. 이것은 당시 약물의 포제가 처음에는 처방 각주에 의해 진행되다가 점점 개별 약물마다 독자적인 포제형식을 갖게 되었다는 것을 나타낸다. 이런 원칙은 송대 『경사증류비급본초(經史證類備急本草)』 서례(書例) 중에서도 인용하고 있으며 지금에 이르기까지 전해지고 있다고 한다. 또한 『비급천금요방(備急千金要方)·권제삼(卷第三) 부인방중(婦人方中)·잡치제팔(雜治第八)』에서는 '取淡竹, 斷兩頭節, 火燒中央, 器盛兩頭, 得汁飮之, 立效.'라고 하여 죽력(竹瀝) 제법(製法)을 언급하고 있고, 『비급천금요방(備急千金要方)·권제이십칠 양성(卷第二十七 养性)·복식법 제육(服食法 第六)』에서는 '作熟乾地黃法 : 采地黃, 去鬚·葉及細根, 搗絞取汁, 以漬肥者, 著甑中. 土若米無在以蓋上, 蒸之一時出, 曝燥, 更納汁中, 又蒸, 汁盡止, 便乾之. 亦可直切蒸之半日, 數以酒洒之, 使周匝至夕出, 曝乾. 可搗蜜丸服之.'라고 하여 새로운 숙지황(熟地黃) 제법을 언급하고 있으며, 이외에도 682년에 완성된 『천금익방(千金翼方)』에서는 건지황법(乾地黃法), 황정법(黃精法), 연추유법(煉鍾乳法), 연종유법(煉鍾乳法), 연백석영법(煉白石英法), 연송지법(煉松脂法) 등을 언급하고 있어 약물 포제의 다양성과 전문성을 과시하고 있다.

695년에 완성된 『신수본초(新修本草)』는 『당본초(唐本草)』라고도 불리는데, 『본초경집주(本草經集註)』를 기초로 교정·보충을 한 국가 주도의 최초 약전(藥典)으로 본초학적으로는 3번째 총결에 해당한다. 이 책에서는 『본초경집주(本草經集註)』에 수록되어 있는 「합약분제요리법(合藥分劑料理法)」에 주석을 달아 포제를 법규로 제정하는 것이 약물의 품질을 보증하고 높이는데 있어 중요한 의의를 가지고 있다고 하였고, 외(煨), 단(煅), 번(燔), 초(炒), 증(蒸), 자(煮) 등의 방법 이외에도 작얼법(作蘖法 : 발아법), 작국법(作麴法 : 발효법) 및 망초(芒硝)의 제정법(提淨法) 등이 기록되어 있으며,

'唯米酒入藥'에서와 같이 보료용 술의 사용을 명시하였다.

713년에서 739년 사이에 맹선(孟詵)에 의해 완성된 『식료본초(食療本草)』에서는 80여종의 약물 포제법이 기록되어 있는데 구체적인 방법은 초(炒 : 牛蒡子), 초황(炒黃 : 六神麯), 화포(火炮 : 花椒), 초령흑(炒令黑 : 刺猬皮), 자황(炙黃 : 石榴皮), 주자(酒炙 : 吳茱萸), 주제(酒製 : 淡豆鼓), 초자(醋煮 : 大黃), 초제(醋製 : 黃柏), 강제(薑製 : 石蜜), 밀전(蜜煎 : 地黃), 증과화밀(蒸過和蜜 : 百合), 증(蒸 : 蓮子), 소탄임즙(燒炭淋汁 : 桑葉), 동변(童便 : 蒼耳子) 등이다.

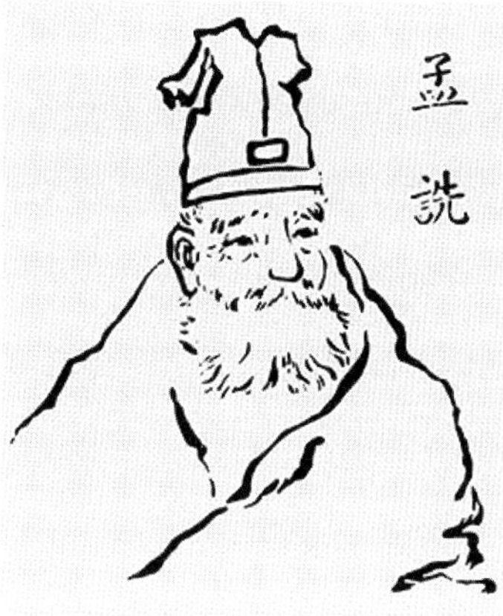


752년에 왕도(王燾)에 의해 완성된 『외대비요(外臺祕要)』는 당 이전의 6,000여개의 처방이 집대성된 종합의서로 포제 관련 분야에도 많은 기술이 있다. 예를 들어 아교(阿膠)를 '자주(炙珠)'하라 기재되어 있고, 녹각교(鹿角膠)를 만들 때 먼저 '자(炙)'를 한 후에 '오령색황(熬令色黃)'하라 하였으며, 녹각상(鹿角霜)은 초제(炒製)하여 '취말(取末)'하라 하였고, 오초사(烏梢蛇)는 '자거두미(炙去頭尾)'한 후 '육자(肉炙)'하라 하였으며, 별두(鱉頭)는 '음건(陰乾)'하라 하였고, 행인(杏仁)은 '거첨피양인자오(去尖·皮, 两仁者, 熬)'하라 하였다.

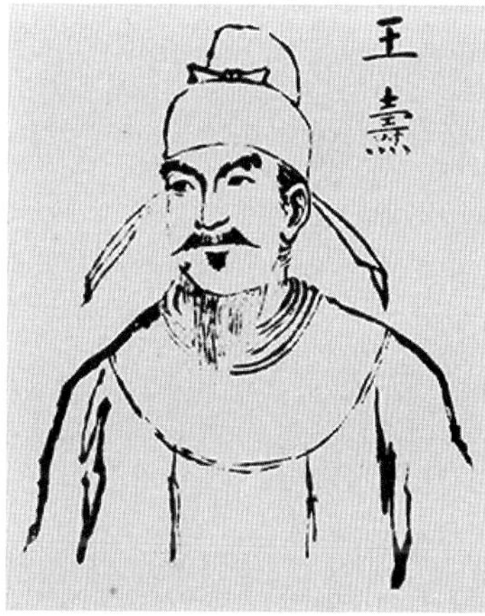


841년에서 846년 사이에 인도인(藺道人)이 지은 『선수이상속단비방(仙授理傷續斷祕方)』은 골상과

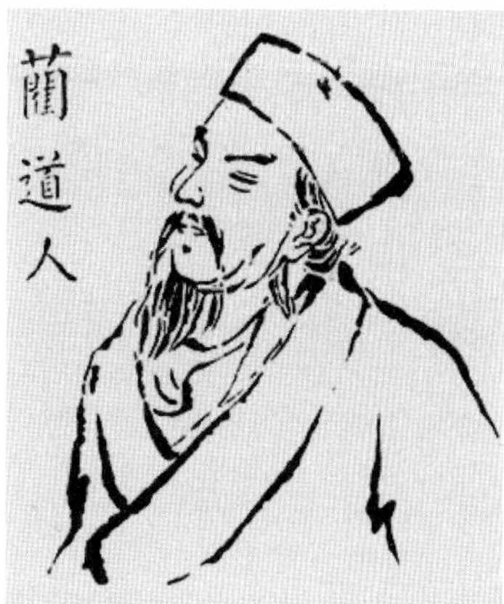

(骨傷科) 전문서적으로 사물탕(四物湯)과 같은 명방이 수록되어 있을 뿐만 아니라 약 80여종의 약물 포제에 대하여 기술하고 있다. 예를 들어 하수오(何首烏)에는 흑두증(黑豆蒸), 흑두황주자(黑豆黃酒煮), 초자(醋煮), 수자(水煮) 등의 방법을 사용하였고, 자연동(自然銅)에는 '초쉬존성(醋淬存性)', '주쉬제쇄(酒淬制碎)'의 방법을 사용하였으며, 천남성(天南星)에는 처음에는 면과외법(麵裹煨法)을 한 후 석회(石灰)로 초황(炒黃)하게 하였다. 이외에도 거각(去殼 : 木鱉子), 초(炒 : 香附子), 거피초(去皮炒 : 益智仁), 거사취초(去絲嘴炒 : 僵蠶), 포(炮 : 天南星), 제탄(製炭 : 桑枝), 부초(麩炒 : 木鱉子), 주침(酒浸 : 當歸), 초자(醋煮 : 川烏), 초쉬(醋淬 : 桑枝), 미감제(米泔製 : 續斷), 강즙자(薑汁煮 : 草烏), 강즙(薑汁製 : 天南星), 단(煅 : 石膏), 외(煨 : 川烏), 수비(水飛 : 白礬), 연(研: 龍骨) 등의 방법이 제시되어 있다.

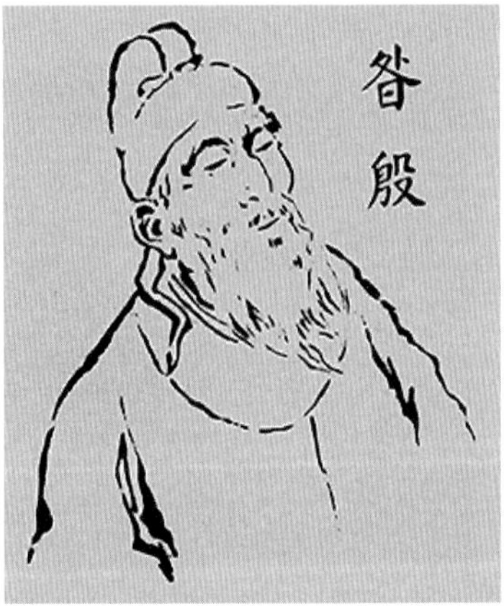


852년에 무은(昝殷)이 지은 『경효산보(經效產寶)』에는 70여종 약물의 포제법이 실려 있다. 예를 들어 지황(地黃)은 지황즙(地黃汁)과 건지황(乾地黃) 열수(熱水)에 담갔고, 아교(阿膠)는 초자(炒炙) 후에 미자(米子 : 阿膠珠)를 만들었으며, 대조(大棗)는 소흑(燒黑)으로 만들어 사용했고, 염(鹽)은 소적(燒赤)으로 만들어 사용했으며, 녹각(鹿角)은 소적(燒赤)한 후 주쉬(酒淬)하고 다시 소(燒)한 다음 파쇄해 사용하였고, 영양각(羚羊角)은 소괄(燒刮)하여 가루 낸 다음 탄화(炭火)에 소(燒)해 교(膠)로 만들어 사용하는 등 다양한 포제법이 실려 있다.

이처럼 당대(唐代)에서는 분과된 전문 의학 서적과 집대성한 전문 의학 서적 및 유사한 서적들이 많이 출현하였다. 이들 서적 모두에서는 일정 정도의 포제 내용이 들어 있었고, 일부 서적에서는 약물을 사용에 좀 더 새롭고 다양한 방법을 시도하였다.

## 5 송대(宋代)

송대는 문치(文治)를 국시로 하여 활자인쇄술 등을 비롯한 수많은 과학과 공업 기술의 발전이 있었던 시기이다. 이런 발전은 의학 연구의 진보 및 상호 교류를 촉진시켰으며, 아울러 포제 가공 기술과 대상 품종의 확대로 이어졌다. 그리하여 송대는 포제학의 실질적인 형성기가 되었으며, 현재 사용하는 포제 방법의 대부분도 송대에 출현한 것이다.

992년 송나라 조정에서 편찬한 대형 처방서인 『태평성혜방(太平聖惠方)·논합화편(論合和篇)』에는 '凡合和湯藥, 務在精傳, 甄別新陳, 辨明州土, 修制適度, 分量無差, 用得其宜, 病無不愈. 若眞假非類, 冷熱相乖, 草石昧其甘辛, 炮炙失其体性, 篩羅粗惡, 分劑差殊, 雖有療疾之名, 永無必愈之效, 是以醫者, 必須殷勤注意.'라고 하여 임상에서의 포제 중요성에 대해 언급하고 있고, 수록된 16,834개의 처방과 더불어 각주로 대량의 포제 내용을 구체적으로 기재하고 있다. 예를 들어 거피(去皮 : 砂仁), 초(炒 : 芥子), 포(炮 : 白附子), 초황(炒黃 : 萊菔子), 초초(炒焦 : 吳茱萸), 제탄(製炭 : 使君子), 부초(麸炒 : 枳殼), 자(炙 : 桑白皮), 주제(酒製 : 牽牛子), 주침(酒浸 : 肉蓯蓉), 주초(酒炒 : 芫花), 주오(酒熬 : 麻黃), 주자(酒煮 : 淫羊藿), 초초(醋炒 : 芫花), 초오(醋熬 : 五靈脂), 염제(鹽制 : 云母), 강제(薑製 : 白附子), 감초즙제(甘草汁製 : 乾薑), 동변자(童便炙 : 穿山甲), 증(蒸 : 木瓜), 흑두자(黑豆煮 : 川烏), 모려자(牡蠣煮 : 珍珠), 외(煨 : 三棱), 배(焙 : 蟾酥), 소회(燒灰 : 益母草), 수비(水飛 : 珍珠), 유제(乳製 : 鹿角·白石英) 등의 방법이 기록되어 있는데 이는 앞 시대의 포제법을 총결하는 의의가 있는 것이다.

1098년에서 1108년 사이에 당신미(唐愼微)에 의해 편찬된 후, 애성(艾晟), 조효충(曹孝忠), 장존혜(張存惠) 등의 교정을 거친 후 완성된 『중수정화경사증류비용본초(重修政和經史證類備用本草)』는 송대 이전 주요 본초서를 수집하여 내용을 보존 기록한 것으로 이는 본초학사상 4번째 총결이며, 약물은 1748종을 수록하고 있다. 이 책은 약물의 종류 및 자료가 풍부하고, 원문을 충실하게 보존하고 있어서 『개보본초(開寶本草)』,

『가우본초(嘉祐本草)』, 『도경본초(圖經本草)』, 『일화자본초(日華子本草)』, 『신수본초(新修本草)』, 『뇌공포자론(雷公炮炙論)』 같은 서적들이 모두 이 책으로 인해 전해질 수 있었다.

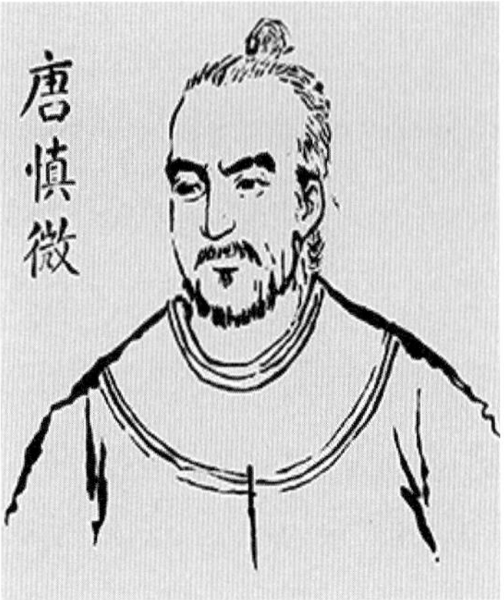


1119년에 전을(錢乙)이 지은 『소아약증직결(小兒藥證直訣)』은 소아과 전문 서적으로, 포제면에서도 104종 약물에 대해 기록을 남기고 있다. 그는 포(炮), 배(焙), 초(炒), 외(煨), 소회(燒灰), 단(煅), 주제(酒製), 초제(醋製), 강즙침(薑汁浸), 밀자(蜜炙), 감초수침(甘草水浸), 장수침(漿水浸), 감수침(泔水浸), 제상(製霜), 양제(釀製), 수은오(水銀熬), 치삭(治削), 절치(切治) 등의 포제법을 기록하고 있는데, 그중에는 '天南星(臘月釀牛膽中百日, 陰乾, 取末四兩別研, 無釀者, 只銼炒熟用)'이라 하여 우담남성(牛膽南星) 제법과 '半夏(用生薑三錢同搗成曲, 焙乾, 再爲細末)'이라 하여 반하국(半夏麯) 제법 등도 있다.

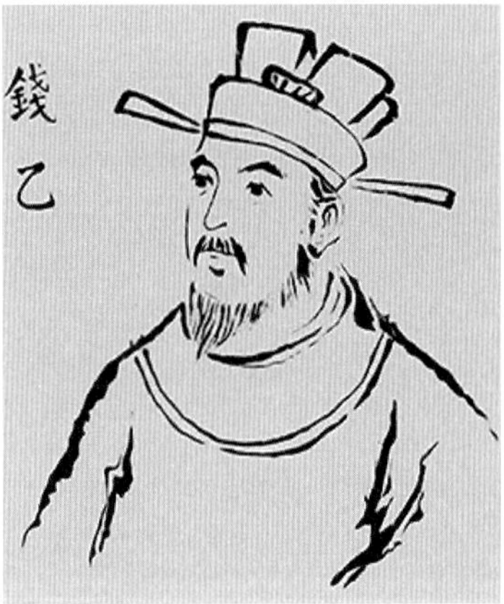


1151년 진사문(陳師文) 등이 편찬한 『태평혜민화제국방(太平惠民和劑局方)』은 송대에 발표한 국가 약전(藥典)으로서, 1078년에서부터 1252년에 걸쳐 수차의 발간과 교정 끝에 완성된 서적이다. 이 책은 당시에 유행하는 처방 중 우수한 처방만을 골라 실은 책으로 실려 있는 788개의 처방은 현재까지도 그 유용성을 인정받고 있는 실정이다. 아울러 이 책은 약물의 포제를 매우 중시하여 「논합화법(論合和法)」, 「논포자삼품약석유례(論炮炙三品藥石

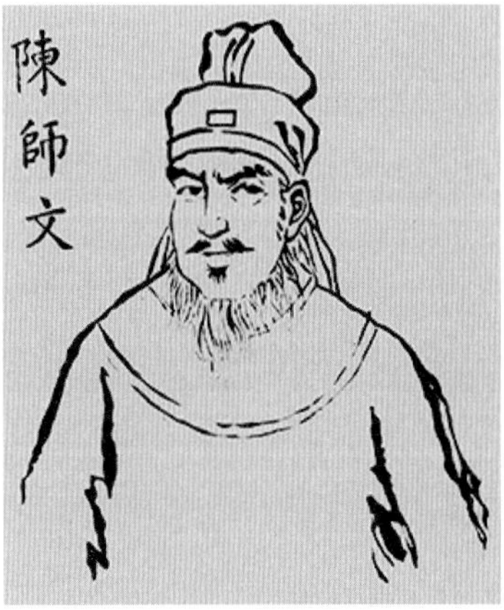

類例)」와 같은 장을 만들어 포제학의 총론과 185종 약물의 포제방법 및 포제 의의 그리고 약물제제와의 밀접한 관계를 설명하고 있다. 이 책은 전대의 포제 방법을 개괄하고 있을 뿐만 아니라 실용적 가치도 매우 커서 당시부터 현재까지도 그 영향력을 행사하고 있다.

이외에도 포제법을 연구 기술한 서적은 대단히 많은데 예를 들면 『박제방(博濟方)』, 『소심양방(蘇沈良方)』, 『사재지방(史載之方)』, 『여사비요방(旅舍備要方)』, 『각기치법총요(脚氣治法總要)』, 『유증활인서(類證活人書)』, 『상한론총병론(傷寒論總病論)』, 『본초연의(本草衍義)』, 『성제총록(聖濟總錄)』, 『전생지미방(全生指迷方)』, 『산육보경집(產育寶慶集)』, 『보제본사방(普濟本事方)』, 『계봉보제방(鷄峰普濟方)』, 『편작심서(扁鵲心書)』, 『소아위생총미론방(小兒衛生總微論方)』, 『홍씨집험방(洪氏集驗方)』, 『위제보서(衛濟寶書)』, 『삼인극일병증방론(三因極一病證方論)』, 『전신적용방(傳信適用方)』, 『위생가보산과비요(衛生家寶產科備要)』 등의 서적 등도 각각 임상 중에 연구 개발한 여러 포제 방법들을 기술하고 있다.

이상과 같이 선진(先秦) 시대부터 송대까지를 살펴보면 이 시기는 대체적으로 포제 방법의 시작과 형성기라고 볼 수가 있다. 이 시기의 포제 방법은 개별적인 약물의 간단한 처리부터 시작하여 점차적으로 복잡한 방법이 형성되었고, 약물의 종류 또한 비약적으로 증가하였다. 그리하여 당대(唐代)의 포제 원칙, 방법, 적용 약물수는 당대의 경제와 문화의 번영과 발전에 따라 급속히 증가하였고, 송대(宋代)에 이르러서는 현대에 사용되는 것과 같은 많은 포제 방법들이 형성되기에 이르게 되었다. 그러나 이 시기는 약물의 포제 작용에 대해서 일부 자세한 것도 있었으나 이론적 귀납 측면에서는 아직 미흡한 면이 있었다.

## (3) 약물의 포제 이론 형성기(금원시대~명대)

『사고전서총목제요(四庫全書總目提要) · 의가류(醫家類)』에서 '儒之門戶分於宋, 醫之門戶分於金元'이라고 지적하고 있듯이 금원시대에 비로소 의학에 학파가 형성되기 시작하였다. 이들 학파의 의학자들은 인쇄술이 발전되었던 북송 시대에 발행된 여러 의학 경전들을 이용하여 약성에 대한 연구를 진행하였고 이를 바탕으로 약성 이론에 대한 귀납을 시도하여 용약의 기본 방침으로 삼았다. 이런 학풍은 금원시대 이래로 꾸준하게 포제 작용에 대한 이론상 귀납과 총결을 시도하게 된 계기가 되어, 이후 명대(明代)를 거쳐서는 더욱 충실한 포제이론을 형성하는데 영향을 주었다.

### 1 금원대(金元代)[13]

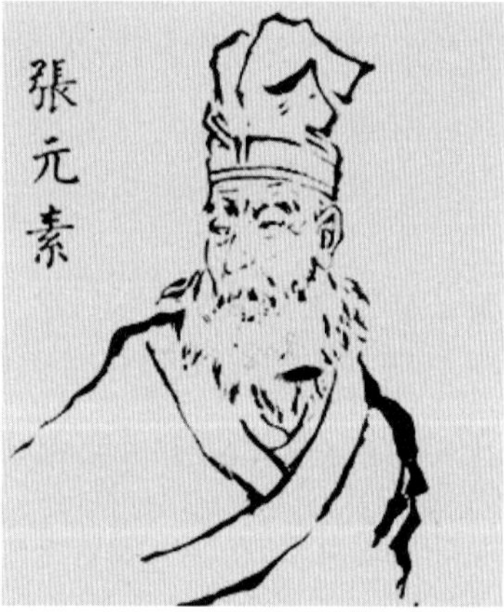


장원소(張元素)는 『진주낭(珍珠囊)』에서 90여 종 약물의 기미(氣味), 음양(陰陽), 후박(厚薄), 승강(升降), 부침(浮沈), 인경보사(引經報使) 등을 논했는데 부분적으로 포제이론 특히 주제(酒製)의 작용에 대하여 기술하였다. 예를 들어 '病在上爲天, 制度宜炒酒洗', '黃芩 … 酒炒, 上頚, 主上部積血.', '當歸 … 治上酒浸, 治外酒洗', '黃連 … 酒炒 · 酒浸, 上頚已上', '生地黃 … 治頚已上酒浸.', '白芍藥 … 酒浸行經, 止中部腹痛.', '知母 … 上頚行經皆酒炒', '乾薑 …『經』曰 : 寒淫所盛, 以辛散之. 見火後稍苦, 故止而不走也.', '大黃 … 酒浸入太陽經, 酒洗入陽明經, 其餘經不用酒, 其性走而不守.', '草龍膽 … 瀉肝熱, 止眼睛疼, 酒浸上行', '地骨皮 … 凉骨熱, 酒浸, 解骨蒸非此不能

---

13 송이 북송과 남송으로 나뉘고, 금원대가 이들 시기와 겹쳐 의학자나 의학서의 시대 구분이 어렵다. 고로 본서에서는 유완소(劉完素), 장원소(張元素) 이전을 송의 시기에, 그 후를 금원 시대로 대략적으로 구분한다.

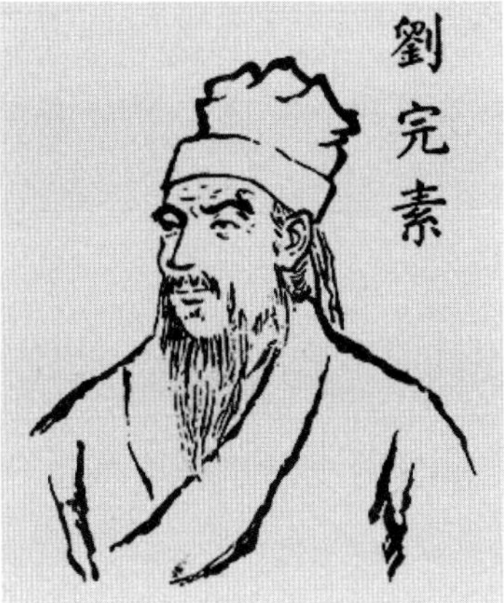


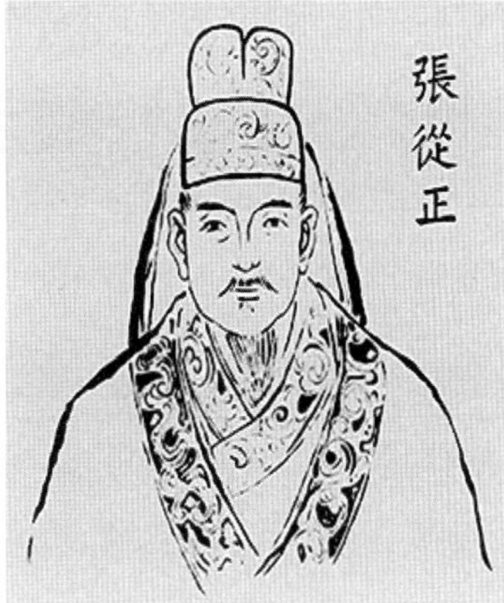


除.', '黃芩去心 · 黃連去鬚 · 黃柏去皮 · 知母去鬚 · 生地黃, 但用酒洗過用之, 以酒熱爲因也.', '瘡出而大便不通者 : 煨大黃.', '上焦有瘡者, 須用黃芩酒洗', '中焦有瘡者, 須用黃連酒洗', '下焦有瘡, 須用黃柏 · 知母 · 防己, 俱酒洗.', '瀉腎火, 補下焦元氣 : 生甘草梢子', '補三焦元氣, 調和諸藥, 共力成功者 : 炙甘草.'라고 언급되어있다.

1186년 유완소(劉完素)가 지은 『소문병기기의보명집(素問病機氣宜保命集)』에는 총괄된 그의 임상경험 뿐만 아니라 각종 의학이론과 본초이론도 기재되어 있는데 포제법도 약물에 각주 형태로 실려 있다. 예를 들어 거절(去節 : 麻黃), 거심(去心 : 遠志), 거목(去木 : 茯神), 거로(去蘆 : 羌活), 거피(去皮 : 茯苓), 거두미(去頭尾 : 螻蛄), 초(炒 : 茴香), 포(炮 : 乾薑), 람(爁 : 枳實), 강제(薑製 : 厚朴), 탕세(湯洗 : 南星), 주침(酒浸 : 菸蓉), 동변제(童便製 : 爐甘石) 등의 방법이 기술되어 있고, 특히 「附 : 治黃腫」 중에서 '詩曰 : 白酒煎飛面. 靑礬百草霜. 依方炮制作. 消卻幾多黃.'이라 하여 처방에 따른 포제법의 선택 즉 '의방포제(依方炮製)'의 중요성을 강조하였다.

1228년 장종정(張從正)이 지은 『유문사친(儒門事親)』에는 한토하(汗吐下) 3법의 이론과 임상에 대해 자세히 언급되어져 있는데, 약물 포제에 대해서도 각주 형태로 자세히 실려 있다. 그의 포제법은 반생반숙(半生半熟)의 방법이 비교적 많고 처방에 따라 같은 약물이라도 포제법이 달랐으며, '분제합용(分劑合用)'의 방법도 기록되어 있다.

분제합용(分劑合用)이란 『유문사친(儒門事親) · 권십오(卷十五) · 제풍질증(諸風疾症) · 제십사(第十四)』에 있는 불노단(不老丹)에서의 창출(蒼朮) 제법을 예로 들어 설명하면 '蒼朮, 四斤, 米泔水浸軟, 竹刀子刮去皮, 切作片子. 內一斤, 用椒三兩去白, 炒黃去椒; 一斤, 鹽三兩炒黃, 去鹽; 一斤, 好醋一升煮汁盡; 一斤, 好酒一升, 煮令汁盡'와 같이 동일한 약물을 다른 보료(輔料) 다른 방법으로 포제하여 합쳐 사용하는 방법이다. 이외에도 감수(甘遂), 대극(大戟), 원화(芫花) 등에는 '초자(醋煮)'를, 천오(川烏)에는 '포거피제(炮去皮臍)'를, 남성(南星), 반하(半夏)에는 '강제(薑製)'를, 지실(枳實) 지각(枳殼)에는 '부초(麩炒)'를, 후박(厚薄)에는 '강제(薑製)' 등의 포제법을 사용하였다.

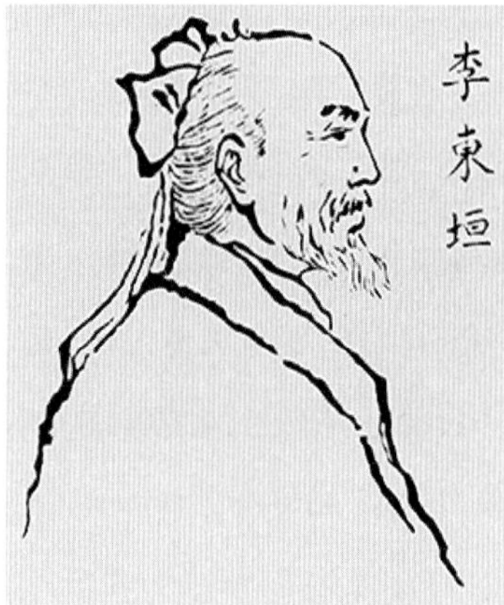


1249년에 이고(李杲)가 지은 『비위론(脾胃論)』은 보토(補土)를 중시한 새로운 이론과 보중익기탕(補中益氣湯)과 같은 처방으로 후세에 지대한 영향을 끼친 서적으로, 약물 포제에 대하여도 광범위한 응용과 설명이 있다. 예를 들어 오수유(吳茱萸)는 '湯洗, 去苦烈味, 焙乾', 지실(枳實)은 '麩炒黃色', 후박(厚朴)은 '去麄皮, 薑製炒香', 초두구(草豆蔻)는 '麵裹燒, 麵熟爲度, 去皮, 用仁'와 같이 구체적인 포제법을 기술하고 있고, 정제(淨製)에 대하여는 황련(黃連)은 '去鬚', 자완(紫菀)은 '去苗', 인삼(人蔘)은 '去蘆'와 같이 엄격한 약물 선용을 보이고 있으며, 같은 파두(巴豆)에 대해서 비급환(備急丸)에서는 '洗, 去皮膜心, 研如沈霜, 去油用霜', 삼릉소적환(三稜消積丸)에서는 '炒和粳米, 炒焦, 去米', 신응환(神應丸)에서는 '炒黑, 烟盡, 研如泥', 교태환(交泰丸)에서는 '巴豆霜', 감응환(感應丸)에서는 '去皮心膜油, 研', 신보환(神保丸)에서는 '去皮油心膜, 研細'처럼 의방포제(依方炮製)의 특징을 보이고 있다.

1298년 왕호고(王好古)가 지은 『탕액본초(湯液本草)』는 장원소(張元素)와 이고(李杲)의 약학 사상을 천발(闡發)한 본초서적으로, 포제이론에 대해서도 기술한 바가 있다. 예를 들어 『탕액본초(湯液本草) · 권상(卷上) · 동원선생용약심법(東垣先生用藥心

法)・용약주세폭건(用藥酒洗曝乾)』에서는 '黃芩・黃連・黃柏・知母, 病在頭面及手梢皮膚者, 須用酒炒之. 借酒力以上騰也. 咽之下・臍之上, 須酒洗之. 在下生用. 大凡生升・熟降. 大黃須煨, 恐寒則損胃氣. 至於川烏・附子須炮, 以制毒也. 黃柏・知母, 下部藥也, 久弱之人, 須合用之者, 酒浸, 曝乾, 恐寒傷胃氣也. 熟地黃, 酒洗亦然. 當歸, 酒浸, 曝, 發散之意也.' 라고 언급하였고, 『탕액본초(湯液本草)・권상(卷上)・동원선생용약심법(東垣先生用藥心法)・용약근초신례(用藥根梢身例)』에서는 '凡根之在土者, 中半以上, 氣脈之上行也, 以生苗者爲根; 中半以下, 氣脈之下行也, 入土以爲梢. 病在中焦與上焦者, 用根; 在下焦者, 用梢. 根升而梢降. 大凡藥根有上中下 : 人身半以上, 天之陽也, 用頭; 在中焦用身; 在身半以下, 地之陰也, 用梢. 述類象形者也.'라고 하였으며, 『탕액본초(湯液本草)・권상(卷上)・동원선생용약심법(東垣先生用藥心法)・용환산약례(用丸散藥例)』에서는 '仲景言 : 剉如麻豆大, 與㕮咀同意. 夫㕮咀, 古之制也. 古者無鐵刃, 以口咬細, 令如麻豆, 爲粗藥, 煎之, 使藥水清, 飲於腹中則易升易降也, 此所謂㕮咀也. 今人以刀器剉如麻豆大, 此㕮咀之易成也. 若一概爲細末不分清濁矣. … 若治至高之病, 加酒煎. 去濕, 以生薑; 補元氣, 以大棗; 發散風寒, 以葱白; 去膈上痰, 以蜜.'이라 하였고, 『탕액본초(湯液本草)・권상(卷上)・약미전정(藥味專精)』에서는 '凡藥之昆蟲草木, 產之有地; 根葉花實, 採之有時. 失其地則性味少異矣, 失其時則氣味不全矣. 又況新陳之不同, 精粗之不等, 倘不擇而用之, 其不效者, 醫之過也. 『內經』曰 : 司歲備物, 氣味之精專也. 脩合之際, 宜加謹焉.'이라 하였다. 아울러 개별 약물에 대해서 백작약(白芍藥)은 '『珍』云 : 白補, 赤散, 瀉肝, 補脾胃, 酒浸行經, 止中部腹痛.', 숙지황(熟地黃)은 '『象』云 : 酒洒蒸如烏金, 假酒力則微溫, 大補, 血衰者須用之. 善黑鬚髮, 忌蘿蔔.', 감초(甘草)는 '『象』云 : 生用, 大瀉熱火; 炙之則溫, 能補上焦・中焦・下焦元氣. 和諸藥, 相協而不爭, 性緩, 善解諸急, 故名國老. 去皮用. 甘草梢子生用爲君, 去莖中痛, 或加苦楝酒煮・玄胡索爲主, 尤妙.'이라고 하

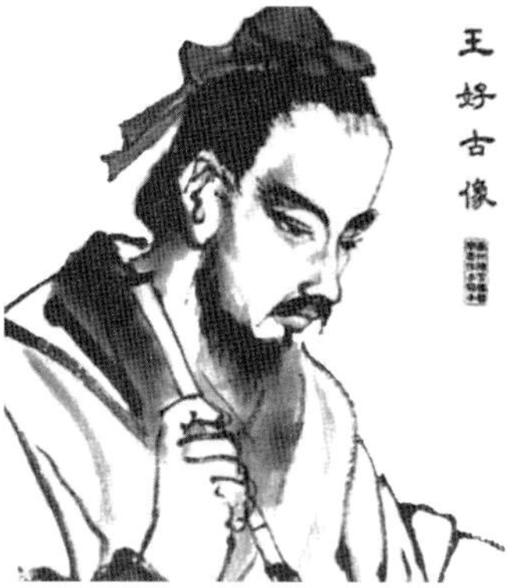

였는데, 모두 후세에 큰 영향을 주었다.

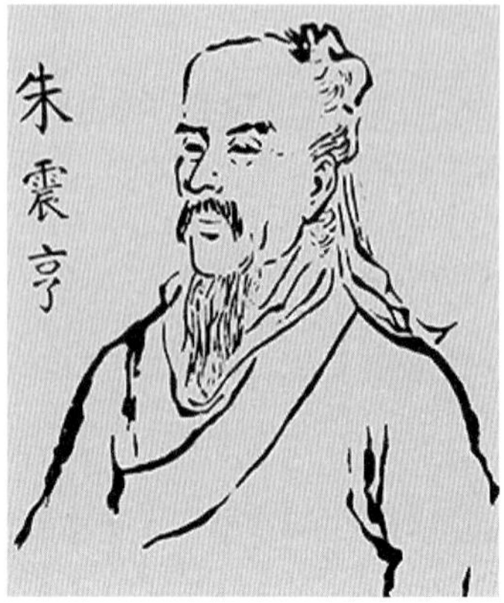


주진형(朱震亨)이 찬(撰)하고 그의 제자들과 사숙자(私淑者)들이 편집(編輯)한『단계심법(丹溪心法)』에는 그의 '음상부족, 양상유여(陰常不足, 而陽常有餘)'의 이론뿐만 아니라 약물 포제법과 이론에 대해서도 천술(闡述)하고 있다. 예를 들어『단계심법(丹溪心法)·권일(卷一)·중풍일(中風 一)』에서는 '血虛用四物湯, 俱用薑汁炒, 恐泥痰故也 … 凡用烏·附, 必用童便煮過, 以殺其毒.'이라 하였고,『단계심법(丹溪心法)·권오(卷五)·대하구십(帶下九十)』 고장환(固腸丸)에서는 '椿根白皮(性涼而燥須炒用)'이라 하였으며, '주금(酒芩)', '주백(酒柏)' 등의 용어를 사용하기도 하였고, 인중황(人中黃), 현명분(玄明粉), 우담남성(牛膽南星), 사함석(蛇含石), 진침사(眞針砂), 몽석(礞石) 등의 포제법을 기술하기도 하였으며, 천남성(天南星), 위령선(威靈仙), 황금(黃芩), 황련(黃連) 등에 대해서는 의방포제(依方炮製)를 구사하기도 하였다. 아울러『단계심법(丹溪心法)·권삼(卷三)·도한 오십(盜汗 五十)』의 '白朮(四兩, 分作四分, 一分用黃芪同炒, 一分用石斛同炒, 一分用牡蠣同炒, 一分用麩同炒. 上各微炒黃色, 去餘藥, 只用白朮, 研細. 每服三錢, 粟米湯調下, 盡四兩妙.)'와 같이 분제합용(分劑合用)의 방법을 기술하기도 하였고, 화예석(花蕊石), 청몽석(靑礞石), 자석(磁石) 등의 광물성 약재의 포제법은 물론 초탄약(炒炭藥)에 대해서는 '소회존성(燒灰存性)'을, 근류(根類) 약물에 대해서는 '去苗蘆' 등을 요구하기도 하였다. 아울러『단계심법(丹溪心法)·권삼(卷三)·몽유 사십오(夢遺 四十五)·감희환(感喜丸)』에서는 '黃蠟(四兩) 白茯苓(去皮, 四兩, 作塊, 用猪苓一分, 同於瓷器內, 煮二十沸, 取出. 日乾, 不用猪苓) 上以茯苓爲末, 溶蠟, 搜丸, 如彈子大. 每服一丸, 空心細嚼, 津液咽下, 小便淸爲度. 忌米醋.'이라 하여 백복령(白茯苓)의 새로운 사용방법에 대해서도 언급하였다.

1345년에 간행된『세의득효방(世醫得效方)』은 위역림(危亦林)이 그의 오제가전비방

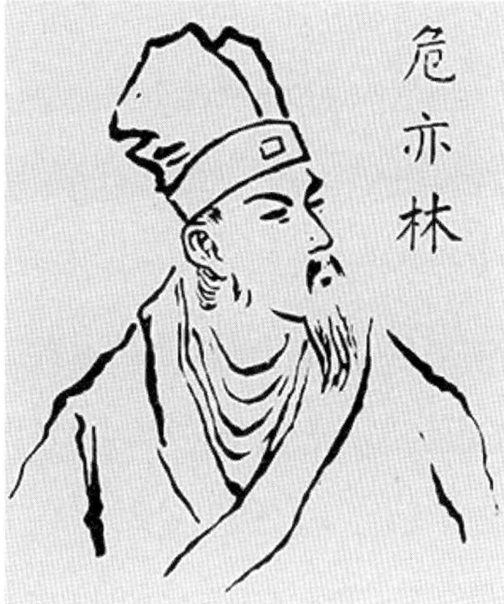


(五世家傳祕方)을 바탕으로 편성한 것으로 특히 골상과(骨傷科) 치료에 뛰어남 점이 있는 서적으로 약물 포제에 대해서도 많은 기술을 남기고 있다. 그는 포제법에 대해 주로 전인(前人)들의 경험을 존숭하면서 한편으론 엄밀한 시행을 요구하는 편이었다. 예를 들어 『세의득효방(世醫得效方) · 권제이(卷第二) 대방맥잡의과(大方脈雜醫科) · 사기겸중(四氣兼中)』에는 5개의 처방이 나오는데 각각 부자(附子)와 건강(乾薑)의 포제법이 모두 다르다. 즉 부자탕(附子湯)에서는 부자(附子 : 炮, 去皮臍) 건강(乾薑 : 炮)라 되어 있고, 방풍탕(防風湯)에서는 부자(附子)는 없고 건강(乾薑 : 炮)라 되어 있으며, 생부백출탕(生附白朮湯)에서는 부자(附子 : 生, 去皮臍) 건강(乾薑 : 生)이라 되어 있고, 부자마황탕(附子麻黃湯)에서는 부자(附子 : 炮, 去皮臍) 건강(乾薑 : 生)이라 되어있으며, 영출탕(苓朮湯)에서는 부자(附子 : 炮, 去皮臍) 건강(乾薑 : 炮)라 되어있다. 또한 『세의득효방(世醫得效方) · 권제이(卷第二) 대방맥잡의과(大方脈雜醫科) · 허학(虛瘧)』에 사용하는 분리순원산(分利順元散)에서는 구성 약물 천오(川烏), 부자(附子), 남성(南星), 목향(木香)의 조제법에 대해 '上除木香不見火, 三味各一半, 去皮生用, 卽三生飮. 一半炮熟, 卽順元散. 和合切片, 每服四錢, 生薑十片, 棗七枚, 水一盞, 煎至七分. 當發前一日及當發之日, 早晨連進二三服, 以化去痰. 諺云 : 無痰不成瘧. 又半生半熟, 乃能分解陰陽也.'라 하여 세밀한 포제를 요구하고 있다. 이외에도 '자부원(煮附圓)', '포부자원(炮附子圓)' 등의 새로운 포제품과 '반생반숙(半生半熟)', '단초쉬연(煅醋淬研)', '소존성(燒存性)' 등의 포제방법에 대하여 언급하고 있다.

1348년에 갈가구(葛可久)가 지은 『십약신서(十藥神書)』는 폐로(肺癆)에 관한 전문서적으로 그는 자서(自叙)에서 '予師用藥治癆, 如羿之射, 無不中的. 余以用藥次第, 開列於後; 用藥之法, 逐一條陳. 如嘔血咳嗽者, 先服十灰散揭住; 如不住者, 須以花蕊石散止之, 大抵血熱則行, 血冷則凝, 見黑則止, 此定理也. 止血之後, 患人必疏解其體, 用獨參湯補之, 令

其熟睡一覺, 不要驚動, 醒則病去六七矣. 次服保眞湯止嗽寧肺, 太平丸潤肺扶痿, 消化丸下痰疏氣, 保和湯分治血盛·痰盛·喘盛·熱盛·風盛·寒盛六事, 加味治之, 余無加法.'이라 하였는데, 여기서 십회산(十灰散)은 대계(大薊) 소계(小薊) 하엽(荷葉) 편백엽(扁柏葉) 모근(茅根) 천근(茜根) 산치(山梔) 대황(大黃) 목단피(牡丹皮) 종려피(棕櫚皮) 각등분(各等分)으로 구성된 처방으로 그는 그 제법을 '上各燒灰存性, 研極細末, 用紙包, 碗蓋於地上一夕, 出火毒. 用時先將白藕搗汁, 或蘿蔔汁磨京墨半碗, 調服五錢, 食後服下. 如病勢輕, 用此立止; 如血出成升斗者, 用後藥止之.'이라 언급하였다. 이에 대하여 청대 의가인 진념조(陳念祖)는 '陳修園按 : 前散自注云 : '燒灰存性', 今藥肆中止知燒灰則色變爲黑, 而不知存性二字, 大有深義. 蓋各藥有各藥之性, 若燒之太過, 則成死灰無用之物矣. 唯燒之初燃, 卽速放於地上, 以碗復之, 令灭其火, 俾各藥一經火煉, 色雖變易, 而本來之眞性俱存, 所以用之有效. 人以爲放地出火氣, 猶其淺焉者也. 然余治證四十餘年, 習見時醫喜用此藥, 效者固多, 而未效者亦復不少, 推原其故, 蓋因制不如法, 亦因輕藥不能當此重任, 必須深一步論治.'라고 주(注)를 내어 그 뜻을 밝혔는데, 이와같이 십회산(十灰散)과 갈가구(葛可久)의 제탄지혈론(製炭止血論)은 후세 지혈 이론에 커다란 영향을 주었다.

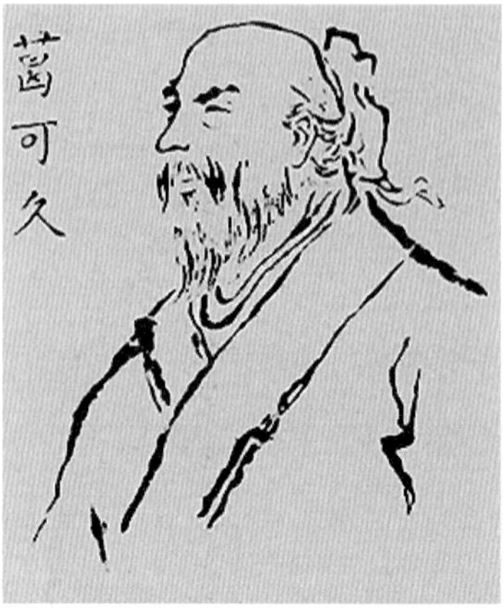


이외에도 교정집험배저방(校正集驗背疽方), 여과백문(女科百問), 이참암본초(履巉岩本草), 교주부인양방(校注婦人良方), 엄씨제생방(嚴氏濟生方), 진씨소아두진방론(陳氏小兒痘疹方論), 진씨소아병원방론(陳氏小兒病源方論), 외과정요(外科精要), 유편주씨집험의방(類編朱氏集驗醫方), 급구선방(急救仙方), 산보잡록(産寶雜錄), 활유심서(活幼心書), 서죽당경험방(瑞竹堂經驗方), 외과정의(外科精義), 부저약류(㕮咀藥類), 위생보감(衛生寶鑑) 등의 서적에도 각기 연구 개발한 포제법들이 실려 있다.

〈금원사대가(金元四大家)〉

| 학파명 | 주요의가 | 주요 특징 |
|---|---|---|
| 한량파<br>(寒凉派) | 유완소<br>(劉完素) | ① 육기(六氣) 중에 화(火)와 열(熱)이 가장 중요한 발병 원인이 된다고 인식하였다.<br>② 절대 다수의 질병이 모두 화(火)로 말미암은 것이라 여겨, 치료에서 한량(寒凉)한 약을 위주로 하였으므로, 후세에 그를 한량파(寒凉派)라고 부른다. |
| 공하파<br>(攻下派) | 장종정<br>(張從正) | ① 질병은 육기(六氣)가 사기(邪氣)로 변화되어 인체에 침범한 결과라고 인식했지만 질병의 치유에 있어 이러한 사기를 인체 내에서 내모는 방법으로, 한토하(汗吐下) 3법을 위주로 해야 한다고 하였다.<br>② 후세에 공하파(攻下派)라고 일컬었다 |
| 보토파<br>(補土派) | 이고<br>(李杲) | ① 각종 질병의 발생이 모두 내상(內傷) 즉 체내 정기의 손상이 주요 원인이 된다고 인식하였다.<br>② 각종 질병을 치료함에 있어, 모두 비위지기(脾胃之氣)를 보하는 것을 위주로 하였으므로, 후세에 그를 보토파(補土派)라고 하였다. |
| 자음파<br>(滋陰派) | 주진형<br>(朱震亨) | ① 인체 내의 상화(相火)는 자극을 받아 쉽게 망동한다고 하여 색욕(色慾)의 충동에 의해 음정(陰精)이 쉽게 소비되므로, 인체 내에는 '음상부족, 양상유여(陰常不足, 而陽常有餘)' 한다고 하였다.<br>② 치료에 보음정(補陰精), 억상화(抑相火)를 위주로 해야 한다고 하였으므로, 후세에 그를 자음파(滋陰派)라고 하였다. |

## 2 명대(明代)

1368년 서언순(徐彦純)은 『신농본초경(神農本草經)』, 『증류본초(證類本草)』, 장결고(張潔古)의 『진주낭(珍珠囊)』, 이동원(李東垣)의 『용약법상(用藥法象), 왕해장(王海臧)의 『탕액본초(湯液本草)』, 주단계(朱丹溪)의 『본초연의보유(本草衍義補遺)』 등 금원시대 의가들의 자료를 모아 『본초발휘(本草發揮)』를 간행하였다. 여기에는 약성(藥性)의 총술(總述), 제약상반(諸藥相反), 용약범례(用藥凡例) 등이 기술되어 있고, 동변제(童便製), 염제(鹽製) 등의 작용이 제시되었는데, 예를 들면 '用附子 · 烏頭者, 當以童便浸之, 以殺其毒, 且可助下行之力, 入鹽尤捷也', '心虛則鹽炒補之', '以鹽炒補心肺'라고 언급되었으며, 이외에도 '神麯火炒以補天五之氣, 入足陽明胃經', '用上焦藥須酒浸暴乾 … 知柏治下脚之藥, 久弱之人, 須合之者, 酒浸暴乾, 恐傷胃氣也'라고도 기술되었다. 전체적으론 새로운 천발(闡發)은 없고 전인(前人)들의 기술을 보존 정리한 데 의의가 있다.

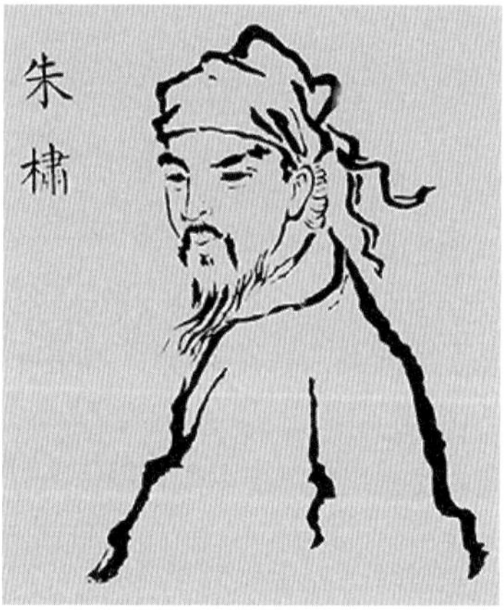


1390년 주숙(朱橚)은 역대의방을 모아 『보제방(普濟方)』 168권을 완성하여 1403~1424년에 간행하였다. 이 책은 후에 『사고전서(四庫全書)』에 수록될 때 426권으로 개편되었는데, 책 중에는 론(論)이 1,960개, 류(類)가 2,175개, 법(法)이 778개, 방(方)이 61,739개가 실려 있어 당대 최대의 의서가 된다. 약물 포제에 대해서도 당연히 많은 기술이 있는데 한 약물에 대해 각주 형식으로 여러 방법이 기재되어 의방포제(依方炮製)의 특징을 띠기도 하고, 조문형식으로 모아 기술하기도 하였다. 또한, 약물 포제 이론에 대해서도 『보제방(普濟方) · 권오(卷五) · 방맥약성총론(方脈藥性總論) · 육경약성(六經藥性)』에서 '黃芩苦陰中微陽. 酒炒上頸, 主上部積血. 東垣曰 : 泄肺火而解肌熱. 肺苦氣逆, 急食苦以泄之.', '甘草生甘平 · 炙甘溫純陽. 補血養胃; 梢去腎經之痛. 與遠志 · 大戟 · 芫花 · 甘遂 · 海藻相反.', '當歸甘辛陽中微陰. 頭破血; 身行

血; 尾止血. 治上酒浸; 治下酒洗; 糖色能潤腸. 與蒲黃·海藻相反.', '黃連苦純陽. 泄心火, 心下痞. 酒炒酒浸上頸以上. 與芫花·菊花·僵蠶·款冬花相反.', '生地黃甘寒陰中微陽. 涼血, 補血不足. 治頸以上酒浸. 惡貝母·與蕪荑相反.', '白芍藥甘酸陰中之陽. 白補赤散. 瀉肝補脾胃. 酒浸行經, 止中部腹痛. 與石斛·硝石相反.', '知母苦陰中微陽. 涼腎經本藥. 上頸行經用酒炒.', '乾薑辛純陽. 經曰 : 寒淫所盛, 以辛散之. 見火後稍苦, 故止而不走也.', '大黃苦純陰. 熱淫所盛, 以苦泄之. 酒浸入太陽經; 酒洗入陽明經; 其餘經不用酒, 其性走而不守.', '草龍膽苦純陽. 瀉肝熱止眼睛疼. 酒浸上行.', '木香辛純陽. 和胃氣. 療中下焦氣結滯刺痛, 須用檳榔爲使.', '地骨皮苦純陰. 涼骨熱. 酒浸解骨蒸, 非此不能除.'이라 하여 전대의 경험과 이론을 정리하였다.

1449년 동숙(董宿)이 집록(輯錄)하고 방현(方賢)이 속보(續補)하여 1471년에 간행된 『기효양방(奇效良方)』은 64문(門)에 7,000여 방을 수록한 종합의서로 포제에 대해서도 각 약물에 각주 형식으로 정제(淨製), 보료제(輔料製), 단제(煅製) 등이 기록되어 있을 뿐만 아니라 이약제약(以藥製藥)의 포제품 등도 기술되어 있다. 예를 들어 『기효양방(奇效良方)·권지사십일(卷之四十一)·창만문(脹滿門)』에 있는 도기환(導氣丸)을 살펴보면 '青皮(用水蛭等分同炒赤, 去水蛭) 莪朮(用虻虫等分同炒赤, 去虻虫) 胡椒(茴香炒, 去茴香) 三棱(乾漆炒, 去乾漆) 檳榔(斑蝥炒, 去斑蝥) 赤芍藥(川椒炒, 去川椒) 乾薑(硇砂炒, 去硇砂) 附子(青鹽炒, 去青鹽) 茱萸(牽牛炒, 去牽牛) 石菖蒲(桃仁炒, 去桃仁)'라 되어있어 이약제약(以藥製藥)의 방식으로 보료(輔料)의 다양성을 높이고 있다. 또한 창출(蒼朮), 양강(良薑), 천련자(川楝子), 황련(黃連) 등에 대해서는 분제합용(分劑合用)의 방법을 제시하고 있는데, 예를 들어 『기효양방(奇效良方)·권지이십일(卷之二十一)·제허문(諸虛門)』에 있는 추련환(秋蓮丸) 중의 창출(蒼朮)의 포제법을 보면 '用茅山者, 一斤, 分作四分, 一分用米泔水浸, 小茴香·破故紙各一两同炒; 一分用酒浸, 川烏·川楝子肉各一兩同炒; 一分用醋浸, 川椒一兩同炒; 一分用鹽水浸, 黑牽牛一兩同炒, 去牽牛.'라고 기재되어 있고, 『기효양방(奇效良方)·권지이십일(卷之二十一)·제허문(諸虛門)』의 감리환(坎离丸) 중의 창출(蒼朮)의 포제법을 보면 '銼如豆大, 米泔浸二日, 或焙, 或曬乾, 分作四處;

一分用烏頭一兩, 去皮臍, 切作片, 川楝子淨肉一兩, 同蒼朮一處炒黑黃爲度. 一分用川椒去目一兩, 陳皮一兩, 破故紙一兩, 酒浸一宿, 炒令乾, 次下蒼朮 · 川椒等一處炒黃. 一分用茴香一兩, 青鹽一兩半, 食鹽半兩, 先下蒼朮炒黃, 次下茴香等一處炒黃色. 一分用醇酒和醋各一兩, 煮蒼朮令透, 取出焙乾, 再煮二次.'이라 기재되어 있으며, 『기효양방(奇效良方) · 권지이십육(卷之二十六) · 심통문(心痛門)』의 치심기냉통(治心氣冷痛) 중의 양강(良薑) 포제법을 보면 '切碎, 分作四分, 一兩用陳壁土半兩, 同炒, 黃色, 去土. 一兩用斑蝥三十四個, 同炒黃色, 去斑蝥. 一兩用巴豆三十四個, 去殼, 同炒黃色, 去豆. 一兩用陳倉米半合, 同炒黃, 去米'라고 되어있고, 『기효양방(奇效良方) · 권지사십칠(卷之四十七) · 산문(疝门)』의 천련자환(川楝子丸) 중의 천련자(川楝子) 포제법을 보면 '取淨肉一斤, 作四分. 四兩用麩一合; 斑蝥四十九粒, 同炒麩黃色, 去麩斑蝥不用. 四兩用麩一合, 巴豆四十九個, 同炒麩黃色, 去麩巴豆不用. 四兩用麩一合, 巴戟一兩, 同炒麩黃色, 去麩巴戟不用. 四兩用鹽一兩, 茴香一合, 同炒黃色爲度, 去鹽 · 茴香不用.'이라고 되어있으며, 『기효양방(奇效良方) · 권지오십일(卷之五十一) · 장치루문(腸痔漏門)』의 신응환(神應丸) 중의 황련(黃連) 포제법을 보면 '去鬚, 八兩, 分作二分, 一分同薑切片同炒黑色, 去薑. 一分薑汁浸一宿, 次日曬乾.'이라 되어있어 약물 포제에 있어 다양하고 정교한 운용을 볼 수가 있다.

1436~1449년 사이에 만들어진 난무(蘭茂)의 전남본초(滇南本草)는 50여 종의 약물에 대하여 포제법이 기술되어 있는데 이 중에는 분제합용(分劑合用) 방법의 칠제향부환(七製香附丸)[14]의 방법이 기재되어 있다. 그 방법은 '香附十四兩, 每份二兩, 分爲七份.

---

14 임상에서 다용하는 칠제향부환(七製香附丸)은 『의학입문(醫學入門) · 권칠(卷七)』의 처방을 옮긴 『방약합편(方藥合編)』 하153(下153)의 칠제향부환(七製香附丸)이다. 아래에 내용을 기재한다.

【七製香附丸】: 治月候不調, 結成癥瘕.

藥物 : 香附子 十四兩

用法 : 十四兩, 分七包. ㅇ一同當歸二兩, 酒浸. ㅇ二同蓬朮二兩, 童便浸. ㅇ三同牧丹皮 · 艾葉各一兩, 米泔浸. ㅇ四同烏藥二兩, 米泔浸. ㅇ五同川芎 · 玄胡索各一兩, 水浸. ㅇ六同三稜 · 柴胡各一兩, 醋浸. ㅇ七同紅花 · 烏梅各一兩, 鹽水浸. ㅇ右各浸, 春五 · 夏三 · 秋七 · 冬十日, 晒乾, 只取香附爲末, 以浸藥, 水打, 糊丸梧子大, 臨臥, 酒下, 八十丸.

一份用童便浸, 童便滋離中之陰也. 一份用好酒浸, 好酒行經絡. 一份用醋浸, 醋開鬱, 消瘀血, 順氣. 一份用鹽水浸, 鹽水淸坎水. 一份用茴香湯浸, 滋腎水, 補腰膝. 一份用益智仁湯浸, 上行暖胃, 下行補腎强志. 一份用蘿蔔湯浸, 消痰, 消食積也. 春浸二日, 夏浸一日, 秋浸三日, 冬浸五日. 制畢焙乾.'으로 기재되어 있다.

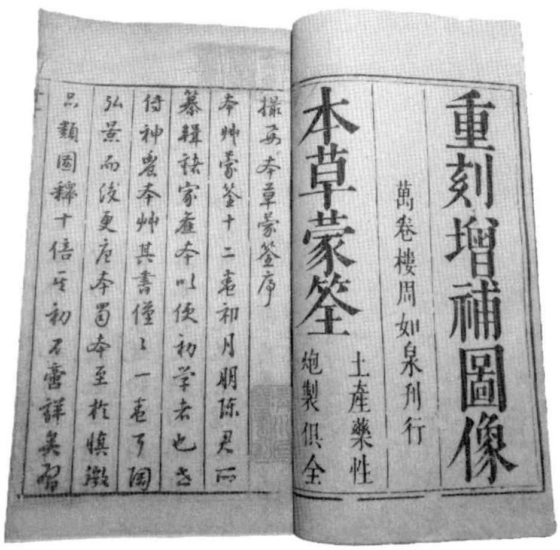


진가모(陳嘉謨)가 지은『본초몽전(本草蒙筌)』은『증류본초(證類本草)』 이후 『본초강목(本草綱目)』 이전의 본초 서적 중 중요한 서적으로, 742종의 약물에 대해 '술이부작(述而不作)'의 방법으로 각종 본초 이론과 자신의 경험을 정리하였다. 이 책은 기미(氣味), 산지(産地), 채집(採集), 가공(加工), 저장(貯藏), 치료(治療), 감별(鑑別), 포제(炮製) 등의 내용에 대해 논술하였는데 특히 「제조자수화(製造資水火)」편에서의 포제 이론 총결은 후대에 큰 영향을 주었다. 이 총결은 포제의 기존 이론들을 외우기 쉽게 총괄한 것으로, 일부는 내용이 너무 간략하여 이해에 일정한 한계도 있게 되나 전체적으로 짧고 간단해서 이해하고 암기하기 쉬워 청대 서영태(徐靈胎)의 논술과 더불어 널리 유행하였다. 또한『본초몽전(本草蒙筌) · 권지사(卷之四)』오배자(五倍子)편에 수록된 '新鮮五倍子十斤, 春擣爛細, 磁缸盛, 稻草蓋盒, 七晝夜, 取出復擣, 加桔梗 · 甘草末各二兩, 又盒一七, 仍擣仍盒, 務過七次, 捏成餠錠, 曬乾任用. 如無新鮮, 用乾倍子水漬爲之.'라는 백약전(百藥煎)[15] 제법은 사실상 몰식자산 제법으로 이는 스웨덴

15 임상에서 다용하는 백약전(百藥煎)은『방약합편(方藥合編)』,『동의보감(東醫寶鑑)』,『의학입문(醫學入門)』 방으로 진가모(陳嘉謨)의 백약전(百藥煎)과는 약간 다르다. 참고로『의학입문(醫學入門)』,『방약합편(方藥合編)』 내용을 기재한다.

【醫學入門】 用五倍子十斤, 烏梅 · 白礬各一斤, 酒麯四兩, 右將水紅蓼三斤煎水去渣, 入烏梅煎, 不可多

약학자이던 셸레(Karl Wilhelm Scheele : 1742-1786)가 몰식자산을 발견하기 200여 년 앞서 몰식자산 제법을 기록해 놓은 것이라 한다.

**【本草蒙筌 · 製造資水火】**
본초몽전　　제조자수화

**凡藥製造, 貴在適中, 不及則功效難求, 太過則氣味反失.**
범약제조, 귀재적중, 불급즉공효난구, 태과즉기미반실.
**火製四 : 有煆, 有炮, 有炙, 有炒之不同;**
화제사 : 유하, 유포, 유자, 유초지부동;
**水製三 : 或漬, 或泡, 或洗之弗等.**
수제삼 : 혹지, 혹포, 혹세지부등.
**水火共製造者, 若蒸, 若煮而有二焉.**
수화공제조자, 약증, 약자이유이언.
**餘外製雖多端, 總不離此二者. 匪故巧弄, 各有意存.**
여외제수다단, 총불리차이자. 비고교롱, 각유의존.
**酒製升提; 薑製發散.**
주제승제; 강제발산.
**入鹽走腎臟, 仍使軟堅; 用醋注肝經, 且資住痛.**
입염주신장, 잉사연견; 용초주간경, 차자주통.
**童便製, 除劣性降下; 米泔製, 去燥性和中.**
동변제, 제열성강하; 미감제, 거조성화중.
**乳製, 滋潤回枯, 助生陰血; 蜜製, 甘緩難化, 增益元陽.**
유제, 자윤회고, 조생음혈; 밀제, 감완난화, 증익원양.
**陳壁土製, 竊眞氣驟補中焦; 麥麩皮製, 抑酷性勿傷上膈.**
진벽토제, 절진기취보중초; 맥부피제, 억혹성물상상격.

---

水, 要得其所, 却入五倍粗末幷礬麵和勻, 如作酒麵樣, 入磁器內, 遮不見風, 候生白取出, 晒乾. 聽用. 染鬚者加綠礬一斤.

【方藥合編】: 五倍子(麁末) 二斤 烏梅肉(末) 白礬(末) 酒白麴 各四兩. 左先將紅蓼十二兩煎水, 入烏梅煎得所, 入五倍礬麵, 入磁器不見風, 生苔曬乾.

**烏豆湯, 甘草湯漬曝, 幷解毒致令平和; 羊酥油, 猪脂油塗燒, 咸滲骨容易脆斷.**
오두탕, 감초탕지폭, 병해독치령평화; 양수유, 저지유도소, 함삼골용이취단.
**有剜去瓤免脹; 有抽去心除煩.**
유완거양면창; 유추거심제번.
**大概具陳, 初學熟玩.**
대개구진, 초학숙완.

약의 포제(炮製)는 적당한 것이 중요한데, 부족하면 오히려 약물이 기미를 잃어버리게 되고, 태과하면 약효를 보기가 어렵게 된다. 불로 포제하는 방법(火製)에 4종류가 있으니 하법(煆法) 포법(炮法) 자법(炙法) 초법(炒法)과 같은 동일하지 않은 방법들이 있고, 물로 포제하는 방법(水製)에 3종류가 있으니 지법(漬法) 포법(泡法) 세법(洗法)과 같은 동등하지 않은 기법들이 있으며, 물과 불로 함께 포제하는 방법(水火共製)에 증법(蒸法)과 자법(煮法)과 같은 2종류가 있다. 이외에도 포제법은 수없이 많으나 전반적으론 화제(火製)와 수제(水製)의 방법에서 벗어나지 않으니, 이것은 일부러 나눈 것이 아니라 각각의 방법에 각각의 의미가 있는 것이다.

주제(酒製)는 승제(升提)하고, 강제(薑製)는 발산(發散)한다. 소금을 투입하면 신장(腎臟)으로 들어가면서 아울러 연견(軟堅)작용을 하고, 식초를 사용하면 간경(肝經)으로 주입되면서 아울러 진통작용을 한다. 동변제(童便製)는 나쁜 성질을 제거하면서 아래로 내려가고, 미감제(米泔製)는 메마른 성질을 제거하면서 속을 화평하게 한다. 유제(乳製)는 자윤회고(滋潤回枯)하여 음혈(陰血)의 생성을 도와주고, 밀제(蜜製)는 제거되기 힘든 사기(邪氣)를 감미(甘味)로 완화하면서 원양(元陽)을 북돋는다. 진벽토제(陳壁土製)는 진기(眞氣)를 가져다 중초(中焦)를 빠르게 보해버리고, 맥부피제(麥麩皮製)는 가혹한 성질을 억제해 상부의 흉격이 손상되지 못하게 한다. 오두탕(烏豆湯)과 감초탕(甘草湯)에 담갔다가 햇볕에 말리는 것은 둘 다 해독시켜 화평(和平)하게 하려는 것이고, 양수유(羊酥油)와 저지유(猪脂油)를 약물에 발라 익히는 것은 둘 다 뼈에 침투시켜 쉽게 부스러지게 하려는 것이다. 양(瓤) 부위를 깎아 제거하는 것은 창만(脹滿)을 피하려는 것이고, 심(心) 부위를 뽑아서 없애는 것은 심번(心煩)을 제거하려는 것이다. 이상 포제법의 개략을 설명하였으니 초학자는 숙련되도록 익혀야 하겠다.

1575년 이천(李梴)이 지은 『의학입문(醫學入門)』은 우리나라 의학 임상에 큰 영향을 준 종합 의서로, 처방에 사용된 900여 종의 약물 중 350여 종의 약물에 대해서는 포제법이 기재되어 있는데, 그 포제 방법이 매우 상세할 뿐만 아니라 개별약물의 포제 작용에 대해서도 천발(闡發)한 바가 많다. 예를 들어 『의학입문(醫學入門) · 내집(內集) · 권지이(卷之二) · 본초총괄(本草總括)』의 대주(大注) '炮灸製度毋逞巧'의 소주(小注)에서는 '詩曰：芫花本利水[16], 無醋不能痛. 菉豆本解毒, 帶殼不見功. 草菓消膨效, 連殼反脹胸. 黑丑生利水, 遠志苗毒逢. 蒲黃生通血, 熟補血運通; 地榆醫血藥, 連梢不住紅. 陳皮專理氣, 連白補胃中. 附子救陰藥, 生用走皮風. 草烏解風痺, 生用使人蒙. 人言燒過用, 諸石火煆紅, 入醋能爲末, 製度必須工. 川芎炒去油, 生用氣痺痛. 凡藥入肺蜜製, 入脾薑製, 入腎用鹽, 入肝用醋, 入心用童便. 凡藥用火炮湯泡煨炒者, 製其毒也. 醋浸薑製酥灸者, 行經活血也. 且如知母 · 桑白皮 · 天麥門冬 · 生熟地黃 · 何首烏忌鐵器, 用竹刀 · 銅刀切之, 犯鐵必患三

16 이 구절은 『진주낭보유용약부(珍珠囊補遺用藥賦)』의 「권이(卷二) · 용약수지(用藥須知) · 포제약가계육수(炮製藥歌計六首)」에 나오는 구절과 일부 같다. 이 책의 원제는 이고(李杲)의 편집으로 되어있는 본초서로 『뇌공약성부(雷公藥性賦)』, 『진주낭지장보유약성부(珍珠囊指掌補遺藥性賦)』라고도 불리며, 권수(卷首)에 원산도인(元山道人)의 원서(原序)가 있으나 저술 연도는 없다. 아래에 참고로 「포제약가계육수(炮製藥歌計六首)」를 싣는다.

芫花本利水, 非醋不能通. 綠豆本解毒, 帶殼不見功. 草果消膨效, 連殼反脹胸. 黑醜生利水, 遠志苗毒逢. 蒲黃生通血, 熟補血運通. 地榆醫血藥, 連梢不住紅. 陳皮專理氣, 留白補胃中. 附子救陰症, 生用走皮風. 草烏解風痺, 生用使人蒙. 人言燒煅用, 諸石火烜紅. 入醋堪研末, 製度必須工. 川芎炒去油, 生用痺痛攻. 炮爁當依法, 方能專化工.

知母桑白天麥門, 首烏生熟地黃分, 偏宜竹片銅刀切, 鐵器臨之便不馴. 烏藥門冬巴戟天, 蓮心遠志五般全, 並宜剔去心方妙, 否則令人煩躁添. 濃樸豬苓與茯苓, 桑皮更有外皮生, 四般最忌連皮用, 去淨方能不耗神. 益智麻仁柏子仁, 更加草果四般論, 並能去殼方爲效, 不去令人心痞增. 何物還須湯泡之, 蒼朮半夏與陳皮. 更宜酒洗亦三味, 蓯蓉地黃及當歸.

消. 遠志·巴戟·門冬·蓮子·烏藥之類, 如不去心, 令人煩燥. 猪苓·茯苓·厚朴·桑白皮之類, 如不去皮, 耗人元氣. 柏子·火麻·益智·草菓之類, 如不去皮, 令人心痞. 當歸·地黃·蓯蓉酒洗去土, 生精活血, 無令滿悶. 桃仁·杏仁, 雙仁有毒傷人, 用去皮尖, 不生疔癤. 蒼朮·半夏·陳皮用湯泡洗, 去其燥性. 麻黃泡去頭汁, 庶不煩心. 人參·桔梗·常山去苗蘆, 庶不嘔. 當知水飛·火煆·醋淬·酒浸·另研等項, 必遵古法, 毋逞新奇.'라고 언급하였고, 대주(大注) '熟升生降古方刋'의 소주(小注)에서는 '凡病在頭面及手梢皮膚者, 須用酒炒, 欲其上騰也. 病在咽下臍上, 須用酒浸洗. 病在下者, 生用. 欲升降兼行者, 半生半熟. 如大黃·知·栢, 必用酒製者, 恐寒傷胃也. 要知體厚者生用, 體薄者炒用. 然炒製必出火毒, 收貯用之, 隨炒隨用, 以火助火.'이라 기재하여 약물 포제의 큰 원칙을 천발(闡發)하였다. 개별약물에 대해서도 많은 언급이 있는데, 예를 들어 『의학입문(醫學入門)·내집(內集)·권지이(卷之二)·본초분류(本草分類)』에서 황련(黃連)에 대해서는 '生用治實火斑狂煩渴. 吳萸水炒, 調胃厚腸, 治冷熱不調, 久痢久瀉, 腸澼腹痛下血, 益膽鎭肝, 止血行滯. 黃土炒, 治食積, 安蛔蟲, 小兒疳病有蟲好食泥土. 鹽水炒治下焦伏火, 婦人陰中腫痛.'이라 하였고, 황금(黃芩)에 대해서는 '酒炒上行, 便炒下行, 尋常生用.'이라 하였으며, 시호(柴胡)에 대해서는 '外感生用, 內傷升氣酒炒三遍, 有咳汗者蜜水炒'라 하였고, 황기(黃芪)에 대해서는 '瘡瘍生用, 肺虛蜜炙, 下虛鹽水炙'라 하였으며, 상산(常山)에 대해서는 '生用令人大吐, 酒浸一日, 蒸熟. 或炒, 或醋浸煮熟則善化痞而不吐'라 하였고, 반하국(半夏麯)에 대해서는 '造麯法 : 先將半夏湯泡九次晒乾爲末, 隨病用藥, 或煎膏, 或絞汁, 調末爲丸. 如彈子大, 用楮葉或紙包裹, 以稻草上下 七日生毛, 取出懸風烟之上, 愈久愈良.'라고 하였으며, 육신국(六神麯)에 대해서는 '造神麯法 : 六月六日, 或三伏上寅日, 採蓼草三兩, 青蒿·蒼耳草各六兩, 俱搗自然汁, 杏仁末一兩, 帶麩白麪二升, 赤小豆一碗, 煮軟熟, 去皮研, 然後取前汁共一處拌勻, 踏實成麯. 一如造酒藥法出白, 愈久愈好, 入藥炒令香.'라고 하여, 임상에서 용약하는데 있어 매우 세밀하고 정교하였음을 알 수가 있으며, 후세의 용약에도 매우 큰 영향을 주었다.

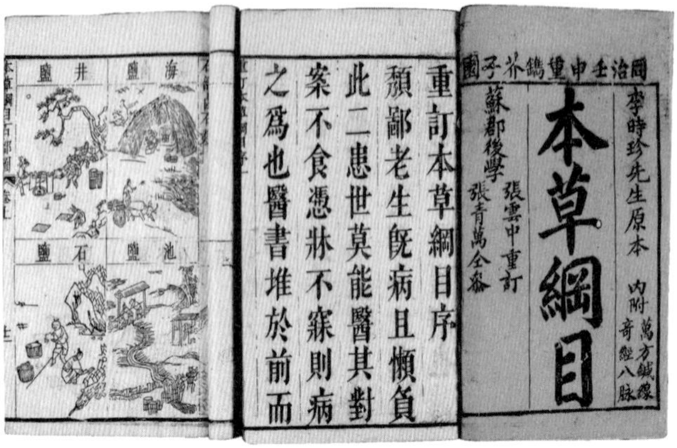


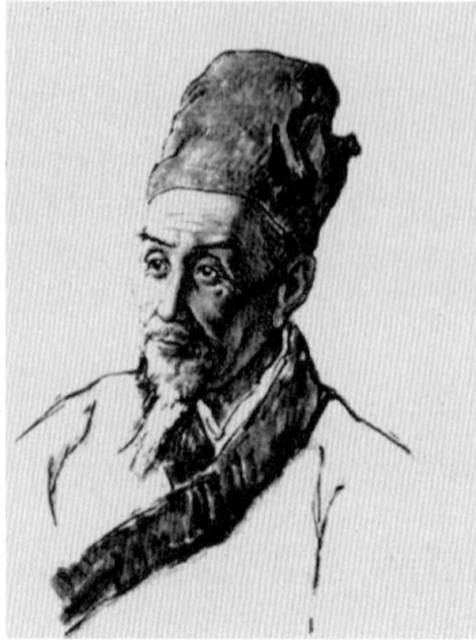

이시진(李時珍)

1578년 이시진(李時珍)에 의해 지어진 『본초강목(本草綱目)』은 16세기 이전의 본초학을 집대성한 서적으로 본초학 사상 5번째 총결 서적이다. 수록된 약물의 수가 1,892종, 부방(附方)이 10,000여 개, 부도(附圖)가 1,109개 및 글자 수가 190여 만자에 이르는 거대한 본초 서적이다. 이 책은 포제학 방면에서도 뛰어난 서적으로 전체 약물 1,892종 중에서 330개에는 '수치(修治)'라는 항목이 있어 포제 방법이 집중적으로 기술되어 있는데, 여기에는 『명의별록(名醫別錄)』에서부터 이시진(李時珍) 자신에 이르기까지 총 50여 명의 포제에 관한 경험과 자료가 집대성되어 있고, 본인의 독창적인 경험을 기록한 것만도 목향(木香), 고량강(高良薑), 충울자(茺蔚子), 풍향지(楓香脂), 장뇌(樟腦) 등등 144개에 이른다 한다. 수록된 포제 방법은 전대에 비해 비판적 발전이 있었는데 예를 들면 「독활(獨活)」조에서 뇌효(雷斅)가 '採得細銼, 以淫羊藿拌蒸二日, 暴乾去藿用, 免煩人心'이라 한 것을 이시진(李時珍)은 실제에 적합하지 않다고 여겨 '此乃服食家治法, 尋常去皮或焙用爾'라고 하였고, 「비석(砒石)」조에서 뇌효(雷斅)가 '凡使用, 以小瓷瓶盛, 後入紫背天葵 · 石龍芮二味, 火煅, 從巳至申, 便用甘草水浸, 從申至子, 出拭乾, 入瓶再煅, 別研三萬下用.'이라고 한 것에 대해서는, '醫家皆言生砒輕見火則毒甚, 而雷氏治法用火煅, 今所用多是飛鍊者, 蓋皆欲求速效, 不惜其毒也, 曷若用生者爲愈乎?'라 하여 비판하였다. 또한 『본초강목(本草綱目)』은 포제방법을 20여 종류에 70가지의 방법으로 정리하였는데 그중 반하(半夏), 천남성(天南星), 우담남성(牛膽南星) 같은 품목은 현재 상용하는 포제법이 되고 있으며, 이외에도 보료(輔料)와 포제법(炮製法)의 상관관계에 대해서도 '黃連入手少陰心經, 爲治火之主藥, 治本臟之火, 則生用之; 治肝膽之實火, 則以豬膽汁浸炒; 治肝膽之虛火, 則以醋浸炒; 治上焦之火, 則以酒炒; 治中焦之火, 則以薑汁炒; 治下焦之火, 則以鹽水或朴消炒; 治氣分溼熱之火, 則以茱萸湯浸炒; 治血分塊中伏火, 則以乾漆水炒; 治食積之火, 則以黃土炒. 諸法不獨爲之引導, 蓋辛熱能制其苦寒, 鹹寒能制其燥性, 在用者詳酌之.'라고 한 황련(黃連)의 예처럼 자세한 기술을 하고 있다. 이처럼 『본초강목(本草綱目)』의 풍부한 포제 내용은 기존의 포제서적보다 우수하여 지금에 이르기까지도 포제 연구의 중요한 자료가 된다.

1585년에 장호(張浩)에 의해 편집된 『인술편람(仁術便覽)』은 포제학적으로도 200여 종 약물에 대한 포제 방법 및 임상 응용이 기록되어 있다. 이 책은 특히 정제(淨製)에 대한 중요성을 강조하였고, 반하(半夏), 창포(菖蒲), 황백(黃柏), 백출(白朮), 당귀(當歸) 등에 대해 포제 방법 및 포제 작용에 대해 이론적 귀납을 하였다. 또한 향부자(香附子)에 대해 훗날 사제향부환(四製香附丸)[17]으로 불리는 '香附子(一斤去毛, 分四分. 酒浸四兩, 鹽水浸四兩, 醋浸四兩, 童便浸四兩, 俱炒乾)'의 분제합용(分劑合用)의 방법을 선보이기도 하였다.

1587년 공정현(龔廷賢)이 지은 『증보만병회춘(增補萬病回春)』은 『의학입문(醫學入門)』·『동의보감(東醫寶鑑)』과 더불어 우리나라 임상에 큰 영향을 준 종합 의서이다. 이 책은 포제의 방법 및 작용에 대해 총결(總結)을 하였는데, 예를 들어 『만병회춘(萬

---

17 임상에서 다용하는 사제향부환(四製香附丸)은 『방약합편(方藥合編)』 하152의 사제향부환(四製香附丸)이다. 아래에 내용을 기재한다.

【四製香附丸】: 治月候不調.

藥物 : 香附子 一斤

用法 : ○一斤分四包. ○一鹽水和, 薑汁浸煮, 略炒, 主降痰. ○一醋浸煮, 略炒, 主補血. ○一山梔四兩同炒, 去梔, 主散鬱. ○一童便洗過, 不炒, 主降火. ○左末, 入川芎·當歸各二兩末, 酒麵糊丸, 梧子大, 每五七十丸, 隨症作湯下.

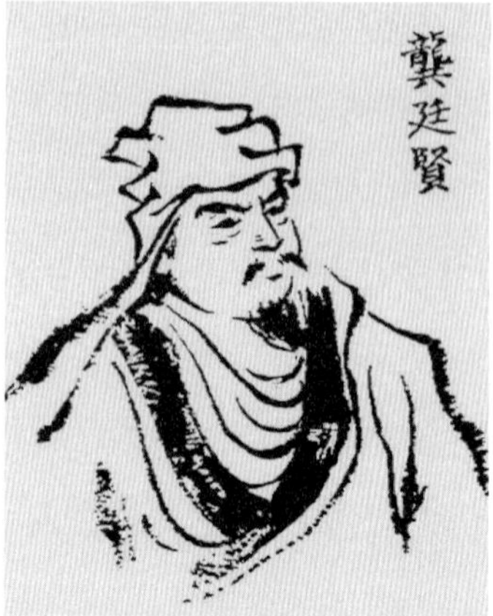


病回春)·권지일(卷之一)·약성가(藥性歌)』에서는 '當歸性溫, 生血補心, 扶虛益損, 逐瘀生新.(頭, 主血上行; 身, 養血中守; 尾, 破血下流; 全, 活血不走. 酒浸, 洗淨. 體肥痰盛, 薑汁浸, 曬乾用)', '黃連味苦, 瀉心除痞, 清熱明眸, 濃腸止痢.(去鬚. 生用, 瀉心清熱; 酒炒, 厚腸胃; 薑製, 止嘔吐)', '梔子性寒, 解鬱除煩, 吐衄胃痛, 火降小便.(清上焦鬱熱, 用慢火炒黑; 清三焦實熱, 生用, 能清屈曲之火.)', '知母味苦, 熱渴能除, 骨蒸有汗, 痰嗽皆舒.(去皮毛, 忌鐵器. 生用瀉胃火; 酒炒瀉腎火.)', '大黃苦寒, 破血消瘀, 快膈通陽. 破除積聚.(酒炒, 上達顚頂; 酒洗, 中至胃脘; 生用, 下行)' 등 이라 하였다. 또한, 이 책에서는 분제합용(分劑合用)의 예가 많은데, 예를 들어 창출(蒼朮)에 대해서는 『만병회춘(萬病回春)·권지삼(卷之三)·설사(泄瀉)』의 삼출건비환(參朮健脾丸)에서 '蒼朮(八兩, 二兩鹽水浸, 二兩米泔浸, 二兩醋浸, 二兩蔥白炒)'이라 하였고, 향부자(香附子)에 대해서는 『만병회춘(萬病回春)·권지육(卷之六)·조경(調經)』의 애부난궁환(艾附暖宮丸)에서 '南香附米(一斤. 四兩醋浸, 四兩湯浸, 四兩童便浸, 四兩酒浸. 各浸一宿, 焙乾)'이라 하였으며, 대황(大黃)의 경우에는 『만병회춘(萬病回春)·권지육(卷之六)·경폐(經閉)』의 통경감로환(通經甘露丸)에서 '大黃(四兩, 用頭紅花四兩, 入水取汁浸一日, 不用紅花; 四兩, 童便入鹽二錢, 浸一日取出曬乾, 不用童便; 四兩, 用好酒浸一日, 令軟, 切片如杏核大, 曬乾, 入巴豆, 去皮, 三十五粒, 同炒黃色, 去巴豆不用; 四兩, 用當歸四兩, 入淡醋浸一日, 曬乾, 不用當歸)'이라 하여 다양한 분제합용(分劑合用)의 방법을 선보이고 있다.

1602년에 왕긍당(王肯堂)이 지은 『증치준승(證治準繩)』 중에서 『상한증치준승(傷寒證治準繩)』에는 따로 수치(修治)편이 있어 각종 약물 포제법이 자세히 기재되어 있고, 『잡병증치유방(雜病證治類方)』에는 『기효양방(奇效良方)』 도기환(導氣丸)의 예를 다시 들면서 '이약제약(以藥製藥)'의 방법이 언급되어 있기도 하며, 백출탕(白朮湯)의 '白朮(四兩, 分作四處. 一兩同黃芪炒, 一兩同石斛炒, 一兩同牡蠣炒, 一兩同麩皮炒. 各味以炒黃

色爲度, 去餘藥不用)', 탈명단(奪命丹)의 '吳茱萸(一斤, 去枝梗淨. 四兩酒浸, 四兩鹽湯浸, 四兩醋浸, 四兩童便浸. 各浸一宿, 焙乾)'과 같이 분제합용(分劑合用)의 방법이 기재되어 있기도 하고, 신선퇴운산(神仙退云散)의 '蛇蛻 密蒙花 荊芥穗(各二錢. 此三味同甘草焙乾, 去甘草不用)'과 같이 독특한 포제법도 기재되어 있기도 하다.

1612년 나주언(羅周彦)이 지은 『의종수언(醫宗粹言)』과 『약성론(藥性論)』은 250여 약물의 약성에 대해 논하면서 127종 약물의 포제법 및 50여 종 제제(制劑)에 대해 기록하고 있다. 그 가운데서 건강(乾薑)에 대해서는 '生用發表汗, 炒過溫脾而守中, 胃間熱虛甚者, 如補中益氣湯加之, 當慢火煨焦黑色'이라 하였고, 생지황(生地黃)에 대해서는 '胃弱者用薑汁炒, 脾氣滯而膈間痞悶不能服陰藥者, 須用之以砂仁水濕同生地黃炒, 則皆無碍也'이라 하였으며, 백작약(白芍藥)에 대해서는 '切片酒炒過則不患酸寒伐生氣, 行血分得酒製尤力大, 脾胃不足嘔噦者, 有用薑炒'라고 하였으며, 종자류 약재에 대해서는 '凡藥中用子者, 俱要炒過研碎入煎, 方得味出, 若不碎, 如米之在(穀), 雖煮之終日, 米豈能出哉'라 하여 종자류 약재에 대해서는 반드시 가열하여야 한다고 주장하였다.

1615년 공정현(龔廷賢)이 지은 『수세보원(壽世保元)』은 종합 의서로 포제에 대해서도 많은 기술이 있다. 그는 『수세보원(壽世保元)·권일(卷一)·본초문(本草門)·약론(藥論)』에서 '製之以散者散也. 或成之以錠者鎭也. 用湯者蕩也, 取氣味蕩漾, 而無所不至. 用丸者緩也, 取氣味緩達, 而有所及遠. 湯有生熟, 瀉則宜生, 補則宜熟. 丸有大小, 病在上者宜小, 俱服於食後, 或散末以輕調, 或含丸以緩化. 病在下者宜大, 俱服於食前, 或服後以食壓, 或湯欒以頓服. 呑補劑於早於未語之前, 服疾藥當脫衣臨睡之際. 鬱氣炒舐嚼之方, 溫症利丸散之功. 凡用甘草者, 解諸藥毒, 取甘以緩脾, 劑投生薑者, 行諸藥力, 取辛以開胃, 故病以脾胃爲主, 始得以攻病之力. 用酒者欲其上達, 用鹽者取其下行, 丸用蠟者柜其毒, 裹用蠟者藏其氣, 水丸求其速化以淸利, 蜜丸取其緩行以滋潤. 用新者速其功, 用陳者遠其毒. 調脾胃之藥, 丸宜五穀. 和氣血之劑, 利用醋酒. 炒以緩其性, 泡以剖其毒, 浸能滋陰, 煉可助陽. 但制有太過不及之弊, 忌用有相反畏惡之情.'이라 하였고, 뒤에 『수세보원(壽世保元)·권일(卷一)·본초문(本草門)·약성가괄(藥性歌括)』에서는 개개 약물마다 약성과

각종 포제법에 대해 기술하였다.

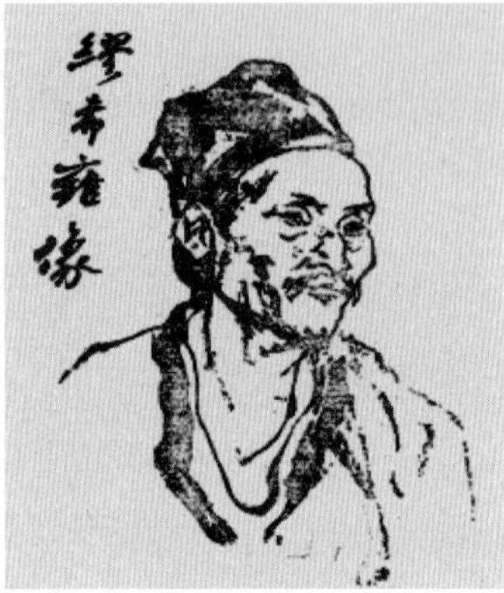


무희옹(繆希雍)

1622년 무희옹(繆希雍)이 저술한 『포자대법(炮炙大法)』은 『뇌공포자론(雷公炮炙論)』에 이은 2번째 포제 전문서적으로, 『뇌공포자론(雷公炮炙論)』의 내용을 일부 인용 또는 삭제하였고, 당시 유행하던 포제 방법을 구체적으로 수록하였다. 이 책에 수록된 약물의 수는 439종으로 각각의 약물에 대해 포제 방법을 구체적으로 수집하여 간단명료하게 약물의 출처, 채집 시기, 우열 감별, 보료 선택, 조작 순서 및 저장 등에 관해서 기술하였다. 또한, 선인들의 포제 방법을 포(炮), 남(爁), 박(煿), 자(炙), 외(煨), 초(炒), 단(煅), 련(煉), 제(制), 도(度), 비(飛), 복(伏), 방(鎊), 살(摋), 쇄(曬), 폭(曝), 로(露)의 17종 방법으로 귀납하여 '뇌공포자17법(雷公炮炙十七法)'으로 명명하였을 뿐만 아니라, 『본초강목(本草綱目)』에 비해서도 손색이 없어, 오늘날 포제학을 연구하는 데 있어 가치가 매우 큰 서적이다.

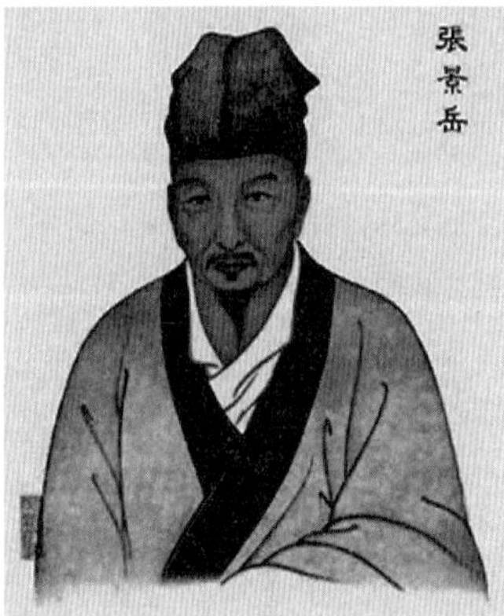


1624년 장개빈(張介賓)이 저술한 『경악전서(景岳全書)』와 그중 본초편인 『본초정(本草正)』은 의학사적 측면과 임상적 측면에서 중요한 의서일 뿐만 아니라 포제학적으로도 중요한 서적이다. 여기에는 포제 방법 뿐만 아니라 포제 이론에 대해서도 많은 천발(闡發)이 있었는데, 예를 들어 황기(黃芪)는 '生者微凉, 可治癰疽. 蜜炙性溫, 能補虛損.'한다고 하였고, 백출(白朮)은 '制以人乳, 欲潤其燥. 炒以壁土, 欲助其固.'한다고 하였으며, 신곡(神曲)은 '炒黃入藥, 善助中焦土臟, 健脾煖胃, 消食下氣, 化滯調中, 逐痰積, 破癥瘕, 運化水穀, 除霍亂脹滿嘔吐. 其氣腐, 故能除濕熱; 其性澁, 故又止瀉痢. 療女人胎動因滯, 治小兒腹堅因積. 若婦人産後欲回乳者, 炒研酒服二錢, 日二卽止, 甚驗. 若

閃挫腰痛者, 淬酒溫服最良.'이라 하였다. 또한 창출산(蒼朮散)에서의 '眞芽山蒼朮(六斤, 分六製. 一斤用老米泔水浸二日夜; 一斤酒浸二日, 切片晒乾; 一斤用斗子青鹽半斤, 同炒黃色, 不用鹽; 一斤用小茴香四兩, 同炒黃色, 去茴香不用; 一斤用大茴香四兩, 同炒如前; 一斤用桑椹二斤, 取汁拌製, 晒乾)'과, 향련환(香連丸)에서의 '黃連(淨, 十兩. 切如豆粒, 用淨吳茱萸五兩, 二味熱水拌和, 入磁罐內置熱湯中燉一日, 同炒至黃連紫黃色爲度, 去茱萸不用)'과 같은 이약제약(以藥製藥)의 방법이 기술되어 있기도 하고, 숙지황(熟地黃)의 '若制用之法, 有用薑汁拌炒者, 則必有中寒兼嘔而後可; 有用砂仁制者, 則必有脹滿不行而後可; 有用酒拌炒者, 則必有經絡壅滯而後可'와, 백질려(白蒺藜)의 '用補宜炒熟去刺; 用凉宜連刺生搗' 및 두충(杜仲)의 '用薑汁或鹽水潤透, 炒去絲'·'同糯米炒去絲'와 같이 한 약물에 대해 여러 포제법을 운용할 수 있음을 언급하기도 하였다.

1644년 처음 간행된 부인우(傅仁宇)의 『심시요함(審視瑤函)』은 17세기 이전의 안과를 총결한 안과 전문서적으로, 유명한 오륜팔곽설(五輪八廓說)과 108개의 병증 및 300여 방이 실려 있는 가운데에 포제법도 다양하게 실려 있다. 즉 『심시요함(審視瑤函)·범례(凡例)』에서는 '制法必須極工, 用藥料須擇道地. 若不揀擇精良, 以僞抵眞, 徒費工力, 何能取效? 如炮煨者, 以整藥入於炭火中, 或用面裹, 濕紙重裹, 炮令藥上有烈紋者方熟, 附子·南星·豆蔻之類是也; 炙者, 以整藥塗蜜, 或薑汁·酥油·童便·酒漿等物, 塗浸於藥上, 用炭火炙, 令香熟得宜, 黃芪·厚朴·甘草·皂莢·龜板·鱉甲之類是也; 煅者, 以整藥入在炭火中穩定, 燒熟爲度, 牡蠣·石決明·石膏·爐甘·磁石之類, 或用水·醋·童便淬飛是也; 焙者, 以綿紙隔藥, 火烘令香脆, 天麥門冬·葶藶·石棗之類是也; 炒者, 以銀鍋·砂鍋內炒, 令香脆得宜, 勿令焦枯, 過失藥性; 若煉蜜者, 每一斤只煉十二兩五錢爲定, 火少火過, 並不相宜'라 하여 포제방법에 대하여 총론적으로 기술되어 있고, 『심시요함(審視瑤函)·용약한열론(用藥寒熱論)』에서는 '故治火雖用芩·連·知·柏之類, 制之必以酒炒, 庶免寒潤泄瀉之患'이라 하여 한성(寒性) 약물 운용에 대해 언급하고 있으며, 각 처방에는 각주 형식으로 개별 약물의 포제 방법이 언급되어 있는데, 특히 안과에 사용되는 처방이다 보니 『심시요함(審視瑤函)·권지사(卷之四)』의 화태사우황환(和太師牛黃丸)[18]

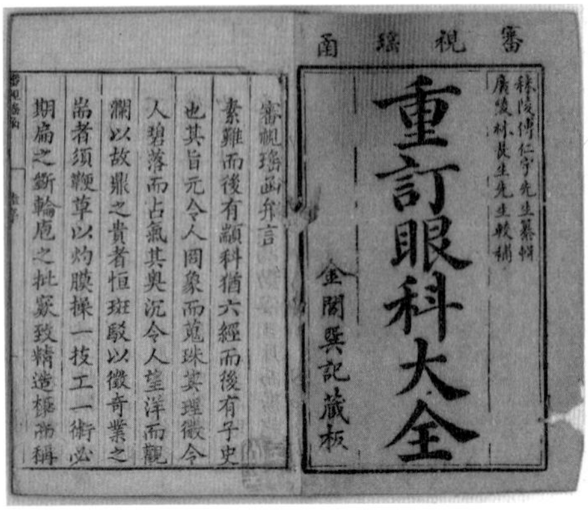

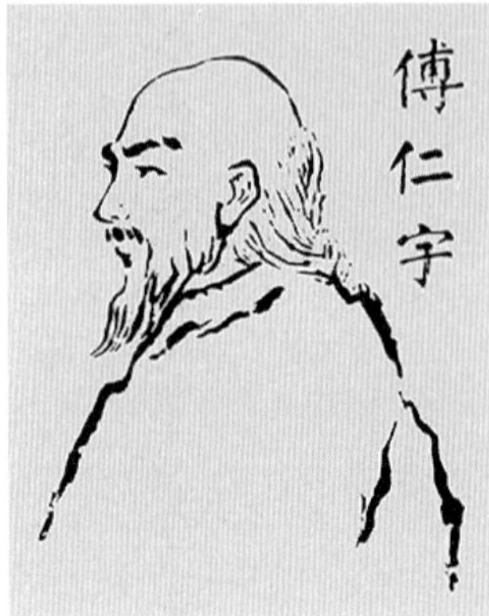


에서와 같이 수비법(水飛法)에 대해 강조하거나, 삼황환(三黃丸)[19]이나 사계삼황사심환(四季三黃瀉心丸)[20]과 같이 주제(酒製)를 많이 사용하고 있는 것이 특징이다. 또한, 안과 상용 약물인 노감석(爐甘石)의 포제에 대해 황련노감석산(黃連爐甘石散)[21], 마장영

18 화태사우황환(和太師牛黃丸) : 治大小男婦卒暴中風, 眩運倒仆, 精神昏塞, 不省人事, 牙關緊急, 目睛直視, 胸膈喉中, 痰涎壅塞. 及諸癎潮發, 手足瘈瘲, 口眼相引, 項背强直, 並治之.

石燕(火煅, 醋淬九遍, 飛過) 雄黃(研飛) 蛇黃(火煅, 醋淬九遍, 飛) 辰砂(研飛) 磁石(火煅, 醋淬九遍, 飛過) 石綠(研飛, 各一兩) 輕粉(細研) 牛黃(細研) 粉霜(細研) 麝香(細研, 各五錢) 金箔 銀箔(各一百張, 爲衣)

以上前十味, 各另研極細, 共爲一處, 用酒煮面糊和丸, 如雞頭大, 每服一丸, 煎薄荷湯, 並酒磨下. 老人服半丸, 小兒十歲以下, 分爲四服, 蜜水磨下. 四歲以下, 分爲五服. 未滿一歲, 可分爲七服. 如牙關緊急, 以物斡開灌之.

19 삼황환(三黃丸) : 治三焦積熱上攻, 眼目赤腫, 小便赤澀, 大便結燥, 五腑俱熱, 腸風痔漏等症, 並皆治之.

川黃連 黃芩 黃柏(俱用酒潤, 炒, 各等分)

上爲細末, 煉蜜爲丸, 如梧桐子大, 每服三錢, 空心白滾湯送下. 忌煎炒椒薑辛辣等熱物.

20 사계삼황사심환(四季三黃瀉心丸) : 治男婦三焦積熱, 上焦有熱攻沖, 眼目赤腫, 頭項疼痛, 口舌生瘡, 中焦有熱, 心膈煩燥, 不美飮食, 下焦有熱, 小便赤澀, 大便秘結, 五臟俱熱, 卽生癰癤瘡痍, 及治五般痔疾, 糞門腫或下鮮血, 小兒積熱, 亦宜服之.

大黃(酒浸, 九蒸曬, 春秋三, 夏一, 冬五兩) 黃連((酒炒, 春四, 夏五, 秋三, 冬一兩) 黃芩(酒炒, 春四, 夏秋六, 冬二兩)

上爲細末, 煉蜜爲丸, 或用水疊爲丸亦可, 如梧桐子大, 每服二三錢, 滾白湯送下.

21 황련노감석산(黃連爐甘石散) : 治眼眶破爛. 畏日羞明. 餘治同上.

爐甘石(一斤) 黃連(四兩) 龍腦(量入)

광고(磨障靈光膏)[22], 영비산(靈飛散)[23], 비수제노감석법(祕授制蘆甘石法)[24] 등에서 상술하고 있다. 그러나 『심시요함(審視瑤函)』의 가장 큰 업적은 바로 역대 생숙이론(生熟理論)을 정리하였다는 것이다. 즉 『심시요함(審視瑤函)·용약생숙각이론(用藥生熟各異論)』에서는 기존의 생숙이론(生熟理論)을 총결하였는데 아래와 같다.

---

先以爐甘石置巨火煅通紅爲度, 另以黃連, 用水一碗盆, 瓷器盛貯, 納黃連於水內, 卻以通紅爐甘石淬七次, 就以所貯瓷器, 置日中曬乾, 然後同黃連研爲細末. 欲用時, 以一二錢再研極細, 旋量入龍腦. 每用少許, 井花水調如稠糊, 臨睡以箸頭蘸敷破爛處. 不破爛者, 點眼內眦銳眦尤佳. 不宜使入眼內.

上方以爐甘石收濕除爛爲君. 黃連苦寒爲佐. 龍腦除熱毒爲使. 凡目病俱可用, 宜者固可, 即不宜者亦無害也. 奇經客邪之病. 量加朴硝泡湯, 滴眼瘀肉黃赤脂上.

22 마장영광고(磨障靈光膏) : 治證同上.

爐甘石(另以黃連一兩剉置水內, 燒爐甘石通紅淬七次, 六兩) 黃丹(水飛, 三兩) 硇砂(另研) 白丁香(取末) 海螵蛸(取末) 輕粉(各一兩) 川黃連(剉如豆大, 一兩, 童便浸一宿, 曬爲末) 麝香(另研) 乳香(各五錢) 當歸身(二錢, 研末) 龍腦(少許)

先用好白沙蜜一十兩, 或銀器, 或砂鍋內, 熬五七沸, 以淨紙搭去蠟面. 除黃丹外, 下餘藥, 用柳枝攪勻. 次下黃丹再攪, 慢火徐徐攪至紫色, 卻將麝香·乳香·輕粉·硇砂和勻, 入上藥內. 以不粘手爲度, 急丸如皂角子大, 以紙裹之, 每用一丸, 新汲水化開, 旋入龍腦少許, 時時點翳上.

上方以黃連去邪熱, 主明目爲君. 以黃丹除毒除熱, 爐甘石療濕收散爲臣. 以當歸和血脈, 麝香·乳香諸香通氣, 輕粉殺瘡爲佐. 以硇砂之能消, 海螵蛸之磨障翳, 白丁香之消胬肉, 龍腦之散赤脈, 去外障爲使也.

23 영비산(靈飛散) : 治目疾. 消腫止淚明目, 去翳退赤定痛, 收濕除爛, 一切等症.

蘆甘石(火煅通紅, 用童便淬, 如此七次, 水飛淨, 曬乾, 聽用, 每用一兩) 明朱砂 琥珀 珍珠 牛黃 眞熊膽(以上俱各另研膩粉, 各一錢) 靈藥(二錢)

上和極勻. 每次用牙簪挑少許點眼. 閉目片時, 再點. 又閉片時, 待藥性過, 然後用簪撥去藥滓, 溫水洗淨. 每日點二三次. 久閉爲妙.

24 비수제노감석법(祕授制蘆甘石法) : 用好田泥做成大窩球二個, 外以硼砂·硝石, 不拘多少, 共爲末. 卽將所做窩二個, 日中曝乾極透. 用上好羊腦甘石一斤, 裝在窩內, 將球相合, 又用前硼·硝·鹽水調塗固濟, 又用泥包過, 以乾爲度, 以大炭周圍架之, 居中煅至二炷香盡, 色如松花樣爲度, 取出, 淬入童便內, 略輕研一遍. 浮上者, 逼在一處, 重濁不碎者裝入, 照前復煅, 又淬再研, 又逼所沉者. 石腳不用, 細末須炙烘得極乾, 再用三黃湯, 開列於後, 煮過曬乾, 收貯聽用.

【煮蘆甘石三黃湯藥味】

川黃連 黃柏 川羌活 黃芩 山梔仁 防風 木賊草 蟬蛻 家菊花 白芷 蘇薄荷 細辛 當歸身 川芎 荊芥穗 大黃 赤芍藥 連翹 (等分)

上剉一劑. 白水四碗, 煎至二碗, 去滓澄淸, 入煅過甘石煮之.

**【審視瑤函 · 用藥生熟各異論】**

藥之生熟, 補瀉在焉, 劑之補瀉, 利害存焉. 盖生者性悍而味重, 其功也急, 其性也剛, 主乎瀉; 熟者性淳而味輕, 其功也緩, 其性也柔, 主乎補. 補瀉一差, 毫厘千里, 則藥之利人害人, 判然明矣. 如補藥之用製熟者, 欲得其醇厚, 所以成其資助之功; 瀉藥製熟者, 欲去其悍烈, 所以成其功伐之力. 用生用熟, 各有其宜. 實取其補瀉得中, 勿損于正氣耳. 豈爲悅觀美聽而已哉, 何今之庸醫, 專以生藥餌人. 夫藥宜熟而用生, 生則性烈, 臟腑清純中和之氣, 服之寧無損傷? 故藥生則性瀉. 性瀉則耗損正氣, 宜熟豈可用生? 又有以生藥爲嫌, 專尚炮制稱奇. 夫藥宜生而用熟, 熟則其性緩, 臟腑鬱滯不正之邪, 服之難以驅逐. 故藥熟則性緩, 性緩則難攻邪氣, 宜生豈可用熟? 殊不知補藥宜用熟, 瀉藥不嫌生. 夫藥之用生, 猶夫亂世之賊寇, 非强兵猛將, 何以成摧堅破敵之功? 藥之用熟, 猶夫治世之黎庶, 非禮樂教化, 何以成雍熙揖讓之風? 故天下亂則演武, 天下治則修文. 醫者效此用藥, 則治病皆得其宜, 庶不至誤人之疾也. 噫! 審諸.

약물의 생숙(生熟)에 의해 처방의 보사(補瀉)가 정해지고, 처방의 보사(補瀉)에 따라 인체에 대해 이로움과 해로움이 결정된다. 생품(生品)은 성미(性味)가 거세고 묵직하여 약효가 급속하면서도 성질이 굳세니 주로 사(瀉)한다. 숙품(熟品)은 성미가 순박하고 경쾌하여 약효가 완만하면서도 성질이 부드러우니 주로 보(補)한다. 보사(補瀉)가 한번 어긋나면 털끝만 한 처음의 차이라도 나중에는 천 리만큼 벌어지는 큰 차이를 유발하므로, 약물이 인체를 이롭게 하거나 해롭게 하는 것을 분명하게 알아야 한다. 보약(補藥)에 숙품(熟品)을 사용하는 것은 순후(醇厚)한 성질을 얻어 보익(補益)하는 효과를 얻고자 하는 것이고, 사약(瀉藥)에 숙품(熟品)을 사용하는 경우는 한렬(悍烈)한 성질을 제거하여 공벌(攻伐)하는 약효를 얻고자 하는 것이다. 생품(生品)이나 숙품(熟品)을 사용하는 데에는 각각 적합한 기준이 있는데, 그 핵심은 보사(補瀉)가 알맞게 되어 정기(正氣)를 손상하지 않게 하는 것이다. 어찌 보고 듣기에 즐겁고 좋기만 한 것이겠는가? 그런데 어찌하여 오늘날 변변치 못한 의사들은 오로지 생품(生品) 약물만을 환자에게 투여하는가? 숙품(熟品)의 약물을 사용해야 하는데, 생품(生品)을 사용하게 되면 생품(生品)은 성질이 맹렬하니 복용하면 장부(臟腑)의 청순중화(淸純中和)한 기운이 어찌 손상되지 않겠는가? 생품(生品)인 약물은 사(瀉)하는 성질을 가지게 되고, 사(瀉)하는 성질은 정기(正氣)를 모손(耗損) 하므로, 숙품(熟品)이 알맞은 경우에 어찌 생품(生品)을 사용할 수 있겠는가? 또한 생약(生藥)을 싫어하여 오로지 기이한 포제품(炮製品)만을 숭상하는 경우가 있다. 생품(生品)의 약물을 사용해야 하는데, 숙품(熟品)을 사용하게 되면 숙품(熟品)은 성질이 완만하여 복용하여도 장부(臟腑)에 울체(鬱滯) 된 부정(不正)한 사기(邪氣)를 몰아낼 수가 없다. 숙품(熟品)인 약물은 완만한 성질을 가지게 되고, 완만한 성질은 사기(邪氣)를 공격하기 어려우므로, 생품(生品)이 알맞은 경우에 어찌 숙품(熟品)을 사용할 수 있겠는가? 이것은 보약(補藥)에는 숙품(熟品)을 사용하는 것이 마땅하지만, 사약(瀉藥)에는 생품(生品)의 사용을 꺼리지 않는다는 것을 모르는 것이다. 무릇 약물 중 생품(生品)을 사용하는 것은 마치 난세의 도적떼를 강병(强兵)과 맹장(猛將)으로 꺾고 격파하는 공을 세우는 것과 같은 것이고, 숙품(熟品)을 사용하는 것은 마치 치세의 백성들을 예악(禮樂)으로 교화(敎化)시켜 화목하면서 사양할 줄 아는 풍습을 세우는 것과 같다. 천하가 어지러울 때는 무(武)를 연마하고, 천하가 다스려졌을 때는 문(文)을 닦아야 하니, 의사가 이것을 본받아 약을 사용하면 병을 치료하는 것이 모두 적합하게 되어 오치(誤治)하는 지경에 도달하지 않을 것이다. 아! 이 모든 것들을 살펴볼진저.

1647년에 간행된 노지이(盧之頤)의 『본초승아반게(本草乘雅半偈)』은 365종의 약물이 수재되어 있는데 그중 230종 약물에 대해 포제 방법이 언급되어 있다. 예를 들어 백출(白朮)조에서는 '修治白朮, 人乳潤之, 制其性也. 亦取易入陽明, 陽明燥金, 從乎中治太陰之濕化故也. 若療脾疾, 先用米泔浸透, 次以山黃土拌蒸九次, 曬九次, 竊土氣以助脾, 及宣胃府醞釀敷布之用耳. 赤朮亦用米泔浸透, 更以陳壁土水, 浸潤一二日, 取出, 去皮, 曬乾, 切片, 每朮四兩, 先用脂麻六兩, 微火拌炒, 以濡其燥, 緩其暴. 更用粳米糠衣四兩, 微火拌炒, 則不染濕作黴矣.'이라 하였고, 호장(虎掌)조에서는 '用治風痰生用, 須溫湯洗淨, 再以白礬作湯, 或皂角煎汁, 浸二三日, 每日一換, 浸足暴乾. 熟用, 擇黃土地上, 掘一小坑, 深五六寸, 先以炭火燒紅, 次用好酒沃之, 乃安虎掌於坑內, 上以瓦盆覆定, 灰泥固濟, 過夜取用. 設急用, 用濕紙包裹, 埋糠灰火中, 周匝綻裂, 便可用矣. 一法 : 以酒浸一宿, 用桑柴火蒸之, 嘗令酒灑入甑內, 令氣猛, 一伏時取出, 竹刀剖開, 味不麻舌爲度. 一法以生薑杵碎, 和黃泥包虎掌, 煨熟, 去泥焙用. 若造曲, 用生薑汁, 及白礬作湯, 和虎掌末作小餅子, 安籃內, 楮葉包蓋, 俟上有黃衣生, 取曬收之. 造膽星法 : 將虎掌研末, 臘月取黃牯牛膽汁和勻, 納膽囊內, 懸系有風處, 乾之, 年久彌佳. 蜀漆爲之使. 惡莽草.'이라 하였고, 건지황(乾地黃)조에서는 '作乾地黃法 : 去皮, 入柳木甑內, 置瓷鍋上蒸之, 蒸透取出, 攤令氣歇, 拌酒再蒸. 又出令乾, 勿犯銅鐵器, 恐令人腎消髮白, 男損營, 女損衛也.'이라 하였으며, 봉밀(蜂蜜)조에서는 '修治, 每沙蜜一斤, 用水四兩, 入銀石器內, 桑柴火慢煮, 掠去浮沫, 至滴水成珠不散, 乃用. 又法以器盛貯重湯中, 煮一日, 候滴水不散, 取用亦佳, 且不傷火也. 七月勿食生蜜, 令人暴下霍亂. 味酸色青赤者, 食之心煩. 不可與蔥, 及萵苣同食, 令人利下. 食蜜飽後, 不可食鮮, 令人暴亡.'이라 하였고, 인삼(人蔘)조에서는 '用童便潤制者謬矣'이라 하였으며, 사향(麝香)조에서는 '修治 : 向日開之, 但微研, 不必苦細耳, 如欲細甚, 入醇酒少許, 不損香氣.'이라 하였는데, 모두 임상에서 참고할 만한 내용이다.

1655년에 간행된 이중재(李中梓)의 『본초통현(本草通玄)』은 341개의 약물이 실려 있는데 전인(前人)들의 본초 지식과 자신의 경험을 편집한 것이다. 그는 고법(古法)으로 제약(製藥)하는 것이 적당하지 않다고 여겨 30~40% 정도의 약물의 포제법에 대해

변형을 가했는데, 예를 들면 황기(黃芪)조에서는 '古人製黃芪多用蜜炙, 予易以酒炙, 卽助其走表, 又行滯性. 若補腎及崩帶淋濁藥中, 皆須鹹水拌炒.'라고 하였고, 가자(訶子)조에서는 '生用則能淸金行氣, 煨用則能暖胃固腸 … 麵裹煨透去核.'이라 하였으며, 감초(甘草)조에서는 '生用, 有淸火之功; 炙熟, 有健脾之功'이라 하였고, 황련(黃連)조에서는 '淸心火者生用; 淸肝膽火者吳萸拌炒. 上焦之火宜酒炒, 下焦之火宜鹹水炒, 中焦之火宜薑汁炒. 蓋辛熱能制其苦寒, 鹹潤能制其燥耳'이라 하였다. 아울러 『본초통현(本草通玄) · 권하(卷下) · 용약기요(用藥機要)』에서는 포제법의 총론에 관해 기술하였는데 '凡製藥貴得中, 不及則無功, 太過則損性. 煅則通紅, 炮則煙起, 炒則黃而勿焦, 烘與焙同, 燥而不黃是也. 酒製升提, 鹹製潤下, 薑取溫散, 醋取收斂. 便製减其溫, 蜜製潤其燥, 壁土取其歸中, 麥麩資其穀氣, 酥炙取其易脆. 去瓤者寬中, 抽心者除煩.'라고 하였다.

이외에도 원기계미(原機啓微), 비전증치요결급유방(祕傳證治要訣及類方), 본초품휘정요(本草品彙精要), 중묘선방(衆妙仙方), 외과이례(外科理例), 영동백문(嬰童百問), 부수정방(扶壽精方), 여과촬요(女科撮要), 만씨여과(萬氏女科), 보영촬요(保嬰撮要), 의학강목(醫學綱目), 의편(醫便), 노부금방(魯府禁方), 외과계현(外科啟玄), 송씨여과비서(宋氏女科祕書), 본초원시(本草原始), 약성가괄(藥性歌括), 외과정종(外科正宗), 제음강목(濟陰綱目), 식물본초(食物本草), 뇌공포제약성해(雷公炮製藥性解), 선성재광필기(先醒齋廣筆記), 의종필독(醫宗必讀), 본초징요(本草徵要), 일초정목과전서(一草亭目科全書), 태의원보유본초가결뇌공포제(太醫院補遺本草歌訣雷公炮制) 등의 서적에서도 각기 연구개발한 포제법들이 실려 있다.

금 · 원 · 명대를 총괄하면 전대와 당대의 경험을 바탕으로 다양하고 새로운 포제 방법을 개발하였고, 포제 작용에 대해서도 여러 가지 이론적 해석을 시도하여 체계적인 포제 이론을 형성한 시기라 할 수 있다. 또한, 다양한 포제 작용에 대한 귀납적 총결도 시도하기 시작하였는데 특히 『본초몽전(本草蒙筌)』의 총결은 많은 이로부터 큰 사랑을 받아 현재까지도 널리 애송되고 있다. 이런 종류의 총결은 본초학과 포제학의 기본 약성 이론을 바탕으로 여러 방법으로의 추상(抽象)내지는 추연(推演) 즉 비유취상(比類取

象)을 거친 것으로 포제 작용에 대한 해석을 단순화할 수 있는 장점이 있지만, 일부 포제품의 작용에 대해서는 실제 임상과 부합되지 않는 예도 있다. 그러므로 이런 총결류의 결론에 대해서는 항상 실제와의 정합성 여부를 살펴 용약함이 중요하다 하겠다.

### (4) 포제 기술과 품종의 응용확대기(청대)

청대의 포제 방법 및 포제 이론은 기본적으로 명대의 포제 방법과 포제 이론이 사용되어 학술적 참신성은 적지만 포제 약물의 품종은 전대인 금・원・명대에 비하여 많이 증가하였다. 이는 이론적 참신성보다는 고증학적으로 매달린 청대 학술계의 경향과도 유사하다 하겠다. 아울러 청대에는 새롭게 여러 가지 보료(輔料)를 섞어 만든 포제품이 증가하였고, 이와 동시에 어떤 학자들은 보료(輔料)의 사용법과 일부 포제 원칙 및 포제 품종이 약효 측면에서 적당한지에 의문을 제기하기도 하였다.

장지총(張志聰 : 1610-1674?)은 자(字)가 은암(隱巖)으로 많은 의서를 저술한 청대의 의가이다. 그는 약물에 대해 '사세비물(司歲備物)' 이론을 주장하였는데, 1663년에 각종 의학이론을 문답형식으로 정리한 『여산당유변(侶山堂類辯)』의 「포제변(炮製辯)」에서는 '上古以司歲備物, 謂得天地之專精. 如君・相二火司歲, 則收取薑・桂・附子之熱類. 如太陽寒水司歲, 則收取芩・連・大黃之寒類. 如太陰土氣司歲, 則收取芪・朮・參・苓・山藥・黃精之土類. 如厥陰風木司歲, 則收取羌活・防風・天麻・獨活之風類. 如陽明燥金司歲, 則收取蒼朮・桑皮・半夏之燥類. 蓋得主歲之氣以助之, 則物之功力倍厚. 中古之世, 不能司歲備物, 故用炮製以代天地之氣. 如製附子曰炮, 製蒼朮・桑皮曰炒, 蓋以火助熱・以炒助燥也. 製白朮以土拌, 製黃連以水浸, 皆所以助之也. 近有製附子以水煮曰陰制, 用芝麻炒蒼朮・以蜜拌桑皮曰潤燥, 以薑酒炒芩・連, (按『傷寒』・『金匱』諸方, 芩・連俱生用.) 以半夏作麯餅, 此皆由狐疑, 而無力量故也. 昔齊相徐之才論藥, 有宣・通・補・泄・輕・重・滑・澀・燥・濕之十劑, 元人王安道, 補出寒・熱二種. 是宜用寒者, 專取其寒; 用熱者, 專取其熱; 宜澀者, 專取其燥; 宜泄者, 專取其滑. 若反製其性而用之, 何異束縛手足而使之戰

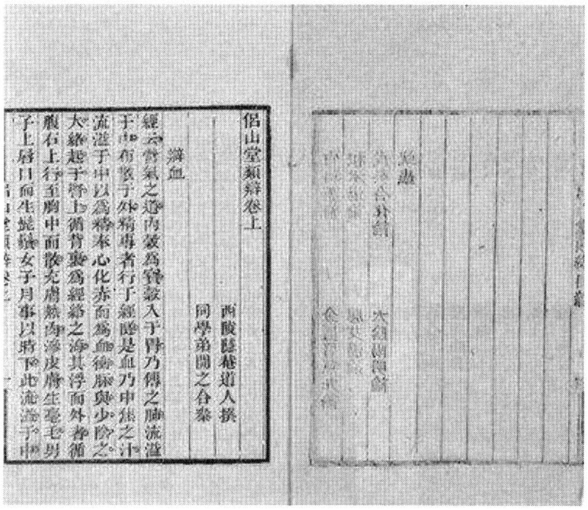

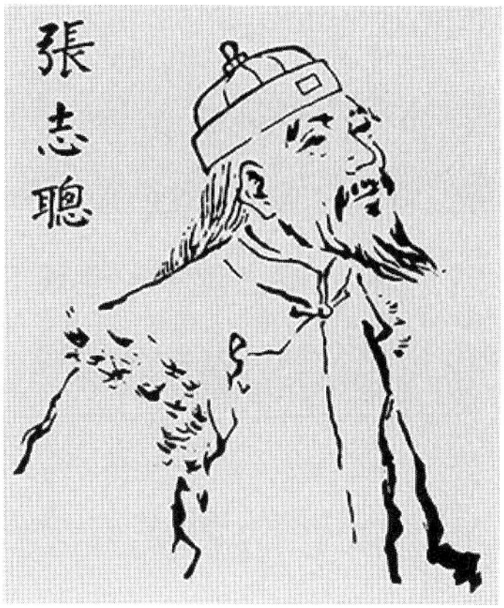


斗哉!'이라 하였고, 장지총(張志聰)이 찬(撰)하고 그의 제자 고세식(高世栻)이 찬집(纂輯)하여 1663년 완성, 1767년 간행된 『본초숭원(本草崇原)·권상(卷上)·황련(黃連)』에서는 '凡物性有寒熱溫淸燥潤, 及五色五味. 五色五味以應五運, 寒熱溫淸燥潤以應六氣, 是以上古司歲備物. 如少陰君火, 少陽相火司歲, 則備溫熱之藥. 太陽寒水司歲, 則備陰寒之藥. 厥陰風木司歲, 則備淸涼之藥. 太陰濕土司歲, 則備甘潤之藥. 陽明燥金司歲, 則備辛燥之藥. 岐伯曰 : 司歲備物得天地之專精, 非司歲備物則氣散也. 後世不能效上古之預備, 因加炮制以助其力. 如黃連水浸, 附子火炮, 卽助寒水君火之火. 後人不體經義, 反以火炒黃連, 尿煮附子. 寒者熱之, 熱者寒之, 是制也, 非制也. 譬之鷹犬之力, 在於爪牙. 今束其爪, 縛其牙, 亦何貴乎鷹犬哉.'이라고 하여 그의 독특한 이론을 전개하였다. 『본초숭원(本草崇原)』은 오운육기(五運六氣) 학설에 근기하여 『신농본초경(神農本草經)』을 주석한 책으로, 『본경(本經)』 약물 247종, 기타 약물 52종 등 총 299종의 약물이 수록되어 있는데 그중 30종에 대해서는 포제법이 기재되어 있다. 이외에도 장지총(張志聰)은 지지정전(地之專精)을 얻기 위해 종제(從製) 즉 약물의 기미와 같은 기미를 가지는 보료(輔料)를 선택하여 포제하는 것과, 천지전정(天之專精)을 얻기 위해 약효가 가장 뛰어난 시기를 선택하여 채취하는 것을 중시하였다. 아울러 일부 약물에 대해서는 기존 포제법에 대해 반대의견을 표했는데, 예를 들어 『본초숭원(本草崇原)』의 맥문동(麥門冬)조에서는 '麥門冬 … 一本橫生, 根顆連絡, 有十二枚者, 有十四五枚者. 所以然者, 手足三陽 · 三陰之絡共有十二, 加任之尾翳, 督之長强, 共十四, 又加脾之大絡, 共十五, 此物性之自然而合於人身者也, 唯聖人能體察之, 故用麥冬以通絡脈, 並無去心二字, 後人不詳經義, 不窮物理, 相沿去心久矣, 今表正之.'이라 하여 거심(去心)에 반대하였고, 『본초숭원(本草崇原)』의 귤피(橘皮)조에서는 '愚按 : 上古諸方, 只曰橘皮個用不切, 並無去白之說. 李東垣不參經義, 不禮物性, 承『雷斅炮製』謂 : 留白則理脾健胃, 去白則消痰止嗽. 後人匀以爲法, 每用橘紅治虛勞咳嗽. 夫咳嗽非只肺病. 有肝氣上逆而咳嗽者, 有胃氣壅滯而咳嗽者, 有腎氣奔迫而咳嗽者, 有心火上炎而咳嗽者, 有皮毛閉拒而咳嗽者, 有脾肺不和而咳嗽者. 『經』云 : 五臟六腑皆令人咳, 非獨肺也. 橘皮裏有筋膜, 外黃內白, 其味先甘後辛, 其性從絡脈而外達於肌肉 · 毛孔, 以之治咳, 有從內達外之義. 若去其白, 其味但辛, 只行皮毛, 風寒咳嗽似乎相宜, 虛勞不足, 益辛散矣. 後人襲方書糟粕, 不窮物性本原, 無怪以訛傳訛, 而莫之止. 須知雷斅乃宋人, 非黃帝時雷公也. 業醫者當以上古方制爲准繩, 如『金匱要略』用橘皮湯治乾嘔噦, 義可知矣. 日華子謂 : 橘瓤上筋膜, 治口渴吐酒, 煎湯飮甚效. 以其能行胸中之飮而行於皮膚也. 夫橘皮從內達外, 凡汗多裏虛, 陽氣外浮者, 宜禁用之.'이라 하여 거백(去白)에 반대하였다. 이외에도 『본초숭원(本草崇原)』에서는 대조(大棗 : 烘曝), 건지황(乾地黃 : 以細小者搗爛取汁; 拌肥大者, 曬乾), 괴실(槐實 : 其花未開時, 炒過煎水), 현삼(玄參 : 曝乾鋪地下, 久則黑也) 등의 포제에 대해 새로운 방법을 시도하였고, 아교(阿膠)에 대해서는 '余嘗逢親往東阿煎膠者, 細加詢訪, 聞其地所貨阿膠, 不但用牛馬諸畜雜皮, 並取舊箱匣上壞皮及鞍轡靴屐, 一切爛損舊皮皆充膠料. 人間尚黑, 則入馬料 · 豆汁以增其色. 人嫌穢氣, 則加樟腦等香, 以亂其氣, 然美惡猶易辨也. 今則作僞者, 日益加巧, 雖用舊皮浸洗日久, 臭穢全去, 然後煎煮, 並不入豆汁及諸般香味, 儼與眞者相亂. 人言眞膠難得, 眞膠未嘗難得, 特以僞者雜陳, 並得眞者而亦疑之耳. 人又以膠色有黃有黑爲疑者, 緣冬月所煎者, 汁不妨嫩, 入春後嫩者, 難於堅實, 煎汁必老. 嫩者色黃, 老者色黑, 此其所以分也. 昔人以光如瑿漆, 色帶油綠者爲眞, 猶未悉其全也. 又謂 : 眞者拍之卽碎, 夫拍之卽碎, 此唯極陳者爲然, 新膠安得有此. 至謂眞者, 絕無臭氣, 夏月亦不甚濕軟, 則今之僞者, 未嘗不然, 未

可以是定美惡也. 又聞古法先取狼溪水以浸皮, 後取阿井水以煎膠, 狼溪發源於洪範泉, 其性陽, 阿井水之性陰, 取其陰陽相配之意, 火用桑薪煎煉四日夜而後成. 又謂 : 燒酒爲服膠者所最忌, 尤當力戒. 此皆前人所未言者, 故並記之.'이라 하여 당시의 상황을 기재하기도 하였다.

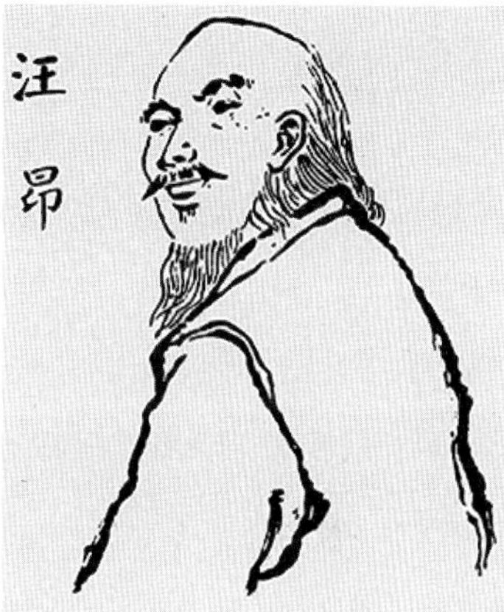


1682년 왕앙(汪昂)에 의에 편찬된 『의방집해(醫方集解)』는 방제학사에서 중요한 위치를 점하는 서적으로 후세에 끼친 영향이 매우 크다. 이 책은 각종 처방을 21문(門)과 구급방양(救急良方) · 물약원전(勿藥元詮)으로 나누어 기술하고 있는데 그중에는 140여 종의 약물에 대한 포제 방법도 기록하고 있다. 대부분의 포제법은 일반적이지만 그중 일부는 포제작용에 대해 천술(闡述)한 바가 있어 참고할 만한데, 예를 들어 윤하환(潤下丸)에서는 감초(甘草)에 대해 '經蜜炙健脾調胃'라고 하였으며, 소서환(消暑丸)에서는 반하(半夏)에 대해 '用醋煮者, 醋能開胃散水, 斂熱解毒也, 使暑氣濕氣俱從小便下降, 則脾胃和而煩渴自止矣'라고 하였고, 향련환(香連丸)에서는 황련(黃連)에 대해 '黃連苦燥濕, 寒勝熱, 直折心脾之火, 故以爲君; 用吳茱同炒者, 取其能利大腸壅氣(痢乃脾病傳於大腸), 且以殺大寒之性也'이라 하였으며, 수풍순기환(搜風順氣丸)에서는 대황(大黃)에 대해 '大黃苦寒峻猛, 能下燥結而祛瘀熱, 加以蒸曬, 則性稍和緩, 故以爲君'이라 하였고, 내조환(大造丸)에서는 지황(地黃)에 대해 '地黃養陰退熱, 製以茯苓 · 砂仁, 入少陰而益腎精'이라 하였으며, 상산음(常山飮)에서는 상산(常山)에 대해 '李士材曰 : 常山生用多用則吐, 與甘草同用亦必吐. 若酒浸炒透, 但用錢許, 每見奇功, 未見其或吐也. 世人泥於老人久病忌服之說, 使良藥見疑, 沉痾難起, 亦可惜耶'라고 하였고, 마황탕(麻黃湯)에서는 행인(杏仁)에 대해 '杏仁留尖, 取其發; 連皮, 取其澀'이라 하였으며, 희렴환(豨薟丸)에서는 희렴(豨薟)에 대해 '豨薟草, 以五月五日 · 七月七日 · 九月九日采者佳. 不拘多少, 揀去粗莖, 留 枝 · 葉 · 花 · 實, 酒拌蒸曬九次, 蜜丸. (豨薟辛苦氣寒, 其味

蘞臭, 必蒸曬九次, 加以酒蜜, 則苦寒之陰濁盡去, 而淸香之美味見矣. 水不至九, 陰濁尙在, 則不能透骨驅風而却病也)'라 하였고, 보화환(補火丸)에서는 유황(硫黃)에 대해 '石硫黃(一斤) 豬大腸(二尺). 將硫黃爲末, 實豬腸中, 爛煮三時, 取出去皮, 蒸餠爲丸, 如梧子大. 每服十丸, 日漸加之. 此足少陰命門藥也. 硫黃, 火之精也, 亦號將軍(大黃至寒, 亦號將軍), 故用之以補火; 以其大熱有毒, 故用豬腸爛煮以解之; 庸俗之人, 忌而罕用, 蓋不知有破邪歸正·返滯還淸·消陰回陽·化魄生魂之力也. (吳鶴皐曰 : 戴元禮有言曰, 諸涼藥皆滯, 惟黃連寒而不滯, 諸熱藥皆燥, 惟硫黃熱而不燥. 昔仁和吏早衰, 服之, 年至九十. 他如範文正公之金液丹, 『得效』之玉眞丸, 『和劑』之來複丹·半硫丸·靈砂丹, 『百選』之二氣丹, 『活人』之返陽丹, 楊氏之紫霞丹皆用之, 但所主各有攸當耳. 昂按 : 人有眞陽虛衰, 附桂所不能補者, 非硫黃不能補之; 今人以爲燥毒, 棄而不用, 不知硫黃性雖燥而疏利, 與燥澀者不同. 本草稱爲救危妙藥, 道家以之服食, 尊之爲金液丹, 固人所可常服者. 且硝與磺, 一陰一陽, 然皆同類之物, 今人惟知用芒硝而不敢用硫黃, 可見今人之不逮古人矣.)'라고 언급하고 있다.

1687년 진사탁(陣士鐸)이 지은 『본초신편(本草新編)』은 문답형식으로 약물의 임상응용이나 배오 또는 본인의 경험 등을 기술한 본초 서적으로 포제와 약성에 대한 논술이 많이 있다. 예를 들어 황기(黃芪)에 대해서는 '或問黃芪何故必須蜜炙, 豈生用非耶? 然瘡瘍之門, 偏用生黃芪, 亦有說乎? 曰 : 黃芪原不必蜜炙也, 世人謂黃芪炙則補而生則瀉, 其實生用未嘗不補也.'라고 하였고, 하수오(何首烏)에 대해서는 '何首烏, 味甘而澀, 氣微溫, 無毒. … 然首烏蒸熟, 能黑鬚鬢, 但最惡鐵器. 凡入諸藥之中, 曾經鐵器者, 沾其氣味, 絕無功效. 世人久服而不變白者, 正坐此耳, 非首烏之不黑鬚鬢也. 近人尊此物爲延生之寶, 余薄而不用. 惟生首烏用之治瘧, 實有速效, 治痞亦有神功, 世人不盡知也. 雖然首烏蒸熟, 以黑鬚鬢, 又不若生用之尤驗. 蓋首烏經九蒸之後, 氣味盡失, 又經鐵器, 全無功效矣. 不若竟以石塊敲碎, 曬乾爲末, 同桑葉·茱萸·熟地·枸杞子·麥冬·女貞子·烏飯於黑芝麻·白果, 共搗爲丸, 全不見鐵器, 反能烏鬚鬢, 而延年至不老也. 或問何首烏蒸熟則味甘, 生用則味澀, 自宜製熟爲黑, 則白易變爲黑矣, 此情理之必然也, 先生獨云生用爲佳, 亦有說乎? 曰 : 首烏製黑, 猶生地之製熟也, 似宜熟者之勝生. 然而首烏不同生地也, 生地性寒而味苦,

製熟則苦變甘, 而寒變溫矣, 故製熟則佳. 首烏味本甘而氣本溫, 生者原本益人, 又何必製之耶. 況生者味澀, 凡人之精, 未有不滑者也, 正宜味澀以止益, 奈何反製其不澀, 使補者不補也. 余所以勸人生用之也.'라고 하였으며, 작약(芍藥)에 대해서는 '或疑芍藥赤 · 白有分, 而先生無分赤 · 白, 又何所據而云然哉. 夫芍藥之不分赤 · 白, 非創說也, 前人已先言之矣. 且世人更有以酒炒之者, 皆不知芍藥之妙也. 夫芍藥正取其寒, 以涼肝之熱, 奈何以酒制, 而使之溫耶. 旣恐白芍之涼, 益宜用赤芍之溫矣, 何以世又尚白而尚赤也? 總之, 不知芍藥之功用, 而妄爲好惡, 不用赤而用白, 不用生而用熟也, 不大可哂也哉.'라고 하였고, 복령(茯苓)에 대해서는 '或問今人用茯苓, 多用人乳浸泡, 久製則白色變紅, 其有益於人乎? 夫補藥而用茯苓者, 恐純補之臟滯, 故用之通達, 使於瀉之中, 以助其補之力也. 若過用乳制, 則通利之性全失, 一味呆補, 反不能佐補藥以成功. 此近人不知用藥之功, 而妄爲製變, 不可以爲法也.'라고 하였는데 앞으로 많은 연구가 필요한 내용이다. 또한, 그는 포공영(蒲公英), 음양곽(淫羊藿)과 같은 체경지약(體輕之藥)은 대용량이 필요하므로 전고(煎膏)를 만들어 사용해야 한다고 언급하였는데, 예를 들어 포공영(蒲公英)에 대해서는 '蒲公英, 亦瀉胃火之藥, 但其氣甚平, 旣能瀉火, 又不損土, 可以長服 · 久服無礙. … 瀉火之力甚微, 必須多用一兩, 少亦五錢, 始可散邪補正耳.' 하다고 하면서 '夫蒲公英煎膏, 實可出奇, 尤勝於生用也. 而煎膏之法若何? 每次必須百斤, 石臼內搗爛, 鐵鍋內用水煎之, 一鍋水煎至七分, 將渣瀝起不用, 止用汁, 盛於布袋之內瀝取清汁. 每大鍋可煮十斤, 十次煮完, 俱取清汁, 入於大鍋內, 再煎至濃汁. 然後取入砂瓶內盛之, 再用重湯煮之, 俟其汁如蜜, 將汁傾在盆內, 牛皮膏化開入之, 攪均爲膏, 曬之自乾矣. 大約濃汁一斤, 入牛皮膏一兩, 便可成膏而切片矣. 一百斤蒲公英, 可取膏七斤, 存之藥籠中, 以治瘡毒 · 火毒, 尤妙, 凡前藥內該用草一兩者, 只消用二錢, 尤簡妙法也. 無鮮草, 可用乾草, 乾則不必百斤, 三十斤便可熬膏取七斤也.'의 방법을 소개하고 있고, 음양곽(淫羊藿)에 대해서는 '用淫羊藿, 每次五斤, 略揉碎, 以滾水泡缸內三日, 大鍋煮汁至濃者, 先取起, 又添水煎之, 以色淡爲度. 去滓, 將濃汁再煎如糊, 乃用錫鍋盛之, 再蒸煮如厚糊, 少投鹿角膠, 取其粘也, 候冷切塊, 曬之, 則成膠矣. 入湯劑中調服佳甚, 入丸亦妙也.'의 방법으로 전고(煎膏)를 만들어 사용한다고 하였다. 아울러 기

철약(忌鐵藥)의 포제에 대해 상백피(桑白皮)·남촉지엽(南燭枝葉)의 조에서 반상증(飯上蒸)과 미자죽상증(米煮粥上蒸)의 방법을 사용하면 비록 철솥이라도 무방하다고 언급하고 있다.

가소학(賈所學)이 지은 『약품화의(藥品化義)』를, 청대 우승(尤乘)이 증집(增輯)하여 1691년 완성된 『약품변의(藥品辨義)』는 포제약물의 임상응용에 대한 논술이 많다고 한다. 예를 들어 신곡(神麴)에 대해서는 '生用力勝, 主消米食積滯, 痰飮癥結, 胸滿瘧痞, 小兒腹堅, 皆能奏功, 又能回乳. 炒研, 酒服 … 治目疾'이라 하였고, 연호색(延胡索)에 대해서는 '用醋炒止産後血暈, 暴血上冲, 胸膈胃氣痛, 小腹肝氣痛. 酒炒行血, 女人月候不調, 崩中淋瘕, 産後惡露. 生用破血, 炒用調血, 凡血凝滯者, 悉可治之'라고 하였으며, 당귀(當歸)에 대해서는 '如脾虛者, 米拌炒用, 使無滑腸之虞', '凡痰涎者, 恐其黏膩, 嘔吐者, 恐其泥膈, 以薑同炒'라고 하였고, 대맥아(大麥芽)에 대해서는 '炒香開胃, 以除煩悶, 生用力猛, 主消麵食積滯 … 産後新兒飮乳, 乳房脹痛, 以麥芽二兩炒香研末去皮, 分四服立消'라고 하였으며, 하수오(何首烏)에 대해서는 '久蒸製熟, 成紫黑色, 入肝兼腎'이라 하였고, 치자(梔子)에 대해서는 '炒去穢氣, 帶性用, 不宜太黑'이라 하였으며, 시호(柴胡)에 대해서는 '製以酒拌, 領入血分, 以淸抑鬱之氣, 而血虛之熱自退. 酒拌下無炒字, 因柴胡不宜見火'라고 하였고, 원지(遠志)에 대해서는 '凡用須甘草湯浸去骨, 卽以此湯煮熟, 曬乾用, 生用戟人之咽, 梗不去令人煩悶'이라 하였으며, 개자(芥子)에 대해서는 '略炒存性, 生用力猛, 宜酌用'이라 하였다 한다.

1694년 왕앙(汪昂)에 의해 완성된 『본초비요(本草備要)』는 총론에 해당하는 「약성총의(藥性總義)」와 각론에 해당하는 8개 부문 478종 약물에 대해 『본초강목(本草綱目)』, 『신농본초경소(神農本草經疏)』, 『본초몽전(本草蒙筌)』 등의 전대 서적을 정리한 본초서로, 초학자가 본초학에 입문하기에 쉬워 크게 유행한 서적이다. 포제에 대해서는 먼저 총론에 해당하는 「약성총의(藥性總義)」에서 진가모(陳嘉謨)의 『본초몽전(本草蒙筌)·제조자수화(製造資水火)』을 본떠 '凡藥火製四, 煆·煨·炙·炒是也; 水製三, 浸·泡·洗也; 水火共製二, 蒸·煮也. 酒製升提, 薑製溫散; 入鹽走腎而軟堅, 用醋注肝而

收斂; 童便製, 除劣性而降下; 米泔製, 去燥性而和中; 乳製潤枯生血, 蜜製甘緩益元; 陳壁土製, 藉土氣以補中州; 麵裹麴製, 抑酷性勿傷上膈; 黑豆 · 甘草湯漬, 幷解毒致令平和; 羊酥 · 猪脂塗燒, 咸滲骨容易脆斷; 去穰者免脹, 去心者除煩, 此製治各有所宜也.'라고 포제원리를 기술하고 있고, 개별약물에 대해서는 각주 형태로 싣고 있다. 포제 방법은 대부분 전대의 이론을 정리한 것이지만 본인이 발휘한 것도 일부 있다. 예를 들어 황기(黃芪)조에서는 '或曰, 補腎及治崩帶淋濁, 宜鹽水浸炒. 昂按 : 此說非也. 前症用黃芪, 非欲抑黃芪使入腎也. 取其補中升氣, 則腎受蔭, 而帶濁崩淋自止.'라고 하였고, 인삼(人蔘)조에서는 '人參蘆能湧吐痰涎, 體虛人用之, 以代瓜蒂'라고 하였으며, 해조(海藻)조에서는 '其用在鹹, 似不宜過洗'라고 하였고, 당귀(當歸)조에서는 '當歸非治痰藥, 薑製亦臆說耳'라고 하였다.

1696년 경동양(景冬陽)에 의해 지어진 『숭애존생전서(嵩崖尊生全書)』는 종합 의서로 권3 「藥性部」에는 280여 종 약물의 약성과 포제법 및 생숙이치(生熟異治)에 대하여 논술하고 있다고 한다. 예를 들어 감초(甘草)에 대해서는 '生瀉心火而益胃, 炙補三焦而除熱'이라 하였고, 목향(木香)에 대해선 '若實大腸, 麵煨熟用'이라 하였으며, 형개(荊芥)에 대해선 '生用解散風邪, 炒黑專主崩漏'라 하였고, 지황(地黃)에 대해선 '若借酒蒸熟, 製黑純陰效別, 苦化甘, 涼變溫, 專入肝臟補血 … 其色純黑走腎, 封填骨髓妙訣'이라 하였으며, 맥아(麥芽)에 대해선 '炒香開胃除煩, 生用除積削滿'이라 하였고, 신곡(神麯)에 대해선 '味甘氣香醒脾, 生用消穀力劇'이라 하였으며, 조구등(釣鉤藤)에 대해선 '久煎力減不效'라 하였다 한다.

1702년에 간행된 일본인 노선의(稻宣義)의 『포자전서(炮炙全書)』는 474종의 약물을 17분류로 나누어 약명(藥名), 약성(藥性), 감별(鑑別), 포제 방법, 포제 이론, 배오(配伍)와 금기, 화약(和藥 : 일본약재)의 생산 실태 등을 상세히 기술하고 있는 포제 전문서적으로 현재까지도 참고 가치가 있는 서적이다.

1704년에 간행된 장예(張叡 : 字 - 仲巖)의 『수사지남(修事指南)』은 『뇌공포자론(雷公炮炙論)』, 『포자대법(炮炙大法)』과 더불어 3번째 포제 총결에 해당하는 서적이다. 이 책은 『뇌공포자론(雷公炮炙論)』·『본초강목(本草綱目)』 등 주요한 의가들의 본초 서적을 참고 발췌하여 더욱 진일보한 귀납과 정리를 하였는데, 총 232종 약물의 각가(各家) 포제법 및 그 영향에 관하여 기술하고 있다. 예를 들어 '凡修事各有其故, 因藥殊製者一定之方, 因病殊製者變化之用. 又須擇地擇人敬愼其事, 得清淨之地庶不至穢濁混雜, 得細心之人庶不至苟且錯亂也.'라 하여 총론적 기술을 하기도 하였고, 창출(蒼朮)에 대해서는 '大明曰 : 凡使蒼朮, 以米泔浸一宿入藥. 宗奭曰 : 蒼朮性烈, 須米泔浸洗二日, 去上粗皮用. 李時珍曰 : 蒼朮性燥, 故以糯米泔浸去其油, 切片, 焙乾用, 亦有用芝麻同炒, 以製其燥者'라고 하여 역대 각가(各家)들의 설을 일목요연하게 정리하기도 하였다. 아울러 포제 이론 면에서는 『본초몽전(本草蒙筌)』에 기록된 포제 이론에 일부 새로운 내용을 첨가하였는데, 예를 들면 '酒製, 升提; 薑製, 溫散; 鹽製, 走腎而耎堅; 醋製, 注肝而收斂; 童便製, 除劣性而降下; 米泔製, 去燥性而和中; 乳製, 潤枯而生血; 蜜製, 甘緩而益元; 陳壁土製, 藉土氣而補中州; 麵煨麯製, 抑酷性而勿傷上膈; 烏豆·甘草湯漬製, 竝解毒而致令中和; 羊酥·猪脂·麻油塗燒, 咸滲骨而易於脆斷; 吳萸汁製, 抑苦寒而扶胃氣; 猪膽汁製, 瀉膽火而達木鬱; 牛膽汁製, 去燥烈而清潤; 秋石製, 抑陽而養陰; 拘杞湯製, 抑陰而養陽; 麩皮製, 去燥性而和胃; 糯飯米製, 潤燥而澤土; 牡蛤粉製, 成珠而易研; 黃精自然汁製, 補土而益母; 黑芝麻製, 潤燥而益陰; 礬湯製, 去辛烈而安胃; 皂角水製, 利竅而疏通; 乾漆水製, 去血塊而瀉伏火; 蒲草蒸製, 歸水臟而益坎宮; 芭蕉水製, 益陰而縮膀胱; 楮荷葉包製, 入中宮之意; 青荷葉包蒸, 取震卦之象; 煆者, 去堅性; 煨者, 去燥性; 炙者, 取中和之性; 炒者, 取芳香之性; 浸者, 去燥烈之性; 泡者, 去辛辣之性; 洗者, 取中正之性; 蒸者, 取味足; 煮者, 取易爛; 煎者, 取易熟; 陰者, 取性存; 曬者, 取易乾; 烘者, 取易脆; 搗杵者, 取性和; 鎊末者, 取性在; 水磨者, 取性眞; 懷乾者, 取性全; 銀器製者, 取煆煉而去毒; 砂鍋製者, 取煎熬而味眞; 竹刀製者, 不改味而尊舊法; 鐵氣製者, 犯虔脩而失炮規; 去瓤者, 免脹; 去心者, 免煩; 去頭蘆者, 免吐; 去核者, 免滑; 去皮者, 免損氣; 去絲者, 免昏目; 去筋膜者, 免毒在; 去鱗甲者, 免毒存也.'라 하였다. 이 책은 후에 『제약지남(製藥指南)』, 『국의제약학(國醫製藥學)』으로 이름을 바꾸어 출판되기도 하였다.

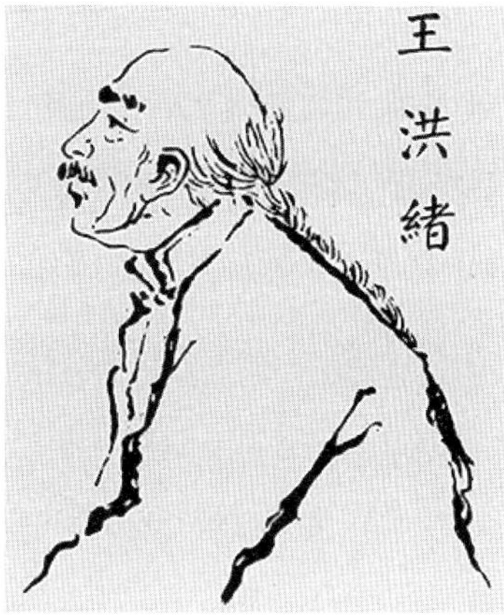


1740년 완성된 왕홍서(王洪緒)의 『외과증치전생집(外科證治全生集)』은 양화탕(陽和湯), 소금단(小金丹), 서황환(犀黃丸) 같은 명방이 수록된 외과 전문서적으로 123개 처방과 203개 약물이 응용되고 있고 그중 130여 약물에 대해 포제법이 기술되어 있는데 독창적인 것들이 많다. 그 예로는 등황(藤黃 : 山羊血製), 번목별(番木鱉 : '水浸半月, 入鍋煮數滾, 再浸熱湯中數日. 刮去皮心, 入香油鍋中, 煮至油沫盡, 再煮百滾, 透心黑脆, 以鐵絲篩撈出, 卽入當日炒透土基細粉內拌, 拌至土粉有油氣, 入粗篩, 篩去油土, 再換炒紅土粉拌一時, 再篩去土. 如此三次, 油淨. 以木鱉同細土, 鍋內再炒, 入盆中拌, 罨一夜, 取鱉去土, 磨粉入藥, 獨有木鱉之功, 而無一毫之害. 能搜筋骨入骱之風濕, 祛皮裏膜外凝結之痰毒. 煎木鱉之油, 俟熬化核膏藥入用'), 유황(硫黃 : '敲細粒, 以蘿蔔搗爛絞汁煮, 再換紫背浮萍湯煮, 再煎角刺湯飛過, 去盡毒臭, 日乾研粉, 色白, 取猪臟淡煮爛熟, 每日早晚各取一段, 蘸粉分餘食. 治久痢滑瀉, 命門不足, 虛損泄精, 壯陽道, 補筋骨, 殺臟虫, 長肌肉, 治陰蝕. 生用殺瘡虫, 愈瘟雞'), 감수(甘遂 : '每斤用甘草四兩, 煎湯浸三日, 湯黑去湯, 河水淘洗, 取清水日淘日浸, 每日換水數次, 三日後去心再淘, 浸四五日, 取一撮, 入白瓷盆內, 隔一夜, 次日盆中水無異色乃妥. 再淘三四次, 瀝乾, 以面裹如團, 入糠火煨, 煨至面團四面皆黃, 內藥熟透, 取出曬乾, 入鍋炒透, 磨粉. 其苦寒之毒, 經制則淨, 不苦而甜, 不寒而溫. 專消堅結痰塊 · 毒核'), 용골(龍骨 : '白淨粘舌者佳. 捉燕子, 破腹棄腸, 以骨塡腹, 懸井內, 離水尺許, 候准一周時取出, 生研, 水飛, 曬乾用. 蓋龍有病, 食燕而愈, 得水而騰. 忌經火. 生肌斂瘡, 治鼻紅'), 백반(白礬 : 結子油 - '白明礬研粉, 鋪棉紙上, 卷作長條, 打成結子數個, 入菜油內浸透, 取油結子放鐵篩上, 用火燒, 結子內所滴下油仍滴於所浸油碗內, 燒至焦枯, 以諸結研粉, 加製松香末約一半, 共調油內, 日以拂瘡, 早晚兩次, 五六日愈. 戒食猪肉蝦蟹, 並忌煎炒熬油 · 發毒等物, 食則延開難愈'), 단피(丹皮 : '酒拌蒸. 產後要藥. 治骨蒸, 面裹煨熟, 厚大腸'), 비석(砒石 : '經制無毒, 不傷人畜. 同鉛入器內, 砒

放鉛底, 火熔煙盡爲度. 鉛上刮下者, 名金頂砒. 取香油一兩, 生砒一錢, 研, 入油煎, 沫盡煙絕, 擦鵝掌風, 取紅棗去核, 以砒代核, 發紮, 入炭火煅至煙盡, 取研細粉, 名赤霜. 治走馬牙疳, 久潰不斂者, 撒上數次收功. 生者可療冷哮, 不傷人畜') 등이 있다. 이외에도 단제(煅製)나 초탄제(炒炭製)를 사용한 경우가 20여 개 있고, 광물성 약물 · 극독성 약물 · 동물성 약물 등을 사용한 예도 많다.

1742년 오겸(吳謙) 등이 편찬한 『의종금감(醫宗金鑑)』은 당대의 의서를 종합하여 크게 유행한 종합 의서로, 포제법을 언급한 약물 수만도 400여 종으로 대부분은 전대의 책을 정리한 것이지만, 등황(藤黃), 양기석(陽起石), 남창출(南蒼朮), 대천부자(大川附子) 등과 같이 간혹 새로운 것도 있었다. 대부분의 포제법은 실용적이고 현대의 것과 유사하여 참고할 가치가 있다.

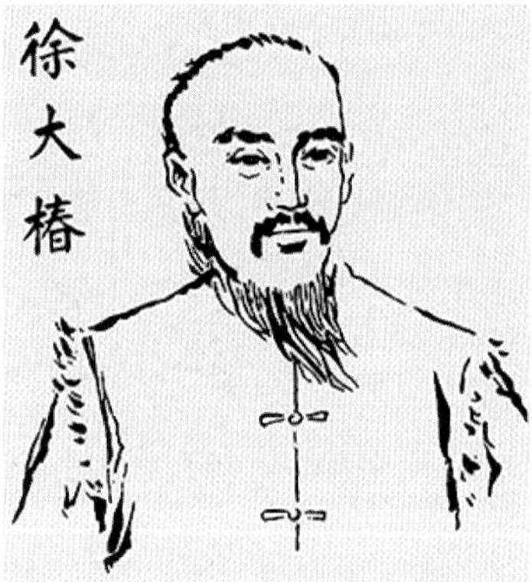


1757년 서대춘(徐大椿)에 의해 지어진 『의학원류론(醫學源流論)』은 경락(經絡), 장부(臟腑), 진맥(診脈), 방약(方藥), 치법(治法), 서론(書論) 등을 포괄적으로 다룬 의학서적으로 모두 99개의 의론(醫論)이 실려 있다. 그중에서 「용약여용병론(用藥如用兵論)」은 질병과 약물 투여의 관계를 적국과 전쟁을 하는 것으로 비유 설명하여 후세사람들에게 많은 영향을 준 의론(醫論)이다. 또한 「제약론(製藥論)」에서는 포제법을 개괄적으로 정리하여 후세에 큰 영향을 주었는데, 예를 들어 포제를 하는 원칙으로 약물의 상반(相反)을 이용하는 경우(相反爲製), 상자(相資)를 이용하는 경우(相資爲製), 상오(相惡)를 이용하는 경우(相畏爲製), 상외(相畏)를 이용하는 경우(相惡爲製), 상희(相喜)를 이용하는 방법(相喜爲製) 등이 있다고 언급하였다. 여기서 상반(相反)은 대황주증(大黃酒蒸), 익지인염수초(益智仁鹽水炒)처럼 서로 상반(相反)된 약성의 약물로 포제하는 것을 의미하고, 상자(相資)나 상희(相喜)는 지모염수초(知母鹽水炒) · 황백염수초(黃柏鹽水炒), 선모주초(仙茅酒炒) · 양기석주초(陽起石酒炒), 백합밀자(百合蜜炙)·감초밀자(甘草蜜炙)와 같이 서로 상수(相須)나 상사(相使)하는 약성의 약물로 포제하는 것을 의미하며, 상오(相惡)를 이용한 경우는 지실부초(枳實麩炒), 창출미감초(蒼朮米泔炒), 목향외(木香煨)처럼 상오(相惡)하는 약성을 이용해 포제하는 것을 의미하고, 상외(相畏)를 이용하는 경우는 생강(生薑)·백반(白礬)·석회(石灰)·조협(皂莢) 등으로 반하(半夏)·천남성(天南星)을 포제하거나 봉밀(蜂蜜)·동변(童便)·흑두(黑豆) 등으로 천오(川烏)를 포제하는 경우로 즉 상외(相畏)나 상쇄(相殺)하는 약성을 이용한 것을 말한다. 이외에도 「제약론(製藥論)」에서는 "或製其形, 或製其性, 或製其味, 或製其質"이라고 하여 포제를 하는 구체적인 측면도 정리하였는데, 예를 들어 형(形)을 포제하는 것은 약물의 형태나 부위를 포제하여 처방을 할 때 편의성을 높이는 것으로, 절제(切製)나 분쇄 또는 약용 부위를 선별해 음편(飮片)으로 만드는 것이 여기에 해당하고, 성(性)을 포제하는 것은 포제를 통해 약물의 한열온량(寒熱溫凉), 승강부침(升降浮沈)을 변경하고 약효를 변형하는 것이며, 미(味)를 포제하는 것은 포제를 통해 부작용을 일으키는 약미(藥味)를 제거하거나 주된 작용의 약미(藥味)는 증대하는 것이고, 질(質)을 포제하는 것은 구판(龜板)·별갑(鼈甲)·천산갑(穿山甲)을 사탕(砂燙)하거나, 광물성 약재를 단쉬법(煅焠法)으로 포제하거나, 파두(巴豆)·속수자(續隨子)를 상(霜)으로 만드는 것들로 투약의 용이성 증대, 부작용의 감소, 약효의 증가 등을 목적으로 시행하는 포제법이 되겠다.

**【用藥如用兵論】**

聖人之所以全民生也, 五穀爲養, 五果爲助, 五畜爲益, 五菜爲充, 而毒藥則以之攻邪. 故雖甘草·人參, 誤用致害, 皆毒藥之類也. 古人好服食者, 必生奇疾, 猶之好戰勝者, 必有奇殃. 是故兵之設也以除暴, 不得已而後興; 藥之設也以攻疾, 亦不得已而後用, 其道同也. 故病之爲患也, 小則耗精, 大能傷命, 隱然一敵國也. 以草木偏性, 攻臟腑之偏勝, 必能知彼知己, 多方以制之, 而後無喪身殞命之憂. 是故傳經之邪, 而先奪其未至，則所以斷敵之要道也；橫暴之疾，而急保其未病，則所以守我之岩疆也；挾宿食而病者，先除其食，則敵之資糧已焚；合舊疾而發者，必防其幷，則敵之內應旣絕．辨經絡而無泛用之藥，此之謂向導之師．因寒熱而有反用之方，此之謂行間之術．一病而分治之，則用寡可以勝衆，使前後不相救，而勢自衰．數病而合治之，則幷力搗其中堅，使離散無所統，而衆悉潰．病方進，則不治其太甚，固守元氣所以老其師；病方衰，則必究其所之，更益精銳，所以搗其穴．若夫虛邪之體攻可過，本和平之藥而以峻藥補之，衰敝之日不可窮民力也；實邪之傷攻不可緩，用峻厲之藥而以常藥和之，富强之國可以振威武也．然而選材必當，器械必良，克期不衍，布陣有方，此又不可更仆數也．孫武子十三篇，治病之法盡之矣．

## 【製藥論】

製藥之法，古方甚小．而最詳于宋之雷斅，今世所傳雷公炮炙論是也．後世製藥之法，日多一日，內中亦有至無理者，固不可從，若其微妙之處，實有精義存焉，凡物氣厚力大者，無有不偏，偏則有利必有害．欲取其利，而去其害，則用法以製之，則藥性之偏者醇矣．

其製之義又各不同，或以相反爲製，或以相資爲製，或以相惡爲製，或以相畏爲製，或以相喜爲製．而製法又復不同，或製其形，或製其性，或製其味，或製其質．此皆巧于用藥之法也．

古方製藥無多．其立方之法，配合氣性，如桂枝湯中用白芍，亦卽有相製之理，故不必每藥製之也．若後世好奇眩異之人，必求貴僻之物，其製法大費工本，以神其說．此乃好奇倘異之人，造作以欺誑當貴之人之法，不足凭也，惟平和而有理者爲可從耳．

1757년에 오의락(吳儀洛)이 지은 『본초종신(本草從新)』은 『본초비요(本草備要)』를 바탕으로 삼아 중정(重訂)하여 완성한 본초서로, 720여 종의 약물이 수록되어 있고 그 중 245종에 대해 포제법을 기록하고 있다. 포제법에 대해서는 먼저 왕앙(汪昂)의 『본초비요(本草備要)·약성총의(藥性總義)』을 본떠 「약성총의(藥性總義)」에 '凡酒製升提, 薑製溫散, 入鹽走腎而耎堅, 用醋注肝而收斂, 童便除劣性而降下, 米泔去燥性而和中, 乳潤枯生血, 蜜甘緩益元, 陳壁土藉土氣, 以補中州, 麵煨麴製抑酷性, 勿傷上膈, 黑豆甘草湯漬竝解毒, 致令平和, 羊酥猪脂塗燒咸滲骨, 容易脆斷, 去穰者免脹, 去心者除煩, 此製治各有所宜也.'라고 언급하고 있고, 개별약물에 대해서는 각주 형태로 포제법을 싣고 있다. 그중에는 당대에 잘못된 포제법을 비판하는 내용도 있는데 예를 들어 '藥性總意 … 今藥肆中煮何首烏, 不用黑大豆, 而用穭豆, 甚謬, 竝有將煮, 過何首烏之穭豆, 僞充淡豆豉, 尤屬可笑.', '凡炒白朮, 止宜炒黃, 若炒焦則氣味全失.', '熟地黃 … 但脾胃喜溫而惡寒, 生乾地黃性寒, 自非脾胃所喜, 蒸曬極熟, 則甘溫正與脾胃相宜耳, 殊不知熟地黃乃陰滯不行之藥, 大爲脾胃之病所不宜也.', '菟絲子 … 古人因難於磨細, 酒浸一宿, 煮令吐絲, 搗成餠, 烘乾, 再研則末易細, 然酒浸稍久, 往往味變酸臭, 全失冲和馨香之味, 每多無效. 今市中菟絲餠, 俱將麥麵打入, 氣味全乖, 斷不可用.'이라고 하였다.

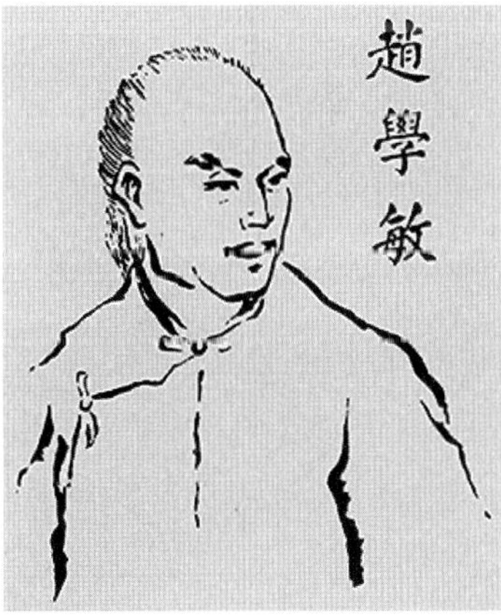


1759년에 조학민(趙學敏)에 의해 지어진 『관아내·외편(串雅內·外編)』은 주방의(走方醫)의 처방을 모아놓은 것으로, 『관아내편(串雅內編)』에는 400여 처방에 140여 약물에 포제법이 기록되어 있고, 『관아외편(串雅外編)』에는 80여 약물에 포제법이 기록되어 있다. 『관아내편(串雅內編)』의 포제법은 복제법(複製法)과 탄약(炭藥) 등의 방법이 많이 기록되어 있고, 『관아외편(串雅外編)』에는 권삼(卷三)에 「법제문(法製門)」이 있어 청피(青皮), 빈랑(檳榔), 지실(枳實), 인삼(人蔘) 등 여러 약물의 포제법이 기록되어 있고, 이외에도 신곡(神麯), 진주(珍珠), 부자(附子), 홍조(紅

棗), 녹두유(綠豆油) 등에 대한 포제법이 기록되어 있어 포제학 연구에 중요한 참고자료가 된다.

1761년에 완성된 『득배본초(得配本草)』는 엄길(嚴洁), 시문(施雯), 홍위(洪煒)가 공동 편찬한 본초서로, 실려 있는 약물 수는 650여 종이 되고, 범례(凡例)에서 '藥有製法, 製得其宜, 性味功用爲之變化. 今備采雷公炮制法詳載於後'라고 하였듯이 포제법을 중시해 포제법을 언급한 약물이 365종이나 된다. 그중 141종의 약물에서는 여러 보료(輔料)에 따른 약성의 변화를 상세하게 논술하였는데, 예를 들어 황기(黃芪)에 대해선 '補虛, 蜜炒. 嘈雜病, 乳炒. 解毒, 鹽水炒. 胃虛, 米泔炒. 暖胃, 除瀉痢, 酒拌炒. 瀉心火, 退虛熱, 托瘡瘍, 生用. 恐滯氣, 加桑白皮數分.'라고 하였고, 동백출(冬白朮)에 대해선 '燥脾胃, 陳壁土拌炒. 和胃, 米泔浸炒. 補氣, 蜜水拌炒. 理氣, 枳殼汁炒. 恐其性燥, 乳拌蒸熟. 去滯, 薑汁炒. 除脹, 麩皮拌炒. 去水, 蒼朮拌炒. 治瀉痢, 炒黑存性.'이라 하였으며, 파극천(巴戟天)에 대해선 '滾水浸去心. 助陽, 杞子煎汁浸蒸. 去風濕, 好酒拌炒. 攝精, 金櫻子汁拌炒. 理腎氣, 菊花同煮. 火旺泄精, 陰水虛乏, 小便不利, 口舌乾燥, 四者禁用.'이라 하였고, 천황련(川黃連)에 대해선 '瀉心火, 生用. 火在上, 酒炒; 火在下, 童便炒; 火在中, 薑汁炒; 伏火, 鹽水炒; 火在氣分而痛, 吳茱萸拌炒. 食積成火, 黃土炒; 止瀉, 壁土炒; 肝膽火, 醋炒或膽汁炒; 熱結於下, 朴硝拌炒. 血中伏火, 乾漆拌炒.'라고 하였으며, 생지(生地)에 대해선 '鮮用則寒, 乾用則涼. 上升, 酒炒. 痰膈, 薑汁炒. 入腎, 青鹽水炒. 陰火咳嗽, 童便拌炒. 犯銅·鐵器, 令人腎消. 胃氣虛寒, 陽氣衰少, 胸腹痞悶, 三者禁用.'이라 하였고, 숙지황(熟地黃)에 대해선 '痰多, 薑汁炒. 行血, 酒炒. 潤腸, 人乳炒. 納氣·理氣, 砂仁炒. 降火, 童便煮. 攝精, 金櫻子汁煮. 補脾胃, 炒炭存性. 如煮熟未經蒸曬九次, 寒涼之性未除, 只算得心經涼劑, 損胃陽, 傷胃氣, 不可妄用. 若陰虛火動者, 半生半熟之品, 適得其宜.'라고 하는 등 전체적으로 문체가 쉽고 내용이 풍부하여 후대에 많은 영향을 미쳤다.

1765년 조학민(趙學敏)이 지은 『본초강목습유(本草綱目拾遺)』는 『본초강목(本草綱目)』에 실지 못한 새로운 약물을 위주로 총 921종의 약물을 기록한 본초서로, 당시 민간에서 유행하던 경험방과 새롭게 들어온 서양의학적 자료도 언급되어 있고, 전반적으로 내용이 풍부하고 실용성이 높아 후대에 많은 영향을 준 서적이다. 포제법은 각 약물 하단이나 처방 내용 중에서 언급하고 있는데 언급한 약물의 수는 총 240여 종이며, 언급된 정도는 매우 자세하고 다양한 편이다. 예를 들면 초법(炒法)으로는 초(炒), 초황(炒黃), 초초(炒焦), 초흑(炒黑), 초숙(炒熟), 초고(炒枯), 초건(炒乾), 초황연정(炒黃煙淨), 초령연진(炒令煙盡), 진토초(陳土炒), 수유초(酥油炒), 향유초(香油炒), 합분초(蛤粉炒), 모려분초(牡蠣粉炒), 황토초(黃土炒), 사초(砂炒), 격지초(隔紙炒), 와상초(瓦上炒) 등이 있고, 증법(蒸法)으로는 밀증(蜜蒸), 유증(乳蒸), 계원육반증(桂圓肉拌蒸), 반상증(飯上蒸) 등이 있으며, 쉬법(淬法)으로는 초쉬(醋淬), 주쉬(酒淬), 구즙쉬(韭汁淬), 삼황탕쉬(三黃湯淬) 등이 있고, 보료제(輔料製)로는 주제(酒製), 초제(醋製), 염제(鹽製), 강제(薑製), 밀제(蜜製), 동변제(童便製), 유즙제(乳汁製), 석곡탕제(石斛湯製), 황기즙제(黃芪汁製), 다즙제(茶汁製), 괴말제(槐末製) 등이 있으며, 단법(煅法)으로는 니구포단(泥球包煅), 장죽통염니봉고단(裝竹筒鹽泥封固煅), 음양와합봉단(陰陽瓦合封煅) 등이 있고, 복제법(複製法)으로는 선반하(仙半夏), 건신곡(建神曲) 등이 있으며, 기타로 격수자(隔水煮), 습지포외(濕紙包煨), 와상배(瓦上焙), 배취(焙脆), 배양(焙烊) 등이 기술되어 있어 매우 다양한 포제 방법이 기술되어 있다. 또한 선반하(仙半夏)조에서는 당시 유통되던 선반하(仙半夏)의 불량함을 지적하여 '今藥肆所售仙半夏, 惟將半夏浸泡, 盡去其汁味, 然後以甘草浸曬, 入口淡而微甘, 全失本性, 名曰仙半夏. 並非照方製法, 醫家亦視虛人有痰者用之. 以爲性平和而不傷於燥烈, 是無異食半夏渣滓, 何益之有.'라고 비판하였다. 아울러 이 책에서는 탄약(炭藥)의 사용이 현저히 많은데 240여 종 약물의 포제법 중에서 70여 종 약물에 대해 탄약(炭藥) 사용을 기재하고 있고, 주된 사용 질환은 창(瘡)·치(痔)·탕상(燙傷)·감질(疳疾)·선증(癬症)·붕루(崩漏)·출혈(出血)·이질(痢疾) 등이다. 탄약(炭藥)의 응용은 청대만의 뚜렷한 특징이며 당시 상당한 발전이 있었다.

1769년에 완성된 황궁수(黃宮繡)의 『본초구진(本草求眞)』은 보제(補劑)·수삽(收澁)·산제(散劑)·사제(瀉劑)·혈제(血劑)·잡제(雜劑)·식물(食物) 등 7개 부분으로 나누어 520종의 약물을 수재한 본초서로, 그중 포제법이 기록되어 있는 약물이 263종,

포제 작용 등을 언급하고 있는 약물이 53종에 이른다. 예를 들어 포황(蒲黃)조에서는 '以生用, 熟用炒黑, 分其治法耳. 以生而論, 則凡瘀血停滯, 腫毒積塊, 跌仆傷損, 風腫癰瘡, 溺閉不解, 服之立能宣泄解除. 以熟焦黑, 則凡吐血 · 下血 · 腸風 · 血尿 · 血痢, 服之立能止血'이라 하였고, 산치자(山梔子)조에서는 '生用瀉火, 炒黑止血, 薑汁炒止煩嘔, 內熱用仁, 表熱用皮'라고 하였으며, 황련(黃連)조에서는 '心火生用, 虛火醋炒, 肝膽火猪膽汁炒用, 上焦火酒炒, 中焦火薑汁炒, 下焦火鹽水炒, 或童便炒, 食積火黃土炒, 濕熱在氣分吳茱萸湯炒, 在血分乾漆水炒, 眼赤人乳浸.'이라 하였다.

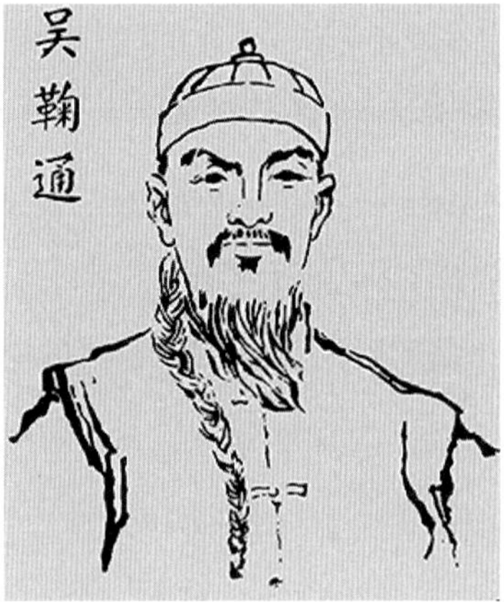


1798년 오당(吳瑭 : 字 - 鞠通)이 지은 『온병조변(溫病條辨)』은 온병학(溫病學)의 주요 명저로 후대에 존숭을 받는 서적이다. 이 책에서 포제법은 약물 하단에 각주로 실려 있으나 온열병(溫熱病)을 치료하기 위해 주로 생품(生品)을 사용하는 관계로 그 수가 적다. 그러나 일부는 독창적인 것도 있는데, 예를 들어 촉칠탄(蜀漆炭), 천초탄(川椒炭), 백작용계제(白芍用桂製 : 恐其呆滯, 且束入少陰血分也.) 등은 독특한 포제 방법이다. 또한 「초목각득일태극론(草木各得一太極論)」을 주장하였는데 '古來著本草者, 皆逐論其氣味性情, 未嘗總論夫形體之大綱, 生長化收藏之運用, 玆特補之. 蓋蘆主生, 幹與枝葉主長, 花主化, 子主收, 根主藏, 木也; 草則收藏皆在子. 凡幹皆升, 蘆勝於幹; 凡葉皆散, 花勝於葉; 凡枝皆走絡, 須勝於枝; 凡根皆降, 子勝於根; 由蘆之升而長而化而收, 子則復降而升而化而收矣. 此草木各得一太極之理也.'라고 하였다.

1831년에 완성된 『의의병서(醫醫病書)』도 오당(吳瑭)이 지은 것으로 당시 의학계의 폐단을 논박하기 위해 만든 것이다. 이 책 중에 있는 「뇌공포제론(雷公炮製論)」은 포제에 대해 논한 논술로 여기서 그는 복령유제(茯苓乳製), 인삼추석제(人蔘秋石製), 아교초성주(阿膠炒成珠), 맥문동거심(麥門冬去心), 반하백반제(半夏白礬製) 등에 대하여 반대의견을 제기하였다.

1838년 정매간(鄭梅澗)이 지은 『중루옥약(重樓玉鑰)』은 후과(喉科) 전문서적으로 33종의 약물에 대해 포제법이 기재되어 있다. 이 중에는 일부 특수한 약물들의 포제법도 기재되어 있는데, 예를 들어 『중루옥약(重樓玉鑰) · 권상(卷上) · 후풍제방(喉風諸方) · 만응단(萬應丹)』에 기재되어 있는 제청매법(製青梅法 : 大青梅一斤去核, 略搗碎入白礬 · 食鹽各五錢, 拌和再加蜒蚰, 不拘多少, 層層間之, 一日夜取梅曬乾, 收盡汁再曬乾, 煅灰存性, 臨用加入.), 제담초법(製膽硝法 : 冬月約入朴硝在黑牛膽內, 掛在風前一百二十日, 去皮用硝.)이나, 『중루옥약(重樓玉鑰) · 권상(卷上) · 부:주마아감증(附:走馬牙疳證) · 신공단(神功丹)』에 기재되어 있는 연인중백법(煉人中白法 : 取多年溺壺內底上所起者爲最, 其次卽婦人溺桶內所起者, 亦可. 無論多寡, 總取大塊, 放瓷盆內, 置屋上, 任其霜壓雨淋風吹日熾, 如此一二年, 或多年更妙. 取下放新瓦上, 以炭火煉紅煙盡爲度, 再研細收貯候用, 愈陳愈妙.)이나, 『중루옥약(重樓玉鑰) · 권상(卷上) · 증치탕두(症治湯頭)』에 기재되어 있는 비수감로음(祕授甘露飮 : 取童便半酒壇, 要壇口大者. 先用鐵絲做四股絡子, 懸飯碗一個於壇內, 約離童便三寸許, 再用鉛打成帽笠式倒置壇口上, 四圍用鹽泥封固, 外加皮紙數層糊密, 勿令泄氣. 再用磚搭成爐式, 將壇放上, 用桑柴文武火煉燒一炷香, 去火候溫, 再將鉛笠輕輕取起, 勿令泥灰落下, 則壇中所懸碗內, 自有淸香童便露一碗. 取出另傾茶碗內, 與病者服下. 每日早晚共服二鍾, 自有神效. 取童便須擇無病無瘡癬者, 五六人, 每早烹好松蘿茶一大壺, 令各童飮下, 俟便出時去頭去尾不用, 取中間者, 以壇盛之. 此環山方子岫云祕傳之仙方也, 識者珍之.) 등은 모두 독특한 포제 방법이 되겠다.

1842년 양시태(楊時泰)에 의해 지어진 『본초술구원(本草述鉤元)』은 유약금(劉若金)의 『본조술(本草述)』을 정리 개편하여 만든 것으로 수록된 약물 수는 500여 종이고 포제와 관련된 약물 수만도 300여 종에 이른다. 언급된 포제 방법을 살펴보면 거노(去蘆 : 黃芪), 거근(去根 : 香薷), 거수(去鬚 : 蘆根), 거심(去心 : 地骨皮), 거융모(去絨毛 : 石葦), 거표피(去表皮 : 茯苓), 거전피(去栓皮 : 厚朴), 거과피(去果皮 : 木瓜), 거종피(去種皮 : 杏仁), 거절(去節 : 麻黃), 거격막(去隔膜 : 馬兜鈴), 거과병(去果柄 : 枸杞子), 거핵(去核 : 山楂), 거경(去梗 : 旋覆花), 거족(去足 : 蜈蚣), 거시(去翅 : 斑蝥), 세(洗 : 蒼朮),

괄(刮 : 玉竹), 도(淘 : 車前子), 절(切 : 木瓜), 좌(銼 : 赤芍), 연(硏 : 石鐘乳), 도(搗 : 石膏), 추편(搥扁=碎 : 天門冬), 마즙(磨汁 : 沈香), 벽파(劈破 : 丹皮), 배건(焙乾 : 白花蛇), 쇄건(曬乾 : 遠志), 음건(陰乾 : 膽南星), 홍건(烘乾 : 蒼朮), 주세(酒洗 : 當歸), 주침(酒浸 : 黃芩), 동변침(童便浸 : 黃芩), 초침(醋浸 : 蛇退), 밀침(蜜浸 : 紫菀), 미감수침(米泔水浸 : 白朮), 감초수침(甘草水浸 : 白前), 초(炒 : 白殭蠶), 자(炙 : 杜仲), 외(煨 : 肉豆蔻), 단(煅 : 石膏), 단쉬(煅淬 : 紫石英), 포(炮 : 薑), 소회(燒灰 : 蛇退), 증(蒸 : 烏梅), 자(煮 : 大戟) 등이 있다. 또한, 이 책은 약물과 포제 목적을 뚜렷하게 기술하고 있는데, 예를 들어 독성 감소의 경우에는 '芫花 … 留數年陳久者良. 用時以好醋煮十數沸, 去醋, 水浸一宿, 曬乾. 如是則毒減. 或以醋炒者次之.', '斑蝥 … 七八月豆盛時采陰乾, 去翅足. 入糯米中, 炒至米黃爲度. 生則令人吐瀉.', '仙茅 … 以竹刀刮切, 糯米泔浸, 去赤汁, 出毒後, 方可用.', '細辛 … 雙葉者, 服之害人, 須揀去, 洗淨泥沙.', '辛夷 … 去毛, 免射人肺, 去心, 不致人煩, 水洗, 微炒.'와 같이 기술하고 있고, 사용 부위 구별의 경우에는 '括蔞 … 然不可執一, 有全用者, 有用皮瓤而去子者, 又有止用瓤者, 有止用子者. 用子剝殼, 用仁滲油, 免人惡心.', '柴胡 … 凡使, 上升用根, 酒漬. 中行下降用梢, 宜生. 外感生用. 內傷升氣, 酒炒三遍. 有咳汗者, 蜜水炒 . 勿令犯火力, 變少效.', '陳橘皮 … 入和中理胃藥則留白, 入下氣消痰藥則去白. 去白者以鹽湯洗浸, 刮去筋膜, 晒乾用. 自廣州來, 陳久者佳. 眞廣陳皮猪鬃紋, 香氣異常, 去白時不可浸於水中, 止以滾湯水蘸三次, 輕輕刮淨. 入下焦須用鹽水浸, 肺燥則用童便浸曬.', '梔子 … 大率治上中焦病, 連皮, 或生或炒用; 下焦病, 去皮, 洗去黃漿, 炒用. 治血病及開鬱止痛, 並炒黑用. 去心肝血熱, 酒炒黑用, 殊效, 不用皮.'와 같이 기술하고 있으며, 비약용부위 제거의 경우에는 '薄荷 … 其莖燥, 止用葉.', '大鹽 … 人多以礬硝灰石之類雜之, 入藥須以水化, 澄去腳滓, 煎煉白色乃良.'과 같이 기술하고 있고, 약성 완화의 경우에는 '半夏 … 片則力峻, 麯則力柔.', '檳榔 … 急治生用, 經火則無力, (金畏火也) 緩治醋煮, 或略炒. 或用酸粟米飯裹, 濕紙包, 火中煨令紙焦, 去飯, 勝於微炒及醋煮者.'와 같이 기술하고 있으며, 포제 후 약성 강화의 경우에는 '常山 …生用令人大吐, 酒浸一日, 蒸熟, 或炒, 或醋浸煮, 則善化痞而不吐.', '蓬莪朮 … 陳醋

煮熟, 剉焙乾, 或火炮醋炒, 得酒醋良.', '香附子 … 用理氣痛. 醋炒尤妙.', '鉤藤 … 久煎便無力, 俟他藥煎就, 投鉤藤一二沸卽起, 頗得力也, 去梗, 純用嫩鉤, 其功十倍.'와 같이 하였고, 포제 후 약성변화의 경우에는 '熟地黃 … 生甘平宣, 蒸熟溫補.', '甘草 … 生用瀉心火及諸火熱; 熟用補三焦元氣, 散表寒, 除邪熱, 去咽痛, 緩正氣, 養陰血, 補脾胃, 潤肺.', '牛膝 … 生者去惡血. 得酒能補肝腎.', '木香 … 凡入理氣藥, 忌見火. 入煎藥, 磨汁內熟湯中服. 若實大腸. 宜面煨熟用.', '黃連 … 若赤痢, 則用濕槐花拌炒; 至於治本臟之火, 則生用; 治肝膽實火, 以猪膽汁浸炒; 治肝膽虛火, 醋浸炒; 治上焦之火, 則酒炒; 治中焦火, 薑汁炒; 治下焦火, 鹽水炒, 朴硝炒; 治氣分濕熱之火, 以吳萸湯浸炒; 治血分塊中伏火, 乾漆水炒.', '琥珀 … 入目製用, 安心神生用.', '枇杷葉 … 治肺病, 蜜水涂炙; 治胃病, 薑汁涂炙.', '訶黎勒 … 淸痰生用, 止瀉煨用.'과 같이 기술하였으며, 제형이나 복용법을 변화하는 경우에는 '犀角 … 入丸散, 屑之; 尋常湯藥, 磨汁沖服.', '五倍子 … 湯藥生用, 丸藥略炒.', '石膏 … 作散者煆熟, 入煎劑半生半熟', '半夏 … 造麯法 … 如治諸痰, 用生薑自然汁; 風痰, 用牙皂煎膏, 甚者少加麝香; 寒痰靑, 濕痰白, 用老薑煎濃汁, 加白礬三分之一; 火痰黑, 老痰膠, 用竹瀝或荊瀝, 少入薑汁; 皮裏膜外痰核, 用白芥子·竹瀝; 治癲癎, 一切健忘舌强等似風痿證, 用臘月黃牛膽汁, 略人熟蜜; 小兒驚風, 加南星等分, 用甘草煎膏; 脾虛慢驚及鬱痰, 用香附·蒼朮·川芎等分煎膏, 中風卒厥, 傷寒幷諸瘡瘍內結不便, 一切宜下之病, 用皮硝·白粉霜三分之一, 共用河水煮透, 爲末, 以大黃煎膏; 痰積沈痼, 取二兩, 入海粉一兩, 雄黃五錢, 爲末, 蜜丸; 一切沈痼痰病, 用黃牛肉煮成膏造麯, 日乾.'과 같이 기술하고 있다. 이처럼 이 책은 전반적으로 이론적 해석이 정밀하면서도 전대의 경험을 적절하게 결합해 내용이 풍부하면서도 자세하여 임상과 연구 면에서 충분한 참고 가치가 있다.

1846년에 포상오(鮑相璈)가 짓고 후에 매계조(梅啟照)가 증집(增輯)한 『험방신편(驗方新編)』은 민간에서 유행하는 처방 또는 유명 의가(醫家)들의 우수한 경험방을 모은 처방서로 내용이 풍부하고 사용하기에 편해 많이 유행한 서적이다. 이 책에서 포제와 관련된 약물은 약 280여 개로 대부분 간략하게 포제방법을 소개하고 있으나 일부 약물에 대해서는 「내외비용제방(內外備用諸方)」과 「약물비요(藥物備要)」에서 그 제법을 자세히 소개하기도 하였다. 예를 들어 구제유황환(九製硫黃丸)의 제법은 '一製：用老白豆腐, 將磺研末, 用淨砂鍋以竹籬夾鍋底, 籬上蓋豆腐一層, 鋪磺一層, 疊疊鋪好, 入水煮至豆腐黃黑色爲度, 用淸水漂淨腐渣, 再煮三次, 每磺一斤, 豆腐一斤, 或黑豆拌煮亦可. 二製：用大個蘿蔔挖空, 將磺末入內, 蓋緊縛好, 慢火煮至蘿蔔黃黑爛爲度, 淸水漂淨, 復煮二次. 或蘿蔔切片拌亦可, 一磺二蔔. 三製：將紫背鮮浮萍洗淨, 拌磺末, 煮至萍腐爛爲度. 但萍根須最多, 淸水漂淨. 或打爛取汁拌煮亦可. 一磺三萍. 四製：用新綠豆揀淘洗淨, 以磺末拌煮至豆爛爲度, 淸水漂淨, 一磺二豆. 五製：用石菖蒲或菖蒲, 洗淨切小段. 拌磺末入水煮至爛爲度. 取汁拌煮, 更妙. 六製：松·柏葉各半, 洗淨去枝, 用葉剪碎, 拌磺煮至葉爛爲度, 淸水漂淨. 七製：或藕或梨, 或藕梨各半, 切片同磺煎至藕梨爛爲度. 八製：肥壯猪大腸洗淨氣味, 將磺末研細漂淨裝入大腸, 兩頭紮緊, 勿令走漏, 煮至大腸熟爛爲度. 用淸水泡過夜, 澄出陰乾. 九製：地黃二兩, 全歸·天冬·麥冬各一兩, 川芎·陳皮·枸杞·杜仲·茯苓·炙草·前胡·防風·澤瀉·蛇床子·五加皮各五錢, 每磺一斤, 用藥一料, 照磺遞加. 用淸水煎濃, 將磺末投入, 煎至藥汁乾, 起出陰乾, 用糯米煮粥拌, 爲丸如綠豆大, 陰乾, 用瓷瓶裝收. 每早用鹽湯送服. 一月用三分, 第二月四分, 三月六分, 四月八分, 五月一錢, 每月遞加, 至二錢爲度. 如恐服久發毒, 病愈則止, 自無妨礙. 忌一切牲畜血及細辛.'이라 기술하였고, 칠제고지환(七製固脂丸)의 제법은 '一製：淘米水泡一夜, 曬七日. 二製：黃柏二斤熬濃汁泡一夜, 曬七日. 三製：杜仲二斤, 照前. 四製：生鹽二斤, 照前. 五製：魚鰾三斤, 照前. 六製：核桃肉六斤, 照前. 七製：黑棗三斤, 糯米三斤, 共煮粥, 將補骨脂磨細末(忌鐵器), 和勻搗融, 爲丸如梧桐子大.'라고 하였으며, 칠제향부환(七製香附丸)의 제법은 '一製：淘米水泡一夜, 石上擦去毛, 曬乾. 二製：陳酒泡一夜, 曬乾. 三製：童便, 照前. 四製：鹽水, 照前. 五製：牛乳, 照前. 六製：小扁黑豆煮水, 照前. 七製：眞茯神六兩, 去皮·去木心, 二味共爲末, 煉蜜爲丸如彈子大, 每早空心服一丸.'이라 하였고, 구제황기(九製黃芪)의 제법은 '第一次：用木通二兩, 煎水泡一夜, 曬乾; 二次：升麻一兩, 照前, 三次：丹皮二兩四錢, 照前, 四次：沙參三兩五錢, 照前, 五次：玉竹四兩六錢, 照前. 六次：附子一兩製, 照前. 七次：五味二兩, 照前. 八次：防風二兩, 照前. 九次：蜜糖三兩拌炒, 製完, 蒸過七日

可服. 每用二錢, 水一杯, 飯上蒸好, 臨食對酒少許服, 渣再煎服.'이라 하였으며, 법제진피(法製陳皮)의 제법은 '陳皮一斤(淸水泡一日, 去淨白), 台黨 · 甘草各六兩, 同煮一日, 去參 · 草, 留陳皮, 加川貝母兩半(研細), 靑鹽三兩(拌勻), 再用慢火煮一日夜, 以乾爲度.'라고 하였고, 황과상(黃瓜霜)의 제법은 '黃瓜一條, 破兩邊, 去肉去子, 入生礬末塡滿合住, 線捆, 懸掛有風無日之處陰乾, 候皮外起白霜取下, 研細, 收瓷甁內, 用蠟封口. 如急心痛欲死者, 口有微氣. 用此霜點眼四角, 立愈. 喉痛者吹入, 牙痛者用霜擦之.'라고 하였으며, 감수(甘遂)에 대해서는 '味苦寒. 每斤用甘草四兩煎湯浸入, 三日後去湯, 用河水淘洗後, 用淨水浸之, 每日數次, 三日後去心, 再淘再浸四五日, 取一撮入白瓷盆內, 隔一宿, 看盆中水色不變乃妥. 再淘三四次, 瀝乾, 以麵裹如團, 入糠火內煨, 煨至麵團四面皆黃, 內藥熟透, 取出曬乾, 入鍋炒透, 磨粉. 其苦寒之毒經制則淨, 不苦而甜, 不寒而溫, 專消堅結 · 痰塊 · 核毒.'이라 하였고, 목별(木鱉)에 대해서는 '水浸半月, 入鍋煮數滾, 再浸熱湯中數日, 刮去皮心. 每日辰時入香油鍋中煮至油沫盡, 再煮百滾, 透心黑脆, 以鐵絲篩撈出, 卽拌入炒紅土磚細粉內, 拌至土粉有油氣, 入粗篩篩去油土, 再換炒紅土料拌一時, 再篩去土. 連製十日, 時刻不可錯亂, 以木鱉同細土, 鍋內再炒, 入盆拌罨一夜, 取鱉去土磨粉. 用此物能搜筋骨入骱之風濕, 祛皮裏膜外凝結之毒痰, 所煎之油, 可入熬膏用. 此物最毒, 倘炮製不透, 服之必發戰而死, 是不可不愼也.'라고 하였으며, 등심탄(燈心炭)에 대해서는 '取活竹一段, 兩頭留節, 中開一眼, 以燈心塞滿, 外將原刻竹仍塡原眼, 加泥裹好, 入糠火內煨至竹成一炭, 取內燈心炭用.'이라 하였다. 이외에도 노감석(爐甘石)에 대해서는 '輕白爐甘石 : 以能浮水者更佳. 用童便泡一日夜, 越久越好, 炭火內燒紅, 再泡一日, 再燒一次, 又用川黃連水泡一日夜, 越久越好, 炭火內燒紅, 再泡一日, 再燒一次.', '以能浮水者爲佳, 用童便浸七日, 用炭火銷銀朱鍋內煅紅, 再入童便內浸十日, 曬乾研細末', '火煅醋淬, 再煅再淬五次', '頂上爐甘石(煅紅, 用黃連 · 黃柏 · 荊芥煎水淬入, 再煅再淬, 如此七次, 焙乾)', '煅, 淬入黃連汁內, 再煅再淬, 共三次. 又煅, 淬入童便內, 再煅再淬共四次'라고 하였고, 제송향(製松香)에 대해서는 '入葱管內煮兩日夜, 取放冷水中扯拔數百下, 再煮一個時辰不用放葱, 取放冷水中再扯拔數百下, 再煮再拔, 七次爲度'라고 하였다.

1893년 당종해(唐宗海)가 지은 『본초문답(本草問答)』은 문답형식으로 약물 작용을 설명하면서 중서회통(中西匯通)을 시도하여 후대의 의사들에게 큰 영향을 준 서적이다. 이 책 권하(卷下)에는 십팔반(十八反), 십구외(十九畏) 뿐만 아니라 약물 포제에 대해 언급하고 있는데, '問曰 : 雷公炮製一書, 專以言製藥之法, 若有不製, 則不可用之意, 而仲景用藥, 則或製或不製, 五方風氣不同, 四川皆用生藥, 廣東皆用製過之藥, 孰得孰失, 請詳言之. 答曰 : 雷公炮製一書, 爲本草門中, 添一別解, 欲以炮製二字, 爭勝於各家本草. 故幾於藥不炮製, 便不可服也. 廣東藥肆, 炫其精潔, 故炮製太過, 藥力太薄. 四川藥賤, 雖極力炮製, 亦不能得重價. 故賣藥者無意求精, 然皆偏也. 藥有當生用者, 乃一定之理, 未可一律論也. 如仲景炙甘草湯, 取其益胃, 則用炙而氣升; 芍藥甘草湯, 取其平胃, 則用生而氣平. 甘草乾薑湯 · 側柏葉湯, 其薑皆炮過, 則溫而不烈; 四逆 · 理中, 則乾薑不炮, 取其氣烈, 乃能去寒. 附子古用火炮, 正是去其毒也. 或解爲助附子之熱, 非也. 予, 四川人, 知四川彰明縣, 採製附子, 必用鹽醃, 其醃附子之鹽, 食之毒人至死, 並無藥可解, 可知附子之毒甚矣. 然將醃附子之鹽, 放於竹筒中, 用火煅過, 則無毒, 入補腎藥, 又溫而不烈, 反爲良藥. 據此, 則知仲景炮附子, 亦是製其毒也; 其用生附, 又是以毒追風, 毒因毒用. 一生一炮, 有一定之理, 讀金匱者, 可考而別之. 葶藶不炒, 則不香, 不能散, 故必炒用. 蘇子 · 白芥, 必炒用, 與此同意. 半夏 · 南星, 非製不用, 去其毒也. 礞石必用火硝煅過, 性始能發, 乃能墜痰, 不煅則石質不化, 藥性不發, 又毒不散, 故必用煅. 山甲不炒珠, 則藥性不發. 雞金不煅, 其性亦不發. 古銅錢 · 花蕊石, 均非煅不行. 乃世不察, 而矜言炮製. 有硃砂亦用火煅者, 不知硃砂中含銀水, 煅則水走, 失硃砂之性矣. 地黃用砂仁 · 生薑酒煮, 反寒爲溫, 殊失藥性. 童便煎作秋石, 以爲滋陰, 實則大鹹走血, 反能發熱, 毫非童便本性. 熟地燒炭則燥, 安有滋潤之功. 若銀花炭 · 槐花炭, 輕虛之質, 火氣之餘, 故反能退火, 與熟地微有別. 此最當審, 未能盡述. 大抵性平之藥, 不可大製, 以竭其力; 性猛峻有毒者, 非制不堪用.

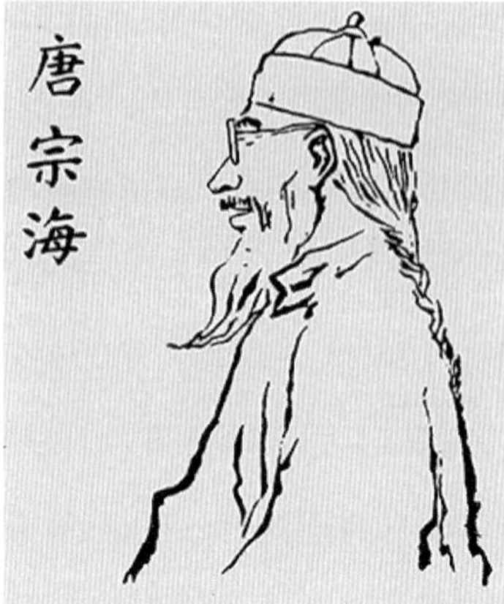

且有製得其宜, 而功益妙者, 是在善於審量也. 有如大黄直走下焦, 用酒炒至黑色, 則質輕味淡, 能上淸頭目, 不速下也. 獨黃丸雜以他藥, 九蒸九晒, 淸潤而不攻下, 名淸寧丸, 眞有天得一以淸, 地得一以寧之意. 巴豆悍利, 西洋人烘取去油, 變其辛烈之味, 爲焦香, 名曰咖啡茶, 消食利腸胃, 並不攻瀉, 眞善製巴豆者也. 外利用巴豆爲末, 加雄黃炒至黑色, 爲烏金膏, 化腐肉, 妙不傷好肉, 皆是善於製藥之法. 總之用其長而去其短, 善炮製者也; 損其長而益其短, 不善炮製者也.'라고 하였다. 이 중 '將醃附子之鹽, 放於竹筒中, 用火煅過'의 구절은 우리나라 죽염(竹鹽)의 제법과 흡사하여 흥미롭다.

청말민초(淸末民初)의 장석순(張錫純)은 서의(西醫)의 장점을 흡수하여 중의(中醫)를 보충하고자 한 중서의학파(中西醫學淮通派)의 대표적 인물로 그가 지은 『의학충중참서록(醫學衷中參書錄)』은 의학계에 큰 영향을 주었다. 이 책은 각종 처방, 의론(醫論), 의안(醫案) 뿐만 아니라 여러 약물의 포제법에 대해서도 언급을 하고 있는데, 예를 들면 '石膏醫者多誤認爲大寒而煅用之, 則宣散之性變爲收斂(点豆腐者必煅用, 取其能收斂也), 以治外感有實熱者, 竟將其痰火斂住, 凝結不散, 用至一兩卽足傷人, 是變金丹爲鴆毒也.', '赭石 : 色赤, 性微涼. 能生血兼能涼血, 而其質重墜, 又善鎭逆氣, 降痰涎, 止嘔吐, 通燥結, 用之得當, 能建奇效. … 生硏服之不傷腸胃, 卽服其稍粗之末亦與腸胃無損. 且生服則養氣純全, 大能養血, 故『神農本草經』謂其治赤沃漏下; 『日華諸家本草』謂其治月經不止也. 若煅用之卽無斯效, 煅之復以醋淬之, 尤非所宜. 且性甚和平, 雖降逆氣而不傷正氣, 通燥結而毫無開破, 原無需乎煅也. … 徐靈胎謂若煅之復用醋淬, 卽能傷肺. 此書諸方中有赭石者, 皆宜將生赭石軋細用之.', '山藥 : 色白入肺, 味甘歸脾, 液濃益腎. 能滋潤血脈, 固攝氣化, 寧嗽定喘, 强志育神, 性平可以常服多服. 宜用生者煮汁飮之, 不可炒用, 以其含蛋白質甚多, 炒之則其蛋白質焦枯, 服之無效. 若作丸散, 可軋細蒸熟用之', '甘草 : … 生用則其解毒之力較大, 且甘草熟用則補, 生用則補中仍有流通之力, 故于霍亂相宜也. 至于生用能流通之說, 可以事實征之.', '龍骨若生用之, 凡心中怔忡 · 虛汗淋漓 · 經脈滑脫 · 神魂浮蕩諸疾, 皆因元陽不能固攝, 重用龍骨, 借其所含之元陰以翕收此欲渙之元陽, 則功效立見. 若煅用之, 其元陰之氣因煅傷損, 縱其質本粘澀, 煅后其粘澀增加, 而其翕收之力則頓失矣. 用龍骨者用

其粘澀, 誠不如用其吸收也. 明乎此理, 則龍骨之不宜煅益明矣. 王洪緒『外科證治全生集』謂 : '用龍骨者宜懸之井中經宿而后用之', 是可謂深知龍骨之性, 而善于用之者矣. 愚用龍骨約皆生用, 惟治女子血崩, 或將流産, 至極危時恒用煅者, 取其澀力稍勝以收一時之功也.', '龍骨 · 牡蠣, 若專取其收澀可以煅用. 若用以滋陰, 用以斂火, 或取其收斂, 兼取其開通者(二藥皆斂而能開), 皆不可煅.', '朴硝煉玄明粉法 : 用朴硝煉玄明粉, 原用萊菔. 然此法今人不講久矣. 至藥房所鬻者, 乃風化硝, 非玄明粉也. 今幷載其法, 以備參觀. 其法 : 于冬至后, 用潔淨朴硝十斤, 白萊菔五斤切片, 同入鍋中, 用水一斗五升, 煮至萊菔爛熟, 將萊菔撈出. 用竹篩一个, 鋪綿紙二層, 架托于新缸之上, 將硝水濾過. 在庭露三日, 其硝凝于缸邊, 將余水傾出, 晒干. 將硝取出, 用砂鍋熬于爐上, 融化后, 攪以銅鏟, 熬至將凝, 用鏟鏟出. 再裝以瓷罐, 未滿者寸許, 蓋以瓦片. 用釘三个, 釘地作鼎足形, 釘頭高二寸, 罐置其上, 用磚在罐周遭, 砌作爐形, 多留風眼, 爐磚離罐三寸. 將木炭火置于爐中, 罐四圍上下都被炭火壅培, 以煅至硝紅爲度. 次日取出, 再用綿紙鋪于淨室地上, 將硝碾細, 用絹羅篩于紙上厚一分. 將戶牖皆遮蔽勿透風, 三日后取出, 其硝潔白如粉, 輕虛成片. 其性最能降火化痰, 淸利臟腑. 怪證服之可蠲, 狂躁用之卽愈. 搜除百病, 安斂心神. 大人服二 · 三錢, 小兒服五分至一錢, 用白湯或蔥湯融化, 空心服之. 服藥之日, 不宜食他物, 惟飮稀粥. 服二三次后 · 自然精神爽健, 臟腑調和, 津液頓生, 百病如失. 惟久病泄瀉者, 服之不宜.', '半夏 : … 愚因藥房半夏製皆失宜, 每于仲春季秋之時, 用生半夏數斤, 浸以熱湯, 日換一次, 至旬日, 將半夏剖爲兩瓣, 再入鍋中, 多添涼水煮一沸, 速連湯取出, 盛盆中, 候水涼, 淨晒干備用. 每用一兩, 煎湯兩茶盅, 調入淨蜂蜜二兩, 徐徐咽之. 無論嘔吐如何之劇, 未有不止者. 蓋古人用半夏, 原湯泡七次卽用, 初未有用白礬制之者也.', '萊菔子 : 生用味微辛 · 性平, 炒用氣香性溫. 其力能升 · 能降, 生用則升多于降, 炒用則降多于升, 取其升氣化痰宜用生者, 取其降氣消食宜用炒者.', '乳香 · 沒藥, 最宜生用, 若炒用之則其流通之力頓減, 至用于丸散中者, 生軋作粗渣入鍋內, 隔紙烘至半熔, 候冷軋之卽成細末, 此乳香 · 沒藥去油之法.', '蜈蚣 : … 用時宜帶頭足, 去之則力減, 且其性原無大毒, 故不妨全用也.', '水蛭 : … 此物生于水中, 而色黑(水色)味咸(水味)氣腐(水氣), 原得水之精氣而生. 炙之, 則傷水之精氣, 故用之無效. 水族之性, 如

龍骨·牡蠣·龜板大抵皆然. 故王洪緒『外科證治全生集』謂用龍骨者, 宜懸于井中, 經宿而后用之, 其忌火可知, 而在水蛭爲尤甚. 特是水蛭不炙, 爲末甚難, 若軋之不細, 晒干再軋或紙包置爐台上令干亦可.', '製血餘炭法 : 用壯年剃下之髮, 鹼水洗淨, 再用淸水淘去鹼味, 曬乾用鐵鍋炮至髮質皆化爲膏, 晾冷, 軋細, 過羅, 其髮質未盡化者, 可再炮之.'라고 하였다.

이외에도 『의문법률(醫門法律)』, 『의종설약(醫宗說約)』, 『본초술(本草述)』, 『외과대성(外科大成)』, 『사창옥형(痧脹玉衡)』, 『온열서역전서(溫熱暑疫全書)』, 『악령본초(握靈本草)』, 『식물본초회찬(食物本草會纂)』, 『본초필용(本草必用)』, 『동천오지(洞天奧旨)』, 『본경봉원(本經逢源)』, 『양붕휘집(良朋彙集)』, 『본초경해요(本草經解要)』, 『혜직당경험방(惠直堂經驗方)』, 『강낭촬요(絳囊撮要)』, 『유유집성(幼幼集成)』, 『장사약해(長沙藥解)』, 『옥추약해(玉楸藥解)』, 『성방절용(成方切用)』, 『심씨여과집요전소(沈氏女科輯要箋疏)』, 『유과석미(幼科釋謎)』, 『부과옥척(婦科玉尺)』, 『섭천사비방대전(葉天士祕方大全)』, 『본초집요(本草集要)』, 『온병조변(溫病條辨)』, 『오국통의안(吳鞠通醫案)』, 『시방묘용(時方妙用)』, 『시방가괄(時方歌括)』, 『의학종중록(醫學從衆錄)』, 『여과요지(女科要旨)』, 『필화의경(笔花醫鏡)』, 『관아보(串雅補)』, 『부청주여과(傅靑主女科)』, 『유경증치본초(類經證治本草)』, 『본초정의(本草正義)』, 『외과증치전서(外科證治全書)』, 『곽란론(霍亂論)』, 『유증치재(類證治裁)』, 『본초분경(本草分經)』, 『온열경위(溫熱經緯)』, 『본초해리(本草害利)』, 『본초휘차(本草彙纂)』, 『의순승의(醫醇賸義)』, 『부지의필요(不知醫必要)』, 『시병론(時病論)』, 『의가사요(醫家四要)』, 『교보약성(校補藥性)』, 『본초편독(本草便讀)』, 『의방총화(醫方叢話)』, 『의난급증간방(疑難急症簡方)』, 『경험기방(經驗奇方)』, 『유선사가의안(柳選四家醫案)』 등에서도 여러 약물의 포제법에 대해 기록하고 있어 연구에 참고할 만하다.

## (5) 포제 진흥과 발전의 시기(현대)

현대의 포제 연구는 기본적으로 명·청등을 비롯한 과거의 문헌들을 수집 정리하면서 이화학적인 방법을 도입하여 기존 포제 방법의 유효성 등을 검토하는 등의 새로운 전기를 마련하는 중이다. 아래에 근현대에 중요한 포제 서적을 언급하면 『환산고단자제법(丸散膏丹自製法)』, 『제약지남(製藥指南)』, 『국의제약학(國醫製藥學)』[25], 『음편신참(飮片新參)』, 『분류신편환산고단자제법(分類新編丸散膏丹自製法)』, 『중약포자경험개소(中藥炮炙經驗介紹)』, 『중약포제학(中藥炮製學)』, 『전국중약성약처방집(全國中藥成藥處方集)』, 『중약포자경험집성(中藥炮炙經驗集成)』, 『중초약재배여포제(中草藥栽培與炮製)』, 『신편중약포제법(新編中藥炮製法)』, 『중약음편포제술요(中藥飮片炮製述要)』, 『중약임상생용여제용(中藥臨床生用與製用)』, 『장수중약전통포제법(樟樹中藥傳統炮製法)』, 『고금중약포제초탐(古今中藥炮製初探)』, 『중약적포제(中藥的炮製)』, 『역대중약법회전(歷代漢藥炮劑法滙典)』, 『전국중약포제규범(全國中藥炮製規範)』, 『중국광물약(中國鑛物藥)』, 『장수중약포제전서(樟樹中藥炮製全書)』, 『상용중약포제신탐(常用中藥炮製新探)』, 『중약포제품고금연변평술(中藥炮製品古今演變評述)』, 『중약포제명사술어사전(中藥炮製名詞術語辭典)』, 『고금중약포자경험(古今中藥炮炙經驗)』, 『중약림상적생용여제용(中藥臨床的生用與製用)』, 『중약포제여임상응용(中藥炮製與臨床應用)』, 『중약포제현대연구(中藥炮製現代研究)』, 『상용중초약적가공포제(常用中草藥的加工炮製)』, 『중약음편감별(中藥飮片鑑別)』, 『실용중약포제(實用中藥炮製)』, 『실용중약포제학(實用中藥炮製學)』, 『실용중약음편경험감별(實用中藥飮片經驗鑑別)』, 『임상중약포제학(臨床中藥炮製學)』, 『유독중약감별·포제여보관(有毒中藥鑑別·炮製與保管)』, 『중약가공포제여상품규격(中藥加工炮製與商品規格)』, 『중화본초(中華本草)』, 『상용중약포제신석급응용(常用中藥炮製新釋及應用)』, 『중약음편절제공예학(中藥飮片切製工藝學)』, 『중약포제적현

---

25 『제약지남(製藥指南)』, 『국의제약학(國醫製藥學)』은 장예(張叡)의 『수사지남(修事指南)』을 개명하여 재출판한 것이다.

대연구(中藥炮製的現代硏究)』, 『중약포제학(中藥炮製學)』, 『중약포제대전(中藥炮製大全)』, 『중약채제여포제기술(中藥采製與炮製技術)』, 『중화민족약포제집성(中華民族藥炮製集成)』, 『의용중약음편학(醫用中藥飮片學)』 등과 같다.

# 참고자료

## - 중국 선사시대 개괄 -

| 구석기 시대 | 시기 | 내용 |
|---|---|---|
| 구석기 시대 | 전기<br>원인(猿人)<br>(400~25만년전) | ① 무산원인(巫山猿人) : 400~25만년전.<br>② 서후도인(西侯度人) : 180만년전. 산서성(山西省) 예현(芮縣) 서후도(西侯度).<br>③ 원모원인(元謀猿人) : 170만년전. 운남성(云南省) 원모현(元謀縣) 상나방촌(上那蚌村).<br>④ 남전원인(藍田猿人) : 65~115만년전. 섬서성(陝西省) 남전현(藍田縣) 왕공령(王公嶺).<br>⑤ 북경원인(北京猿人) : 46~23만년전. 북경 방산구(房山區) 주구점(周口店) 용골산(龍骨山)<br>⑥ 화현원인(和縣猿人) : 15~19만년전.<br>⑦ 운현원인(鄖縣猿人), 절천원인(浙川猿人), 운서원인(鄖西猿人) |
| | 중기<br>고인(古人)<br>(20~30만년전) | ① 대여인(大荔人) : 섬서성(陝西省) 위북현.<br>② 마패인(馬壩人) : 광동성(廣東省) 마패향(馬壩鄉)<br>③ 장양인(長陽人) : 호북성(湖北省) 장양(長陽) 조가언(趙家堰).<br>④ 허가요인(許家窯人) : 산서성(山西省) 양고현(陽高縣) 허가요.<br>⑤ 정촌인(丁村人) : 산서성(山西省) 양분현(襄汾縣) 정촌(丁村).<br>⑥ 동재인(桐梓人) : 귀주성(貴州省) 동재현(桐梓縣) 운봉암(云峰岩).<br>⑦ 금우산인(金牛山人), 한산인(狠山人) |
| | 후기<br>신인(新人) | ① 산정동인(山頂洞人) : 5~1만년전. 북경 주구점 용골산 정상의 동굴.<br>② 자양인(資陽人) : 35,000년전. 사천성(四川省) 자양현(資陽縣).<br>③ 곤명인(昆明人) : 31,000년전.<br>④ 구향인(九鄉人) : 9,000~14,000년전. |

| | |
|---|---|
| | ⑤ 하투인(河套人) : 내몽고 자치구 오르도스지역.<br>⑥ 유강인(柳江人) : 광서성(廣西省) 유강현(柳江縣).<br>⑦ 기린산인(麒麟山人) : 광서성(廣西省) 내현(來縣) 기린산(麒麟山).<br>⑧ 천동인(穿洞人), 내객인(來客人), 여강인(麗江人), 서주인(西疇人), 황룡인(黃龍人), 여포인(荔浦人), 신태인(新泰人), 사홍인(泗洪人), 건평인(建平人), 유수인(楡樹人), 치욕인(峙峪人), 토박인(土博人), 좌원인(左猿人) |
| 중석기 시대 | ① 사원문화(沙宛文化) : 섬서성 조읍(朝邑) 대여(大荔) 부근에 있는 사원이라는 모래언덕 지대에서 발견.<br>② 영정문화(靈井文化) : 하남성 허창(許昌) 지역에서 1965년에 발견. |

| | 황하하류 | 황하중류 | 장강중하류 | 장강중류 |
|---|---|---|---|---|
| 신석기 시대 | 北辛文化<br>(기원전5400-4400)<br>大汶口文化<br>(기원전4500-2300)<br>山東龍山文化<br>(기원전2400-1700)<br>丘石文化<br>(기원전2000-1600) | 磁山-裵李崗文化<br>(기원전5900-5100)<br>仰韶文化<br>(기원전4800-3070)<br>河南龍山文化<br>(기원전2600-1900)<br>二里頭文化(夏)<br>(기원전1900-1600) | 下姆渡文化<br>(기원전5000-4800)<br>馬家浜文化<br>(기원전4750-3900)<br>崧澤文化<br>(기원전3900-3300)<br>良渚文化<br>(기원전3300-2250) | 大溪文化<br>(기원전4000-2600)<br>屈家岺文化<br>(기원전2700-2600) |

# - 중국 역사시대 개괄 -

<table>
<tr><td rowspan="3" colspan="2">삼황(三皇)[26]</td><td>태호복희씩(太昊伏羲氏)</td><td>● 팔괘(八卦), 결승문자(結繩文字)의 창안.</td></tr>
<tr><td>염제신농씨(炎帝神農氏)</td><td>● 농경, 의학, 시장의 시작.</td></tr>
<tr><td>황제헌원씨(黃帝軒轅氏)</td><td>● 간과주차(干戈舟車) 등의 발명.</td></tr>
<tr><td rowspan="5" colspan="2">오제(五帝)[27]</td><td>소호금천씨(少昊金天氏)</td><td>● 현효(玄囂 : 黃帝의 자손). 청양(靑陽)이라고도 한다.</td></tr>
<tr><td>전욱고양씨(顓頊高陽氏)</td><td>● 창의(昌意 : 黃帝의 자손)의 자손.</td></tr>
<tr><td>제곡고신씨(帝嚳高辛氏)</td><td>● 교극(蟜極 : 玄囂의 자손)의 자손.</td></tr>
<tr><td>제요도당씨(帝堯陶唐氏)</td><td>● 제곡고신씨(帝嚳高辛氏)의 자손. 자식은 단주(丹朱).</td></tr>
<tr><td>제순유우씨(帝舜有虞氏)</td><td>● 전욱고양씨(顓頊高陽氏)의 자손. 자식은 상균(商均).</td></tr>
<tr><td colspan="2">하(夏)</td><td>BCE 2205~BCE 1766</td><td>● 우(禹) … 계(啓) … 걸(桀)</td></tr>
<tr><td colspan="2">상(商, 殷)</td><td>BCE 1766~BCE 1122</td><td>● 성탕(成湯) … 주(紂)</td></tr>
<tr><td rowspan="2">주(周)<br>(BCE 1122<br>~BCE 256)</td><td>서주(西周)</td><td>BCE 1122~BCE 771</td><td>● 무왕(武王)이 호경(鎬京)에 도읍함.<br>● 12대 유왕(幽王)이 포사(褒賜)에 빠져 국정이 문란한 틈을 타 견융(犬戎)의 공격으로 살해됨.</td></tr>
<tr><td>동주(東周)</td><td>BCE 770~BCE 256</td><td>● 13대 평왕(平王)이 다시 낙양(洛陽)에 도읍하여 재건함.<br>〔춘추(春秋) 시대 : BCE 770~BCE 403〕<br>○ 사서 춘추(春秋)는 노은공(魯隱公) 원년~노애공(哀公) 14년 즉 BCE 722~BCE 481까지 기술함.<br>○ 춘추오패(春秋五覇) - 제환공(齊桓公), 진문공(晉文公), 진목공(秦穆公), 초장왕(楚莊王), 송양공(宋襄公)[28]<br>〔전국(戰國) 시대 : BCE 403~BCE 221〕<br>○ BC 256년, 동주(東周)는 진(秦)에 항복함.<br>○ 전국칠웅(戰國七雄) - 제초진연위한조(齊楚秦燕魏韓趙)</td></tr>
<tr><td colspan="2">진(秦)</td><td>BCE 221~BCE 206</td><td>● 진시황(秦始皇)의 중국통일. 함양에 도읍.</td></tr>
</table>

<table>
<tr><td colspan="2">전한(前漢, 西漢)</td><td colspan="2">BCE 202～CE 8</td><td colspan="3">● 초한전(楚漢戰 : BCE 206～ BCE 202) 유방(劉邦) 대 항우(項羽)<br>● 장안(長安)에 도읍.</td></tr>
<tr><td colspan="2">신(新)</td><td colspan="2">CE 8～CE 23</td><td colspan="3">● 왕망(王莽)의 찬탈.</td></tr>
<tr><td colspan="2">후한(後漢, 東漢)</td><td colspan="2">CE 25～CE 220</td><td colspan="3">● 광무제(光武帝 : 劉秀)의 재창업.</td></tr>
<tr><td rowspan="3">삼국(三國)</td><td>위(魏)</td><td colspan="2">CE 220～CE 265</td><td colspan="3">● 조비(曹丕)의 찬탈.<br>● 사마의(司馬懿), 사마사(司馬師), 사마소(司馬昭)의 득세 후 사마소의 아들인 사마염(司馬炎)이 찬탈하여 서진(西晉)을 개국함.</td></tr>
<tr><td>촉한(蜀漢)</td><td colspan="2">221～263</td><td colspan="3">● 유비(劉備)의 창업.<br>● 위(魏)의 침입으로 멸망.</td></tr>
<tr><td>오(吳)</td><td colspan="2">222～280</td><td colspan="3">● 손권(孫權)의 창업.<br>● 진(晉)의 사마염(司馬炎)에 멸망.</td></tr>
<tr><td rowspan="2">진(晉)</td><td>서진(西晉)</td><td colspan="2">265～316</td><td colspan="3">● 흉노(匈奴)에 멸망하여 5호16국 시대 개막.</td></tr>
<tr><td>동진(東晉)</td><td colspan="2">317～420</td><td colspan="3">● 사마예(司馬睿)가 건국.</td></tr>
<tr><td rowspan="3">남북조<br>(南北朝)</td><td rowspan="2">5호16국<br>(5胡16國)</td><td rowspan="2">북조(北朝)</td><td rowspan="2">북위(北魏)<br>(386～534)</td><td>동위<br>(東魏)<br>(534～550)</td><td>북제<br>(北齊)<br>(550～577)</td><td rowspan="2">● 오호(五胡)는 북방의 5민족으로 흉노(匈奴), 저(氐), 갈(羯), 선비(鮮卑), 강(羌)이다.<br>● 후에 선비족인 북위(北魏)가 통일하였다.</td></tr>
<tr><td>서위<br>(西魏)<br>(535～556)</td><td>북주<br>(北周)<br>(556～581)</td></tr>
<tr><td>남조(南朝)</td><td>송(宋)<br>(420～479)</td><td>제(齊)<br>(479～502)</td><td>양(梁)<br>(502～557)</td><td>진(陳)<br>(557～589)</td><td>● 한족(漢族)의 나라들로 모두 남경(南京)에 도읍.<br>● 육조(六朝) - 오동진송제양진(吳東晉宋齊梁陳)</td></tr>
<tr><td colspan="2">수(隋)</td><td colspan="2">581～618</td><td colspan="3">● 문제(文帝) 양견(楊堅)이 589년 진(陳)을 병합하면서 통일.</td></tr>
<tr><td colspan="2">당(唐)</td><td colspan="2">618～907</td><td colspan="3">● 고조(高祖) 이연(李淵) … 태종(太宗) … 현종(玄宗) …</td></tr>
</table>

<table>
<tr><td colspan="2"></td><td colspan="2"></td><td>안사(安史)의 난 … 왕선지(王仙芝)의 난 … 황소(黃巢)의 난 … 주전충(朱全忠 : 後粱)에게 멸망.</td></tr>
<tr><td colspan="2" rowspan="6">오대십국<br>(五代十國)</td><td rowspan="5">오대(五代)<br>(907~960)</td><td>후량(後梁)<br>(907~923)</td><td>● 황소(黃巢)를 죽이고 당(唐)에 투항한 주전충(朱全忠)이 당(唐)도 멸망시키고 907년에 건국.</td></tr>
<tr><td>후당(後唐)<br>(923~936)</td><td>● 돌궐(突厥)의 사타부(沙陀部) 출신인 이극용(李克用)이 대두한 후 그 아들인 이존욱(李存勖)이 세움.</td></tr>
<tr><td>후진(後晉)<br>(936~946)</td><td>● 같은 사타부(沙陀部) 출신인 석경당(石敬瑭)이 요(遼)의 원조를 받아 건국하고 그 대가로 연운16주(燕云十六州)를 바치고 신하의 예로 섬김.<br>● 2대 출제(出帝) 석중귀(石重貴) 때 요(遼)에 신하의 예를 거절하자, 이에 분노한 요(遼)가 남하하여 멸망시켰다.</td></tr>
<tr><td>후한(後漢)<br>(947~950)</td><td>● 다음해 절도사(節度使) 유지원(劉知遠)이 요(遼)를 몰아내고 세웠으나, 다음해 죽고, 은제(隱帝)가 즉위했으나 곽위(郭威)에게 멸망당함.</td></tr>
<tr><td>후주(後周)<br>(951~960)</td><td>● 태조(太祖) 곽위(郭威), 세종(世宗)을 거쳐 3대 공제(恭帝) 때인 960년 송태조(宋太祖) 조광윤(趙匡胤)에게 멸망함으로써 오대(五代)는 종말을 고하였다.</td></tr>
<tr><td colspan="2">십국(十國)</td><td>● 오(吳), 남당(南唐), 전촉(前蜀), 후촉(後蜀), 형남(荊南), 오월(吳越), 민(閔), 남한(南漢), 북한(北漢), 초(楚)로 대부분 절도사 출신들이 세운 나라들이다.</td></tr>
<tr><td colspan="2">요(遼)</td><td colspan="2">916~1125</td><td>● 금(金)에 멸망.</td></tr>
<tr><td rowspan="2">송(宋)</td><td>북송(北宋)</td><td colspan="2">960~1127</td><td>● 조광윤(趙匡胤)이 창업.<br>● 1127년 금(金)이 휘종(徽宗), 흠종(欽宗) 등 3000여명을 잡아가는 정강의 변(靖康之變)을 일으키면서 멸망됨.</td></tr>
<tr><td>남송(南宋)</td><td colspan="2">1127~1279</td><td>● 휘종(徽宗)의 9째 아들 강왕(康王 : 후에 高宗)이 임안(臨按)에 도읍하면서 건국.<br>● 후에 원(元)에 멸망.</td></tr>
<tr><td colspan="2">금(金)</td><td colspan="2">1115~1234</td><td>● 여진족(女眞族 : 勿吉, 靺鞨)의 아골타(阿骨打 : 후의 金太祖)가 요(遼)를 대패시키고 건국. 후에 몽고에 멸망함.</td></tr>
</table>

| 몽고(蒙古) | 1189~1206 | ● 테무진이 1189年에 대칸에 오르고, 1206年에 징기스칸이 된 후 정복사업을 폈다. |
|---|---|---|
| 원(元) | 1271~1368 | ● 쿠빌라이가 원(元)으로 개칭함.<br>● 1279년에 남송(南宋)을 멸망시켜 중국을 통일함. |
| 명(明) | 1368~1644 | ● 주원장(朱元璋)이 남경(南京)에 도읍.<br>● 태조(太祖)의 4째 아들인 성조(成祖)가 정난의 난(靖難之變)을 일으켜 2대 혜제(惠帝)를 폐하고 북경(北京)으로 천도하였다. |
| 후금(後金) | 1616~1636 | ● 여진(女眞)의 후예인 누르하치(太祖)가 홍경(興京)에 도읍. |
| 청(淸) | 1636~1911 | ● 누르하치의 아들 홍타이지(太宗)가 개칭함.<br>● 명(明)이 이자성(李自成)의 난으로 혼란한 틈을 타서 산해관(山海關)에 들어와 명을 멸망시킴.<br>● 신해혁명(辛亥革命)으로 멸망함. |

26 서적과 사람에 따라 복희씨(伏羲氏)·신농씨(神農氏)·여와씨(女媧氏), 또는 천황(天皇)·지황(地皇)·인황(人皇 또는 泰皇)으로 기록하거나, 또는 여신인 여와씨(女媧氏) 대신 수인씨(燧人氏)나 축융씨(祝融氏)를 기록한 경우도 있다.

27 『史記』에서는 황제헌원(黃帝軒轅)·전욱고양(顓頊高陽)·제곡고신(帝嚳高辛)·제요방훈(帝堯放勳 : 陶唐氏)·제순중화(帝舜重華 : 有虞氏)라고 하고 있으며, 별도로 소호(少昊) 등을 드는 경우도 있어 일정하지 않다.

28 서적과 사람에 따라 제환공(齊桓公), 진문공(晉文公), 초장왕(楚莊王), 오합려(吳闔閭) 또는 오부차(吳夫差), 월구천(越勾踐)를 지칭하기도 한다.

# 3. 포제의 기본 이론

약물의 포제는 그 근원이 의학적 요구와 이에 상응하는 가공 기술의 결합에서 발전되어 온 것이므로 기초 의학 이론과 본초학 이론이 그 바탕을 이루고 있다. 즉 의학의 이론과 원칙에 근거하여 포제품을 확정 · 선택하고 본초학의 기미론과 승강부침론 등을 운용하여 가공의 보료를 선택해야 한다. 그러나 포제에는 이들 기본 이론 말고도 포제 고유의 이론이 있는데, 생숙이론 등이 그것으로 포제 공정을 능숙하게 시행하려면 이들 역시 잘 알아야 한다. 아울러 현대의 본초학은 서양과학의 이화학적 방법을 도입하여 연구 발전 중이다. 그러므로 서양의 이화학적 방법에 관해서도 관심을 기울여야 한다.

## (1) 변약팔법(辨藥八法)

학문이란 주체(主體)가 객체(客體)를 인식하는 것이라 정의할 수도 있다. 여기서 주체는 인식하는 자의 감각과 운동을 통솔하는 마음이며, 객체는 주체 이외의 인식되는 사물로 학문의 종류에 따라 다양하게 규정할 수 있다.

세상 만물은 모두가 약으로 사용할 수 있으므로 광의의 포제학 대상은 당연히 모든 세상 만물을 의미한다. 그러나 실제 사용되는 -협의의- 포제학 대상은 약전(藥典) 등의 문헌에 기재되어 있는 약물과 포제 방법 등이다. 그중 약물에 대한 속성 파악은 포제학 또는 본초학의 선결 사항으로, 옛 선현들은 여러 가지 방법으로 약물의 속성을 파악하고자 하였고, 그중 가소학(賈所學)의 『약품화의(藥品化義)』에 실린 '변약팔법(辨藥八法)'은 약물을 분별 · 파악하는 개론적 기술로 널리 알려져 있다.

가소학(賈所學)은 명대인(明代人)으로, 자(字)는 구여(九如)이고, 원호인(鴛湖人 : 지금의 절강(浙江) 가여(嘉興) 부근)이다. 평생의 사적(事跡)은 미상(未詳)으로, 『약품화의(藥品化義)』를 저술했는데, 후에 이정하(李廷昰)가 이 책에 보정(補訂)을 가했다.

『약품화의(藥品化義)』는 총 13권으로 대략 1644년에 간행되었다. 권수제론(卷首諸論)은 이정하(李廷昰)가 보론(補論)한 것으로, 본초론(本草論), 군신좌사론(君臣佐使論), 약유진위론(藥有眞僞論) 및 약론(藥論)으로 되어있고, 권1은 약모(藥母) 및 변약팔법(辨藥八法)이며, 권2~13은 모두 148종의 약을 기(氣), 혈(血), 간(肝), 심(心), 비(脾), 폐(肺), 신(腎), 담(痰), 화(火), 조(燥), 풍(風), 습(濕), 한(寒)의 13종류로 나누어 싣고 각종 약물을 변약팔법(辨藥八法)에 근거하여 분별하고 설명하였다. 또한, 각 권의 끝에는 그 권의 요점을 총괄하였다.

변약팔법(辨藥八法)의 대략적인 내용을 정리하면 아래의 도표와 같다. 그러나 이것은 반드시 약물을 이런 방법으로 나누어야 한다는 뜻이라기보다는 약물에는 우리가 널리 아는 기미론 말고도 이렇게 다양한 성질들이 있으므로 약물의 다양한 성질을 여러 방법을 동원하여 정확하게 파악해야 한다는 뜻으로 이해해야 할 것이다.

【변약팔법(辨藥八法)】

| 體 | 燥 | 潤 | 輕 | 重 | 滑 | 膩 | 乾 |
|---|---|---|---|---|---|---|---|
| 色 | 青 | 紅 | 黃 | 白 | 黑 | 紫 | 蒼 |
| 氣 | 羶 | 臊 | 腥 | 香 | 臭 | 雄 | 和 |
| 味 | 酸 | 苦 | 甘 | 辛 | 鹹 | 淡 | 澁 |
| 形 | 陰 | 陽 | 木 | 火 | 土 | 金 | 水 |
| 性 | 寒 | 熱 | 溫 | 凉 | 淸 | 濁 | 平 |
| 能 | 升 | 降 | 浮 | 沈 | 定 | 走 | 破 |
| 力 | 宣 | 通 | 補 | 瀉 | 滲 | 斂 | 散 |

右八欵, 當驗其體, 觀其色, 臭其氣, 嚼其味, 是定法也. 然有不能臭其氣, 嚼其味者, 須煎汁嘗之. 惟辨此四者爲先, 而後推其形, 察其性, 原其能, 定其力, 則凡厚薄淸濁緩急躁靜平和酷銳之性, 及走經主治之義, 無餘蘊矣.

상술한 8항들 중에서 (먼저 약물의) 바탕(體)을 증험(驗)해 보고, 그 색깔(色)을 살펴보며(觀), 그 향기(氣)를 맡아보고(嗅), 그 맛(味)을 씹어보는(嚼) 것이 (약물을 판별하는) 정법(定法)이다. 그런데 (만약 약물의) 향기를 맡아보거나, 맛을 씹어볼 수 없다면 약물을 끓인 즙(煎汁)으로 시험해본다.

이들 4항목을 먼저 판별한 다음에 (약물의) 형상(形)을 추리해보고(推), 그 성질(性)을 살펴보며(察), 그 능한 바를(能) 탐구해보고(原), (해당 약물의) 약력(力)을 규정하게 되면(定), (그 약물이 가지고 있는) 일체의 후박(厚薄) · 청탁(淸濁) · 조정(躁靜) 및 부드럽거나 날카로운(平和酷銳) 성질(性)과, (인체 내에 들어가) 주경주치(走經主治)하는 뜻(義)에 미진한 바(餘蘊)가 없을 것이다.

## (2) 약성이론(藥性理論)

약성이론에는 날 것과 익힌 것의 차이를 이야기하는 생숙론(生熟論), 사기오미(四氣五味)가 주축이 되는 기미론(氣味論), 약효의 움직임을 설명하는 승강부침론(升降浮沈論), 체내의 기혈 통로인 경락(經絡)에 약재가 작용한다는 귀경론(歸經論) 및 독성론, 유효 성분론 등이 있다.

### 1 생숙론(生熟論)

생숙론은 최초의 본초학 서적인 『신농본초경(神農本草經)』이 나오면서부터 제시된 이론으로, 가공하지 않은 생품(生品)과 가공을 통해 만들어진 숙품(熟品)은 그 성질이 다르다는 것이다. 예를 들어 날고구마와 익힌 고구마는 그 성질이 같지 않다는 것이다.

생숙론은 여러 가지 효능을 가지고 있는 약물의 효능을 선택적 단일적으로 만드는 데도 중요한 역할을 한다. 약물의 다양한 성분과 효능 중에서 약재로 사용할 때에는 그중 한 가지 효능만을 취사 선택하여야 하는 경우가 많은데, 이럴 때 그 역할을 해주는 것이 바로 포제 기술로서, 가공을 통해서 원하는 효과만을 증가시키고 원하지 않는 효과는 감소시켜 사용에 적합성을 띠게 만든다. 그래서 역대 의사들은 치료에 있어 약재의 생숙을 매우 중시하였다. 생숙이론의 중요한 부분은 다음과 같다.

<table>
<tr><td>생사숙보<br>(生瀉 · 熟補)</td><td>많은 약물은 생용(生用)하면 사기(邪氣)를 제거하고, 숙용(熟用)하면 인체의 정기를 보한다.<br>예 감초를 생용하면 청열해독(清熱解毒)하므로 종기나 인후통 등에 사용되나, 구워서 숙용하면 익기보허(益氣補虛), 완급지통(緩急止痛)하므로 비위기허(脾胃氣虛), 중기부족(中氣不足), 기허혈소(氣虛血少), 심계정충(心悸怔忡) 등에 사용한다.<br>예 하수오(何首烏)를 생용하면 통변(通便), 해창독(解瘡毒)하나, 숙용하면 보간신(補肝腎), 익정혈(益精血), 오수흑발(烏鬚黑髮)의 효능이 우수해진다. 그러므로 허한 사람에게 생하수오(生何首烏)를 사용하면 보(補)하기는커녕 도리어 설사(泄瀉) 작용을 일으켜 질병 치료에 전혀 도움이 되지 못한다.</td></tr>
<tr><td>생준숙완<br>(生峻 · 熟緩)</td><td>가공하지 않은 생품 약재의 경우 대부분 약효가 맹렬한 데 비해, 가열 등을 통해 가공한 숙품 약재는 대체로 약효가 완만하다.<br>예 강력한 설사제인 파두(巴豆)는 그 강력한 약효 때문에 조금만 과량으로 투여돼도 각종 부작용을 유발한다. 이런 파두를 가열 · 거유 등의 포제 처리를 하여 숙품으로 만들어 사용하면, 강력한 설사력이 크게 줄어서 소아의 식담옹체(食痰壅滯), 감질(疳疾) 등에 보다 안전하게 사용할 수 있게 된다.<br>예 대황(大黃) 생품은 설사시키는 효능이 매우 강한데 이것을 가공하여 숙품으로 만들면 설사작용이 뚜렷하게 줄거나 심지어 설사를 전혀 일으키지 않는 반면, 청열(清熱), 활혈(活血), 화어(化瘀)의 효능은 그대로 남는다.</td></tr>
</table>

| | |
|---|---|
| 생독숙감(生毒·熟減) | 약재들 중에서는 유독한 것들도 많아 사용에 주의를 요하는 것들이 많다. 이런 유독성 약재에 여러 가지 포제 처리를 하게 되면, 대부분 독성이 약하게 감소되거나 심지어는 무독하게 되어 사용에 있어서 보다 높은 안전성과 유효성을 보장할 수 있게 된다.<br>예 독성이 강한 오두(烏頭), 마전자(馬錢子), 감수(甘遂), 원화(芫花) 등은 대부분 생품보다는 가공을 통한 숙품이 사용된다. |

명대(明代)의 부인우(傅仁宇)는 『심시요함(審視瑤函)』의 「용약생숙각이론(用藥生熟各異論)」에서 생숙론(生熟論)을 다음과 같이 총괄하였다.

**【用藥生熟各異論】**

藥之生熟, 補瀉在焉, 劑之補瀉, 利害存焉. 盖生者性悍而味重, 其功也急, 其性也剛, 主乎瀉; 熟者性淳而味輕, 其功也緩, 其性也柔, 主乎補. 補瀉一差, 毫厘千里, 則藥之利人害人, 判然明矣. 如補藥之用製熟者, 欲得其醇厚, 所以成其資助之功; 瀉藥製熟者, 欲去其悍烈, 所以成其功伐之力. 用生用熟, 各有其宜. 實取其補瀉得中, 勿損于正氣耳. 豈爲悅觀美聽而已哉, 何今之庸醫, 専以生藥餌人. 夫藥宜熟而用生, 生則性烈, 臟腑清純中和之氣, 服之寧無損傷? 故藥生則性瀉. 性瀉則耗損正氣, 宜熟豈可用生? 又有以生藥爲嫌, 専尚炮制稱奇. 夫藥宜生而用熟, 熟則其性緩, 臟腑鬱滯不正之邪, 服之難以驅逐. 故藥熟則性緩, 性緩則難攻邪氣, 宜生豈可用熟? 殊不知補藥宜用熟, 瀉藥不嫌生. 夫藥之用生, 猶夫亂世之賊寇, 非强兵猛將, 何以成摧堅破敵之功? 藥之用熟, 猶夫治世之黎庶, 非禮樂教化, 何以成雍熙揖讓之風? 故天下亂則演武, 天下治則修文. 醫者效此用藥, 則治病皆得其宜, 庶不至誤人之疾也. 噫! 審諸.

## 2 기미론(氣味論)

기미론(氣味論)이란 사기(四氣)와 오미(五味)에 대한 이론으로 의학에서 약물의 효능을 설명하는 이론의 한가지로 성미론(性味論)이라고도 한다.

**사기(四氣)**는 개개의 약물마다 있는 한열온량(寒熱溫涼)의 4가지 성질을 말한다. 예를 들어 인삼(人蔘)은 그 성질이 따뜻하다고 하고[溫], 부자(附子)는 뜨겁다고 하며[熱], 맥문동(麥門冬)은 서늘하다고 하고[涼], 대황(大黃)은 차갑다고[寒] 한다. 그리하여 몸에서 발열 증상이 있으면 차가운 약을 사용하여 치료하며, 차가운 증상이 있으면 뜨거운 약을 사용하여 치료하는 것이 의학의 치료 대원칙 중 하나가 되는 것이다. 그런데 약물을 포제하면 그 사기(四氣)의 성질이 변하게 된다. 다음에 몇 가지의 예를 든다.

| | | |
|---|---|---|
| 감초(甘草) | 생품(生品) | 감량(甘凉). 청열해독(淸熱解毒). |
| | 초품(炒品) | 감미량(甘微凉). 감량한 성미로 발생하는 비만(痞滿)을 없앰. |
| | 밀자(蜜炙) | 감온(甘溫). 보비익기(補脾益氣), 완급지통(緩急止痛). |
| 지황(地黃) | 생품(生品) | 감한(甘寒). 청열양혈(淸熱凉血) |
| | 숙품(熟品) | 감온(甘溫). 자음보혈(滋陰補血). |
| 창출(蒼朮) | 생품(生品) | 온조(溫燥)하고 발한(發汗) 작용이 있다. |
| | 맥부초(麥麩炒) | 조성(燥性)이 완화되고, 발한 작용이 없다. |

**오미(五味)**는 산고감신함(酸苦甘辛鹹) 즉 시고 쓰고 달고 맵고 짠 다섯 가지 맛을 지칭하는 것으로, 단순히 맛만을 의미하는 것이 아니고 약재 내에 포함된 성분도 의미한다. 아울러 각각의 맛은 체내에서 작용하는 바가 각기 다르므로 너무 적으면 약효가 적고, 너무 많으면 각종 부작용을 일으키는데 대략 아래 표와 같다.

| | | |
|---|---|---|
| 신 맛〔酸味〕 | 작 용 | ① 수렴(收斂), 생진(生津)<br>② 心苦緩, 急食酸以收之. 心欲軟, 急食鹹以軟之, 以鹹補之, 以甘瀉之.<br>③ 其味酸者, 補肝, 養心, 除腎病.(一云 養脾) |
| | 부작용 | ① 酸傷筋, 辛勝酸.<br>② 酸走筋, 筋病毋多食酸, 多食之, 令人癃.<br>③ 多食酸, 則肉胝䐢而唇揭.<br>④ 味過於酸, 肝氣以津, 脾氣內絶.<br>⑤ 脾病禁酸. |
| 쓴 맛〔苦味〕 | 작 용 | ① 침정(沈靜), 청열(清熱), 강설(降泄), 견취(堅脆), 조습(燥濕), 소종(消腫), 해독(解毒), 소염(消炎), 양혈(養血), 보음(補陰), 사화(瀉火), 사하(瀉下)<br>② 脾苦濕, 急食苦以燥之. 脾欲緩, 急食甘以緩之, 以甘補之, 以苦瀉之. 肺苦氣上逆, 急食苦以泄之. 肺欲收, 急食酸以收之, 以酸補之, 以辛泄之.<br>③ 其味苦者, 補心, 養脾, 除肝病. |
| | 부작용 | ① 苦傷氣, 鹹勝苦.<br>② 苦走骨, 骨病毋多食苦, 多食之, 令人變嘔.<br>③ 多食苦則皮槁而毛拔.<br>④ 味過於苦, 脾氣不濡, 胃氣乃厚.<br>⑤ 肺病禁苦. |
| 단 맛〔甘味〕 | 작 용 | ① 이완(弛緩), 완화(緩和), 보기(補氣), 보양(補陽), 윤장(潤腸), 발생(發生), 상행(上行), 해독(解毒), 생진(生津)<br>② 肝苦急, 急食甘以緩之. 肝欲散, 急食辛以散之, 以辛補之, 以酸瀉之.<br>③ 其味甘者, 補肺, 養脾, 除心病. |
| | 부작용 | ① 甘傷肉, 酸勝甘.<br>② 甘走肉, 肉病毋多食甘, 多食之, 令人悗心. |

| | | |
|---|---|---|
| | | ③ 多食甘則骨痛而髮落. |
| | | ④ 味過於甘, 心氣喘滿, 色黑, 腎氣不衡. |
| | | ⑤ 腎病禁甘. |
| 매운맛〔辛味〕 | 작 용 | ① 조열(助熱), 발산(發散), 이규(利竅), 윤조(潤燥), 상승(上昇), 발한(發汗), 건위(健胃), 식욕증진(食慾增進) |
| | | ② 腎苦燥, 急食辛以潤之. 腎欲堅, 急食苦以堅之, 以苦補之, 以鹹瀉之. |
| | | ③ 其味辛者, 補肺, 養辛, 除脾病. |
| | 부작용 | ① 辛傷皮毛, 苦勝辛. |
| | | ② 辛走氣, 氣病毋多食辛, 多食之, 令人洞心. |
| | | ③ 多食辛則筋急而爪枯. |
| | | ④ 味過於辛, 筋脈沮弛, 精神乃央. |
| | | ⑤ 肝病禁辛. |
| 짠 맛〔鹹味〕 | 작 용 | ① 유연(柔軟), 연견(軟堅), 응결(凝結), 침하(沈下) |
| | | ② 其味鹹者, 補肺, 除肝病. |
| | 부작용 | ① 鹹傷血, 甘勝鹹. |
| | | ② 鹹走血, 血病毋多食鹹, 多食之, 令人渴. |
| | | ③ 多食鹹則脈凝泣而變色. |
| | | ④ 味過於鹹, 大骨氣勞, 短肌心氣抑. |
| | | ⑤ 心病禁鹹. |

이런 오미는 가공을 거치게 되면서 변화가 발생하여 그 부작용을 줄일 수 있는데, 예를 몇 가지 들어 보면 다음과 같다.

| | | |
|---|---|---|
| 마황(麻黃) | 생품(生品) | 온신산(溫辛散). 발한 과도로 상음망양(傷陰亡陽)의 우려. |
| | 밀자(蜜炙) | 온신산(溫辛散). 신산(辛散)한 성질을 완화시킨다. |
| 산사(山楂)<br>오매(烏梅) | 생품(生品) | 산미(酸味)가 강해 치아와 근맥의 손상 우려. |
| | 초초(炒焦) | 산미(酸味)가 완화된다. |
| 모려(牡蠣) | 생품(生品) | 함삽(鹹澁). 연견산결(軟堅散結) |
| | 단품(煅品) | 함미(鹹味) 감소, 삽미(澁味) 증강. 수렴고삽(收斂固澁) |

이처럼 사기오미(四氣五味)는 약성이론의 핵심내용이자 약물의 작용을 설명하는 중요한 방법으로, 사기와 오미의 조합에 따라 한 가지 약물 내에서도 여러 가지 효과를 나타내게 되는 것이다. 따라서 포제를 통해 성미를 변화시키면 약물의 작용도 변하게 되며, 이를 통해 약성의 편향성 혹은 맹렬함을 극복할 수 있게 되고, 동시에 약물의 작용 범위 확대를 꾀할 수 있게 되는 것이다. 몇 가지 예를 든다.

| | | |
|---|---|---|
| 대황(大黃) | 생품(生品) | 고한(苦寒). 사하(瀉下), 사열(瀉熱)이 강하다. |
| | 주자(酒炙) | 고미한(苦微寒). 사하력 완화. 청설상초실열(淸泄上焦實熱). |
| | 초자(醋炙) | 고미한(苦微寒). 사하력 완화. 소적화어(消積化瘀). |
| | 대황탄(大黃炭) | 고미삽량(苦微澁凉). 양혈화어(凉血化瘀), 지혈(止血). |
| 황련(黃連) | 생품(生品) | 고한(苦寒). 청열조습(淸熱燥濕), 청심제번(淸心除煩), 사화해독(瀉火解毒). |
| | 주자(酒炙)<br>강자(薑炙) | 고량(苦凉). 고한(苦寒)한 성미가 줄어들어 중초(中焦) 손상의 위험이 줄어든다. |
| | 담즙제(膽汁製) | 고대한(苦大寒). 담즙(膽汁)의 고한(苦寒)한 성미로 인해 황련(黃連)의 고한한 성미가 강화된다. |

이상과 같은 예들을 바탕으로 포제가 성미에 미치는 영향을 정리하면 다음과 같다.

① 편성(偏性)을 바로 잡는다. 예를 들면 치자(梔子)는 고한(苦寒)한 성질이 너무 강하기에 신온(辛溫)한 생강즙(生薑汁)으로 처리하면 고한한 성질을 낮추는데 이로써 중초(中焦)가 손상되는 것을 피하게 한다. 이처럼 반대되는 성질로 포제하는 것을 '반제(反製)'라고 한다.

② 성미(性味)를 증강한다. 예를 들면 고한(苦寒)한 담즙으로 황련(黃連)을 포제하면 황련(黃連)의 고한한 성질이 더욱 증강되고, 신열(辛熱)한 술로 선모(仙茅)를 포제하면 온신조양(溫腎助陽) 작용이 강화된다. 이처럼 같은 성질로 포제하는 것을 '종제(從製)'라고 한다.

③ 성미를 변화시켜 약물의 사용 범위를 넓힌다. 예를 들면 생지황(生地黃)은 감한(甘寒)하여 청열양혈(淸熱凉血), 양음생진(養陰生津)하나, 포제를 한 숙지황(熟地黃)은 감온(甘溫)하여 자음보혈(滋陰補血) 효과가 있다. 천남성(天南星)은 신온(辛溫)하여 조습화담(燥濕化痰), 거풍지경(祛風止痙)한데, 담즙으로 포제하여 담남성(膽南星)을 만들면 성미가 고량(苦凉)으로 바뀌어 청열화담(淸熱化痰), 식풍정경(息風定驚) 하는 효과가 있다. 이처럼 포제는 기존 약물의 성미를 변화시켜 새로운 사용 범위를 창출한다.

## 2 승강부침론(升降浮沈論)

승강부침은 약물이 인체의 상하표리에 작용하는 방향성을 가리키는 것으로 약물의 기미 및 질량 등과 관련이 있다. 일반적으로 신 · 감미(辛 · 甘味)는 성질이 대부분 온열하고 양에 속하여 위로 올라가는 성질이 강해 대개 승부(升浮)하고, 고 · 산 · 함미(苦 · 酸 · 鹹味)는 성질이 대부분 한량하고 음에 속하여 아래로 내려가는 성질이 강해 대개 침강(沈降)한다. 또한, 승강부침은 약물의 질량과도 유관한데 질량이 무거운 약재들은 대부분 침강하게 되고, 질량이 가벼운 약재들은 대부분 승부하게 된다. 이렇게 약재가 고유하게 가지고 있는 승강부침의 성질들은 가공을 거치면서 변하게 되는데, 여기에는 가공에 사용하는 보료 등이 중요한 역할을 한다. 그중 많이 사용되는 보료와 승강부침과의 관계는 다음과 같다.

| 보료 종류 | 보료의 작용 |
|---|---|
| 술 | 가공한 약재는 약성이 상행하게 한다. |
| 소금물 | 가공한 약재는 약성이 하행하게 한다. |
| 생강즙 | 가공한 약재는 약성이 밖으로 발산하게 한다. |
| 식초 | 가공한 약재는 약성이 안으로 수렴하게 한다. |
| 꿀 | 가공한 약재는 약성이 중기(中氣)를 보하게 된다. |

이들 보료를 이용하여 약물을 포제할 때 승강부침의 변화를 예를 들어본다.

| | | |
|---|---|---|
| 황금(黃芩) | 생품(生品) | 청폐열(淸肺熱), 청대장열(淸大腸熱). |
| | 주자(酒炙) | 청폐열(淸肺熱). |
| 황백(黃柏) | 생품(生品) | 하초습열(下焦濕熱)을 청설(淸泄)한다. |
| | 주자(酒炙) | 상초습열(上焦濕熱)을 청설(淸泄)한다. |
| | 염자(鹽炙) | 함한(鹹寒)한 성미 강화되어 사상화(瀉相火)하고, 고조(苦燥)한 성미는 완화되어 비위(脾胃)를 보호한다. |
| 내복자(萊菔子) | 생품(生品) | 승산(升散)해 용토풍담(涌吐風痰)한다. |
| | 초숙(炒熟) | 침강(沈降)해 하기화담(下氣化痰), 소식제창(消食除脹)한다. |
| 사인(砂仁) | 생품(生品) | 행기관중(行氣寬中), 화습성비(化濕醒脾). |
| | 염자(鹽炙) | 하행온신(下行溫腎). |
| 황기(黃芪) | 생품(生品) | 익위고표(益衛固表), 지한(止汗). |
| | 밀자(蜜炙) | 보중익기(補中益氣), 부비생혈(扶脾生血). |
| 형개(荊芥) | 생품(生品) | 승부하여 거풍해표(祛風解表)한다. |
| | 초탄(炒炭) | 침강하여 지혈안락(止血安絡)한다. |

이처럼 가공을 거치면 약물의 승강부침은 변화되어 승부(升浮)하는 성질은 침강(沈降)하는 성질이 되고, 침강하는 성질은 승부하는 성질이 되어 보다 다양한 작용을 보일 수 있는 것이다.

## 3 귀경론(歸經論)

귀경(歸經)이라 함은 약물이 작용하는 경락(經絡)을 말하는 것이다. 경락이란 인체의 내외 · 표리 · 상하 · 좌우 각 방면을 서로 연결하는 통로로, 안으로는 오장육부에 밖으로는 눈 · 코 · 입 · 혀 · 귀와 같은 기관과 팔 · 다리의 사지 등에 분포하면서 기혈(氣血)이 운행되는 곳이다. 경락은 다시 십이경맥(十二經脈) · 십이경별(十二經別) · 기경팔맥(奇經八脈)으로 이루어진 경맥(經脈)과, 십오락맥(十五絡脈) · 손락(孫絡) · 부락(浮絡) · 혈락(血絡) 등으로 이루어진 낙맥(絡脈)으로 크게 나뉘고 있다.

<table>
<tr><td rowspan="8">경락<br>(經絡)</td><td rowspan="3">경맥<br>(經脈)</td><td>십이경맥(十二經脈)</td><td>수태음폐경(手太陰肺經) 수양명대장경(手陽明大腸經)<br>족양명위경(足陽明胃經) 족태음비경(足太陰脾經)<br>수소음심경(手少陰心經) 수태양소장경(手太陽小腸經)<br>족태양방광경(足太陽膀胱經) 족소음신경(足少陰腎經)<br>수궐음심포경(手厥陰心包經) 수소양삼초경(手少陽三焦經)<br>족소양담경(足少陽膽經) 족궐음간경(足厥陰肝經)</td></tr>
<tr><td>십이경별(十二經別)</td><td>경맥에서 나와 낙맥으로 향하는 십이경맥의 지맥(支脈).</td></tr>
<tr><td>기경팔맥(奇經八脈)</td><td>독맥(督脈) 임맥(任脈)<br>충맥(衝脈) 대맥(帶脈)<br>양교맥(陽蹻脈) 음교맥(陰蹻脈)<br>양유맥(陽維脈) 음유맥(陰維脈)</td></tr>
<tr><td rowspan="5">낙맥<br>(絡脈)</td><td>십오락맥(十五絡脈)</td><td>십이경맥의 낙맥과 독맥 · 임맥의 낙맥, 비장의 대락(大絡)</td></tr>
<tr><td>낙맥(絡脈)</td><td>십오락맥(十五絡脈)의 분지.</td></tr>
<tr><td>손락(孫絡)</td><td>낙맥의 분지.</td></tr>
<tr><td>부락(浮絡)</td><td>낙맥 가운데 체표에 드러난 것.</td></tr>
<tr><td>혈락(血絡)</td><td>낙맥(특히 부락) 가운데 피부에 노출된 미세한 혈관.</td></tr>
</table>

| | |
|---|---|
| 십이경근(十二經筋) | 십이경맥과 그 낙맥이 분포된 근육조직. |
| 십이피부(十二皮部) | 십이경맥과 그 낙맥이 분포된 피부조직. |

이 귀경론은 약물의 효능을 설명하는데 밀접하게 사용된다. 예를 들어 마황(麻黄)은 폐장의 경락에 들어가 기침을 멎게 하고, 단삼(丹參)은 심장의 경락에 들어가 심장의 어혈을 없애며, 백출(白朮)은 비장의 경락에 들어가 비장의 기운을 보하고, 천마(天麻)는 간장의 경락에 들어가 작용을 하며, 숙지황(熟地黄)은 신장의 경락에 들어가 콩팥의 정혈을 보하는 것이다. 그러므로 귀경론은 약물이 인체의 어느 경락 어느 부위에 작용하느냐에 대한 선택성을 가리키는 이론인 것이다. 즉 한 약물이 어떤 경락에 대하여는 뚜렷한 작용을 하나 다른 장부나 경락에 대하여는 작용이 비교적 적거나 없다는 것을 말하는 것이다. 그런데 이런 개개 약물의 귀경은 포제를 통해 변화를 줄 수 있어서, 약물을 인도하여 어떤 특정 경락에 들어가게 하거나, 효능을 특정 부위에 직접 도달하게 하여 더욱 좋은 효과를 발휘하게 하기도 한다. 예를 들어 본다.

| | | |
|---|---|---|
| 생강(生薑) | 생강(生薑) | 발산풍한(發散風寒), 온중지구(溫中止嘔) |
| | 건강(乾薑) | 온중산한(溫中散寒), 회양구역(回陽救逆) |
| | 외강(煨薑) | 온중지사(溫中止瀉) |
| | 강탄(薑炭) | 온경지혈(溫經止血) |
| 지모(知母) | 생품(生品) | 청열사화(淸熱瀉火), 윤폐지해(潤肺止咳) |
| | 염자(鹽炙) | 하입신경(下入腎經), 자음강화(滋陰降火) |
| 속단(續斷) | 생품(生品) | 보간신(補肝腎), 강요슬(强腰膝) |
| | 주자(酒炙) | 속근접골(續筋接骨), 활혈통맥(活血通脈) |
| | 염자(鹽炙) | 전입신경(專入腎經), 강요지혈(强腰止血) |
| 시호(柴胡) | 생품(生品) | 승산(升散)하여 해표퇴열(解表退熱)한다. |
| | 초자(醋炙) | 입간(入肝)하여 소간지통(疏肝止痛)한다. |

| 감초(甘草) | 생품(生品) | 사화해독(瀉火解毒) 위주. |
|---|---|---|
| | 밀자(蜜炙) | 보익중초(補益中焦) 위주. |
| 초과(草果) | 생품(生品) | 소거격상지담(消去膈上之痰) 위주. |
| | 강자(薑炙) | 온중거한지통(溫中祛寒止痛) 위주. |

이처럼 각각의 약물은 일정한 포제를 통해 귀경에 변화를 줄 수 있다. 이것은 주로 보료의 기미를 이용하여 이루어지며, 대략적인 원칙은 다음과 같다.

| 맛의 종류 | 맛의 영향 |
|---|---|
| 신 맛〔酸味〕 | 산입간(酸入肝) : 신맛은 간장으로 들어간다. |
| 쓴 맛〔苦味〕 | 고입심(苦入心) : 쓴맛은 심장으로 들어간다. |
| 단 맛〔甘味〕 | 감입비(甘入脾) : 단맛은 비장으로 들어간다. |
| 매운맛〔辛味〕 | 신입폐(辛入肺) : 매운맛은 폐장으로 들어간다. |
| 짠 맛〔鹹味〕 | 함입신(鹹入腎) : 짠맛은 신장으로 들어간다. |

## 4 독성론(毒性論)

의학에서는 중독 현상을 일으키는 독성성분뿐만 아니라 약물의 편중된 성질 그 모두를 독성으로 인식하고 있다. 이것은 편중된 성질을 가진 약물을 인체가 복용하면 인체의 균형을 깨트리는 독으로 작용을 한다는 것으로, 보약도 몸에 맞지 않은 상태에서 정복하면 독약이 되는 것이다. 그런데 이러한 독성은 가공을 통하여 독성성분의 구조 내지는 함량의 변화를 유발할 수 있고, 가공에 사용되는 보료의 해독 작용을 이용해 독성을 줄일 수도 있어 약재 사용을 보다 안전하게 할 수 있다.

① 독성성분의 구조를 변화시키는 경우

예 천오(川烏), 초오(草烏)에 함유된 aconitine은 극독성분으로 찌거나 삶는 포제 과정을 거친 후에 가수분해로 hypaconitine이나 aconine으로 변화되어 독성이 크게 줄어든다.

② 독성성분의 함량을 저하하는 경우

예 마전자(馬錢子)에 함유된 알칼로이드인 strychnine은 경궐(驚厥), 사망에 이르게까지 하는 유독 성분이지만, 사초(砂炒)나 유작(油炸)을 거치면 독성성분이 파괴된다.

예 파두(巴豆)나 속수자(續隨子)에 함유된 지방유는 강한 사하작용을 일으키는 동시에 독성성분이나 거유제상법(去油製霜法)을 이용하면 독성성분이 파괴된다.

예 반모(斑蝥)에 함유된 cantharidin은 점막을 자극하여 중독을 일으키는데, 미초(米炒)를 하면 독성성분이 줄어든다.

③ 보료의 해독 작용을 이용하는 경우

예 반하(半夏), 천남성(天南星), 백부자(白附子) 등의 독성성분은 인체의 점막에 강한 자극성이 있어 수포(水泡), 홍종(紅腫), 실음(失音) 등의 부작용을 발생시킨다. 이들을 백반(白礬)과 생강(生薑)으로 포제하면 그 독성이 줄어든다.

이상과 같이 약물의 독성과 부작용을 저하하거나 제거하는 것에는 포제 기술의 이용이 매우 중요하다.

## 5 성분론(成分論)

약물에는 여러 가지 유효 성분이 들어있으며, 그 존재 형태와 대사 과정에서의 역할이 매우 다양하다. 또한, 약물에는 유효 성분뿐만 아니라 효능에 전혀 영향이 없거나 오히려 해로운 영향을 주는 성분도 들어있기 때문에 유효한 성분은 강화하고 해로운 성분은 제거해야 한다. 아울러 가공을 통해 새로운 성분의 생성이라든지 전혀 다른 효능을 갖게 되는 경우도 종종 있으므로, 가공은 약재의 성분에 지대한 영향을 미친다고 할 수 있다.

약물에 들어있는 주요 유효 성분은 알칼로이드, 배당체, 사포닌, 탄닌, 탄수화물(당류, 고무질, 점액 성분 등), 기름, 인지질, 수지, 비타민, 유기산, 스테로이드, 효소, 아미노산, 단백질, 항생물질, 미량원소, 무기물 등이다. 그중 중요한 주요 성분들의 변화 상태를 보면 다음과 같다.

## ❶ 알칼로이드(Alkaloid)

**정의** : 질소를 함유한 알카리성 유기화합물의 총칭으로 식물계에 널리 분포한다. 대부분 맛이 쓰고 생리활성이 있으며, 광물성 약재뿐만 아니라 동물성 약재에도 함유되어 있다. 유리형 알칼로이드는 불용 또는 난용이며, 알코올, 클로로폼 같은 유기용매나 산성 용매에서 염을 형성하기 때문에 일반적으로 술과 식초 등을 포제 보료로 사용한다.

**열에 대한 반응** : 알칼로이드는 열에 대한 내성에 차이가 있다. 어떤 것들은 고온에서 불안정하여 가수분해를 일으킨다. 일반적으로 자(煮), 증(蒸), 초(炒), 탕(燙), 단(煅), 자(炙)하는 방법을 쓰는데, 알칼로이드의 구조를 변화시킨다. 약물 중 석류피(石榴皮), 용담초(龍膽草), 산두근(山豆根) 등은 가열하면 알칼로이드의 활성도가 떨어지므로 가열처리 과정을 짧게 하거나 생용하는 것이 좋다.

| 예 aconitinc (附　了) - (가열) → aconine |
|---|
| 예 strychnin (馬錢子) - (가열) → iso strychninc, stryclmine |

**물에 대한 반응** : 대부분 알칼로이드는 물에 난용이나, 물에 잘 용해되는 빈랑(檳榔)의 arecoline, 황련(黃連)의 berberine과 같은 일부 저분자량의 알칼로이드를 함유한 약재들은 되도록 물과 접촉을 적게 해야 한다. 이들 약재를 연화시킬 때는 소포다윤(少泡多潤)하는 것이 원칙인데, 이것은 물과 접촉을 되도록 적게 해 약효의 유실을 막으려는 목적이다. 반대로 물과 접촉시간을 길게 하여 유효 성분이자 독성분을 제거하는 예도 있다. 예

를 들어 부자(附子)를 7~10일간 담가 두는 포제 방법이 있는데, 이렇게 하면 부자(附子)에 있는 아코니틴(aconitine)은 물에 많이 추출 및 제거되어 부자(附子)의 독성이 약해진다. 이때 아코니틴(aconitine)의 물에 대한 용해도는 1 : 3300이다.

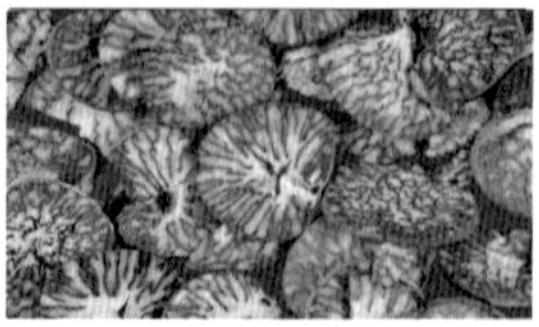

빈랑(檳榔) 해남산

**식초에 대한 반응** : 식초는 약산으로 유리형 알칼로이드와 결합하여 염을 형성한다. 알칼로이드의 초산염은 물에 잘 용해되어 수용성 성분량을 증가시키고 약리작용도 강해진다.

> 예 현호색(玄胡索)에 있는 corydalis B(d-tetrahydropalmatine), corydaline은 지통작용이 있는 알칼로이드로 식물 내에서는 유리형으로 존재하면서 물에는 불용인데, 초산과 결합하여 초산염을 형성하면 물에 용해되기 때문에 현호색(玄胡索)을 초제(醋製)하면 지통 효과가 커진다.

알칼로이드는 식물의 유기산, 무기산과 복염(複鹽)을 형성하는데, 이들은 일반적으로 물에 난용성이다. 여기에 초산을 가하면 복염이 산으로 변화되어 물에 잘 용해되는 초산복염을 형성하여 용해도를 증가시킨다. 때로는 약재를 가공할 때 유효 성분이 분해되는 예도 있다.

**술에 대한 반응** : 술은 유리형 알칼로이드나 다른 염을 용해하기 때문에 약물을 주제(酒製)하면 알칼로이드의 용출률을 증가시키고 약효의 증가를 가져온다.

## ❷ 배당체(配糖體 : Glycoside)

**정의** : 배당체는 당 성분에 당 성분 또는 비당 성분이 환상의 반축합[29] 반응을 일으켜 축합[30] aldyhyde[31] 유도체를 형성한 것이다. 즉 당의 환원기와 당 또는 당 이외의 화합물의 히드록시기(-OH)가 탈수축합하여 다른 성분(aglycon 또는 genin)이 결합하여 생긴 물질이다. 이때 당과 당이 결합한 것을 홀로사이드(holoside), 당과 비당 성분이 결합한 것을

---

29 aldehyde의 수산기(−OH로 표시되는 1가의 기)와 비당부분의 수산기 또는 phenyl기가 축합한 것.

30 유기화합물의 2분자 또는 그 이상의 분자가 반응하여 간단한 분자가 제거되면서 새로운 화합물을 만드는 반응. 예) $2C_2H_5OH \rightarrow (C_2H_5)2O+H_2O$

31 알데하이드기 −CHO를 가진 화합물의 총칭.

헤테로사이드(heteroside)라고 하는데, 일반적으로 배당체는 헤테로사이드를 가리킨다. 식물계에 널리 존재하는데, 과실, 나무껍질, 뿌리에 가장 많다. 배당체의 용해도는 규칙성이 없으며, 일반적으로 물과 알코올에 잘 녹고, 일부 배당체는 chloroform, ethylacetate에 용해하나 ethylether와 benzol에는 난용이다. 용해도는 당분자와 aglycon의 극성기가 많으면 물에서 용해도가 크고, 반대면 용해도는 작다.

**물에 대한 반응** : 배당체는 일반적으로 물에 용해가 쉬워 수처리할 때 되도록 짧게 습윤(濕潤)시켜서 배당체의 유실 또는 가수분해로 인한 감소를 방지해야 한다. 약물 중 대황(大黃), 감초(甘草), 진피(陳皮) 등은 모두 수용성 배당체를 함유하고 있어 주의해야 한다.

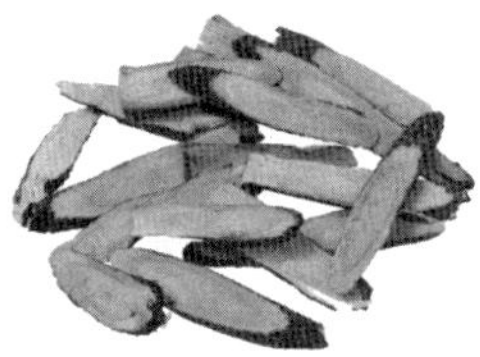
감초(甘草)

**산에 대한 반응** : 배당체는 산성에서 가수 분해되기 쉽고 양이 감소하기 때문에 포제할 때 특별한 경우를 제외하고 식초로 처리하지 않는다. 생산과정에서 유기산은 물 또는 에테르(ether)에 용출되어 물이 산성으로 변화되어 배당체의 가수분해를 촉진하므로 주의해야 한다.

**효소활성의 억제** : 배당체를 함유하는 약재는 자체에 분해효소도 함께 들어있으므로 약재 보관 도중에 적당한 온도와 습도를 만나게 되면 배당체 분해효소가 활성화가 되어 배당체를 가수분해해 약재의 품질을 떨어트린다. 예를 들면 괴화(槐花 : rutin), 행인(杏仁 : amygdalin), 황금(黃芩 : baicalin) 등은 배당체를 함유한 약재인데 오래되면 배당체가 분해되어 유효 성분이 상실된다. 화류 약재의 색소도 역시 효소의 작용으로 색이 변하고 꽃잎이 떨어진다. 그러므로 색소 또는 배당체를 함유한 약물은 배당체의 손실을 막기 위해서 60℃ 이상으로 건조나 초(炒), 증(蒸), 홍(烘), 단(煅) 또는 폭쇄(曝晒) 등의 방법으로 배당체 분해효소의 활성을 억제하거나 파괴하여 약효를 보존하여야 한다. 예를 들어 행인(杏仁)을 가열하면 배당체 분해효소인 에멀신(emulsin)을 파괴하므로 유효 성분인 아미그달린(amygdalin)의 분해를 막을 수 있고, 괴화(槐花)도 약간 볶으면 효소의 작용이 억제되어 유효 성분인 루틴(rutin)의 분해를 막을 수 있다.

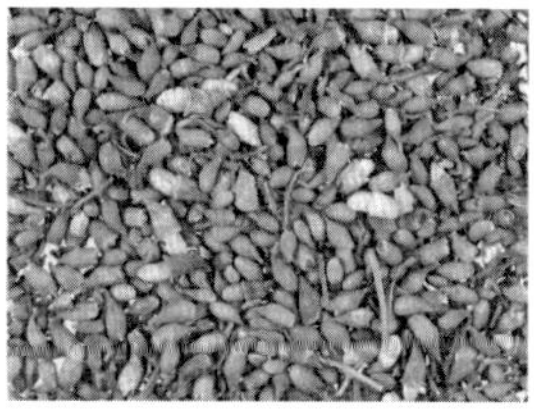
괴미(槐米)

### ❸ 정유(精油 : Essential oil)

**정의** : 생물체를 수증기를 이용하여 증류할 때 휘발되는 방향성 성분을 정유라 한다. 정유의 이용 범위를 보면 피부병 치료제, 소화 건위제, 중풍 치료제, 강심제, 진통제, 구충제 등으로 다방면에 이용된다. 정유의 성분은 주로 테르펜(terpene)으로 산소가 들어있는 화합물들은 대체로 좋은 향기를 풍긴다. 일반적으로 방향성이 있고, 실온에서 휘발하면 기름 흔적을 남기지 않으며, 물보다 비등점이 낮고, 여러 가지 유기용매 및 지방유, 70% 이상의 에탄올에 완전히 용해되나, 물에는 용해도가 매우 낮은 유상의 액체이다. 즉 정유는 물에는 잘 용해되지 않지만 여러 가지 유기용매에는 잘 용해되고, 햇볕이나 공기와의 접촉을 통해서 나무진 모양의 각종 산화물로 변한다.

**제법과 정유량** : 정유량은 포제 방법에 따라 큰 차이를 보이는데, 대략 다음과 같다.

① 초탄(炒炭) : 정유를 약 80% 감소시킴.
② 초초(炒焦) : 정유를 약 40% 감소시킴.
③ 외(煨), 토초(土炒) : 정유를 약 20% 감소시킴.
④ 초자(醋炙), 주자(酒炙), 염자(鹽炙), 미감수제(米泔水製), 부초(麸炒) : 정유를 약 10~15% 감소시킴.

이처럼 정유는 손실되기 쉬우므로 방향성 약물들과 같이 정유량이 중요한 약재들은 특수한 목적이 없는 한 열처리를 하지 않는다. 만일 창출(蒼朮)이나 천궁(川芎) 같은 약재를 가열 없이 정유량을 줄여 자극성을 없애려면 이들 약물을 쌀뜨물에 1~2일 동안 담갔다가 사용하면 가열하지 않고도 정유의 함량을 적당히 줄일 수 있다.

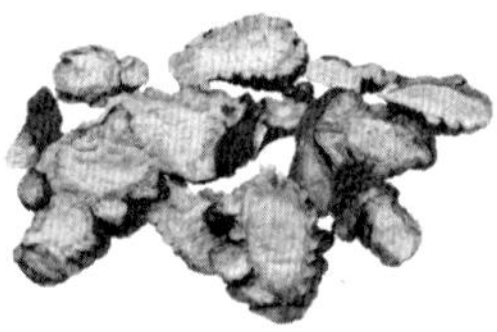
천궁(川芎)

**정유의 보존처리** : 고문헌을 살펴보면 약재 내의 정유를 보존하기 위해서 여러 가지 포제 방법을 약재별로 기록했었다. 일반적으로 휘발성 약재는 가공 처리를 즉시 하여 가공 시간을 줄이고, 건조할 때는 음건하며, 수처리는 창수세(搶水洗)로 하여 되도록 정유의 손실을 피해야 한다.

예 『뇌공포자론(雷公炮炙論)』에서 인진(茵蔯)은 '勿令犯火'라 하였고, 『본초강목(本草綱目)』 목향(木香) 조목에서는 '凡入理氣藥, 不見火; 若實大腸, 宜面煨熟用'이라 하였다.

**정유의 감소처리** : 어떤 약물의 경우에는 오히려 정유를 감소시켜야 할 경우도 있다.

예 마황(麻黃)을 밀자(蜜炙)하면 정유의 절반 이상이 감소하고 에페드린(ehpedrine) 함량이 상대적으로 증가하며 꿀의 윤폐(潤肺)작용으로 천식 치료에 사용한다.

예 유향(乳香)의 정유는 독성과 강렬한 자극성이 있지만 포제하면 대부분 제거된다.

**정유의 질적 변화** : 어떤 약물의 경우 포제를 하면 정유량의 변화뿐만 아니라 질적인 변화도 일어난다. 예를 들어 색은 짙어지고 흡광률이 증대되며, 새로운 성분이 생성되거나, 약리작용이 변한다.

예 형개(荊芥)를 초탄(炒炭)하면 기존의 정유 성분과는 전혀 다른 9가지의 새로운 정유 성분이 생성되는데 이 성분들에게서 지혈작용이 있다.

예 육두구(肉豆蔻)를 외(煨)하여 사용하면 토끼의 적출장관(摘出腸管 : 췌장, 소장)의 수축을 억제하는 작용이 있고, 장을 튼튼하게 하고 설사를 멎게 하는 정장지사 작용이 있다.

**정유 존재 상태에 따른 포제** : 약재 내의 정유는 유리 또는 결합 상태로 존재한다. 이 존재 상태에 따라 약물의 포제 방법이 달라야 한다.

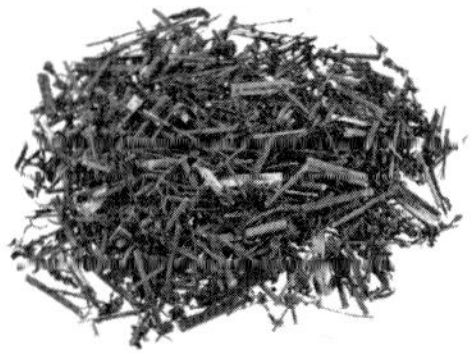

형개(荊芥)

정유가 유리상태로 존재하는 박하(薄荷), 형개(荊芥)의 정유는 채집하여 물을 분무하여 습윤시켜 신속하게 가공 절제하고 습윤 상태로 오래 두지 않아야, 발효와 변질을 피하고 약재의 품질에 영향을 주지 않는다.

정유가 결합상태로 존재하는 후박(厚朴), 연미(鳶尾)[32] 등은 발효시킬 때만 향기가 강해지기 때문에 후박은 반드시 매장발효를 해야 좋은 품질의 약재를 생산할 수 있다.

## ❹ 탄닌(tannin)

탄닌은 떫은맛을 내는 특징이 있으며 공기에 의하여 산화 또는 중화되어 어두운 밤색의 화합물로 되거나 단백질과 결합하여 물에 잘 용해되지 않는 폴리페놀 화합물로 된다. 탄닌을 함유한 약재를 가공할 때는 물에 오래 담가 두지 말아야 하는데, 물이나 알코올에 잘 풀리는 성질을 가지고 있기 때문이다. 또한, 탄닌은 철과 만나면 탄닌철을 형성하는 반응을 일으키므로 가공할 때에 철로 만든 도구는 피해야 한다.

**정의** : 탄닌은 다수의 페놀성(polyphenol) 수산기를 가지는 방향족 화합물로 지혈, 지사, 항균, 점막 보호 등의 수렴 작용이 있고, 알칼로이드와 중금속 중독의 해독제로 사용된다.

① 가수분해성 탄닌
- 묽은 산과 가열하면 가수분해되어 갈산(gallic acid : 沒食子酸)이나 에라그산 등을 생성하는 탄닌.

② 축합형 탄닌
- 중합하여 적색 또는 갈색의 침전물인 프로바펜을 생성하는 탄닌.

③ pyrogallol계 탄닌
- 알칼리 융해에 의해서 피로갈롤을 주로 생성하는 탄닌.
- 오배자나 몰식자를 비롯하여 스마크 · 체스넛(밤) · 떡갈나무 · 발로니아 등의 탄닌이 포함되어 있고, 일반적으로 수렴성이 강하다. 철백반(鐵白礬) 용액에 의해서 청색을 띤 다음 검은색으로 변하고, 또 브롬수에서는 침전물을 생성하지 않으나 석회수에 의해서 청색을 띤다.

④ catechol계 탄닌
- 알칼리 융해에 의해서 카테콜을 주로 생성하는 탄닌.
- 맹그로브 · 떡갈나무(수피) · 미모사 · 케프라코 · 갬비아 등의 탄닌이 포함

32 *Iris tectorum* Maxim. 신고한(辛苦寒), 유독. 거어(祛瘀), 소적(消積), 이소변(利小便), 해독(解毒). 鳶 - 소리개 연

되어 있고, 일반적으로 수렴성이 약하다. 또, 철백반에 의해서 녹색을 띤 다음 검은색으로 변하며, 브롬수에 의해서 침전하고 석회수에 의해서는 발색하지 않는다.

**물에 대한 반응** : 탄닌은 극성이 강해 물에 쉽게 용해되며 특히 열수에 용해가 잘된다. 수처리를 할 때 주의해야 한다. 예를 들어 지유(地榆), 호장근(虎杖根), 측백엽(側栢葉), 석류피(石榴皮) 등을 포제할 때에는 수처리에 주의해야 한다.

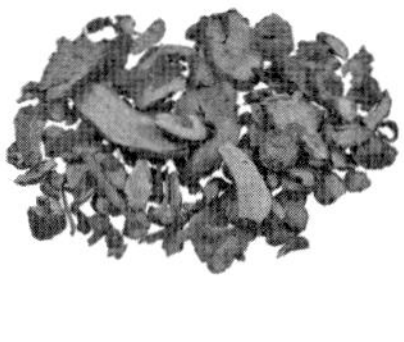
지유(地榆)

**변색** : 탄닌은 강력한 환원제로 공기 중에서 산화하여 tannin red를 생성한다. 빈랑자(檳榔子), 백작(白芍) 등은 절편할 때 공기 중에 노출되면 간혹 붉어지는데 탄닌의 산화작용에 기인한다. 또한, 탄닌은 염기성 용액에서 빠르게 변색하기 때문에 주의해야 한다.

**열에 대한 반응** : 탄닌은 열에 안정해서 고온 처리하여도 큰 변화를 나타내지 않는다. 180~200℃로 가열하면 탄닌이 분해되어 피로갈롤 또는 카테콜을 만든다. 그러나 그보다 낮은 온도로 가열 처리하면 탄닌의 함량은 약간 적어지기는 하지만 큰 변화를 일으키지는 않는다. 예를 들어 대황(大黃)을 주증(酒蒸), 초탄(炒炭)하면 안트라퀴논 배당체(anthraquinone glycoside)의 함량은 감소하나 탄닌 함량의 변화는 크지 않다. 그러므로 대황(大黃)의 사하작용은 감소되고 수렴작용은 증강한다. 만약 포제 시간이 길면 안트라퀴논 배당체는 모두 파괴되어 도리어 변비를 초래한다. 일부 탄닌은 고온처리를 하면 치료 효과에 영향을 주는데, 예를 들면 지유(地榆)는 초탄 온도가 너무 높으면 항균 작용이 많이 감소하므로 불 조절을 잘해야 한다.

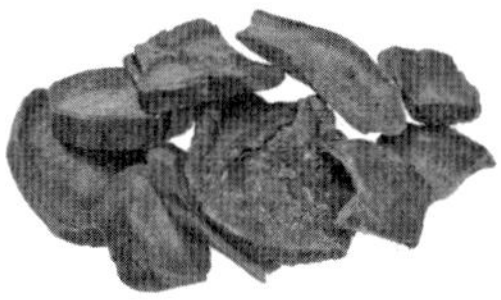
대황(大黃)

**철에 대한 반응** : 탄닌은 철와 생화학적 반응을 하여 흑녹색의 탄닌철염의 침전물을 생성한다. 고로 탄닌을 함유하는 약재를 포제할 때는 참대 칼, 구리 칼을 쓰고, 물로 세척할 때는 목기를 사용하며, 약재를 달일 때는 질그릇을 사용하여 탄닌과 철의 반응을 방지해야 한다.

## ❺ 단백질(蛋白質 : Protein), 아미노산(amino acid)

**정의** : 아미노산은 한 분자 안에 아미노기(−$NH_2$)와 카르복시기(-COOH)를 가지는 유기화합물이고, 단백질은 이들 아미노산의 연결체이다.

**물에 대한 반응** : 순수한 아미노산은 대부분 무색의 결정이고 물에 쉽게 용해되므로 오랫동안 침포하면 유효 성분의 손실이 있다.

**열에 대한 반응** : 단백질은 열에 대한 반응이 매우 크다.

① 단백질을 가열하여 끓이면 응고 및 변성이 일어난다. 그러므로 뇌환(雷丸), 천화분(天花粉), 봉독(蜂毒), 사독(蛇毒), 봉왕장(蜂王漿) 등은 생것을 사용하는 것이 좋다.

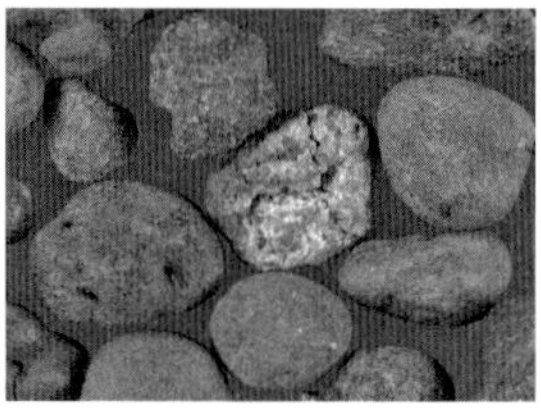

뇌환(雷丸)

② 단백질을 가열하면 독성의 변화가 생긴다. 예를 들어 파두(巴豆), 피마자(蓖麻子) 등을 가열하면 독성이 많이 감소한다.

③ 단백질을 가열 처리하면 새롭게 생성되는 물질이 있다. 예를 들어 난황(卵黃)과 흑대두(黑大豆)를 건류(乾餾) 처리하면 질소를 함유한 pyridine유도체, porphyrin유도체를 얻을 수 있는데 이들은 해독, 진경(鎭痙), 지양(止痒), 항균, 항 histamine 작용이 있다.

**단당(單糖)과 소량 수분에 대한 반응** : 아미노산은 단당과 소량의 수분 때문에 생화학적 반응이 일어나 환상의 화합물을 생성하는데 바로 구수한 맛을 내는 melanoidine이다. 그래서 밀 싹, 벼 싹 등은 볶으면 구수해지고 건비(健脾) 소식(消食) 작용이 있다.

**탄닌과 중금속에 대한 반응** : 단백질은 tannic acid, 중금속염에 의하여 침전물을 형성하기 때문에 일반적으로 탄닌을 함유한 약물과 함께 가공 포제하지 않는다.

## ❻ 당질(糖質 : Glucide, Glycan)

**정의** : 탄수화물(carbohydrates)은 초기에 C · H · O로 이루어진 것으로, Cm($H_20$)n의 실험식에 해당하는 천연물을 말했다. 그러나 후에 deoxyribose ($C_5H_{10}O_4$)와 rhamnose($C_6H_{12}O_5$)와 같이 천연에 존재하는 당이면서 일반식에 부합되지 않는 것들, 초산($C_2(H_2O)_2$), 유산($C_3(H_2O)_3$), phloroglucinol ($C_6(H_2O)_6$) 처럼 일반식에 부합되면서 탄수화물 특성에 맞지 않는 것들, C · H · O 이외에 N과 S를 함유한 탄수화물들이 알려지면서 당질, 당류라고 부르기 시작했다.

**종류** : 당질은 다음과 같이 크게 나눌 수 있다.

| | |
|---|---|
| 단 당 류<br>(monosaccharides) | 3탄당(triose), 4탄당(tetrose)<br>5탄당(pentose), 6탄당(hexose) |
| 과 당 류<br>(oligosaccharides) | 2당류(disasaccharides), 3당류(trisaccharides)<br>4당류(tetrasaccharides) |
| 다 당 류<br>(polysaccharides) | 단순다당류(simple polysaccharides)<br>복합다당류(conjugated polysaccharides) |

**물에 대한 반응** : 단당과 과당은 물에 잘 용해되고, 열수에서는 용해도가 더욱 증가하며, 다당은 물에 난용이나 가수 분해되면 단당과 과당을 형성한다. 따라서 당을 함유한 약재를 포제할 때는 될 수 있으면 수처리를 적게 하고, 물을 침포시켜야 할 때는 잠깐 물에 담가서 습윤시켜야 하며, 물과 함께 가열처리하는 방법은 피해야 한다.

**가열 처리** : 당과 aglycon은 결합하여 배당체를 형성하는데, 일부 배당체를 함유한 약재는 가열 처리하면 분해되어 대량의 당이 나온다. 예를 들어 생지황(生地黃)을 익히면 감미가 증가하고, 하수오(何首烏)는 익히면 환원당의 함량이 증가한다.

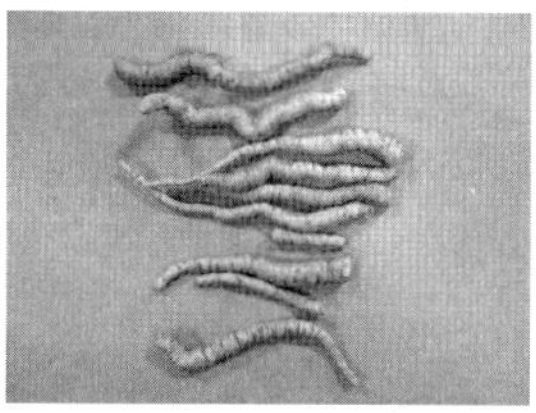

생지황(生地黃)

## ❼ 유지(油脂 : Fats and oil)

**정의** : 식물에서는 종자, 동물에서는 지방조직에 분포하고 있는 지방산의 glycerylester로서, 상온에서 액체인 것은 지방유(oils), 고체인 것은 지방(fat)이라 한다. 주성분은 지방산(fatty acid)과 글리세린(glycerin)으로, 윤장통변(潤腸通便)하는데 어떤 것은 독성도 있다.

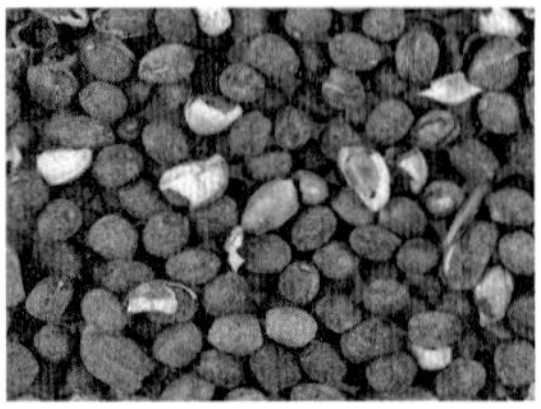

속수자(續隨子)

**응용례** : 유지가 유효 성분인 약재를 몇 가지 예로 든다.

예 백자인(柏子仁)을 제상(製霜)하면 설사를 방지한다.

예 천금자(千金子 : 續隨子)를 제상(製霜)하면 독성이 준다.

예 과루인(瓜蔞仁)을 제상(製霜)하면 비위허약자의 오심구토를 방지한다.

예 피마자(蓖麻子)는 유독한 단백질을 함유하고 있는데, 초숙(炒熟)하여 단백질을 변형시키면 중독을 피할 수 있고, 피마자 지방유는 해독 작용과 사하통체(瀉下通滯) 작용이 있다.

예 파두유(巴豆油)는 유독하므로 제상(製霜)하여 사용한다.

## ❽ 수지(樹脂 : Resin and Balsam)

**정의** : 식물의 조직 속에 있는 부정형의 천연복합화합물로, 보통은 고형이고 투명 또는 반투명이다. 열을 가하면 반고형으로 되었다가 마지막에는 녹는다. 식물체에 상처를 주어 채집하는데, 주로 방부(防腐), 소염(消炎), 진정(鎭靜), 진통(鎭痛), 진경(鎭痙), 지혈(止血), 활혈(活血) 등의 효능이 있다.

**분류** : 수지류는 대략 다음과 같이 나뉜다.

① resin

- resin acid, resin alcohol, glycoresin이 있다.
- 함유하는 약물은 로진, 포도피름근, 코르신트실, 야랍근, 가바가와근, 인도

대마초 등등이다.

② oleoresin

○ resin에 volatile oil이 균일하게 섞인 것.

○ 테레빈치, 관중(貫衆), 고초(苦椒), 건강, 코파이발삼이 이에 속한다.

③ gum-resin과 oleo-gum-resin

○ resin과 gum과의 혼합물.

○ 몰약(沒藥), 아위(阿魏)가 이에 속한다.

④ balsam

○ resin에 cinnamic acid나 benzoic acid 또는 이 두 물질이 혼합된 것.

○ 안식향(安息香), 페루발삼, 토루발삼에 함유되어 있다.

⑤ latex-containning substance

○ milk와 같은 복잡한 혼합물질로 유관이 있는 식물에 함유되어 있다.

○ 굿타페르카카가 이에 속한다.

**용매에 대한 반응** : 물에는 불용, 알코올 등의 유기용매에 용해된다. 수지를 포함한 약재는 술, 식초 등의 보료로 처리하면 수지 성분이 용해되어 치료 효과를 증강한다.

예 오미자(五味子)의 수지는 보익 성분으로 주제(酒製)를 하면 효과가 증가한다.

예 유향(乳香), 몰약(沒藥)을 초제(醋製)하면 활혈지통(活血止痛) 작용이 증가한다.

**열에 대한 반응** : 수지가 열에 반응하는 경우는 크게 다음과 같다.

예 가열하여 효과가 증가하는 경우 : 등황(藤黃)[33]을 고온으로 포제하면 항균 작용이 증가한다.

예 가열하면 효과가 감소하는 경우 : 유향(乳香), 몰약(沒藥)은 초제(醋製)할 때 너무 고온이면 수지의 변성이 촉진된다.

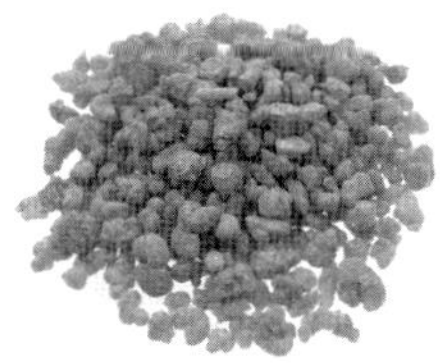

유향(乳香)

예 가열하여 수지를 부분 파괴하는 경우 : 흑축(黑丑)의 수지는 사하거적(瀉下去積) 작용이 있는데, 초제(炒製)하면 수지가 부분적으로 파괴되어 사하작용을 완화시킬 수 있다. 또한, 독성이 있는 건칠(乾漆)은 민단법(悶煅法)으로 가공하면 독성을 줄일 수 있다.

## ❾ 유기산(有機酸 : Organic acid)

**정의** : 산성을 띠는 유기화합물의 총칭으로, 신맛을 가진 과실 약재 중에 많이 함유되어 있다. 특히 과실이 성숙할수록 산의 함량이 감소한다.

**물에 대한 반응** : 유기산은 식물에서 유리 상태로 존재하고 K(칼륨), Na(나트륨), Ca(칼슘), Be(베릴륨), Mg(마그네슘), Sr(스트론듐), Ba(바륨) 등의 이온과 결합하여 염으로 존재한다.

저분자의 유기산은 대부분 수용성이다. 따라서 수처리할 때 습윤을 적게 시켜야 손실을 방지할 수 있다.

**열에 대한 반응** : 일반적으로 유기산이 유효 성분인 약재는 가열 포제법을 활용하지 않지만, 강산성의 유기산은 구강과 위에 자극성이 강하므로, 가열처리를 하여 유기산 일부를 파괴해 산성의 저하를 유도한다. 예를 들어 산사(山査)를 초흑(炒黑) 하는 경우이다.

어떤 경우에는 가열처리를 하면 약재에 질적 변화가 생긴다. 예를 들어 커피[34]를 초(炒)하면 클로로젠산(chlorogenic acid)이 파괴되어 카페인산(caffeic acid), 퀴닌산(quininic acid)을 생성하고 주석산(tartaric acid), 구연산, 사과산, 옥살산(oxalic acid)을 감소시켜 초산, 프로피온산(propionic acid), 발레르산(valeric acid) 등의 휘발성 산을 생성한다.

**알칼로이드에 대한 반응** : 어떤 유기산은 알칼로이드와 결합하여 염을 생성하여 효과가 더욱 좋아진다. 예를 들어 오수유로 황련을 포제하면 약효의 증가를 가져온다.

---

33 등황(藤黃) : *Garcinia morella* Desv. 의 수지. 산삽(酸澁), 유독. 소종(消腫), 해독(解毒), 지통(止痛), 구충(驅蟲).

34 가배(咖啡), 가배(珈琲) : 미고삽평(微苦澁平). 성신(醒神), 이뇨(利尿), 건위(健胃).

## ⑩ 무기질(無機質 : Minerals)

**정의** : 생물체를 구성하는 원소 중에서 탄소·수소·산소 등의 3 원소를 제외한 생물체의 무기적 구성요소를 말한다. 일반적으로 열에 안정하고 포제할 때 유기성분을 파괴하면 미량원소들이 용출되어 치료 효과를 나타내는데 이롭다.

**포제로 인한 변화** : 무기 성분은 K, Ca, Mg염 등의 무기염 형태로 광물성 약재와 패각류 약재에 대량으로 존재한다. 이들은 조직 세포의 유기산과 결합하여 염의 형태로 공존하는데 이를 단소(煅燒) 또는 단홍초쉬(煅烘醋淬) 등의 방법을 사용하여 포제하면 물리적 성질과 성상을 변화시킬 수 있다. 그리하면 약재의 분쇄가 쉬워 유효 성분의 추출이 간편하고, 위장관 내에서의 흡수도도 향상하는데, 자석(磁石), 자연동(自然銅), 굴, 조개 등이 그 예이다.

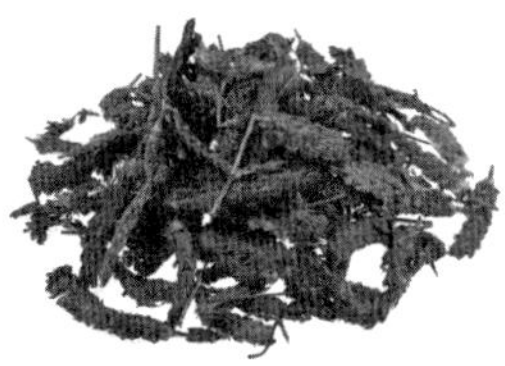

하고초(夏枯草)

결정수를 함유한 광물을 고온으로 가열하면 결정수를 잃고 약효가 변화하는데, 석고(石膏), 명반(明礬), 한수석(寒水石) 등이 그 예이다.

가열 과정에서는 약물의 화학성분이 변화하는데, 예를 들어 노감석(爐甘石)의 주성분은 탄산아연($ZnCO_3$)이지만 단(煅)하면 산화아연(ZnO)으로 변화하여 해독(解毒), 명목퇴예(明目退翳), 수습지양(收濕止痒), 염창(斂瘡) 등의 작용을 한다.

포제 과정에서 수처리 시간이 길면 약재의 수용성 무기염이 유실된다. 예를 들어 하고초(夏枯草)는 대량의 K염을 함유하는데 장시간 수처리를 하면 K염이 유실되어 혈압강하, 이뇨 작용이 상실된다.

인체에 필수적인 미량원소는 16가지이나 인체와 밀접한 관계가 있는 것은 25가지이나. 아연(Zn)은 인체의 정액에 많이 있는데 결핍되면 성장이 되지 않고 생식 능력을 잃게 된다. 망간(Mn)이 결핍되면 현저한 지력감퇴(智力減退)와 발육 부진을 일으킨다. 구리(Cu)가 결핍되면 연골증(軟骨證), 성장발육부진, 관절의 변형, 피부 백반 증상이 나타난다. 셀렌(Se)은 생체의 면역력을 촉진하는데 결핍되면 암이 잦다. 리튬(Li)은 간접적으로 카테콜아민(catecholamine)의 합성을 억제하고 중추신경을 조절한다. 이런 미량의 무기 원소들은 포제 과정을 거치면서 약재에서의 추출률이 높아지게 된다.

이상의 성분 이외에도 비타민, 리그난(lignan)[35], 스테로이드[36] 등 여러 성분이 가공 처리하는 과정에서 많은 영향을 받으므로 충분한 고려를 해야 한다.

## 참고자료

### – 염(鹽 : Salt) –

#### ◑ 정의

① 산과 염기의 중화반응에 의해 생기는 화합물. 산의 음성 성분과 염기의 양성 성분으로 이루어진다.

② 예를 들면 HCl(산)+NaOH(염기) → NaCl(염)+$H_2O$

$HNO_3$(산)+$NH_3$(염기) → $NH_4NO_3$(염) 등이 이에 해당한다.

③ 일반적으로 녹는점이 높은 이온 결정이 많으며, 물이나 기타 용매에 녹아서 이온으로 해리하는 강한 전해질이다. 잘 녹지 않는 것도 녹아 있는 부분은 이온화되어 있다.

#### ◑ 종류

① 정염(正鹽 : normal salt 또는 중성염)

- 중화하는 산의 수소가 완전히 금속이온으로 치환된 염. 또는 염기의 수산기가 전부 산기로 치환된 염. 수소(H)가 없다.

---

35 n-페닐프로판이 n-프로필 곁사슬의 β자리에서 2분자가 결합한 천연물의 총칭.

36 4원자고리 탄화수소인 스테로이드 고리(시클로펜타노히드로페난트렌 고리)를 기본구조로 가진 호르몬. 이 중에는 고등동물이나 사람에게서 볼 수 있는 웅성·자성의 생식선 호르몬(성호르몬)이나 부신피질 호르몬, 곤충이나 갑각류에서 볼 수 있는 탈피 호르몬 등이 포함된다.

○ $H_2SO_4$ + 2NaOH → $Na_2SO_4$(황산나트륨:정염) + $2H_2O$

○ $NaHCO_3$ + NaOH → $Na_2CO_3$(탄산나트륨:정염) + $H_2O$

② 산성염(酸性鹽 : acidic salt 또는 수소염)

○ 산에 포함된 수소 원자의 일부만을 금속으로 치환하여 얻어진 염. 수소(H)가 있다.

○ $H_2SO_4$ + NaOH → $Na_2HSO_4$(황산나트륨:산성염) + $H_2O$

○ $H_2CO_3$ + NaOH → $NaHCO_3$(탄산수소나트륨:산성염) + $H_2O$

③ 염기성염(鹽基性鹽 : basic salt)

○ 수산기(-OH)의 일부를 산기로 치환한 것. 수산화기(-OH)가 있다.

○ $Ca(OH)_2$ + HCl → Ca(OH)Cl(염화수산화칼슘:염기성염) + $H_2O$

○ 히드록시황산염 $CuSO_4 \cdot 3Cu(OH)_2$나 옥시염비스무트 BiOCl 등은 염기성염이다.

④ 복염(複鹽 : double salt)

○ 서로 다른 두 개의 염이 결합해서 하나의 염을 형성한 것으로, 물에 녹으면 성분염과 같은 이온을 만든다.

○ 백반의 생성과정

$$K_2SO_4 \cdot 6H_2O + Al_2(SO_4)_3 \cdot 18H_2O \rightarrow K_2SO_4 \cdot Al_2(SO_4)_3 \cdot 24H_2O$$

| ↓ | ↓ | ↓ |
|---|---|---|
| $2K^+ + SO_4^{2-}$ | $2Al_3^+ + 3SO_4^{2-}$ | $2K^+ + 2Al_3^+ + 4SO_4^{2-}$ |

⑤ 착염(錯鹽 : complex salt)

○ 서로 다른 두 개의 염이 결합해서 한 개의 염을 형성한 것으로, 물에 녹으면 성분염과 다른 새로운 이온을 만드는 염.

○ 시안화철(II)산칼륨의 생성과정

$$4KCN + Fe(CN)_2 \rightarrow K_4Fe(CN)_6$$

| ↓ | ↓ | ↓ |
|---|---|---|
| $4K^+ + 4CN^-$ | $Fe_2^+ + 2CN^-$ | $4K^+ + Fe(CN)_6^{4-}$ |

# Ⅱ. 1차 포제 방법

1. 약물의 채취
2. 약물의 정제
3. 약물의 절제
4. 약물의 포제
5. 약물의 건조
6. 약물의 품질평가

1차 포제 방법은 채취, 세척, 절단, 분쇄, 포제, 건조 등을 통해 약물을 사용 가능한 형태로 만드는 방법이다. 실제 사용과 유통 과정에서는 이들 과정 외에도 살균, 포장, 보관 등의 과정이 필요한데 이것은 2차 포제 방법에서 언급한다.

1차 포제 방법은 전통적으로 내려오는 방법과 현대에 개발된 방법들이 어울려져 있는 약물 가공의 핵심이다. 이 단원에서는 1차 포제 방법의 개념, 용어 및 방법을 익혀 포제 기술 습득의 기초를 닦는다.

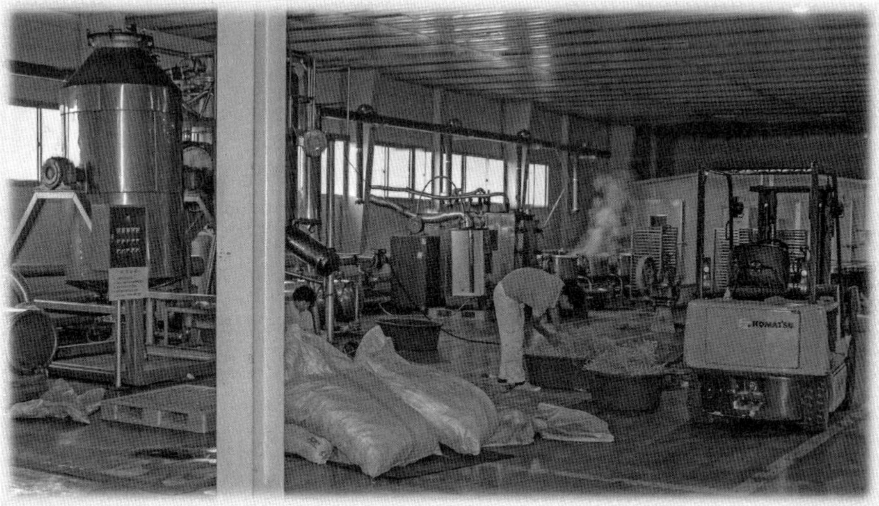

# 1. 약물의 채취

포제의 시작은 적절한 약재의 채취에서 시작된다. 또한, 적절한 시기와 장소에서 채취된 약재는 그 유효성과 상품 가치가 높다.

## (1) 채취 시기와 방법

약재는 유효 성분이 최대한 많이 포함되어 있을 때 채취하는 것이 원칙이다. 특히 식물성 약재의 경우는 식물의 생장 단계에 따라 유효 성분의 함량 변화가 심하므로 채취 시기가 더욱 중요시된다. 아울러 같은 생장 단계에 있는 약재라도 기후, 토질, 채취 부위, 하루 중의 채취 시간 등에 따라 약효가 달라지므로 각각의 약재마다 알맞은 채취 시기와 채취 부위를 결정하는 것은 매우 중요하다.

### 1 식물성 약재

채취할 때 공통으로 주의해야 할 점은 다음과 같다.

① 기원 식물을 정확히 감별하여 다른 식물들과 불필요한 잡질이 섞이지 않도록 특히 주의한다.
② 변색, 변질 또는 병충해를 입은 것은 채취하지 않는다.
③ 약재의 보호를 위해서 채취 지역을 순환하면서 관리 보호한다.

식물성 약재의 채취 시기는 개개 약재에 따라 다르지만, 채취 부위 또는 이용 부위에 따라 다음과 같이 크게 구분할 수 있다.

| | |
|---|---|
| 지상부 이용 약재 | 대개 건조한 날의 이슬이 없을 때 채취한다. 그래야 채취 후 건조와 보관이 쉽다. |
| 지하부 이용 약재 | 대개 습도가 높은 날에 채취한다. 토양에 습기가 많으므로 캐기도 쉽고 캐낸 다음 약재를 씻기도 쉽다. |

식물성 약재는 뿌리류, 껍질류, 전초류, 줄기와 잎류, 꽃류, 과실류, 종자류 및 기타 등으로 채취 부위를 나눌 수 있고, 채취 부위별 채취 시기와 방법도 다르다. 채취 부위별 각각의 채취 시기와 방법은 다음과 같다.

| 채취부위 | 채취 시기와 방법 |
|---|---|
| 뿌리류 | ① 『본초경집주(本草經集註)』에 '其根物多以二月・八月采者, 謂春初津潤始萌, 未沖枝葉, 勢力淳濃故也.'라는 말이 있듯이, 뿌리류 약재는 일반적으로 유효 성분과 영양분이 가장 많이 축적된 늦가을이나 겨울 혹은 싹이 트기 직전의 이른 봄에 채취한다. 또한, 이때 채취하면 생산량도 많다.<br>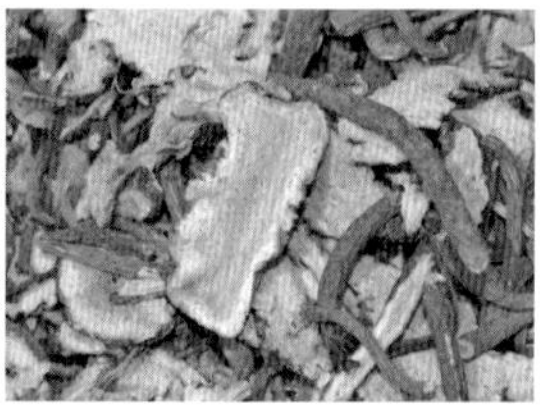<br>일당귀(日當歸)<br>예 감초(甘草), 길경(桔梗), 당귀(當歸) 등<br>※ 예외적인 경우도 있다.<br>예 봄철에 채취 : 방풍(防風) 등<br>예 여름에 채취 : 반하(半夏), 태자삼(太子參), 현호색(玄胡索), 패모(貝母) 등<br>② 뿌리류 약재는 식물의 생장 연한에 주의해야 한다. 즉 수년이 지나야 약효가 좋은 것들이 있다.<br>예 인삼(人蔘) : 4~6년<br>예 백작약(白芍藥), 당삼(黨參) : 3~4년<br>③ 주의 사항<br>○ 약재가 손상을 받지 않도록 주의를 기울인다. |

- ㅇ 채취 후에는 불필요한 지상부를 제거하고 물에 씻어서 음지에서 건조한다.
- ㅇ 물에 씻을 때 수용성 유효 성분의 손실을 막기 위해서 너무 오래 씻지 않도록 한다.

**껍질류**

① 수피(樹皮)는 일반적으로 줄기에 수액이 많고 신생 조직의 활동이 왕성하여 껍질이 목부와 분리가 잘되는 봄에서 여름의 개화 직후에 채취한다.

예 후박(厚朴), 황백(黃柏), 진피(秦皮), 해동피(海東皮) 등

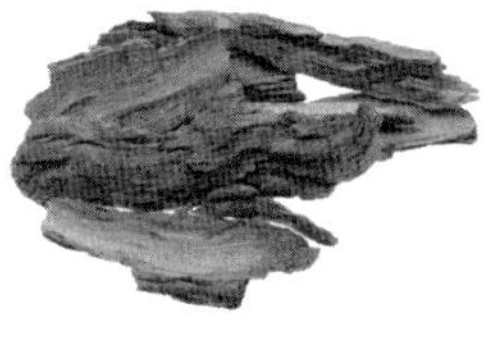

지골피(地骨皮)

② 근피(根皮)는 일반적으로 가을 이후 이른 봄 사이에 채취한다.

예 목단피(牡丹皮), 지골피(地骨皮) 등

③ 주의 사항

- ㅇ 채취용 칼은 나무나 참대 칼을 사용한다. 철제 칼은 식물에 함유된 탄닌 성분에 작용하여 약재의 질을 떨어뜨린다.
- ㅇ 수피(樹皮)를 채취할 때에 두꺼운 코르크층과 이끼는 미리 제거하여 다음 가공 과정을 간편하게 한다.
- ㅇ 수피(樹皮)를 채취할 때에는 길이를 20~30cm로 하여서 나무 둘레의 1/3 정도만 벗겨내어, 나무의 고사를 막는다.
- ㅇ 근피(根皮)를 채취할 때에는 먼저 뿌리를 캔 뒤에 흙을 털어내고 물로 씻은 다음 잔뿌리를 다듬어내고 껍질을 벗긴다.

**전초류**

① 일반적으로 유효 성분이 제일 많은 잎이 무성하고, 꽃이 피기 시작할 때에 채취한다.

예 곽향(藿香), 마치현(馬齒莧), 목적(木賊) 편축(萹蓄) 등

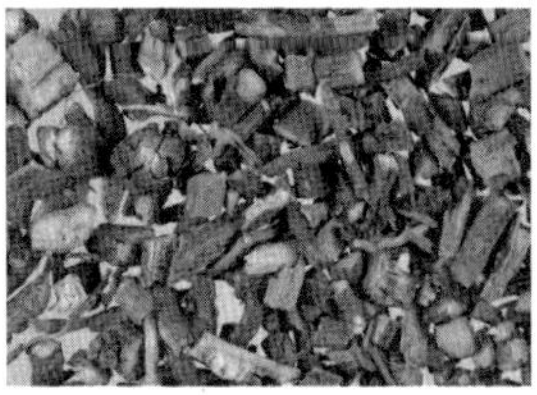

곽향(藿香)

※ 예외도 있다.

예 꽃이 피기 전 채취 : 익모초(益母草), 선학초(仙鶴草) 등

| | |
|---|---|
| | 예 꽃이 진 후에 채취 : 음양곽(淫羊藿) 등 |
| 줄기와 잎류 | ① 일반적으로 꽃이 만발하고 과실과 종자가 성숙하기 전에 채취한다.<br>예 자소엽(紫蘇葉) 등<br>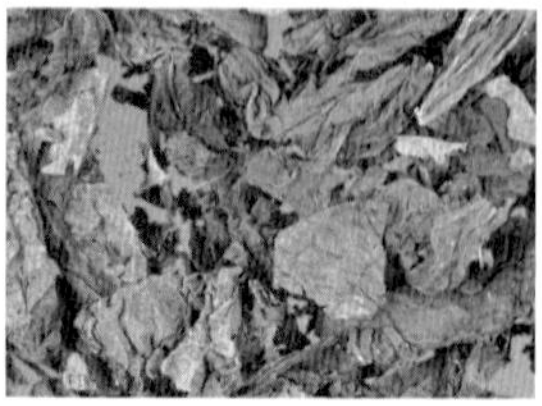<br>자소엽(紫蘇葉)<br>※ 예외도 있다.<br>예 봄에 채취 : 인진(茵蔯) 등<br>예 꽃피기 전에(5~6월경) 채취 : 애엽(艾葉) 등<br>예 서리 내린 후 채취 : 경상상엽(經霜桑葉) 등<br>예 가을에 채취 : 비파엽(枇杷葉) 등<br>예 봄·가을에 채취 : 조구등(釣鉤藤) 등<br>② 주의 사항<br>○ 특이하게 꽃이 먼저 피고 잎이 늦게 나는 식물도 역시 잎이나 줄기가 생장이 왕성한 시기에 채취한다.<br>○ 어린 가지 채취 시에는 나무가 상하지 않도록 한다. |
| 꽃류 | ① 일반적으로 막 피기 시작할 때 채취한다.<br>예 갈화(葛花), 금은화(金銀花), 선복화(旋覆花) 등<br>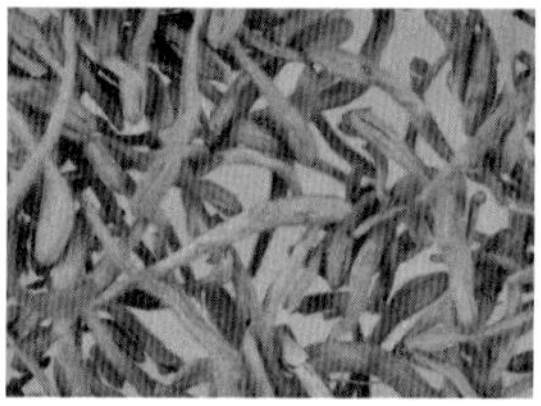<br>금은화(金銀花)<br>※ 예외도 있다.<br>예 꽃봉오리 때 채취 : 신이(辛荑), 괴화(槐花) 괴미(槐米) 등<br>예 활짝 피었을 때 채취 : 감국(甘菊), 송화분(松花粉), 포황(蒲黃) 등<br>예 황색에서 홍색으로 변할 때 채취 : 홍화(紅花) 등<br>② 형개(荊芥)처럼 이삭이 달린 채로 채취하는 때도 있고, 금은화(金銀花)나 홍화(紅花)처럼 꽃만 채취하는 때도 있다.<br>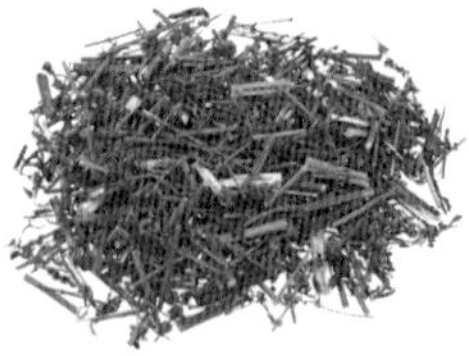<br>형개수(荊芥穗)<br>③ 주의 사항<br>○ 향기의 보관과 꽃잎이 떨어지지 않도록 신 |

| | |
|---|---|
| | 속히 건조와 보관을 한다.<br>○ 질이 약하기 때문에 겹쳐서 보관하지 않는다.<br>○ 맑은 날 이른 아침이 채취하기에 적당하다. |
| 과실류 | ① 일반적으로 성숙했을 때 채취한다.<br>예 대조(大棗), 백과(白果), 행인(杏仁) 등<br>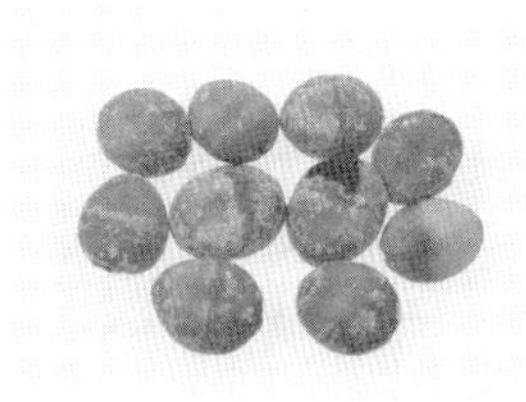<br>백과(白果)<br>② 완전히 성숙한 후에는 흩어지거나 탈락하는 것들 즉 열매가 터지는 것들은 성숙하기 시작하였을 때 채취한다.<br>예 소회향(小茴香), 육두구(肉豆蔻)와 같은 건과(乾果)나 삭과(蒴果)[37]류<br>③ 미성숙할 때 채취하는 것도 있다.<br>예 청피(青皮), 오매(烏梅), 지실(枳實), 마두령(馬兜鈴), 치자(梔子) 등<br>④ 과육 부분에 수분이 많고, 연한 조직으로 되어있는 장과(漿果)류는 이른 아침이나 해 질 무렵에 채취한다. 햇빛이 강한 날에 따면 변질되기 쉽다.<br>예 구기자(枸杞子) 등 |
| 종자류 | ① 일반적으로 완전히 익은 후 채취한다.<br>예 결명자(決明子), 나복자(蘿蔔子) 등<br>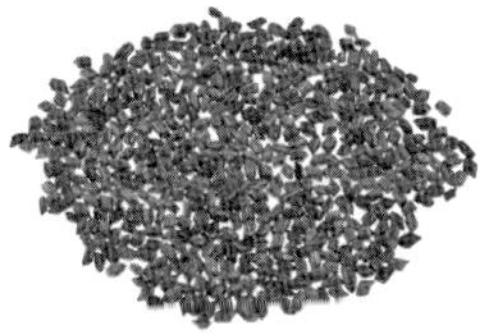<br>결명자(決明子)<br>② 채취할 때 쉽게 떨어지거나 흩어지는 약재들은 익어서 미개열(未開裂)할 때 채취한다.<br>예 견우자(牽牛子), 백개자(白芥子) 등<br>③ 협과(莢果)[38]를 채취할 때에는 과각(果角)이 파열하여 종자가 떨어지는 것을 방지하기 위해 이른 아침에 채집한다.<br>예 적소두(赤小豆), 녹두(綠豆) 등 |
| 기 타 | 이외에도 지의류, 포자, 수지, 유액, 기타 분비물 등의 약재들은 각각의 특수한 방법으로 채취한다.<br>예 건칠(乾漆), 복령(茯苓), 저령(猪苓), 천축황(天竺黃) 등 |

## 2 동물성 약재

채취할 때 공통으로 주의해야 할 점은 식물류와 같다. 아울러 동물성 약재는 희귀 동물인 경우가 종종 있으므로 해당 법령의 숙지가 필요하며, 독극물 등을 동원한 포획은 삼가도록 한다.

동물류 약재의 적당한 채취 시기는 해당 동물들의 정확한 생활사와 산지 사정을 고려하여 결정하나 일반적인 원칙은 다음과 같다.

| 구 분 | 채취 시기 |
|---|---|
| 일 반 | ① 동물 · 곤충류 약재들은 대개 활동기에 채취한다.<br>예 상표초(桑螵蛸)는 청명 후 45~60일(5월 중순~7월 상순)사이에 뽕나무 위에서 사는 것을 채취한다. 시기적으로 이때에야 알집에 혈액이 주입되어 순양(純陽)의 힘이 있게 되기 때문이다. 이 시기가 지나면 혈액이 줄어들어 음생양퇴(陰生陽退)의 시기가 되어 효력이 줄어든다. 또한, 전통적으로 뽕나무의 즙액을 섭취한 것의 약효를 더 높이 친다.<br>예 구인(蚯蚓)은 활동이 많고 굵고 통통한 6~9월 사이에 채취한다.<br>예 오공(蜈蚣)은 활동을 시작하려는 4월경에 채취한다. |

37 삭과(蒴果, capsule) : 속이 여러 칸으로 나뉘고 각 칸에 많은 종자가 든 열개과(裂開果)의 일종. 촉초 · 백합 · 붓꽃 등의 과실처럼 성숙하면 위에서 아래로 향하여 열개하면서 종자가 나오는 것, 아래에서 열개되는 것, 위쪽 주위에서 뚜껑 모양으로 열개되는 것(싸리풀), 상부에 수많은 구멍이 생겨 열개되는 것(양귀비 · 금어초) 등이 있다.

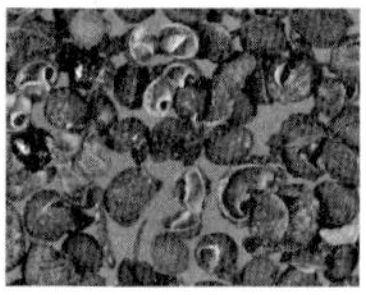

촉초(蜀椒)

38 협과(莢果, legume) : 꼬투리(莢)로 맺히는 열매. 콩과의 열매로서 두과(豆果)라고도 하며, 심피에서 발달하고 성숙한 후 건조하면 두 줄로 갈라지는데 종자는 갈라지는 선 양측으로 배열되어 있다가 방출하게 된다. 열개과(裂開果)의 일종이나 자귀나무와 같이 열개하지 않는 것도 있다. 팥 · 콩 · 완두와 같은 열매와 씨는 식용 가능하여 식용유 · 섬유의 원료가 된다.

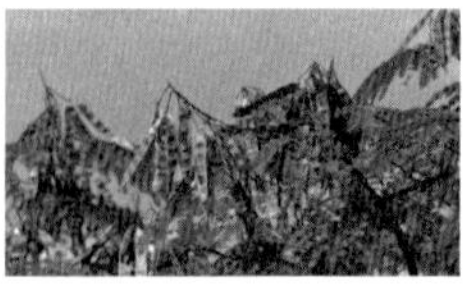

자귀나무

| | | |
|---|---|---|
| | | ② 예외도 있다.<br>예 계내금(鷄內金)은 사시사철에 채취한다. |
| 몸 전체 | | 일반적으로 봄철과 겨울철 사이에 채취한다. 알이나 새끼를 낳은 동물은 품질이 낮다.<br>예 백화사(白花蛇), 오초사(烏梢蛇), 자위(刺猬) 등 |
| 내 장 및 생식기관 | | ① 내장기관은 성숙한 동물에서 신선한 것을 채취한다.<br>예 간, 내장, 피 등<br>② 생식기관은 번식력이 가장 왕성한 시기에 채취한다.<br>예 녹신(鹿腎), 해구신(海狗腎), 황구신(黃狗腎) 등 |
| 뿔 종류 | | ① 뿔갈이가 없는 동물은 성숙기에 채취한다.<br>예 우각(牛角), 영양각(羚羊角), 서각(犀角) 등<br>② 뿔갈이가 있는 동물들은 성숙한 후 뿔의 신진대사가 가장 활발할 때를 골라 채취한다.<br>예 녹용(鹿茸)은 3세 이상 사슴에서 여름에 채취한다. |
| 뼈 종류 | | 어리거나 늙지 않은 성숙한 동물에서 채취한다.<br>예 녹경골(鹿脛骨), 오적골(烏賊骨), 호경골(虎脛骨) 등 |
| 분비물 | 독물류 | ① 분비량이 많은 번식기 전에 채취한다.<br>예 봉독(蜂毒), 섬수(蟾酥) 능<br>② 채취 방법은 독선을 분리하여 분쇄하는 방법, 전기 자극법, 짜는 방법 등이 있다. |
| | 향류 | 주로 번식기 이전에 채취한다.<br>예 3세 이상 수컷 사향(麝香)에서 춘분 또는 추분 무렵에 채취한다. |
| | 기름류 | ① 사육 동물 : 아무 때나 채취한다.<br>② 야생 동물 : 지방 비축이 많은 가을철에 채취한다.<br>③ 지방층을 끓여서 액화한 후 보관과 사용하기 편한 모양으로 만들어 놓는다. |

| | | |
|---|---|---|
| | | 예 돈지(豚脂), 양지(羊脂) 등 |
| | 쓸개류 | ① 해당 동물을 도살할 때에 채취한다.<br>예 사담(蛇膽), 웅담(熊膽) 등<br>② 야생 동물의 경우에는 대개 담즙 저장이 많은 가을에 많이 채취하고, 여름에는 하지 않는다. 또한, 채취할 때는 쓸개가 터지지 않도록 주의하며, 건조는 대부분 음건한다. |
| | 기 타 | ① 노봉방(露蜂房)은 쏘이는 것을 막기 위해 주로 겨울철에 채취한다.<br>② 진주(珍珠)는 충분히 성장한 후에 채취한다.<br>③ 우유(牛乳)는 가리지 않고 채취한다. |
| 껍질류 | | 성숙한 동물에서 적당한 시기에 채취한다. 보관에 유의한다.<br>예 여피(驢皮)는 껍질이 두껍고 지방질이 많은 겨울에 채취한다.(이를 동판(冬板)이라 함)<br>예 자위피(刺猬皮) 등 |
| 배설물 및 허물류 | | 허물류는 허물을 벗는 시기에, 배설물은 아무 때나 해당 동물의 서식지에서 채취한다.<br>예 선퇴(蟬退), 오령지(五靈脂) 등 |

## 3 광물성 약재

광물약은 백반(白礬), 유황(硫黃), 웅황(雄黃), 자연동(自然銅), 운모(云母), 석고(石膏), 활석(滑石), 맥반석(麥飯石) 등과 같이 지질작용으로 형성된 것, 용골(龍骨), 호박(琥珀) 등과 같이 동·식물의 화석으로 형성된 것, 영사(靈砂), 금박(金箔), 경분(輕粉) 등과 같이 인공적으로 제조한 것들이 있다. 그러므로 이들 광물성 약재들은 채취 시기보다는 생성 지질이나 제조법 등에 따라 품질의 차이가 나타난다.

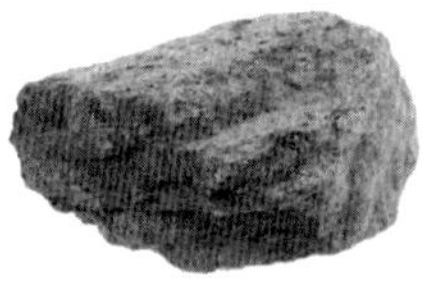

웅황(雄黃)

### (2) 채취 시기와 유효 성분

약물의 유효 성분 함량과 종류는 채취 시기와 밀접하다. 그러나 이들 상관관계는 매우 복잡하고 밝혀지지 않은 것이 많아 아직도 많은 부분 연구 중이다. 아래 도표에 몇 가지의 예를 보인다.

| | |
|---|---|
| 알칼로이드 | ① 속씨식물에 많이 있다.<br>② 기후가 건조하고 따뜻할 때 함량이 높다. |
| 배당체 | ① 고등식물에 많이 들어있는데 배당체의 종류와 식물의 생장에 따라 함량이 변한다.<br>② 강심배당체는 낮에 합성되고 밤에 분해되므로 강심배당체 함유 약재는 오후에 채취한다.<br>③ 글루코알칼로이드(glucoalkaloid)는 고온 건조하며 일조량이 많을 때 높아진다.<br>④ 괴화(槐花)의 루틴과 지유(地楡)의 탄닌은 꽃봉오리 때 높다.<br>⑤ 은시호(銀柴胡)의 사포닌 함량은 봄에 싹틀 때 제일 높다. |
| 정 유 | ① 정유 성분은 식물의 성장 시기와 기후에 따라 함량 차이가 있다.<br>② 박하엽(薄荷葉)은 1~2년생보다 3년생이 높고, 꽃필 때 더욱 높다.<br>③ 정향(丁香)은 꽃필 시기, 무덥고 맑은 날의 오전 시간에(8시부터 14시 사이) 줄기 윗부분 잎에서 높게 나타난다. |

### (3) 채취 도구 및 처리

일부 약물들은 채취할 때 채취 도구에 따라, 포제할 때 포제 도구에 따라 본래의 약효에 영향을 받는 것들이 있어, 해당 작업을 할 때 주의를 해야 한다. 아래에 『동의보감(東醫寶鑑)』에 실려 있는 기동철약(忌銅鐵藥)들을 요약하여 싣는다.

| 꺼리는 금속 / 해당 약물 | 쇠 | 구리 | 납 | 꺼리는 금속 / 해당 약물 | 쇠 | 구리 | 납 |
|---|---|---|---|---|---|---|---|
| 골쇄보(骨碎補)* | ☑ | | | 도노(桃奴)* | ☑ | | |
| 두충(杜冲) | ☑ | | | 맥문동(麥門冬) | ☑ | | |
| 모과(木瓜) | ☑ | | ☑ | 목단피(牡丹皮)* | ☑ | | |
| 몰석자(沒石子) | ☑ | ☑ | | 백마경(白馬莖) | ☑ | | |
| 상기생(桑寄生) | ☑ | | | 상백피(桑白皮) | ☑ | | ☑ |
| 상지(桑枝) | ☑ | | ☑ | 석류근(石榴根) | ☑ | | |
| 석류엽(石榴葉) | ☑ | | | 석류피(石榴皮) | ☑ | | |
| 석창포(石菖蒲) | ☑ | | | 시호(柴胡) | ☑ | ☑ | |
| 용담초(龍膽草) | ☑ | | | 육두구(肉豆蔻) | | ☑ | |
| 익모초(益母草) | ☑ | | | 인동초(忍冬草) | ☑ | | |
| 저령(猪苓)* | ☑ | | | 지골피(地骨皮) | ☑ | | |
| 지모(知母) | ☑ | | | 지황(地黃) | ☑ | ☑ | |
| 천문동(天門冬) | ☑ | | | 천초근(茜草根) | ☑ | | ☑ |
| 하수오(何首烏) | ☑ | ☑ | | 향부자(香附子) | ☑ | | |
| 현삼(玄參) | ☑ | ☑ | | 황백(黃栢) | ☑ | | |

* : 원문에는 쇠를 꺼린다는 말은 직접적으로 없고 구리칼을 사용하라고만 되어 있다.

약물이 구리나 쇠를 꺼리는 이유는 이들 금속이 화학적으로 약물과 반응을 하여 약효가 감소하는 것 이외에 장부 생리와도 관계가 있다. 『동의보감(東醫寶鑑)』의 설명에 따르면 지모(知母)·황백(黃栢)·지황(地黃)의 채취나 포제에는 철기(鐵器)를 사용하지 말아야 하는데, 그 이유는 장부(臟腑)가 '虛者補其母, 實子瀉其子', '子能令母實' 등의 원칙에 따라 보사(補瀉)가 운용될 수 있기 때문이다. 즉 간목(肝木)을 사(瀉)하면 간목(肝木)의 모장(母臟)인 신수(腎水) 또한 쇠약해지는데, 위 약물들은 모두 신경약(腎經

藥)이므로 간목(肝木)이 꺼리는 철기를 사용하여 포제하면 간신(肝腎)에 영향을 주어 약해질 우려가 있으므로 사용하지 말라고 설명하고 있다. 『동의보감(東醫寶鑑)』에서는 이외에도 지황(地黃)을 포제할 때 동기(銅器)도 사용하지 말아야 하는데, 만일 사용하면 신기(腎氣)가 소모되고 모발이 희어지며 남자의 영기(榮氣)와 여자의 위기(衛氣)가 손상된다고 설명하고 있고, 또한 모든 각류(角類) 약재에는 소금을 사용하지 말라고 언급하고 있어 향후 추가적인 연구가 필요하다고 생각된다.

약재 중에는 불과 접촉하면 효능에 좋지 못한 약재 즉 기화약(忌火藥)이 있다. 『동의보감(東醫寶鑑)』에는 상기생(桑寄生), 빈랑(檳榔), 인진(茵蔯), 사함초(蛇含草), 정향(丁香) 등은 기화약(忌火藥)으로 포제할 때 주의하라고 실려 있다.

## 2. 약물의 정제(淨製)

정제(淨製)는 약물의 포제에 있어서 맨 처음의 기초 작업에서 부터 맨 마지막 가공 작업에 이르기까지 사용되는 가장 기초적이며 중요한 작업 과정이다.

규정된 약재 부위를 취사 선택하여 비약용 부위나 곰팡이가 피거나 벌레 먹은 것 내지는 먼지 등의 불순물을 제거하여 일정한 표준규격에 이르도록 하는 과정을 정제(淨製) 또는 정선(淨選)이라 하고 정선된 약재를 '정약재(淨藥材)'라 한다. 그러므로 이곳에서 언급되는 방법뿐만 아니라 절제(切製)나 포제(炮製) 등에서 언급되는 여러 방법도 정제(淨製)의 의미를 포함하고 있는 것들이 많다. 여기에선 그중 정선(淨選)의 의미가 더 큰 방법들을 기술한다. 참고로 정약재(淨藥材)라는 단어는 『금궤옥함경(金匱玉函經)』에서 유래되었다.

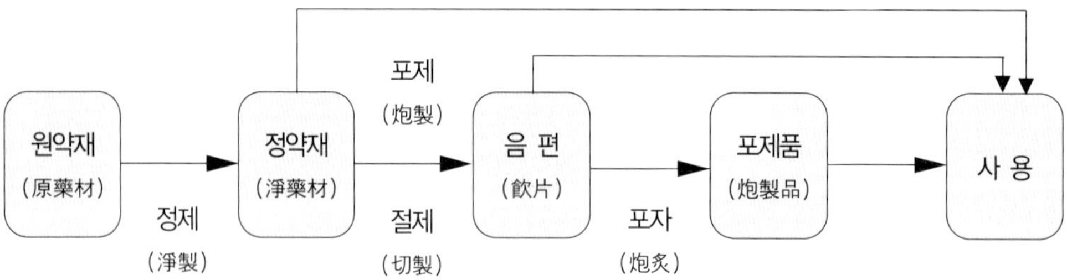

정제 가공을 하는 목적을 정리하면 다음과 같다.

〈정제(淨製)의 목적〉

① 약용 부위의 분리 : 예를 들어 마황(麻黃)은 거근(去根)해야 하고, 연자육(蓮子肉)은 거심(去心)해야 하며, 백편두(白扁豆)는 거피(去皮)해야 하는 등 약용 부위와 비약용 부위를 분리해야 한다.

② 등급의 분류 : 정제(淨製)를 시행할 때 등급에 따라 균일하게 분류를 하면 연화, 침윤, 가열 등과 같은 다른 가공 처리를 하기에 쉽다.

③ 불순물과 변질품의 제거 : 생산지에서 채집, 가공, 저장, 운송할 때에 혼입되는 토사와 같은 불순물이나 곰팡이가 피거나 벌레가 먹은 변질품 등을 제거하는 것이 정제(淨製)의 기본 목적이다. 예를 들어 당귀(當歸), 생지황(生地黃) 등은 흙을 제거해야 하고, 해조(海藻), 해대(海帶)[39], 전갈(全蝎) 등은 소금기를 제거해야 하며, 주사(朱砂)는 철이나 납 등의 불순물을 제거해서 사용해야 한다.

④ 절제(切製)와 포제(炮製)의 편리 : 약용 부위의 분리, 등급의 분류, 불순물과 변질품의 제거를 한 후 절제와 포제를 시행하면 그 효율이 높다.

⑤ 부작용의 방지 : 정제(淨製)를 통해 약용 부위의 분리, 등급의 분류, 불순물과 변질품의 제거를 한 후 절제(切製)와 포제(炮製)를 하여 사용하면 부작용을 방지할 수 있다.

음편(飮片)이란 약재를 포제 처리한 후, 편(片), 단(段), 사(絲), 괴(塊), 단권(團卷), 과립(顆粒) 등의 형상으로 만들어 전탕음복(煎湯飮服)에 편리하게 만든 것으로 저편(咀片)이라고도 한다.

---

39 분류가 명확하지 않으나 대략 다음과 같다.

① 해조(海藻) : 바닷말(모자반). 연견산결(軟堅散結), 이수소종(利水消腫).

② 해채(海菜) : 미역. 군대채(裙帶菜) · 감곽(甘藿). 연견산결(軟堅散結), 이수소종(利水消腫)

③ 곤포(昆布) : 곤포(昆布), 다시마(海帶). 연견산결(軟堅散結), 이수소종(利水消腫).

④ 해태(海苔) : 김. 감태(甘苔). 연결산결(軟堅散結), 이수소종(利水消腫), 설열(泄熱).

⑤ 녹각채(鹿角菜) : 청각. 해면독(解麵毒), 치발열(治發熱).

### (1) 일반적인 정제법(淨製法)

#### 1 조선(挑選 : 골라내기)

약재에 섞여 있는 불순물과 벌레 먹은 것의 제거 또는 약재를 크기와 굵기에 따라 등급별로 분류하여 깨끗하게 하거나 한층 더 가공 처리된 상태로 만드는 것이다.

> 예 유향(乳香), 몰약(沒藥), 오령지(五靈脂) 등의 약재 속에는 항상 나무 부스러기, 모래 등의 잡질이 섞여 있으므로 이들을 골라낸다.
>
> 예 곽향(藿香), 자소엽(紫蘇葉), 담죽엽(淡竹葉), 향유(香薷) 등의 약재 속에는 마른 나뭇가지, 썩은 잎 및 잡초 등이 많이 섞여 있으므로 이들을 골라낸다.
>
> 예 구기자(枸杞子), 백합(百合), 해백(薤白) 등의 약재 속에는 곰팡이가 피어 있는 약재가 많이 섞여 있으므로 이들을 골라낸다.
>
> 예 부소맥(浮小麥), 차전자(車前子), 홍화자(紅花子), 청상자(青葙子) 등의 약재 속에는 잡질이 많으므로 이들을 골라낸다.
>
> 예 내복자(萊菔子), 상표초(桑螵蛸), 사상자(蛇床子), 석고(石膏) 등의 약재 속에는 톱밥, 모래, 자갈 등이 많으므로 이들을 골라낸다.

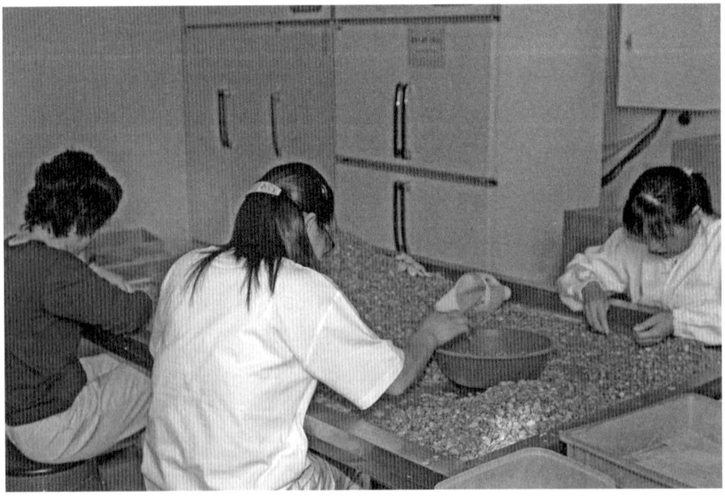

원료 선별 과정

## 2 사선(篩選 : 체로 치기)

약재와 불순물의 크기 차이를 이용하여 규격에 따라 체로 약재 중의 모래, 자갈과 같은 불순물을 제거하는 것이다.

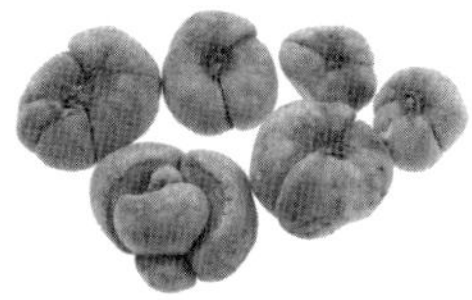

절패모(浙貝母)

> 예 현호색(玄胡索), 절패모(浙貝母), 반하(半夏)와 같은 약재는 모양과 크기가 다르므로 공경(孔徑 : mesh)이 다른 체를 사용해서 분리해야 침(浸), 표(漂), 자(煮) 등을 하기가 쉽다.
>
> 예 천산갑(穿山甲), 계내금(鷄內金), 어표교(魚鰾膠)와 같은 약재는 크기별로 포제해야 열이 균일하게 전달되어 양과 질의 차이가 없다.
>
> 예 맥부(麥麩), 하사(河砂), 활석분(滑石粉), 합분(蛤粉), 미(米), 토분(土粉)과 같은 보료(輔料)를 체로 걸러내기도 한다.

전통적으로 체는 죽사(竹篩), 철사사(鐵絲篩), 동사(銅篩) 등을 사용했고, 현재에는 기계화가 진행되어 오른쪽 그림에서 보는 진탕식약사기(振蕩式藥篩機)와 같은 자동화된 기계를 사용한다.

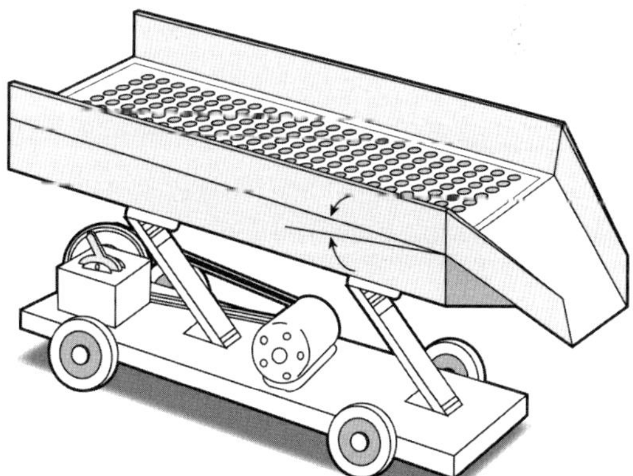

진탕식약사기(振蕩式藥篩機)

다용하는 체의 규격은 대략 다음과 같다.

| 체의 종류 | 내경 | 사용되는 약물들 |
|---|---|---|
| 국화사(菊花篩) | 내경 16~20㎜ | 국화(菊花), 상엽(桑葉) 등 |
| 원호사(瑗胡篩) | 내경 10㎜ | 현호색(玄胡索), 절패모(浙貝母) 등 |
| 중안사(中眼篩) | 내경 5㎜ | 향부자(香附子), 반하(半夏) 등 |
| 긴안사(緊眼篩) | 내경 3㎜ | 견우자(牽牛子), 의이인(薏苡仁) 등 |
| 소긴안사(小緊眼篩) | 내경 2㎜ | 내복자(萊菔子), 왕불류행(王不留行) 등 |
| 1호망(1號羅) | 내경 1㎜ | 정력자(葶藶子) 등 |
| 2호망(2號羅) | 내경 0.5㎜ | 나륵자(羅勒子)[40] 등 |

## 3 풍선(風選 : 바람을 이용하여 불순물 골라내기)

과병(果柄), 화병(花硬) 또는 오랜 건조로 꼬들꼬들해진 비약용 부위와 약용 부위의 무게 차이를 이용하여 바람의 힘으로 비약용 부위를 제거하는 것이다. 일반적으론 파기(簸箕 : 키)를 이용하여 키질하거나, 풍차를 이용하여 가래질 또는 부채질을 하여 불순물과 약재를 분리한다.

> 예 소자(蘇子), 차전자(車前子), 오수유(吳茱萸), 청상자(青葙子), 내복자(萊菔子), 부소맥(浮小麥), 정력자(葶藶子) 등의 약재에 응용한다.

---

40 나륵자(羅勒子) : *Ocimum basilicum* L.의 열매. 감신(甘辛), 양평(涼平). 목적다치(目赤多眵), 도첩권모(倒睫捲毛), 목예(目翳), 주마아감(走馬牙疳) 등을 치료한다.

## 4 자선(磁選 : 자력을 이용하여 불순물 골라내기)

약재 중에 있는 철사, 못, 철설(鐵屑) 등의 이물질 등을 절제(切製), 분쇄(粉碎), 포장(包裝) 등을 하기 전에 자석을 이용하여 골라내는 것이다. 주로 광물성 약재의 포제에 이용되고 있다.

> 예 주사(朱砂), 웅황(雄黃) 등의 약재에 응용한다.

## 5 수선(水選 : 물을 이용하여 불순물 골라내기)

약재를 물로 씻어 내거나[洗法], 물에 담가 불순물을 제거하거나[泡法], 아니면 흐르는 물에 담가 불순물을 제거하는[漂法] 방법이다. 토사, 염분 또는 불순물이 약재에 붙어있어서 조선(挑選), 사선(篩選), 풍선(風選) 등으로 제거하기가 어려울 때 알맞다.

뿌리류 약재 등에는 광물성 불순물이 붙어있는데, 물로 씻으면 산불용성 회분(酸不溶性 灰分)이 뚜렷하게 감소한다. 예를 들어 잔뿌리가 많은 세신(細辛), 시호(柴胡) 등을 씻으면 산불용성 회분이 3~5% 줄어들고, 지유(地榆)의 총회분량은 세척 전엔 8.9%인데 세척 후엔 7.2%이며 산불용성 회분은 2.2%에서 0.4% 줄어든다. 이처럼 물을 이용한 수선(水選)은 약재의 세정(洗淨)에 효과적이다.

그러나 원지(遠志), 용담초(龍膽草)와 같이 약효가 물에 잘 용해되는 약물들은 차가운 물로 짧은 시간 안에 세척을 끝내거나, 물을 이용한 세척법 대신에 다른 수단을 취해야 한다.

또한 수선(水選)할 때에는 시간을 잘 파악하여 약재를 물에 장시간 방치하는 것을 피하여 약효의 소실을 막아야 하고, 적절한 건조를 통해 곰팡이 등으로 인한 약재의 손상을 방지하여야 한다.

세법(洗法), 포법(泡法), 표법(漂法)의 구체적인 방법은 절제(切製)의 연화 방법에서 언급한다.

예 오매(烏梅), 산수유(山茱萸), 대조(大棗), 천패모(川貝母), 토사자(菟絲子), 선퇴(蟬退), 와릉자(瓦楞子), 모려(牡蠣) 등은 맑은 물로 깨끗이 세척한다.

예 해조(海藻), 곤포(昆布) 등은 몇 차례 계속해서 물을 바꿔가며 씻어서 염분을 깨끗이 제거한다.

예 산조인(酸棗仁)은 과인(果仁)과 핵각(核殼)의 비중 차이를 이용하여 핵각(核殼)을 제거하는데, 물에 담가 물 위에 뜬 핵각(核殼)을 제거한다.

예 천남성(天南星), 반하(半夏) 등은 염분 제거와 독성 감소를 위해 비교적 장시간 담근다.

예 선퇴(蟬退), 사퇴(蛇退), 지별충(地鱉蟲)과 같이 재질이 비교적 가벼운 약재는 약물을 물에 넣고 교반(攪拌)하여 불순물을 수면으로 부상시키거나 침강시켜서 제거한다.

## 6 전절(剪切)

가위나 칼 등으로 약물에 붙어있는 비약용 부위를 제거하는 방법이다. 절단한다는 면에서는 절제(切製)와 유사하나, 절제는 정약재(淨藥材)를 음편(飮片)으로 만드는 과정이고, 전절은 비약용 부위를 제거하여 정약재(淨藥材)를 만드는 방법이다. 예 현삼거노(玄參去蘆), 방풍거노(防風去蘆), 황련거미(黃連去尾) 등

## 7 괄법(刮法)

칼이나 자기 조각 또는 유리 조각으로 털이나 코르크층[栓皮] 또는 비약용 부위를 긁어 없애는 방법으로 괄제법(刮除法)이라고도 한다. 예 녹용(鹿茸), 계피(桂皮), 창출(蒼朮), 후박(厚朴), 황백(黃柏), 두충(杜冲) 등

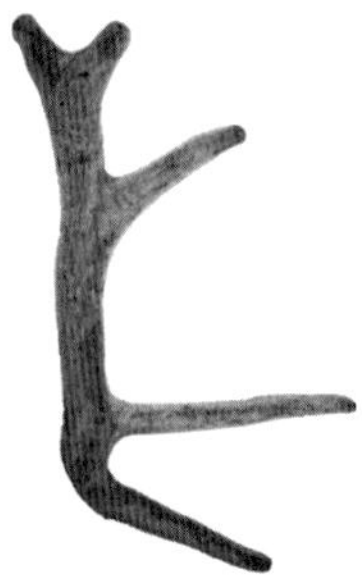

## 8 요법(燎法)

약재 표면에 있는 털이나 가시를 불꽃 위에서 짧은 시간 가열하여 태우는 방법으로 화료법(火燎法)이라고도 한다. 이때 약재 내부는 가열로 인한 영향을 받지 않도록 주의하여야 한다. 예 녹용(鹿茸) 등

만일 처리할 약물이 많거나 가열하기 어려운 곳에 털이나 가시가 있다면 이때는 탕법(燙法)으로 처리한다.

## 9 쇄법(刷法)

솔을 이용하여 털 등을 털어내는 방법으로, 털이 적을 때는 손으로, 털이 많을 때는 기계로 털어낸다. 예 비파엽(枇杷葉), 석위(石葦) 등

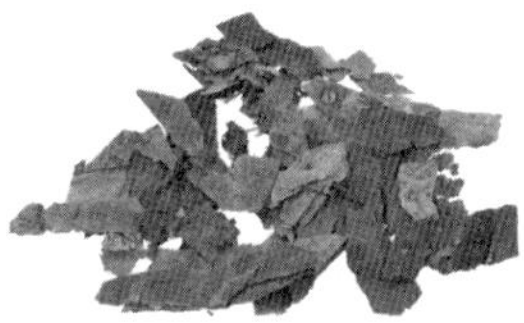

비파엽(枇杷葉)

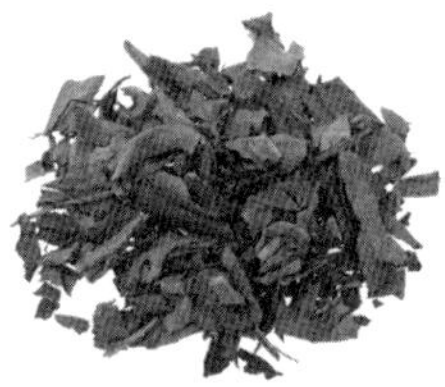

<석위(石葦)>

## 10 알법(挖法)

핵(核)만을 취하기 위해, 과실을 양쪽으로 가른 후 온수에 담가 약간 부드럽게 한 다음 핵을 파낸다. 간혹 털이 묻어있으면 깨끗이 없앤 후 사용한다. 예 고행인(苦杏仁) 등

과육(果肉)만을 취하기 위해, 과실을 양쪽으로 가른 후 안에 있는 털이나 핵 등을 제거하고 깨끗이 씻은 다음 건조한다. 예 금앵자(金櫻子) 등

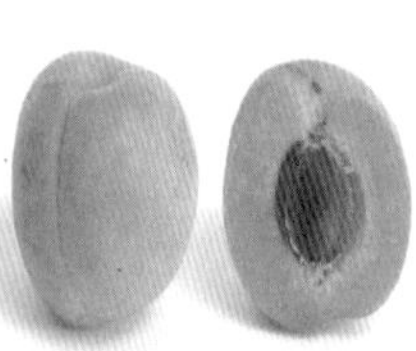

살구

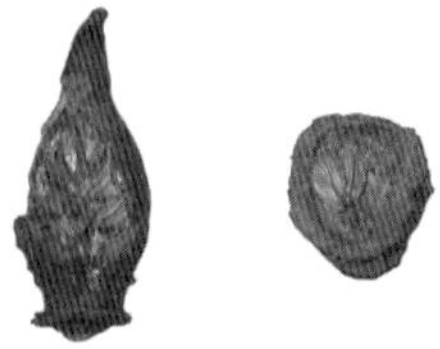

금앵자(金櫻子)

## 11 찰법(擦法)

마찰하여 비약용 부위를 제거한다. 예 석련자(石蓮子)

## 12 당법(撞法)

약재와 자기 조각을 함께 용기에 넣고 여러 번 좌우로 흔들어 약재 표피나 표면에 붙어있는 털을 제거하는 방법이다. 예 향부자(香附子) 등

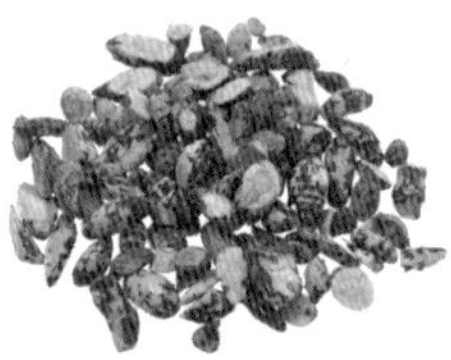

향부미(香附米)

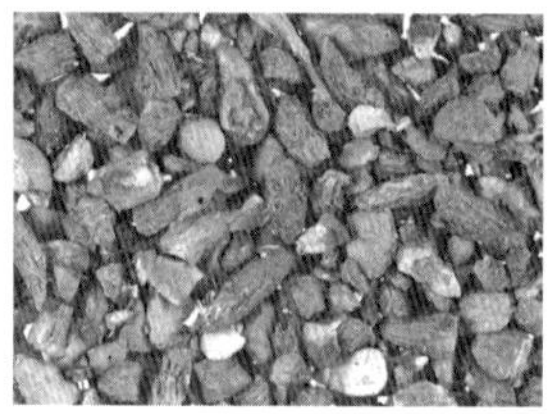

향부자(香附子)

# (2) 비약용 부위의 제거

## 1 거잔근(去殘根)

줄기[莖]나 근경(根莖)을 약용하는 약재에서 때에 따라 불필요하게 남아있는 주근(主根), 지근(枝根), 수근(鬚根)과 같은 비약용 부위를 제거하는 것이다.

예 황련(黃連), 노근(蘆根), 석곡(石斛), 우절(藕節), 형개(荊芥), 박하(薄荷), 마치현(馬齒莧), 마편초(馬鞭草), 택란(澤蘭), 인진(茵蔯), 익모초(益母草), 구맥(瞿麥), 마황(麻黃) 등

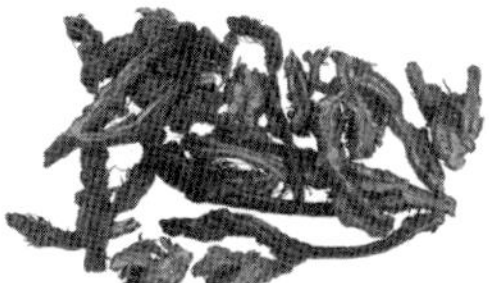

황련(黃連)

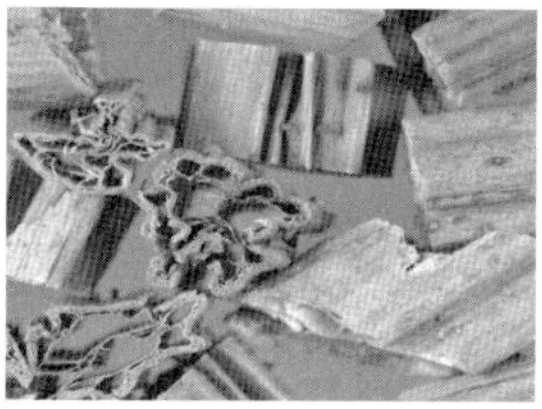

우절(藕節)

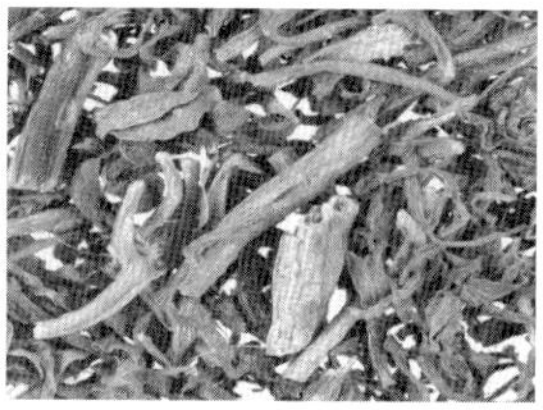

마치현(馬齒莧)

## 2 거잔경(去殘莖)

뿌리 부위 등을 약용하는 약물에서 불필요하게 남아있는 잔경(殘莖)들을 제거하는 것이다.

예 용담초(龍膽草), 백미(白薇), 단삼(丹參), 위령선(威靈仙), 속단(續斷), 방풍(防風), 진교(秦艽) 등

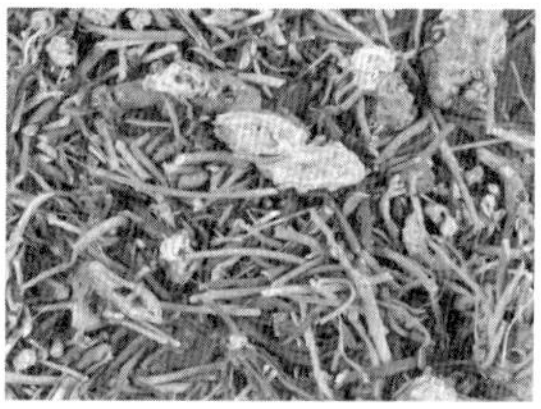

백미(白薇)

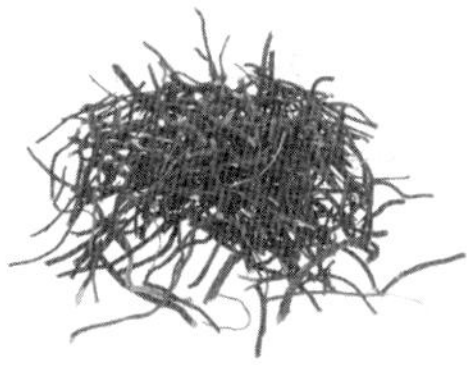

위령선(威靈仙)

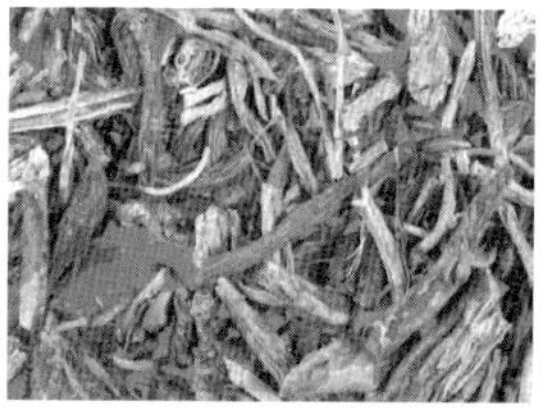

진교(秦艽)

## 3 거노두(去蘆頭)

거노두(去蘆頭)란 노두를 제거하는 방법으로, 노두(蘆頭)는 일반적으로 약물의 근경(根莖), 엽경(葉莖)의 부위로 노(蘆), 뇌두(腦頭)라고도 한다. 노두는 뿌리 부분과 그 약효가 다르다고 인식하여 제거하는 것이 일반적이다.

예로부터 노두의 제거를 언급한 서적들은 많다. 『뇌공포자론(雷公炮炙論)』은 감초(甘草) 항목에서 '凡使, 須去頭尾尖處, 其頭尾吐人'이라고 했고, 『수사지남(修事指南)』에선 '去蘆頭者, 免吐'라고 말하고 있다. 또한, 선인들은 인삼(人蔘)과 인삼로(人蔘

蘆)를 구별하여 인삼로(人蔘蘆)는 보기제(補氣劑)가 아닌 허약인의 최토제(催吐劑)로 사용했는데, 일부 기록에선 인삼로(人蔘蘆) 15~30g을 복용했다가 중독되었다는 보고도 있다.

예 인삼(人蔘), 당삼(黨參), 길경(桔梗), 속단(續斷), 우슬(牛膝), 초오(草烏), 인진(茵蔯), 지유(地楡), 현삼(玄參), 백출(白朮), 백미(白薇), 방풍(防風), 백부근(百部根), 전호(前胡), 남사삼(南沙參), 천초(茜草), 고본(藁本), 자완(紫菀), 진교(秦艽), 시호(柴胡), 은시호(銀柴胡), 황기(黃芪), 자초(紫草) 등

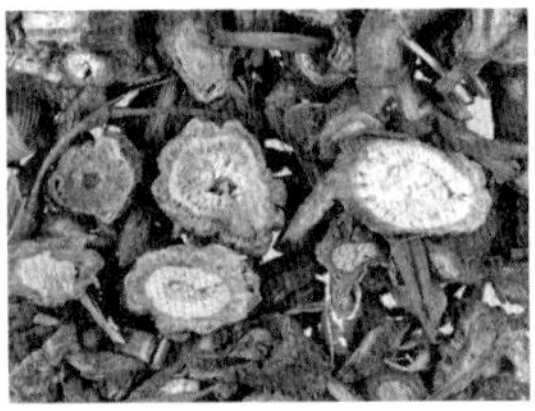
전호(前胡)

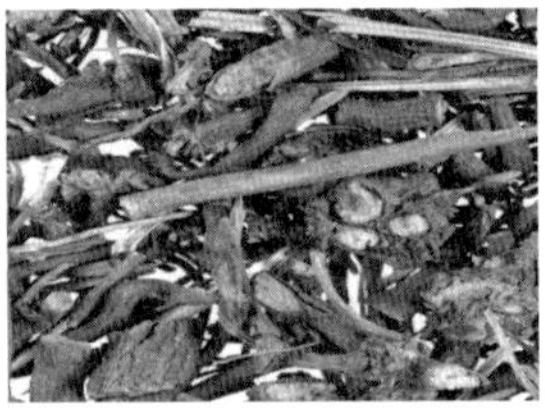
천초(茜草)

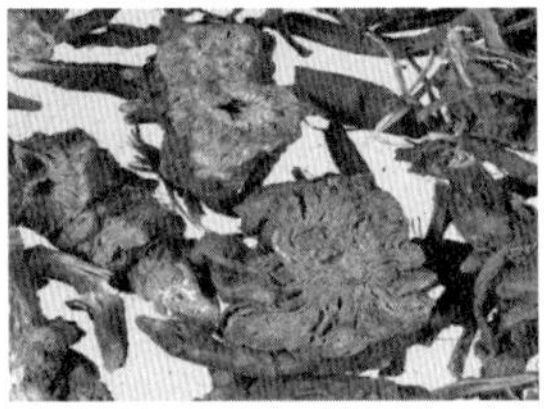
고본(藁本)

## 4 거심(去心)

심(心)이란 일반적으로 뿌리류 약재의 목질부나 종자의 씨눈을 가리키는 것으로, 거심(去心)이란 이들 목질부나 씨눈 등을 제거하는 것을 말한다. 거심(去心)에 대한 기록은 일찍이 한대의 『상한론(傷寒論)』에서부터 맥문동(麥門冬), 천문동(天門冬)의 거심에 대한 기록이 있다. 남제(南濟) 때에는 원지(遠志), 양나라 때에는 목단피(牡丹皮), 송대에서는 파극천(巴戟天), 패모(貝母)를 거심하였고, 명대에는 연자육(蓮子肉)의 거심이 추가되었다. 근대에선 지골피(地骨皮), 오가피(五加皮), 백선피(白鮮皮), 연교(連翹)와 같은 약재를 거심한다. 양나라 때의 도홍경(陶弘景) '凡使麥門冬, 須用肥大者, 湯浸, 抽去心, 不爾, 令人煩'이라 하였고, 청대의 『수사지남(修事指南)』에서는 '去心者, 免煩'이라 했다. 그러나 목질심(木質心)이 있는 약물을 복용해도 큰 부작용이 나타나지 않는 맥문동(麥門冬)은 근대에선 거심하지 않고 임상에 사용하는 경우가 많다.

거심의 목적은 크게 다음과 같다.

① 비약용 부위를 제거하는 것으로, 이것은 조제 용량의 정확성을 증가시켜 약효의 정확성을 기대할 수 있게 된다.

예 맥문동(麥門冬), 천문동(天門冬), 원지(遠志), 파극천(巴戟天), 지골피(地骨皮), 오가피(五加皮), 백선피(白鮮皮), 목단피(牡丹皮), 연교(連翹), 패모(貝母) 등

② 서로 다른 약효를 가진 약용 부위를 분리하여 투약의 정확성을 높인다.

예 예를 들어 연자(蓮子)의 배아(胚芽)인 심(心)과 과육(果肉)은 약효가 다르다. 연자심(蓮子心)은 청심열(淸心熱) 하고, 연자육(蓮子肉)은 보비삽정(補脾澁精) 하므로 반드시 구별하여 사용하여야 한다. 명대의 『수세보원(壽世保元)』에서는 '蓮子食不去心, 恐成卒暴霍亂'이라는 기록이 있다 한다.

예 연교(連翹)는 고미한(苦微寒)하며 청열해독(淸熱解毒), 소종산결(消腫散結)의 약효가 있다. 연교심(連翹心)은 연교의 씨로써 '性浮而專淸上焦心肺之熱'의 약으로 연교와는 차이가 나며, 연교심(連翹心)을 복용하였더니 소아유뇨(遺尿)가 발생했다는 임상 보고가 있다.

거심 방법은 약재에 따라 다르다. 예를 들면 원지(遠志)를 거심하는 경우에는 원지(遠志)의 뿌리를 약간 적셔 연화시켜 나무 도마에 놓고 나무 방망이로 두들겨 그 목질 부위와 껍질 부위를 분리해 목심을 뽑아내면 된다. 연자육(蓮子肉)의 경우에는 신선한 연자(蓮子)를 산지에서 가공할 때 연자심(蓮子心)에 대나무 꼬챙이를 꽂아서 빼낸 후 양건(陽乾)하거나 불에 쬐어 말리면 연자육(蓮子肉)의 모양을 유지할 수 있다.

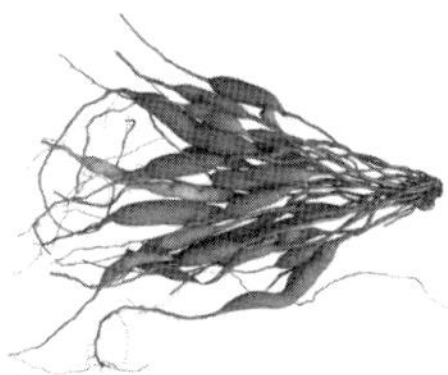

천문동(天門冬)

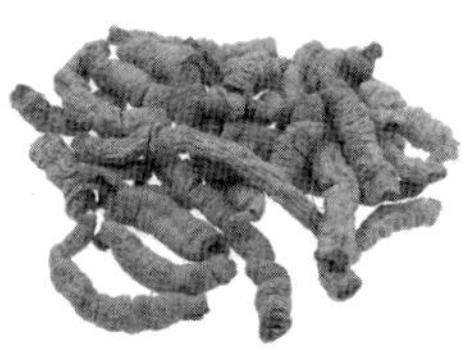

파극천(巴戟天)

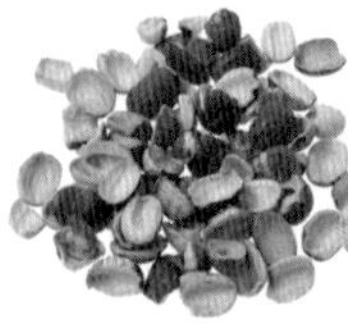

연자육(蓮子肉)

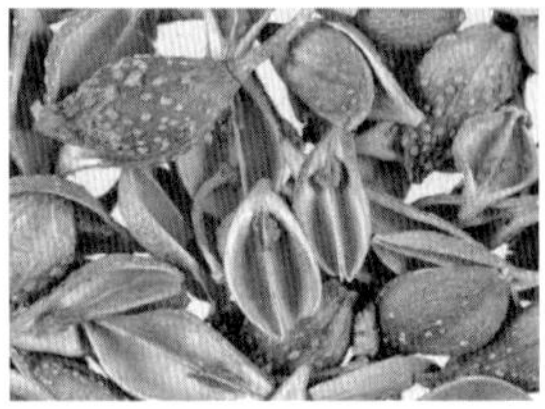

연교(連翹)

## 5 거피(去皮)

수피(樹皮), 근피(根皮), 과피(果皮) 등을 제거하는 것을 거피(去皮)라고 한다. 예전부터 거피(去皮)에 대한 기록들은 무수히 많다. 예를 들어 『금궤옥함경(金匱玉函經)』에서는 '대황(大黃)은 모두 흑피(黑皮)를 제거한다.'라고 하였다 하고, 『본초경집주(本草經集注)』 역시 피류(皮類) 약물에 대해 언급하고 있는데 계피(桂皮), 후박(厚朴), 두충(杜沖), 진피(陳皮)와 같은 약재는 '皆去削上虛軟甲錯, 取裹有味者稱之'라 하였으며, 청대의 『수사지남(修事指南)』에서는 '去皮者, 免損氣'라 하였다.

이상들을 종합하면 거피의 목적은 다음과 같다.

① 비약용 부위를 제거하여 품질 및 치료 효과를 높이고자 실행한다.
   예 계피(桂皮), 후박(厚朴), 두충(杜沖), 진피(陳皮), 고행인(苦杏仁), 백편두(白扁豆) 등

② 인체 정기의 모산(耗散)을 방지한다. 일부 약물의 외피(外皮)는 너무 신조(辛燥)하여 기운을 소모하게 할 수 있는데, '去皮者, 免損氣'가 이를 일컫는 말이다.
   예 생강피(生薑皮), 귤피(橘皮) 등

③ 독성을 방지하기 위해서 시행한다.
   예 고련근피(苦楝根皮), 뇌공등피(雷公藤皮)는 적황색의 외피(外皮)를 완전히 벗겨내지 않으면 중독되어 원기를 크게 상할 수 있다.
   예 백하수오(白何首烏)는 유독한 금속원소가 많게는 946.11mg/kg까지 함유되어 있으나 거피한 백하수오(白何首烏) 음편은 36.50mg/kg으로 함량이 크게 낮아지므로 반드시 거피해야 한다.

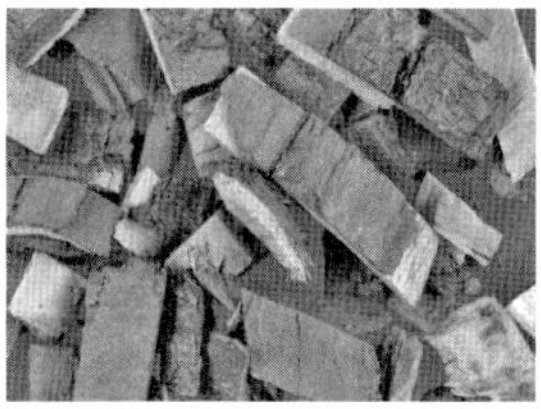

고련피(苦楝皮)

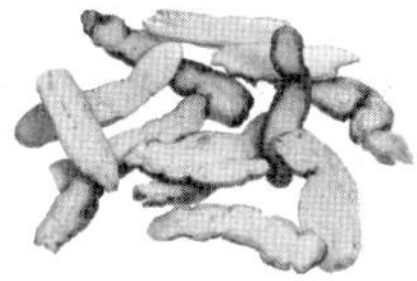

백하수오(白何首烏)

거피에는 부위별로 다음과 같이 나눌 수 있다.

| | |
|---|---|
| 수피(樹皮) | 코르크층, 곰팡이 낀 부분 및 기타 더러운 부분을 깎아낸다. 코르크층에는 유효 성분이 극히 미량 함유되어 있으므로 제거하지 않으면 투여량이 정확해지지 않는다.<br>예 두충(杜冲), 후박(厚朴), 황백(黃柏), 계피(桂皮), 죽여(竹茹), 등심(燈心), 사과락(絲瓜絡) 등 |
| 근피(根皮) | 다음과 같은 약재들은 근피(根皮)를 제거해야 하는데, 특히 지모(知母), 길경(桔梗) 등은 산지에서 신선할 때 거피해야지 시기를 놓치면 거피하기가 어렵다.<br>예 지모(知母), 길경(桔梗), 북사삼(北沙參), 저근백피(樗根白皮) 등 |
| 과피(果皮)<br>종피(種皮) | 다음의 약물들은 과피(果皮)나 종피(種皮)를 제거하여야 하는데, 거피기(去皮機)를 이용하거나 천법(燀法) 등으로 거피할 수 있다.<br>예 초과(草果), 익지인(益智仁), 사군자(使君子), 아담자(鴉膽子)[41], 대풍자(大楓子), 비자(榧子), 백과(白果), 도인(桃仁), 고행인(苦杏仁), 파두(巴豆), 백편두(白扁豆), 욱리인(郁李仁), 산조인(酸棗仁) 등 |

41 아담자(鴉膽子) : *Brucea javanica* (L) Merr. 고한(苦寒) 유독. 청열(淸熱), 조습(燥濕), 살충(殺蟲), 해독(解毒)

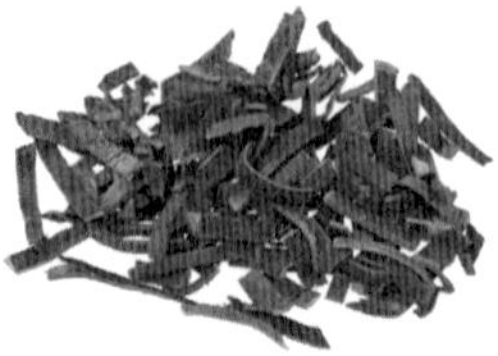

황백(黃柏)

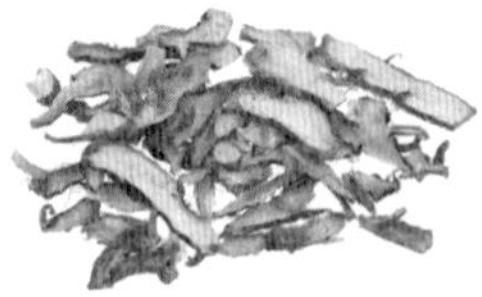

지모(知母)

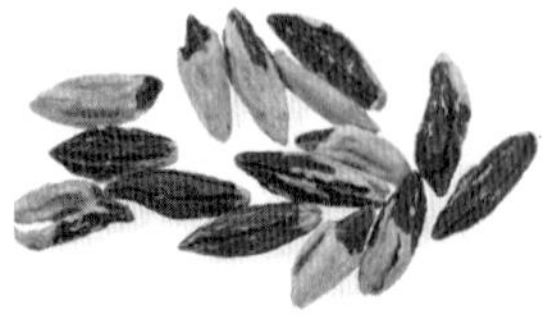

사군자(使君子)

## 6 거모자(去毛刺)

털이나 작은 가시 등을 제거하는 것을 거모자(去毛刺)라고 하는데, 일부의 약물들은 표면이나 내부에 많은 융모가 착생(着生)하고 있어서 복용하면 인후를 자극하여 해수나 다른 유해 작용을 일으킬 수 있으므로 제거해 부작용을 없애야 한다. 예를 들면 당나라 때의 『신수본초(新修本草)』에서는 '枇杷葉凡用須火炙, 以布拭去毛, 不爾射人肺, 令嗽不已'라고 기재되어 있고, 송대의 『증류본초(證類本草)』에서는 '石韋, 用之去黃毛, 毛射人肺, 令人嗽, 不可療'라고 언급되어 있다.

털이나 작은 가시 등을 제거하는 방법에는 전술(前述)한 괄법(刮法), 요법(燎法), 쇄법(刷法), 알법(挖法), 찰법(擦法), 당법(撞法) 등의 방법뿐만 아니라 탕법(燙法)도 사용된다. 탕법은 약재를 깨끗한 모래 속에 넣고 모래를 가열하여 약재의 털이나 가시 등을 태워 그을린 후 약간 식힌 다음 두들겨서 털과 가시 등을 제거하는 방법으로 골쇄보(骨碎補), 구척(狗脊), 마전자(馬錢子) 등에 사용된다.

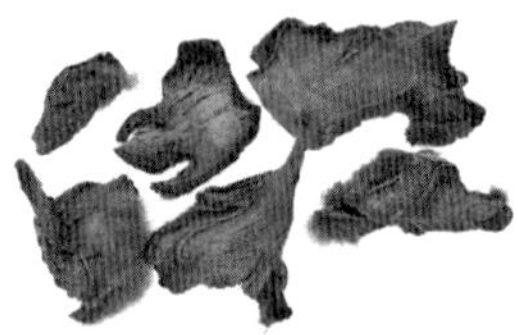

구척(狗脊)

## 7 거지경(去枝梗), 거병체(去柄蔕), 거엽(去葉)

① 거지경(去枝梗)이란 일반적으로 불필요한 가지나 노지(老枝)를 제거하는 것을 말한다.

예 오미자(五味子), 조구등(釣鉤藤), 상기생(桑寄生), 계지(桂枝), 측백엽(側栢葉), 천초(川椒) 등

② 거병체(去柄蔕)란 과병(果柄), 엽병(葉柄), 화병(花柄), 악편(萼片) 등을 제거하는 것을 말한다.

예 여정자(女貞子), 소회향(小茴香), 치자(梔子), 신이(辛荑), 하엽(荷葉)[42], 오미자(五味子), 연교(連翹), 오수유(吳茱萸), 구기자(枸杞子), 연방(蓮房)[43], 앵속각(罌粟殼), 과루(瓜蔞), 상엽(桑葉), 마두령(馬兜鈴), 귤락(橘絡)[44], 상심(桑椹), 국화(菊花), 관동화(款冬花), 밀몽화(密蒙花), 노로통(路路通)[45], 괴화(槐花), 괴각(槐角)[46] 등

③ 거엽(去葉)이란 약재에 남아있는 잎사귀를 제거하는 것이다.

예 금은화(金銀花), 곡정초(穀精草), 하고초(夏枯草) 등

---

42 하엽(荷葉) : 연잎. 고삽평(苦澁平). 거서(祛暑), 이습(利濕), 승양(升陽), 지혈(止血).

43 연방(蓮房) : 연의 성숙한 꽃받침. 고삽온(苦澁溫). 거어(祛瘀), 지혈(止血), 거습(祛濕).

44 귤홍(橘紅) : 귤백(橘白)을 제거한 귤껍질의 바깥쪽 붉은 껍질. 신고온(辛苦溫). 소담(消痰), 이기(利氣), 관중(寬中), 산결(散結). 온조(溫燥)함이 진피(陳皮)보다 강하고, 발표산한(發表散寒), 행기관중(行氣寬中), 조습화담(燥濕化痰)의 성질이 상하나.

귤백(橘白) : 귤홍을 도려낸 다음의 안쪽 흰 껍질. 고신온(苦辛溫). 화위(和胃), 화탁니(化濁膩).

귤락(橘絡) : 귤백과 귤속 사이의 섬유질(중과피와 내과피 사이의 線維管束). 감고평(甘苦平). 통락(通絡), 이기(理氣), 화담(化痰), 치주갈(治酒渴).

귤핵(橘核) : 귤의 종자. 고온(苦溫), 입간경(入肝經). 이기산결(理氣散結), 지통(止痛). 산증(疝症)에 다용한다.

귤엽(橘葉) : 귤의 잎. 고평(苦平), 기향(氣香), 입간위(入肝胃). 흉격역기(胸膈逆氣)를 선통(宣通)하고, 소종산독(消腫散毒)하며, 부인(婦人)들의 일체 유증(乳證)에 사용한다.

45 노로통(路路通) : *Liquidambar taiwaniana* Hance. 고평(苦平). 거풍통락(祛風通絡), 이수제습(利水除濕).

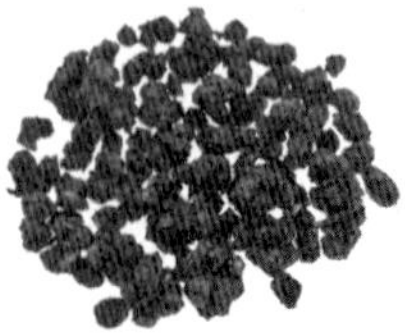
오미자(五味子)

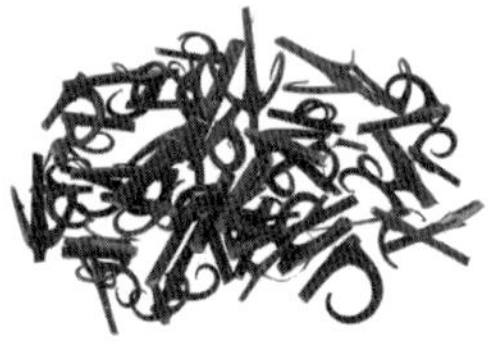
조구등(釣鉤藤)

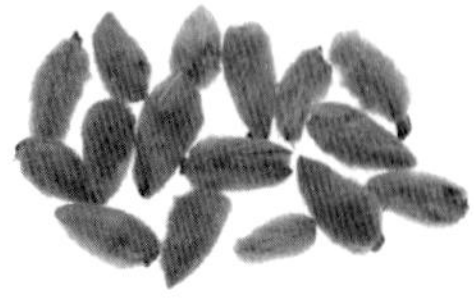
신이(辛夷)

## 8 거핵(去核)

비약용 부위이거나 부작용을 일으키는 핵(核)을 제거하는 것이다. 예전부터 거핵(去核)에 대한 문헌 기록은 많다. 한대에는 천초(川椒)에서 목(目)을 제거했고[去目], 남북조시대에는 산수유(山茱萸)에서 핵을 제거했으며, 근대에는 오매(烏梅), 가자(訶子), 산사(山楂)에서 거핵의 필요성이 제기되었다. 아래에 거핵하는 몇 가지 약물의 예를 든다.

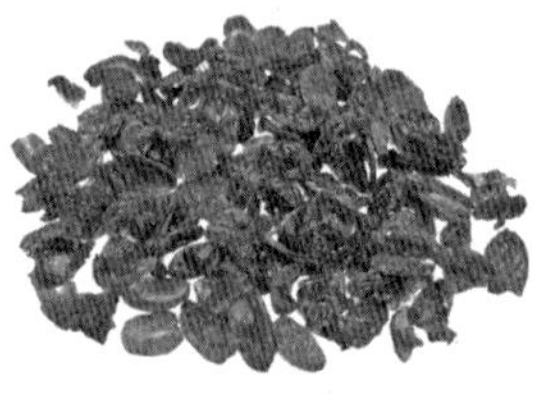
산수유(山茱萸)

예 산수유(山茱萸)의 과핵(果核)은 삽정(澁精) 작용은 없고 오히려 활정(滑精)작용이 있다. 즉 산수유(山茱萸)에서 거핵을 확실하게 하지 않아서 부작용이 있었다는 보고가 많은데, 어린이나 노인들은 복용 후에 병세가 가중되어 양허욕탈(陽虛欲脫)의 위험한 증상을 보였다 한다. 이런 것으로 보아 활정(滑精)이란 정기활탈(精氣滑脫)을 가리키는 것으로 생각된다. 이와 관련되어 『뇌공포자론(雷公炮炙論)』에는 '使山茱萸, 須去內核, … 核能滑精'이라 했으며, 『수사지남(修事指南)』에서는 '去核者, 免滑'이라 했다. 현재 판매되는 산수유(山茱萸)의 과육(果肉)에는 15~85%의 과핵(果核)이 섞여 있다.

산수유(山茱萸)에 함유된 우르솔릭산(ursolic acid)은 주성분으로 혈청 아미노기 전이 효소(transaminase)의 수치를 낮추고 진정(鎭靜), 강온(降溫), 항균(抗菌), 소담(消痰) 작용도 있다. 과핵의 ursolic acid 양은 대략 과육의 1/6 정

46 괴각(槐角) : 괴화나무의 열매. 고한(苦寒). 사열(瀉熱), 윤간(潤肝), 양혈(涼血), 지혈(止血).

도이기 때문에 산수유(山茱萸)는 거핵 하지 않으면 약재의 질과 양에 영향을 미치게 된다.

거핵은 산지에서 대부분 시행하는데 만약 거핵 하지 않은 것이 있다면 깨끗이 씻어서 축축하고 부드럽게 하거나 찐 후에 거핵한 후 양건(陽乾)한다.

예 산사(山楂)에는 북산사(北山査)[47]와 남산사(南山査)[48]가 있다. 이 중 북산사(北山査)는 채취한 후 1.5~3㎜로 절단하여 햇빛에 바로 건조한다. 어느 정도 건조가 되면 양(瓤)과 핵(核)이 떨어져 나오는데 이를 체로 제거하고 사용한다. 남산사(南山査)는 채취한 후 그대로 햇빛에 말리거나 동글납작한 떡 모양으로 만들어 사용한다.

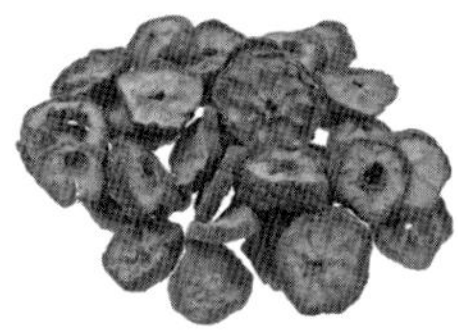

산사(山楂)

예 오매(烏梅)는 과육이 유용하게 쓰이며 많은 과핵은 치료 작용이 전혀 없으므로 제거해야 한다. 양나라의 도홍경(陶弘景)은 '烏梅用當去核微熬之'라 했다.

## 9 거양(去瓤)

박속(瓤)과 같이 과실 안에 있는 부분을 사용하지 않는 약재는 그 속 부분은 제거되어야 하는데 이를 거양이라 한다. 『본초몽전(本草蒙筌)』에는 '有剜去瓤免脹'이라 하였고, 『수사지남(修事指南)』에는 '去瓤者, 免脹'이라고 기록되어 있다.

예 지각(枳殼)은 일반적으로 과육만 사용하고 휘발성 정유가 없는 양(瓤)은 사용하지 않는다. 거양(去瓤)하는 방법은 토사를 세척하고 작은 칼로 원약재에서 양(瓤)에 해당하는 속 부분을 파서 제거하고 하룻밤 동안 물을 적신 후 압축시켜서 납작한 반원형이 되면 그것을 0.2㎝ 두께의 절단하여 햇볕에 말린다.

---

47 북산사(北山査) : *Crataegus pinnatifida* Bge. var. major N. E. Br. 열매는 공 모양으로 지름이 2.5cm이며 심홍색이고 백색 반점이 많고 종자는 5개이다.

48 남산사(南山査) : *Crataegus cuneata* Sieb. et Zucc. 열매는 비교적 작고 적황색이며 원형에 가깝고 지금이 약 1~1.5cm이다.

예 금앵자(金櫻子), 석류피(石榴皮) 등

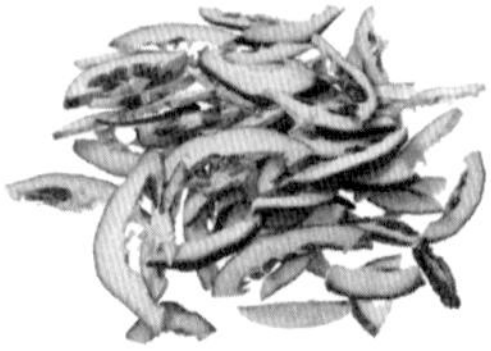

지각(枳殼)

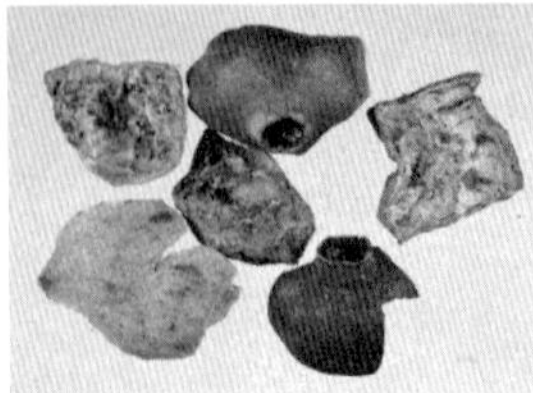

석류피(石榴皮)

## 9 거잔육(去殘肉) · 근막(筋膜) · 피골(皮骨) · 두미(頭尾) · 모사(毛絲) · 족시(足翅) · 각새(角鰓)

귀판(龜板), 별갑(鼈甲), 호골(虎骨), 표골(豹骨), 묘골(猫骨) 일부 동물성 약재는 채취할 때에 남은 살점이나 근막 등을 제거하여야 한다. 예전에는 물에 오랫동안 담근 후 물러진 살점들을 제거하였지만, 현재는 각종 효소와 균 등을 이용하여 단시간에 대량으로 처리하고 있다.

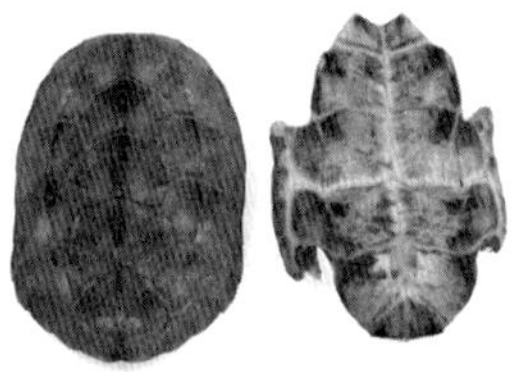

귀판(龜板)

【효모균 정제법(酵母菌 淨製法)】

| | |
|---|---|
| 방 법 | ① 구판(龜板) 0.5kg을 냉수에 2일 정도 담근다.<br>② 물을 버리고 효모균 300㎖를 주입하여 구판(龜板)의 1/3~1/6이 잠길 정도로 물을 가하고 덮는다.<br>③ 2일 후에 수면 위로 하얀 막이 생기면 7일 후에 약재를 건져 올려 4~6회 세척하여 냄새가 나지 않을 때까지 건조한다. |
| 장 점 | 장점은 기존의 정제법(淨製法)보다 시간을 5~6배 단축할 수 있고, 설비가 간단하여 유효 성분인 gelatin의 손실이 없고, gelatin 추출률이 높아 대량생산에 적합하다. |

【췌장 정제법(膵臟 淨製法)】

| | |
|---|---|
| 방 법 | ① 돼지의 췌장을 채취하여 바깥층의 지방과 결합조직을 제거한다.<br>② 거기에 물을 소량 가하여 저어서 거즈로 여과한 후 남은 용액을 0.5%의 용액으로 만들고 $Na_2CO_3$을 사용하여 pH를 8.0~8.4로 조절한다.<br>③ 여기에 다시 물을 가하여 40℃가 될 때까지 가열한 후 구판(龜板), 별갑(鼈甲)을 완전히 넣는다.<br>④ 35~40℃에서 3시간마다 한 번씩 저어주면서 12~16시간이 지나면 살점들이 분리된다.<br>⑤ 이때 건져 올려 깨끗이 세척한 후 냄새가 없어질 때까지 햇볕에 말린다. |
| 원 리 | 췌장은 pancreatin을 분비한다. Pancreatin은 trypsin, chymotrypsin, amylopsin, lipase로 구성되어 있다. 그중 trypsin은 적당한 조건 즉 40℃ 정도의 온도와 pH 8.0~8.4에서, chymotrypsin은 pH 8.0에서 단백질을 아미노산과 polypeptide로 가수분해한다. 즉 구판(龜板)의 잔육(殘肉)과 잔피(殘皮)에 함유된 단백질은 pancreatin에 의해서 가수분해되어 제거되는 것이다. |
| 장단점 | ① 장점은 처리된 약재의 잔육(殘肉) 제거가 쉽고, 빛깔이 좋으며, 골질(骨質)을 얻기가 쉽다. 또한, 시설이 간단하고, 조작이 편리하며, 원가가 낮고, 시간이 오래 걸리지 않는다.<br>② 단점으론 제품의 질과 양에는 영향을 미친다. |

【석회 · 탄산나트륨 정제법】

| | |
|---|---|
| 방 법 | ① 석회와 탄산나트륨을 혼합하여 물에 녹인다.<br>② 석회 탄산나트륨 혼합액에 구판을 담근다.<br>③ 구판(龜板) 100 : 석회 20 : 탄산나트륨 2.5의 비율로 시행한다. |

일부의 동물성 또는 곤충류 약재의 머리, 꼬리, 다리, 날개 등은 비약용 부위이거나 맹독성을 띠므로 제거해야 하고, 아울러 털이나 불순물 등의 혼입에 유의하여야 한다.

예 머리, 발톱, 비늘 제거 : 합개(蛤蚧)

예 머리, 꼬리 제거 : 백화사(白花蛇), 오초사(烏梢蛇)

예 머리, 다리 제거 : 오공(蜈蚣)

예 다리, 날개 제거 : 맹충(虻蟲), 반모(斑蝥)

예 뿔의 심 분리 : 영양각(羚羊角), 우각(牛角)

예 불순물 주의 : 백강잠(白殭蠶), 천산갑(穿山甲), 웅담(熊膽), 자하거(紫河車), 사향(麝香), 상피(象皮)[49], 녹용(鹿茸) 등

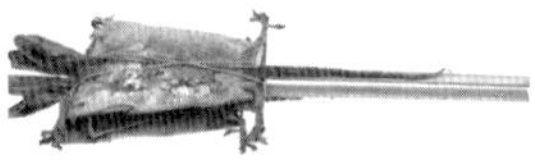

합개(蛤蚧)

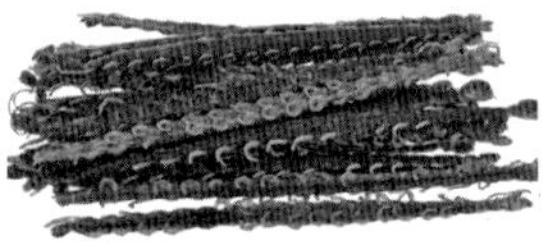

오공(蜈蚣)

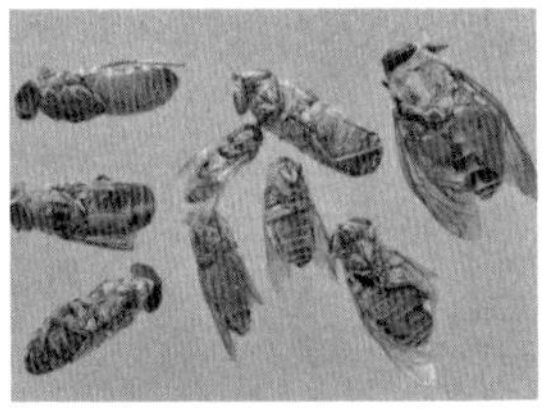

맹충(虻蟲)

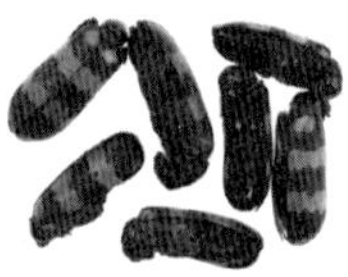

반모(斑蝥))

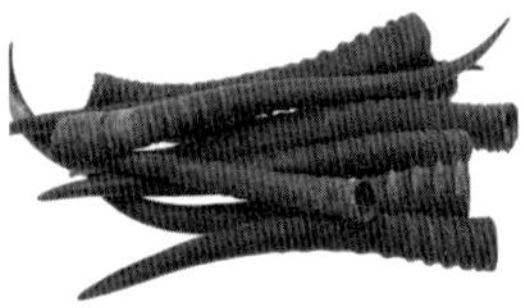

영양각(羚羊角)

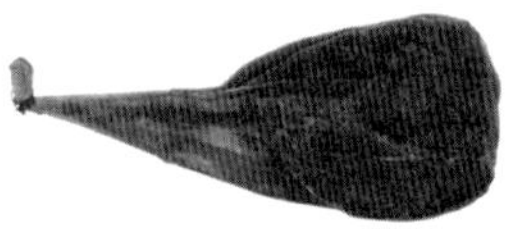

웅담(熊膽)

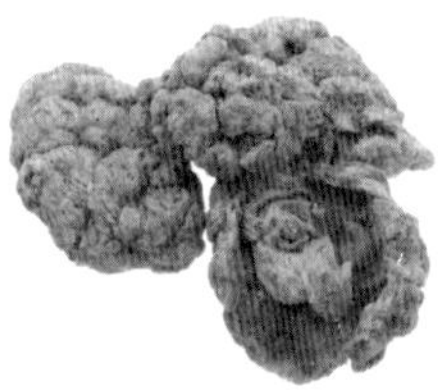

자하거(紫河車)

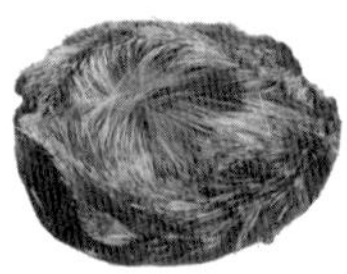

사향(麝香)

49 상피(象皮) : 코끼리 껍질. 감함온(甘鹹溫). 지혈(止血), 염창(斂瘡).

## 10 거잡질(去雜質) · 염분(鹽分) · 미품(黴品)

거잡질(去雜質)에 주의해야 하는 약물들은 당귀(當歸), 천궁(川芎), 부평(浮萍), 계내금(鷄內金), 모려(牡蠣), 석고(石膏), 주사(朱砂) 등이다.

거염분(去鹽分)에 주의해야 하는 약물들은 염부자(鹽附子), 염전갈(鹽全蝎), 해조(海藻), 곤포(昆布) 등이다.

거미품(去黴品)에 주의해야 하는 약물들은 산약(山藥), 강황(薑黃), 백합(百合), 해백(薤白), 과루인(瓜蔞仁), 갈근(葛根) 등이다. 미품(黴品)이란 곰팡이가 핀 제품을 말한다.

## 3. 약물의 절제(切製)

정제(淨製)를 한 약재들을 부드럽게 하여 규격에 맞게 절단, 분쇄하는 것을 음편 절제(飮片切製)라고 한다. 전통적인 음편 절제는 수공으로 시행되었으나, 현재는 대부분 기계화, 자동화 시설을 이용하고 있으며 기계 절제의 부족한 부분에만 수공방식을 사용한다.

음편 절제(飮片切製)에 관한 최초의 기록은 『오십이병방(五十二病方)』의 '세절(細切)', '삭(削)', '염(剡)' 등이다. 이후 『영추(靈樞) · 수요강유(壽夭剛柔)』편에는 약물을 씹어서 잘게 부수는 것을 의미하는 '부저(㕮咀)'라는 단어가 등장하게 되었는데, 이것은 기초적인 절제(切製) 방법의 하나이다. 이후 한(漢), 당(唐)을 지나 남송(南宋)에 이르면 제약업(製藥業)은 크게 발전하여 남송 말기의 주밀(周密)이 지은 『무림구사(武林舊事) · 卷六 · 作坊』에는 항주(抗州)에 이미 '熟藥圓散, 生藥飮片'을 제조, 판매하는 공장의 기록이 있다고 하였는데, 이것이 음편(飮片)이라는 단어의 최초 기록이다. 이후 음편(飮片)이라는 단어는 청대(淸代) 오의락(吳儀洛)의 『본초종신(本草從新)』 시호(柴胡) 항목에 '藥肆中俱切爲飮片'으로 본격적으로 등장하여, 그 후 많은 의서에서 인용되기 시작하였다. 음편 절제의 목적을 크게 나누면 다음과 같다.

〈절제(切製)의 목적〉

① 유효 성분의 추출을 쉽게 한다. 음편의 두께는 약물의 효과에 직접적인 영향을 미치는데, 일반적으로 약재의 재질이 단단하면 얇게, 재질이 성글면 두껍게 절단한다. 이를 '質堅宜薄, 質鬆宜厚'라고 한다.

② 탕약의 품질을 높인다. 절제(切製)가 잘된 음편은 용매와의 접촉면이 넓게 되어 약물의 유효 성분 추출률이 증가하므로 더 좋은 탕약이 된다. 그런데 만일 음편과 용매의 접촉면을 극대화하기 위해 음편을 가루 형태로 만들면, 달이는 과

정에서 약물이 솥에 눌어붙는 점과 현상(粘鍋現象)이나, 약물 내의 전분이 변하는 호화 현상(糊化現象)[50]이 발생하게 된다. 그러므로 음편의 두께는 얇게 하되 가루로 만들지 않는 '細而不粉'의 상태로 해야 한다.

③ 포제 가공하기에 편리하다. 약재를 일정 규격의 음편으로 만들면 가공을 할 때 열이나 술·꿀·생강즙·소금물 등의 보료가 약재에 균일하게 도달하므로 조절이 쉬워지고 포제하기에 편리해진다.

④ 사용과 저장에 유리하다. 적당한 크기로 절제(切製)된 음편은 처방에 따라 조제하거나 사용하기 쉽고, 수분 함량도 낮아져서 곰팡이나 벌레의 발생을 막아주기 때문에 저장하기 편리하다.

⑤ 감별이 편리하다. 겉모양이 비슷한 약재를 절단하여 일정 크기의 음편으로 만들면 조직구조의 특징이 드러나 다른 약재와 구별하기가 쉬워지게 되며, 이는 비슷한 약재의 혼용을 막을 수 있다.

⑥ 제제(製劑)에 유리하다. 약물의 절단은 액체 성상의 약을 제조할 때 침출 효과를 높일 수 있고, 약물의 분쇄는 고체 성상의 약을 제조할 때 사용의 편리성을 높여준다. 이처럼 절제(切製)는 약물의 제형화에 편리하다.

## (1) 연화 처리

정제(淨製) 과정으로 토사(土砂) 등의 이물질을 제거한 약재는 일반적으로 절단하기 전에 약재의 종류, 재질, 계절 등에 따라 일정량의 수분을 흡수케 하여 연화 처리한다. 아울러 이때는 물의 양, 온도, 시간 등에도 주의를 기울여야 한다. 명대(明代)의 『본초몽전(本草蒙筌)』「저편분근초(咀片分根梢)」에는 '諸藥剉時, 須要得法. 或微水滲, 或略火烘. 濕者候乾, 堅者待潤, 纔無碎末, 片片薄匀. 狀與花瓣相侔, 合成方劑起眼. 仍忌剉多留久, 恐走氣味不靈. 旋剉應人, 速能求效.'라고 하여 연화 처리 및 절제에 있어 주의해야

50 호화(糊化) : 미셀(micelle)이라는 치밀한 묶음으로 구성된 녹말 구조에 물과 열을 가해 그 구조를 끊고 흩트려, 전체가 반투명이고 증가한 점성도를 갖는 거의 균일한 콜로이드 물질이 되는 현상.

할 점을 기록하고 있다.

연화 처리 목적과 일반적인 주의 사항은 다음과 같다.

<table>
<tr><td>목 적</td><td>① 토사와 불순물 및 약재 부스러기를 제거할 수 있어 약재의 청결과 미관을 좋게 한다.<br>② 약성을 조절하여 독성을 줄인다.<br>③ 질이 부드럽게 되어 절제하기 편리하다.</td></tr>
<tr><td>일반적인 주의사항</td><td>① 크기별로 분류한 후에 연화 처리를 하여야 모든 약재의 연화 정도를 같게 만들 수 있다.<br>② 일부 약재는 채취, 정제한 후 신선할 때 절편(切片)한다.<br>예 선석곡(鮮石斛), 선지황(鮮地黃) 등<br>③ 일부 질이 단단하고 건조 후에는 쉽게 연화되지 않는 약재는 대부분 신선할 때 절제하는 것이 좋다.<br>예 비해(萆薢), 오약(烏藥), 토복령(土茯苓), 계혈등(鷄血藤) 등<br>④ 일부 질이 질긴 약재는 연화 처리를 거치지 않고 직접 절편할 수도 있다.<br>예 사과락(絲瓜絡), 등심초(燈心草), 통초(通草) 등<br>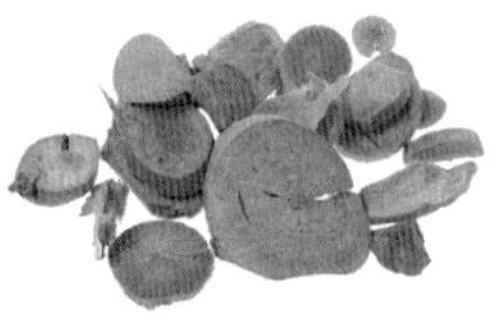<br>오약(烏藥)<br>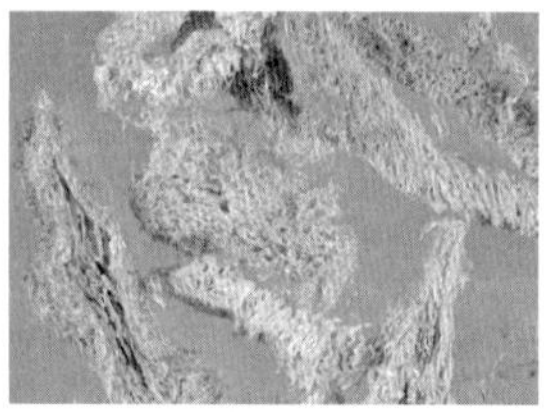<br>사과락(絲瓜絡)</td></tr>
</table>

## 1 상용 연화법

### ❶ 임법(淋法 : 뿌리기)

약재에 물이나 액체 보료 등을 뿌려 약재를 부드럽게 하는 것으로, 분림법(噴淋法), 요림법(澆淋法)이라고도 한다. 묶여있는 약재의 경우에는 똑바로 세워서 물을 뿌린다.

박하(薄荷), 형개(荊芥), 패란(佩蘭), 향유(香薷), 비파엽(枇杷葉), 진피(陳皮), 감초(甘草), 익모초(益母草), 인진(茵蔯), 청호(靑蒿) 등과 같이 재질이 성기고, 흡수성(吸水性)이 좋은 전초류, 엽류, 과피류 약재 및 유효 성분이 쉽게 물에 녹는 약재 내지는 방향성 약재에 많이 사용된다.

작업할 때는 약재의 모양, 치밀도, 온도 및 날씨 등을 고려하여 열이 발생해 잎이 썩는 반열란엽(返熱爛葉) 현상에 주의해야 하고, 작업량은 당일 절제(切製)할 수 있는 정도로 하며, 절제한 후에는 바로 건조해야 한다.

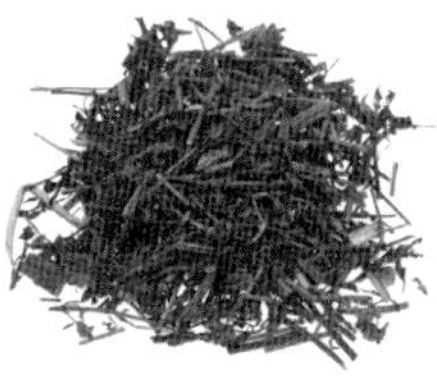
박하(薄荷)

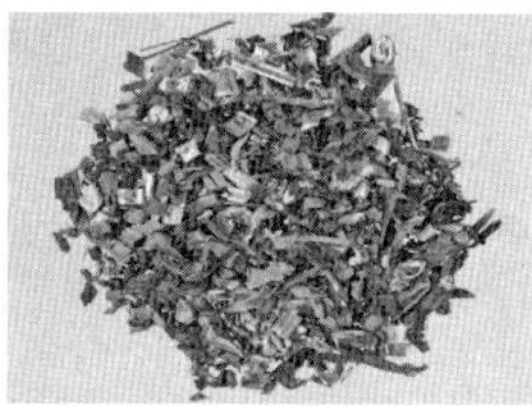
패란(佩蘭)

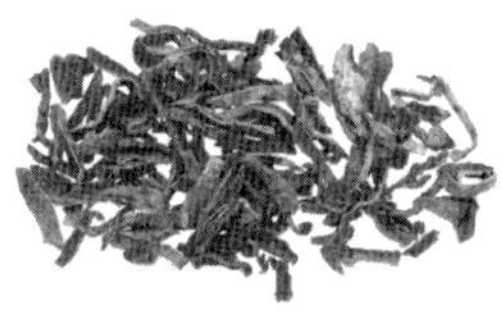
진피(陳皮)

### ❷ 세법(洗法 : 씻기)

물이나 액체 보료 등에 약재를 넣고 재빨리 깨끗이 씻어내면서 연화시키는 것으로, 도세법(淘洗法), 창수세(搶水洗)라고도 한다. 창수세(搶水洗)란 약재와 물의 접촉시간이 짧아서 붙여진 이름이다.

오가피(五加皮), 동과피(冬瓜皮), 과루피(瓜蔞皮), 백선피(白鮮皮), 합환피(合歡皮), 사삼(沙參), 석곡(石斛), 구맥(瞿麥), 진피(陳皮), 방풍(防風), 용담초(龍膽草), 자완(紫菀), 훤초근(萱草根)[51] 등과 같이 재질이 성기고 흡수성이 강하며, 물에 유효 성분의 용출이 잘 되는 약재에 사용된다.

대부분 약재는 한 번만 세척하지만 일부 다량의 토사나 불순물들이 묻어있는 약재는 깨끗해질 때까지 여러 번 물로 씻는다. 또한, 가능한 한 빠르게 작업하고, 약재와 물의 접촉시간을 최대한 단축해서 약재의 상수(傷水)로 인한 약효의 손실을 방지하여야 한다.

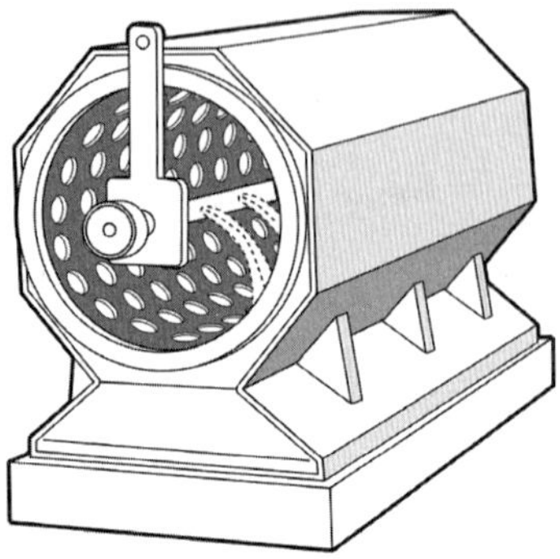

<세약기>

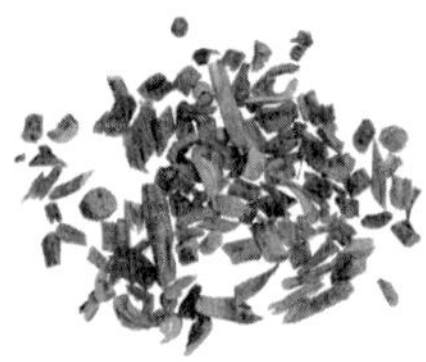

백선피(白鮮皮)

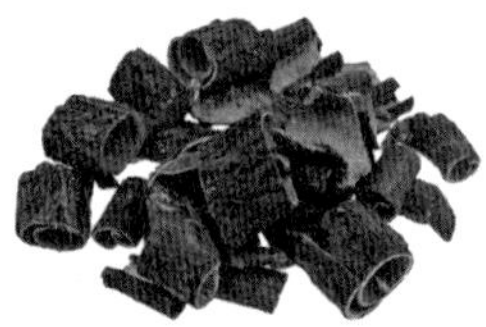

오가피(五加皮)

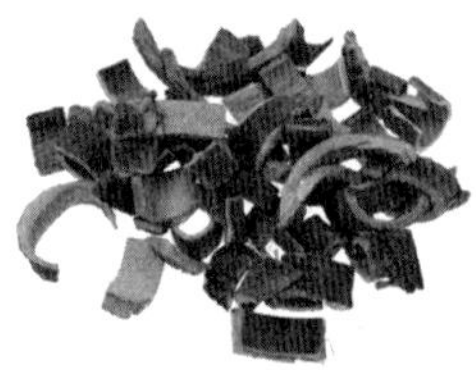

합환피(合歡皮)

## ❸ 침법(浸法 : 짧게 담그기)

물이나 액체 보료에 약재를 담근 후 휘저어 주는 방법으로, 침지법(浸漬法)이라고도 한다. 이때 물의 양은 약재를 다 덮을 만큼이지만 아주 많지는 않기 때문에 약재를 충분히 휘저어 주어야 잘 침투가 된다.

길경(桔梗), 시호(柴胡), 지모(知母), 당귀(當歸), 강활(羌活), 목단피(牡丹皮) 등의 뿌리류 약재에 많이 쓰인다.

사용되는 보료에 따라 수침법(水浸法)과 주침법(酒浸法) 등으로 나뉜다. 울금(鬱金), 지각(枳殼), 지실(枳實) 등은 주로 수침법(水浸法)으로 작업하고, 황련(黃連), 목향(木香) 등은 주로 주침법(酒浸法)으로 작업한다.

---

51 훤초근(萱草根) : *Hemerocallis fulva* L. 감량(甘凉). 이소변(利小便), 거혈열(去血熱).

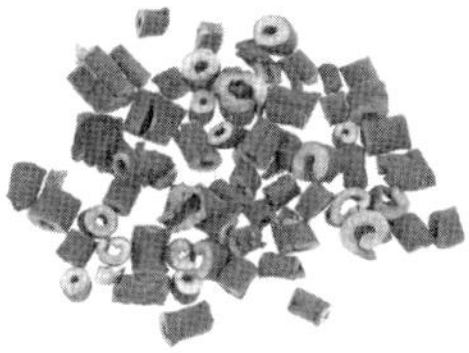

목단피(牡丹皮)

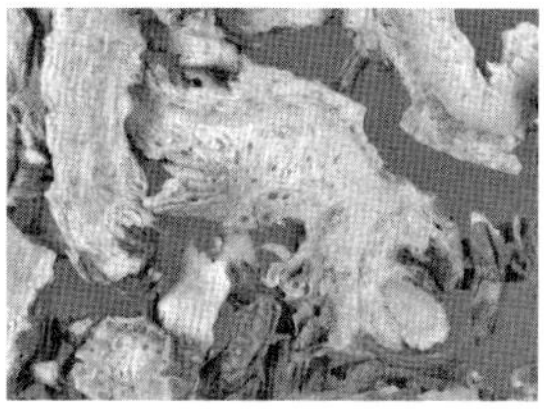

강활(羌活)

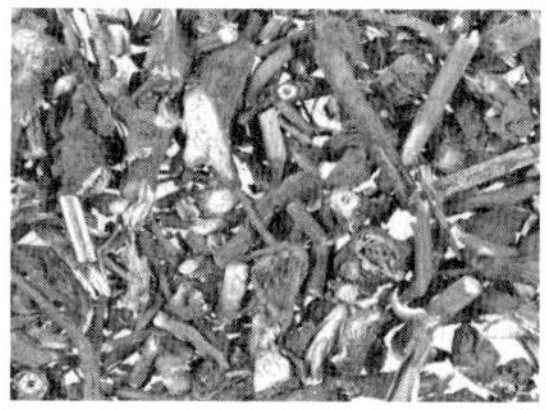

시호(柴胡)

### ❹ 포법(泡法 : 길게 담그기)

맑은 물에 깨끗한 약재를 일정한 시간 동안 담가서 적당량의 수분을 흡수시키는 방법이다. 이때 일반적으로 중간에 물을 바꾸지 않으며 보통 60~70% 정도 물이 스며들었으면 건져낸다.

귀판(龜板), 별갑(鱉甲), 녹각(鹿角), 하수오(何首烏), 계혈등(鷄血藤), 소목(蘇木), 빈랑(檳榔), 비해(萆薢), 분방기(粉防己), 산약(山藥), 천화분(天花粉), 천궁(川芎), 목향(木香), 오약(烏藥), 토복령(土茯苓), 택사(澤瀉), 강황(薑黃), 삼릉(三棱), 상산(常山), 권삼(拳參)[52], 지각(枳殼), 청피(靑皮)와 같이 부피가 크고, 재질이 단단하여 수분의 침투가 어려운 약재에 사용한다.

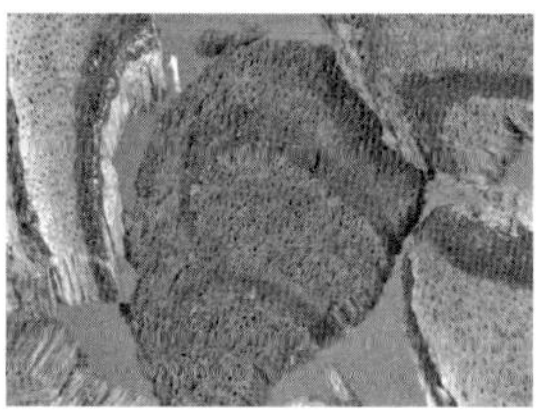

계혈등(鷄血藤)

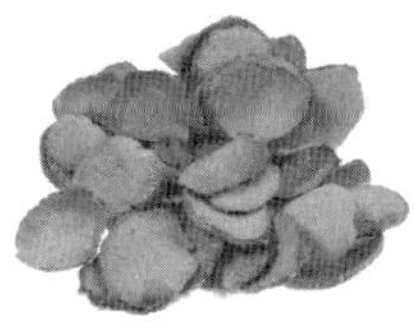

삼릉(三棱)

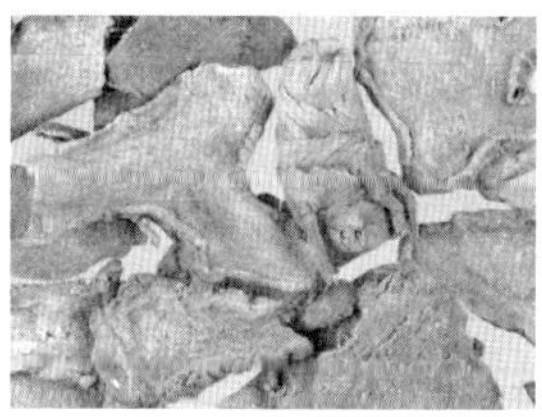

강황(薑黃)

포법(泡法)은 작업 도중에 종종 약재의 변질이나 변색 등이 발생하기 때문에 작업할 때 여러 가지 주의를 해야 한다. 정리하면 대략 다음과 같다.

52 권삼(拳參) : *Polygonum bistorta* L. 고량(苦凉). 청열진경(淸熱鎭驚), 이습(理濕), 소종(消腫).

① 담글 약재의 양이 많아서 용기에 꽉 찰 정도가 되면 안 된다. 약재는 담겨있는 동안 물을 빨아들이면서 체적이 늘어나는데, 이때 잘못하면 불어난 약재의 압력에 의해 용기가 깨질 수 있기 때문이다.

② 약재의 부피, 재질, 계절 등을 고려하여 작업하여야 한다.

- ○ 작업 약물 중 조금 더 크고 단단한 약재는 담그는 시간이 길어야 한다.
- ○ 작업 약물 중 조금 더 작고 무른 약재는 담그는 시간이 짧아야 한다.
- ○ 일반적으로 봄, 겨울에는 담그는 시간이 길어야 한다.
- ○ 일반적으로 여름, 가을에는 담그는 시간이 짧아야 한다.
- ○ 지각(枳殼), 청피(靑皮)와 같이 가벼워서 물에 뜨는 약재들은 물에 담글 때 무거운 것으로 눌러 주는 것이 좋다.

③ 소포다윤(少泡多潤), 포투수진(泡透水盡)을 원칙으로 한다. 즉 될 수 있으면 물속에 담그는 시간을 줄이고, 외부 수분이 내부로 스며드는 시간을 늘려 약재를 눅진하게 한다. 약재를 물에 담그는 시간이 너무 길면 약재가 부패하거나 유효 성분이 다량 유실된다.

백출(白朮), 창출(蒼朮), 택사(澤瀉), 사간(射干), 대황(大黃), 감초(甘草) 등은 물속에 담그면 함유성분이 점점 물속으로 확산하여 변색 반응을 일으킨다. 이를 하색(下色)이라 한다. 이런 반응이 일어나면 바로 꺼내 윤법(潤法)으로 전환해야 한다.

④ 천화분(天花粉), 산약(山藥), 분방기(粉防已)같이 분성(粉性)이 많은 약물은 꺼낸 즉시 절제(切製)와 건조를 시켜야 한다. 그렇지 않으면 변색과 변질의 위험이 크다.

⑤ 일반적으로 약재에는 곰팡이나 미생물이 생기지 않도록 늘 주의한다. 그러나 구판(龜板), 별갑(鱉甲), 녹각(鹿角)과 같은 약재는 미생물이 번식하여야 근육, 근막, 껍질 등을 제거할 수 있다.

### ❺ 표법(漂法 : 흐르는 물에 담그기)

원래 강물같이 흐르는 다량의 물에 약재를 담가서 씻고 부드럽게 하는 것이었다. 그러나 요즘에는 다량의 물에 약재를 담그고 일정 시간이 지나면 물을 교환하는 방법으로 시행한다. 작업시간은 약재의 재질, 계절, 물의 온도에 따라 조절할 수 있는데 포법(泡法)의 방법을 참고한다.

이 방법은 전통적으로 독이 있는 약재거나 소금기, 비린내가 심한 약재에 사용하는데, 부자(附子), 천오(川烏), 초오(草烏), 반하(半夏), 천남성(天南星), 육종용(肉蓯蓉), 곤포(昆布), 해조(海藻), 자하거(紫河車), 인중백(人中白)[53], 추석(秋石)[54], 오곡충(五穀蟲)[55] 같은 약재들이 그 예이다.

해당 약물의 작업 기준은 대략 다음과 같다.

〈표법(漂法)의 작업 기준〉

① 부자(附子), 천오(川烏), 초오(草烏), 반하(半夏), 천남성(天南星)과 같이 유독한 약재는 절제(切製)하여 혀 위에 놓고 30초 이내에 혀를 찌르는 느낌이 없으면 된다.

② 염부자(鹽附子), 육종용(肉蓯蓉), 곤포(昆布), 해조(海藻)와 같이 염분을 지닌 약물은 짠맛이 없도록 한다.

③ 비린내가 나는 약재 중에서 자하거(紫河車)와 같은 약재는 어혈이 없을 때까지, 오곡충(五穀蟲), 인중백(人中白), 추석(秋石)과 같은 약재는 비린내가 사라질 때까지 한다.

---

53 인중백(人中白) : 소변으로부터 자연적으로 침전되어 굳어진 고형물. 함한(鹹寒). 사화(瀉火), 거어(祛瘀). 마르고 회백색이며 굳고 이물이 없는 것이 양품.

54 추석(秋石) : 인중백(人中白)과 식염(食鹽)의 가공품. 옛날에는 인뇨(人尿), 추로수(秋露水), 석고(石膏) 등을 사용한 가공품도 있었다고 함. 함한(鹹寒). 자음강화(滋陰降火).

55 오곡충(五穀蟲) : *Chrysomyia megacephala*(Fab.) 구더기. 함한(鹹寒). 사열(瀉熱), 소체(消滯), 건비(健脾), 화식(化食), 치감(治疳).

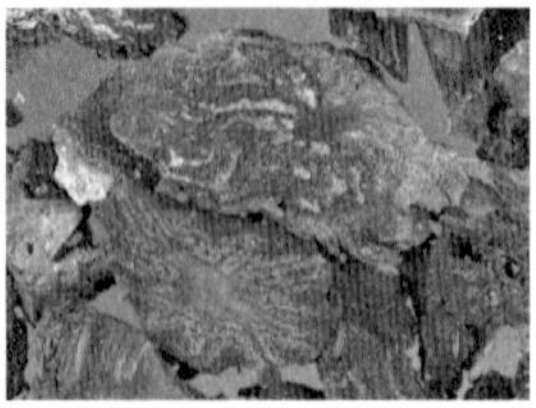

육종용(肉蓯蓉)

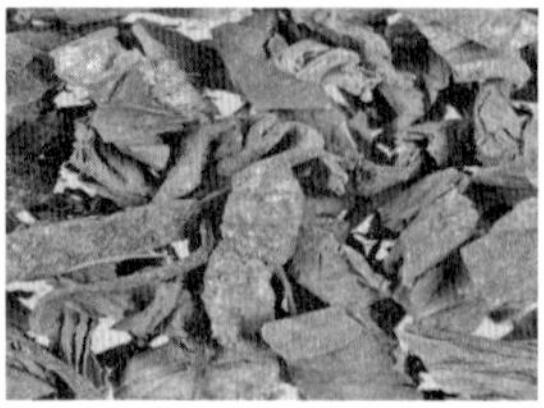

곤포(昆布)

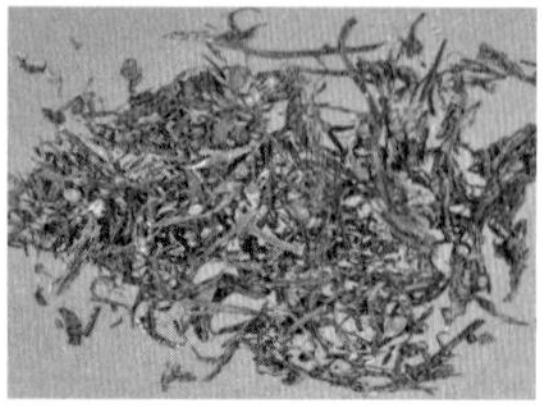

해조(海藻)

## ❻ 윤법(潤法 : 적시기, 눅이기)

습윤한 환경에 약재를 놓아 수분이 약재의 외부에서 내부로 스며들게 하여 약재를 눅눅하고 부드럽게 하는 방법이다. 임윤(淋潤), 세윤(洗潤), 침윤(浸潤), 포윤(泡潤), 표윤(漂潤)과 같이 다른 방법과 같이 사용될 수 있다.

윤법의 장점, 종류와 주의 사항은 다음과 같다.

| | |
|---|---|
| 장 점 | ① 유효 성분의 손실을 줄인다.<br>② 음편의 색을 선명하게 한다.<br>③ 수분이 균일 분포되어 음편이 편편하고 가지런하다.<br>④ 음편의 가운데가 터지거나[작심(炸心)], 테두리가 손상[도변(掉邊)] 또는 부서지는 현상[쇄편(碎片)]이 적다. '七分潤功, 三分切功'이란 말이 있듯이 윤법(潤法)은 음편 절제에 있어서 매우 중요하다. |
| 방 법 | ① **민윤법(悶潤法 : 밀폐하여 적시기)** : 세척 또는 침포(浸泡)한 약재를 밀폐 용기에 넣고, 젖은 천으로 덮거나 적당량의 물을 계속 뿌려 습기를 지속해서 유지하면서 약재 안팎을 적당하게 연화시키는 것으로, 복윤법(伏潤法)이라고도 한다.<br>예 백출(白朮), 빈랑(檳榔), 산약(山藥), 삼릉(三棱), 상산(常山), 울금(鬱金), 천궁(川芎), 택사(澤瀉) 등<br>② **노윤법(露潤法 : 개방하여 적시기)** : 축축한 땅에 대자리를 깔고 그 위에 약재를 쌓아 자연스럽게 습기가 흡수되도록 하는 것이다. 반드시 그늘지고 서 |

| | |
|---|---|
| | 늘하며 바람이 없는 곳에서 작업하며, 필요할 때 중간에 1~2회 뒤집어 줄 수 있다. 흡습성이 강하고 당 · 유지가 많아 수처리 시 성분유실 염려가 있는 약물에 주로 사용한다. 흡습회윤법(吸濕回潤法)이라고도 한다.<br>예 당귀(當歸), 우슬(牛膝), 천문동(天門冬), 현삼(玄參) 등과 같이 수처리를 하면 유효 성분의 유실이 많이 발생하는 약물들에 사용한다. |
| | ① **단윤법(單潤法)** : 윤법(潤法)을 1회만 실시하는 것.<br>예 대부분 약물<br>② **복윤법(複潤法)** : 윤법(潤法)을 여러 번 실시하는 것.<br>예 대황(大黃), 백지(白芷), 빈랑(檳榔), 삼릉(三棱), 상산(常山), 천궁(川芎), 택사(澤瀉), 하수오(何首烏)와 같이 재질이 단단하거나 체적이 큰 약재들은 한 번으로 알맞게 연화되지 않기 때문에 반복해서 시행해야 한다. |
| 주의사항 | ① 여름철에 작업할 때는 점조(粘稠), 변색(變色), 변미(變味), 변질(變質) 등의 현상에 특히 주의해야 한다.<br>② 특히 산약(山藥), 천화분(天花粉), 택사(澤瀉) 등과 같이 전분을 많이 함유한 약재에서는 변질에 더욱 주의한다. 만약 이런 상황이 발생하면 바로 맑은 물로 씻어내고 펼쳐 말린 다음 다시 적당히 민윤(悶潤)한다. |

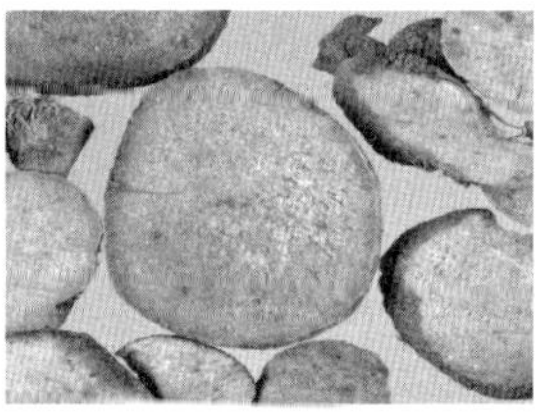

택사(澤瀉)

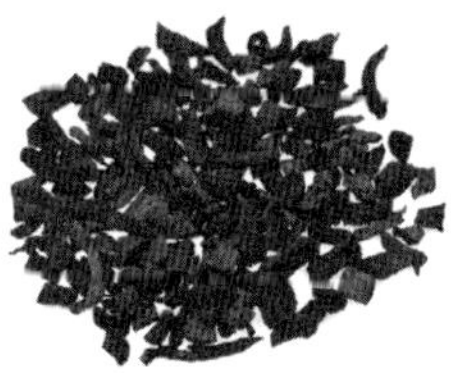

현삼(玄參)

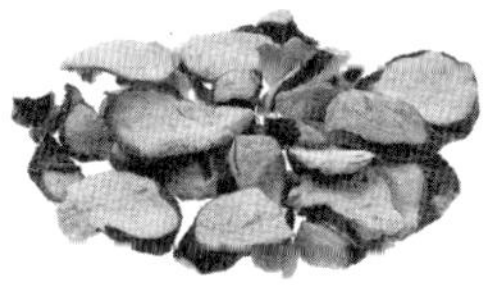

산약(山藥)

## 2 특수 연화법

일부 약재에서는 상용연화법으로 연화시키는 것이 부적절하므로 다음과 같은 연화 방법을 사용한다.

### ❶ 습열(濕熱) 연화법

일부 질이 매우 단단하거나, 열처리에 성분 손실의 영향이 적거나, 오히려 열처리를 거쳐 성분의 보존이 이로운 약재는 증법(蒸法), 자법(煮法), 천법(燀法) 등으로 연화한다.

> 예 홍삼(紅蔘), 모과(木瓜) 등은 찐 후에 열이 식기 전에 절편하면 연화를 가속할 뿐만 아니라 또한 성분의 보존과 미관상으로도 좋고, 아울러 신속히 건조할 수 있다.
>
> 예 감초(甘草), 삼릉(三棱) 등은 곰팡이가 잘 발생하는데, 쪄서 가공하면 방지할 수 있다.
>
> 예 행인(杏仁) 등은 유효 성분 분해효소의 활동성을 가열하여 없앨 수 있다.
>
> 예 황금(黃芩)은 물로 쪄서 절편 하면 단면이 선황색이나, 냉수에 담가 절편 하면 단면이 녹색이 되며 아울러 유효 성분 분해효소가 활동하여 약효가 떨어진다.
>
> 예 염부자(鹽附子), 천오(川烏), 천남성(天南星) 등을 보료로 찌면 절편 하기도 편리하고 독성도 감소된다.
>
> 예 숙지황(熟地黃), 하수오(何首烏) 등을 보료로 찌면 절편하기도 편리하고 자보(滋補)하는 약효가 증가한다.
>
> 예 녹용(鹿茸)의 털을 제거하고 술을 넣어 약간 밀폐한 후에 고압력의 용기에 올려놓고 수증기로 찐 다음 절편 하면 편리하다.
>
> 예 현삼(玄參), 상피(象皮) 등을 쪄서 절편 하면 유효 성분유실을 막을 수 있다.

### ❷ 주제(酒製) 연화법

녹용(鹿茸), 백화사(白花蛇), 오초사(烏梢蛇), 지룡(地龍), 섬수(蟾酥) 등의 약재는 물로 처리를 하면 쉽게 변질하기 때문에 술로 처리하여 연화시킨 후 절편할 필요가 있다.

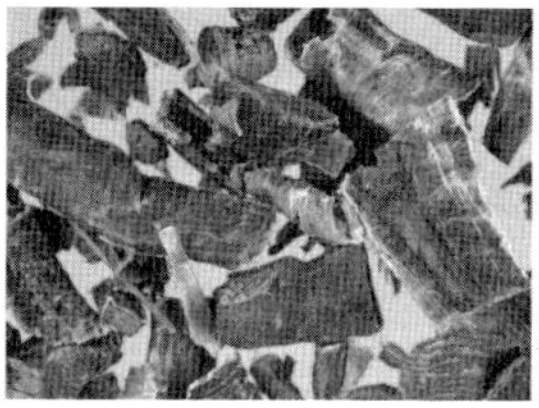
지룡(地龍)

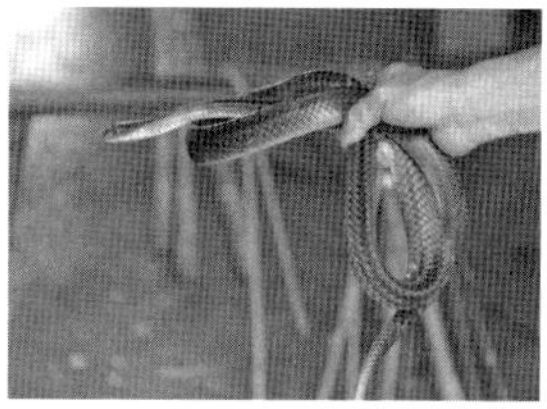
오초사(烏梢蛇)

## 3 약재의 연화정도 검사방법

약재를 처리하는 동안에 그 연화 정도가 절제하기에 적당한 상태인지를 검사해야 하는데 이것을 통상 간수성(看水性), 간수두(看水頭)라고 한다. 현재 사용하고 있는 연화 검사법은 다음과 같다.

| | |
|---|---|
| 만곡법<br>(彎曲法) | 형태가 긴 약재는 손에 잡히는 정도까지 연화시켜 엄지손가락을 밖으로 뻗고 나머지 네 손가락을 안으로 구부려 약재를 둥글게 말아 쥐었을 때 쉽게 절단되지 않으면 합격이다.<br>예 자약(芍藥), 산약(山藥), 목통(木通), 목향(木香) 등 |
| 지겹법<br>(指掐法) | 원형의 약재는 손톱이 표면에 들어갈 정도까지 연화시킨다.<br>예 백출(白朮), 백지(白芷), 천화분(天花粉), 택사(澤瀉) 등 |
| 천자법<br>(穿刺法) | 굵직한 약재는 무딘 송곳으로 찔러 단단한 느낌이 없을 때까지 연화시킨다.<br>예 대황(大黃), 호장근(虎杖根) 등 |
| 수열법<br>(手捏法) | ① 불규칙한 뿌리나 근경류 약재는 연화시켜 손으로 한끝을 잡아당겼을 때 약간 부드러운 느낌이 들면 된다. |

| | |
|---|---|
| | 예 당귀(當歸), 독활(獨活) 등<br>② 뿌리, 과실, 균류 약재는 손으로 꽉 쥐었을 때 소리가 나지 않거나 단단한 느낌이 없을 때까지 연화시킨다.<br>예 현호색(玄胡索), 지실(枳實), 뇌환(雷丸) 등 |
| 벽부법<br>(劈剖法) | 약재가 특별히 단단한 경우에는 약재 중간을 쪼개어 그 연화 정도를 검사한다. 침윤 정도가 1/3~3/4 정도 되면 절제(切製) 시작한다.<br>예 계지목(桂枝木), 금과람(金果欖) |

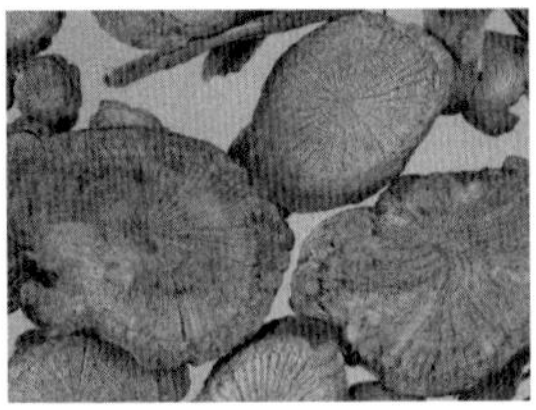

목통(木通)

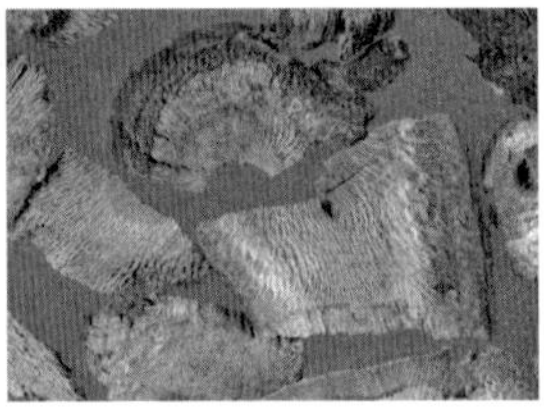

호장근(虎杖根)

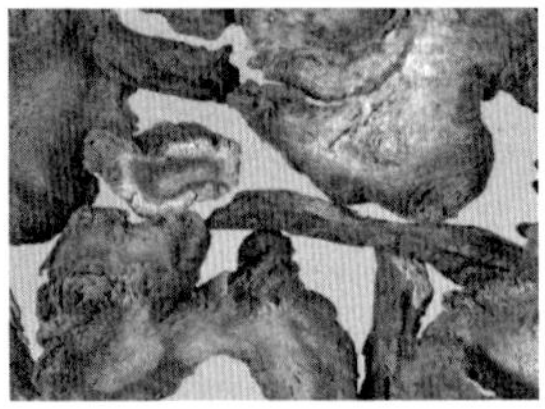

독활(獨活)

현재 전통적인 수공 절제 음편은 이미 점차 기계에 의한 절제 음편으로 대체되고 있다. 기계로 절제할 때는 약재 연화 과정 중 물의 흡수를 수공 절제 때보다 적당히 감소시켜 약재의 경도를 조금 높게 할 필요가 있다. 그렇지 못했을 때는 적당히 말려 약재 표면의 경도를 높인 후에 절제를 시행한다.

## 4 약재 연화 신기술

약재의 연화는 음편 생산과정 중 가공량, 생산 주기, 약효의 손실 등에 영향을 주는 중요한 관건이다. 전통적 방법의 연화 방법은 소량의 단시간 가공에는 적당하나 대량의 장시간 생산에는 적합하지 않다. 이에 현대에는 발전된 기계 설비 기술들을 이용한 새로운 연화 기술들이 개발되어 사용되고 있다.

## ❶ 진공 가온 연화 기술

| | |
|---|---|
| 방 법 | ① 깨끗한 약재를 씻은 후 감압 시설을 이용해 공기를 빼고 더운 수증기를 넣는 방법이다.<br>② 약재가 압력을 받은 상황에서 더운 수증기를 만나게 되면 약재의 연화가 쉽게 된다. |
| 장 점 | ① 연화 시간을 현저히 단축한다.<br>② 수분 함량의 감소로 인해 건조가 쉽다. |
| 단 점 | ① 연화와 절제가 밀접하게 연계되어야 한다.<br>② 열을 만나면 성분이 파괴되는 약재에는 사용하기 어렵다. |

## ❷ 감압 냉침 연화 기술

| | |
|---|---|
| 방 법 | ① 감압 설비로 용기 내의 기체를 뽑은 후, 모터의 힘을 빌려서 신속히 물을 뿜어서 약재의 연화를 가속하는 방법이다.<br>② 약재의 질이 틀린 점에 근거하여 먼저 감압 후에 물을 넣거나, 먼저 물을 넣고 후에 감압하거나 하는 등의 방법을 선택한다.<br>③ 이 방법은 상온에서 물로 연화하는 것으로 전통적인 방법과 부합되며 약성의 변화도 없어 적용 범위가 넓다 |
| 장 점 | ① 시행 시간이 짧다.<br>② 성분의 유실과 약재의 변질이 감소한다.<br>③ 약재 손실량이 적다<br>④ 생산량이 많으며, 음편의 품질도 좋다. |

## ❸ 가압 냉침 연화 기술

| | |
|---|---|
| 방 법 | ① 깨끗한 약재와 물을 큰 압력에 견디는 용기 내에 넣는다.<br>② 모터 등의 가압기계로 물을 약재 조직 중에 침투시켜 약재를 연화시킨다. |
| 장 점 | ① 연화 시간을 단축한다.<br>② 성분의 유실과 약재의 변질이 감소한다. |
| 단 점 | ① 기계 설비 설치 비용이 높다.<br>② 압력을 올릴 때 내부에 흡수된 수분이 반류(反流)되는 경우가 있다. |

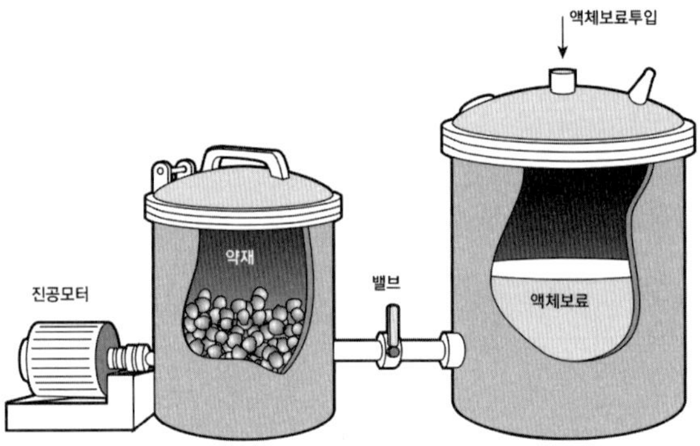


감압냉침연화기

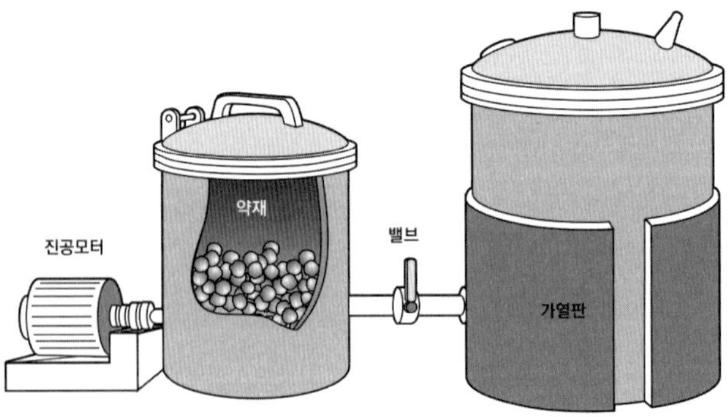


진공가온연화기

## (2) 음편의 유형과 선택 원칙

음편의 형태는 약재의 특징, 재질, 형태, 사용의 편리 및 현지의 습관 등을 통해 결정된다. 현재 사용되고 있는 음편의 규격은 다음과 같다.

### 1 편상(片狀)

#### ❶ 극박편(極薄片)

동물의 뼈 종류, 각질류나 이주 단단한 목질류 약재는 두께 1mm 미만의 극박편으로 절제(切製)한다. 강진향(降眞香)[56], 녹각(鹿角), 송절(松節)[57], 소목(蘇木), 영양각(羚羊角) 등이 이에 해당한다. 0.5mm~0.8mm 정도로 깎은 것을 방편(鎊片)이라 한다.

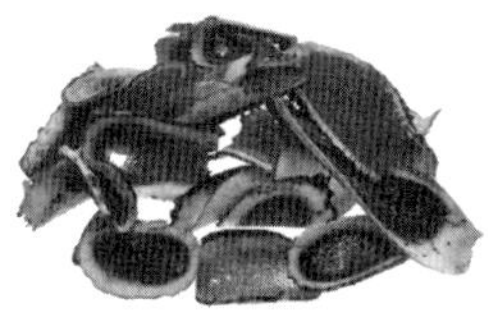

녹각(鹿角)

#### ❷ 박편(薄片)

재질이 단단하며 쉽게 부서지지 않는 약재는 두께 1.0mm~1.5mm 미만 박편으로 절제한다. 당귀(當歸), 목통(木通), 빈랑(檳榔), 삼릉(三棱), 오약(烏藥), 작약(芍藥), 천마(天麻) 등이 이에 해당한다.

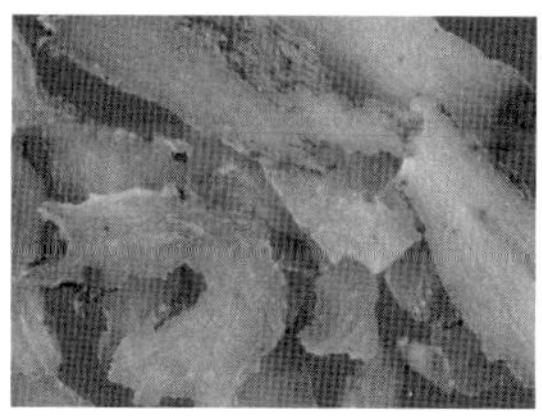

천마(天麻)

---

56 강진향(降眞香) : *Dalbergia odorifera* T. Chen. 온신(溫辛). 이기(理氣), 지혈(止血), 행어(行瘀), 진통(鎭痛)

57 송절(松節) : 소나무의 가지와 줄기의 마디. 온고(溫苦). 거풍(去風), 제습(除濕), 서근(舒筋), 통락(通絡)

### ❸ 중편(中片)

박편과 후편의 중간 정도인 1.5㎜~2.5㎜ 미만의 두께로 썬 것을 말한다. 감초(甘草), 단삼(丹參), 대황(大黃), 목향(木香), 천궁(川芎) 등이 이에 해당한다.

### ❹ 후편(厚片)

재질이 퍼석퍼석하고 가루가 잘 날리며 쉽게 부서지는 약재는 두께 2.5㎜~4㎜ 미만의 후편으로 절제한다. 복령(茯苓), 산약(山藥), 천화분(天花粉), 택사(澤瀉), 승마(升麻) 등이 이에 해당한다. 후편은 약재의 감별과 외관 등을 고려하여 사편(斜片) 또는 직편(直片)으로 만든다.

| | |
|---|---|
| 사 편<br>(斜片) | ① 굵직한 형태와 섬유성 약재는 두께를 2.5㎜~4㎜ 미만으로 하고 경사지게 써는 사편으로 절제하는 것이 적당하다.<br>② 계지(桂枝), 상지(桑枝)와 같은 것은 경사도가 낮게 썰고, 대황(大黃) 같은 것은 경사도는 약간 크고 크기를 크게 썰며, 감초(甘草), 계혈등(鷄血藤), 누로(漏蘆), 단삼(丹參), 목향(木香), 소경(蘇梗), 은시호(銀柴胡), 천우슬(川牛膝), 황기(黃芪) 등은 경사도는 매우 크고 가늘게 썬다.<br>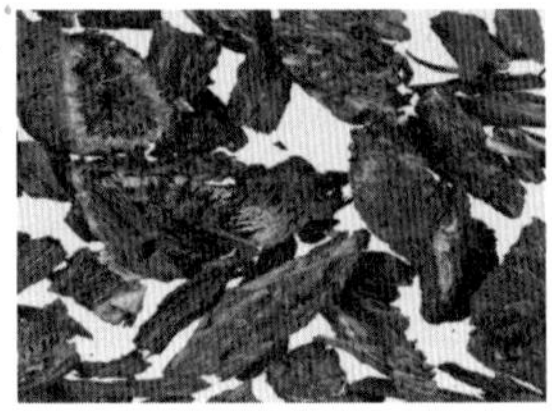<br>누로(漏蘆) |
| 직 편<br>(直片) | ① 형태가 비대하고 조직이 치밀하며 광택이 선명하고 감별할 때 특징이 두드러진 약재는 두께는 2.5㎜~4㎜ 미만으로 하고 직각이 되게 절제하는 것이 적당하다.<br>② 방기(防已), 백출(白朮), 부자(附子), 산약(山藥), 승마(升麻), 천화분(天花粉), 택사(澤瀉), 하수오(何首烏) 등이 이에 해당한다.<br>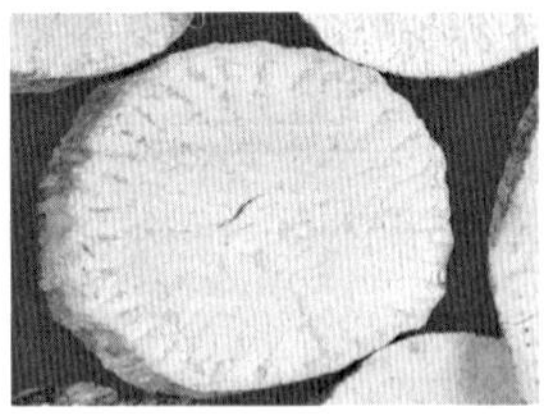<br>천화분(天花粉) |

## 2 단상(段狀)

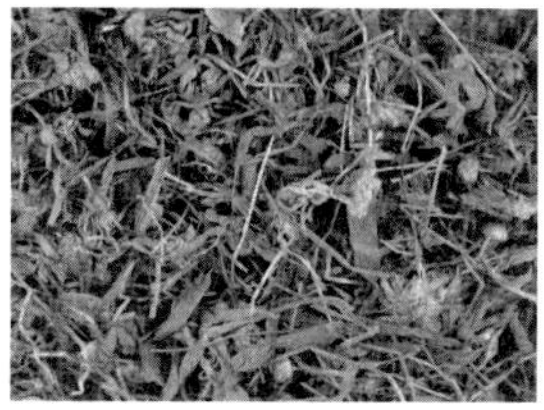

곡정초(穀精草)

길이를 10㎜~15㎜로 썬 것을 단(段) 또는 소단(小段) 이라 하는데, 긴 것을 장단(長段) 또는 절(節)이라 하고, 짧은 것을 단단(短段) 또는 저(咀)라 한다. 약재의 형태가 가늘고 길며 함유성분이 쉽게 추출되는 약재거나 전초류 약재면 적당하다. 곡정초(穀精草), 곽향(藿香), 구맥(瞿麥), 노근(蘆根), 대계(大薊), 당삼(黨參), 마황(麻黃), 백모근(白茅根), 목적(木賊), 박하(薄荷), 북사삼(北沙參), 석곡(石斛), 소계(小薊), 익모초(益母草), 인동등(忍冬藤), 청호(青蒿), 패란(佩蘭), 향유(香薷), 형개(荊芥), 회우슬(懷牛膝) 등이 이에 해당한다.

## 3 사상(絲狀)

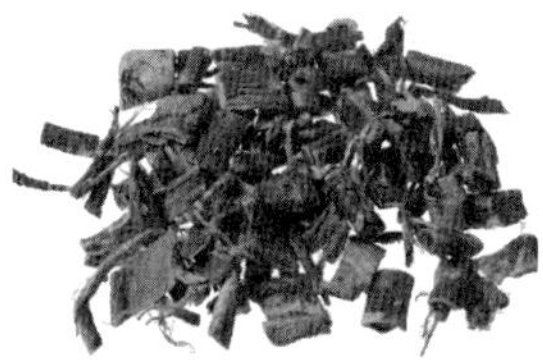

상백피(桑白皮)

모양이 실 모양이면서 넓이가 5㎜~10㎜ 것을 관사(寬絲) 또는 엽사(葉絲), 넓이가 2~3㎜인 것을 세사(細絲) 또는 피사(皮絲)라 한다. 껍질류, 잎사귀류, 얇은 과피류 약재가 적당하다. 상백피(桑白皮), 진피(陳皮), 합환피(合歡皮), 황백(黄柏), 후박(厚朴) 등은 세사로, 과루피(瓜蔞皮), 동과피(冬瓜皮), 비파엽(枇杷葉), 음양곽(淫羊藿), 하엽(荷葉) 등은 관사가 적당하다.

## 4 괴상(塊狀)

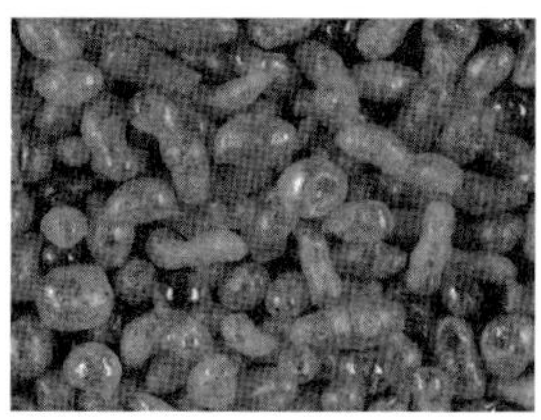

아교주(阿膠珠)

8~12㎣의 덩어리다. 갈근(葛根), 아교(阿膠) 같은 것이 이에 해당한다.

## 5 단권(團卷)

질이 성기고 크기가 큰 약재를 6~9g 정도로 일정하게 덩어리져 놓은 것이다. 죽여(竹茹), 곡정초(穀精草), 대복피(大腹皮) 등이 이에 해당한다.

## 6 과립(顆粒)

정약재(淨藥材)나 이미 생산된 음편 등을 원료로 추출, 증발, 농축, 건조, 제립 등의 과정을 통해 과립 형태로 만든 음편이다. 원료 약재의 약효를 유지하면서 휴대 운반 및 복용의 편리, 용량의 정확성, 작용의 신속성, 제품의 위생, 보관의 편리 등이 장점이다.

〔음편의 종류와 규격〕

<table>
<tr><th colspan="3">음편 종류</th><th>규 격</th><th>적용 약재</th></tr>
<tr><td rowspan="5">편상<br>(片狀)</td><td colspan="2">극박편<br>(極薄片)</td><td>두께 1㎜<br>미만</td><td>강진향(降眞香), 녹각(鹿角), 송절(松節), 소목(蘇木), 영양각(羚羊角) 등</td></tr>
<tr><td colspan="2">박 편<br>(薄 片)</td><td>두께 1.0~1.5㎜<br>미만</td><td>당귀(當歸), 목통(木通), 빈랑(檳榔), 삼릉(三稜), 오약(烏藥), 작약(芍藥), 천마(天麻) 등</td></tr>
<tr><td colspan="2">중 편<br>(中 片)</td><td>두께 1.5~2.5㎜<br>미만</td><td>감초(甘草), 단삼(丹參), 대황(大黃), 목향(木香), 천궁(川芎) 등</td></tr>
<tr><td rowspan="2">후편<br>(厚片)</td><td>사편<br>(斜片)</td><td>두께 2.5~4.0㎜로<br>비스듬히 절제</td><td>감초(甘草), 계지(桂枝), 계혈등(鷄血藤), 누로(漏蘆), 단삼(丹參), 대황(大黃), 목향(木香), 상지(桑枝), 소경(蘇梗), 은시호(銀柴胡), 천우슬(川牛膝), 황기(黃芪) 등</td></tr>
<tr><td>직편<br>(直片)</td><td>두께 2.5~4.0㎜로<br>직각으로 절제</td><td>방기(防己), 백출(白朮), 부자(附子), 산약(山藥), 승마(升麻), 천화분(天花粉), 택사(澤瀉), 하수오</td></tr>
</table>

| | | | (何首烏) 등 |
|---|---|---|---|
| 단상(段狀) | 장단(長段:節)<br>단단(短段:咀) | 길이 10~15㎜ | 곡정초(穀精草), 곽향(藿香), 구맥(瞿麥), 노근(蘆根), 대계(大薊), 당삼(黨參), 마황(麻黃), 모근(茅根), 목적(木賊), 박하(薄荷), 북사삼(北沙參), 석곡(石斛), 소계(小薊), 익모초(益母草), 인동등(忍冬藤), 청호(靑蒿), 패란(佩蘭), 향유(香薷), 형개(荊芥), 회우슬(懷牛膝) 등 |
| 사상(絲狀) | 관 사<br>(寬 絲) | 너비 5~10㎜ | 과루피(瓜蔞皮), 동과피(冬瓜皮), 비파엽(枇杷葉), 음양곽(淫羊藿), 하엽(荷葉) 등 |
| | 세 사<br>(細 絲) | 너비 2~3㎜ | 상백피(桑白皮), 진피(陳皮), 합환피(合歡皮), 황백(黃柏), 후박(厚朴) 등 |
| 괴 상<br>(塊 狀) | | 8~12㎣의 덩어리 | 갈근(葛根), 아교(阿膠) 등 |
| 단 권<br>(團 卷) | | 6~9g 정도의 일정한 덩어리 | 죽여(竹茹), 곡정초(穀精草), 대복피(大腹皮) 등 |
| 분말 · 과립<br>(粉末)(顆粒) | | 분말 및 과립 형태 | 모든 약재가 가능하다. |

아래에 참고로 『대한민국약전(大韓民國藥典)』「별표1 · 통칙」에 실려 있는 의약품의 절도(切度) 및 분말도(粉末度)에 대한 정의를 싣는다.

〔 의약품의 절도(切度) 및 분말도(粉末度) 〕

| 체의 번호 | 4 호<br>(4750 μm) | 6.5 호<br>(2800 μm) | 8.6 호<br>(2000 μm) | 18 호<br>(850 μm) | 50 호<br>(300 μm) | 100 호<br>(150 μm) | 200 호<br>(75 μm) |
|---|---|---|---|---|---|---|---|
| 위의 체를 통과한 것의 명칭 | 조절<br>(粗切) | 중절<br>(中切) | 세절<br>(細切) | 조말<br>(粗末) | 중말<br>(中末) | 세말<br>(細末) | 미세말<br>(微細末) |

## (3) 음편의 절단

음편의 절단은 사용하기에 편리하다는 장점 때문에 약효에 영향을 주지 않는 범위 안에서 주로 기계화 생산을 하고 있다. 그러나 어떤 음편은 간혹 기계화만으로는 음편의 모양이 제대로 나오지 않기 때문에 필요에 따라서 수공으로 절단하기도 한다.

### 1 기계 절단

기계 절단은 절약기(切藥機)를 사용하여 약재를 절단하는 것이다. 현재 사용되는 절약기의 효율성은 종류에 따라 차이가 있지만, 기본적으로 수작업보다는 높고, 절제 시간도 빠르며, 시간과 노동의 강도도 줄여준다. 하지만 좀 더 다양한 음편을 생산하기 위해선 더욱 새로운 기계의 개발이 필요하다.

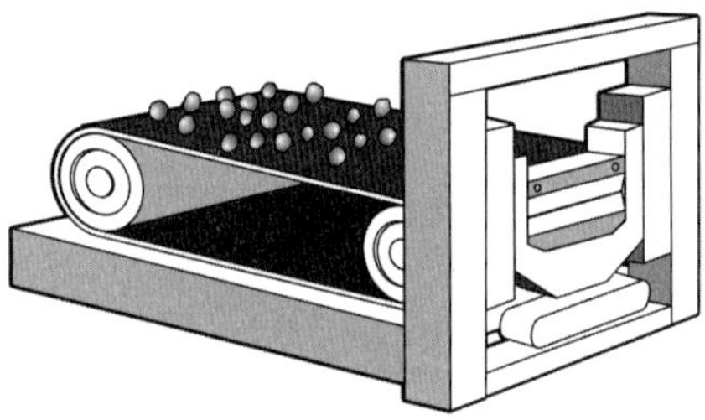
타도식 절약기

작업할 때에는 연화된 약재를 가지런히 수송대 위에 놓고 강하게 누르면서 기계를 작동시키면, 약재가 칼날 입구로 보내지고, 칼날이 움직이면서 일정한 규격의 음편으로 절단한다. 현재 사용되는 절약기를 간단히 소개하면 다음과 같다.

#### ❶ 타도식(打刀式) 절약기

기계의 수송대에 쌓아놓은 절단할 약재를 칼날 부위로 옮긴 후 수직으로 움직이는 칼날에 의해 절단하는 기계이다. 구조가 간단하고 효율성이 높으며, 절단할 때의 두께 조절부로 두께를 조절한다. 일반적으로 뿌리, 근경, 전초류 약재에 많이 사용하나, 과립형 약재의 절단에는 적당하지 않다.

### ❷ 회전식(回轉式) 절약기

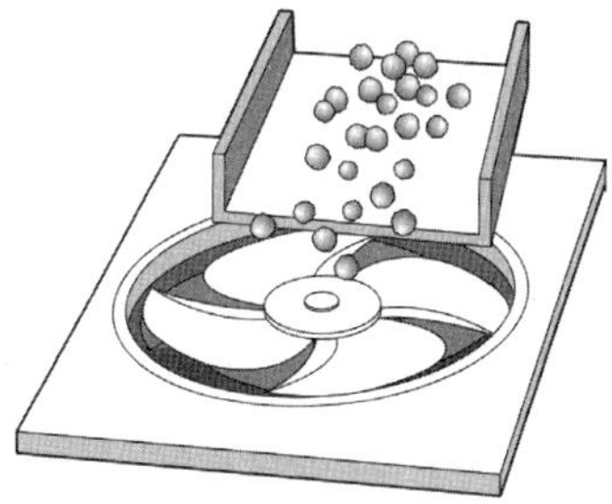

회전식절약기

절단할 약재를 고정기에 넣고 편편하게 세게 누른 후 회전하는 칼날에 의해 절단하는 기계이다. 동력, 추진, 절편, 조절의 4부분으로 나뉘고, 추진 속도를 일정하게 하면 절편이 고르게 된다. 반하(半夏), 빈랑(檳榔), 현호색(玄胡索)과 같은 과립형 약재의 절단에 알맞고 전초류 약재에는 적당하지 않다.

### ❸ 다기능 절약기

근경, 덩어리 모양의 약재, 과립류 약재의 여러 가지 규격의 음편 절단에 사용한다.

## 2 수공 절단

작두 등을 이용하여 절단하는 방법으로, 사용하는 작두는 지역마다 차이가 있지만, 사용방법은 비슷하다.

작업할 때에는 연화된 약재를 다발로 묶거나[파활(把活)], 한 개를 칼날 위에 놓고 손이나 따로 만든 압판으로 칼날로 밀어 넣은 후 작두의 칼을 내리누르면 음편이 된다. 음편의 두께와 길이는 밀어 넣는 거리에 따라 달라진다. 사용되는 작두 칼날의 예리한 정도가 음편의 품질에 직접적으로 큰 영향을 미친다. 즉 예리한 칼날의 작두를 사용하여야 시간과 힘이 덜 들며 음편의 품질도 좋아진다.

수공 절단은 생산량이 적고 많은 노동력이 들어가지만, 생산된 음편이 윤택하고 외형이 보기 좋아서 기계 절단의 단점을 보완할 수 있다.

〈작두 칼날을 연마할 때 주의 사항〉

① 비스듬히 선 상태로 칼날을 간다.
② 작두는 날의 오른쪽만 간다.
③ 숫돌에 가까이 붙여 비스듬히 날을 세운다.
④ 원근좌우의 힘을 다르게 한다.
⑤ 칼날을 세우고 나서 칼을 떼어 낼 때 주의한다.
⑥ 칼날을 세울 때 처음에는 굵은 숫돌을 사용하고 나중에는 가는 숫돌을 사용해야 한다.

## 3 기타 절단

단단한 목질 및 동물의 뼈, 갑각류와 같은 약재는 상술한 도구로 절단하기가 매우 힘들기 때문에 다른 도구로 절단 작업을 한다.

① 방(鎊) : 나무 자루에 끝이 날카로운 칼날을 여러 개 평행하게 끼워 넣어 만든 방도(鎊刀)를 가지고 연화된 약재를 얇게 깎아내는 방법.
　예 영양각(羚羊角), 수우각(水牛角) 등
② 포(刨) : 연화된 약재를 포도(刨刀)를 가지고 얇게 떼어내는 방법.
　예 단향(檀香), 송절(松節), 소목(蘇木) 등
③ 좌(銼) : 줄로 단단한 약재를 쓸어내는 방법.
　예 영양각(羚羊角), 수우각(水牛角) 등
④ 벽(劈) : 도끼로 동물의 뼈나 목질류 약재를 쪼개어 괴(塊) 또는 후편(厚片)으로 만드는 방법.
　예 호골(虎骨), 강진향(降眞香), 송절(松節) 등

## (4) 음편의 분쇄

### 1 정의와 장단점

#### ❶ 정의

분쇄(粉碎)는 고체 입자에 힘을 가해 입자의 크기 즉 입도(粒度)를 감소시키는 것으로, 영어로는 milling, comminution, size reduction 등으로 표기되고. 입도가 +3㎜ 50% 이하일 때를 미쇄(grinding), +3㎜ 50% 이상일 때를 파쇄(crushing)로 정의하기도 하고, 조쇄(粗碎, crushing), 중쇄(中碎, grinding), 미분쇄(微粉碎, purverizing, fine grinding), 초미분쇄(超微粉碎, ultrafine grinding) 등으로 구별하기도 한다.

#### ❷ 장단점

| | |
|---|---|
| 장 점 | ① 표면적을 증대시켜 가공 시간을 줄인다.<br>② 약재의 건조나 추출이 쉽다.<br>③ 입자 크기를 균일하게 한다.<br>④ 약재의 혼합이 쉽다.<br>⑤ 최종 제품의 색상, 입맛 등에 영향을 미친다. |
| 단 점 | ① 약재의 내부 성분이 방출된다.<br>② 공기에 노출면이 증가하여 미생물 증식과 산화작용을 일으킨다.<br>③ 열에 약한 약재의 경우 분쇄 중 발생하는 열에 의해 재료의 변질이 우려된다. |

### 2 분쇄 과정과 에너지

#### ❶ 분쇄 과정

약재에 외부의 힘(force) 즉 외부 응력(stress)을 가하면 약재 조직은 변형(deformation)이 되고, 외부 응력을 제거하면 약재 조직은 원래 상태로 돌아오려는 탄성변형(elas tic deformation)이 일어난다.

그러나 일정 한계 이상으로 변형이 되면 외부 응력을 제거해도 완전히 원래 상태로 돌아오지 않는데, 이 한계를 탄성한계(elastic stress limit, *E*)라 하며, 원래의 상태로 돌아가지 않아 발생하는 에너지 손실은 열 등으로 방출된다.

탄성한계 이후에도 외부 응력이 계속해서 가해지면 변형이 항복점(yield point, *Y*)을 지나 파괴 응력(breaking stress, *B*)에까지 다다르게 되어 약재의 가장 약한 부분부터 분쇄되기 시작하며, 이때 일부 저장된 에너지는 파열음이나 열로 방출된다.

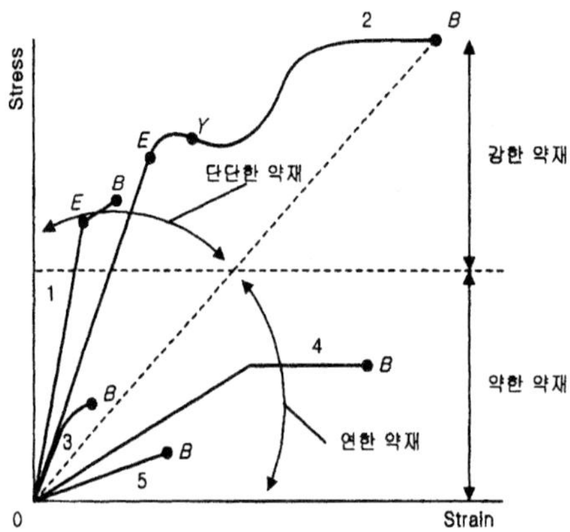


E : 탄성한계　Y : 항복점　B : 파괴점
OE : 탄성영역　EY : 비탄성영역　YB : 연성영역

곡선1 : 단단하고 강하며 취약한 약재
곡선2 : 단단하고 강하며 유연한 약재
곡선3 : 단단하고 약하며 취약한 약재
곡선4 : 연하고 약하며 유연한 약재
곡선5 : 연하고 약하며 취약한 약재

[여러 약재들의 외부응력과 변형 관계]　(출전 : 한약재 포제기술)

약재의 입자 크기가 작을수록 입자 조직 내의 약한 부분이나 균열(crack) 부분이 적어져서 분쇄하는데 더 많은 에너지가 필요하다. 그러므로 약재의 분쇄에 필요한 에너지는 조직의 강도나 조직 내의 균열 정도에 따라 달라진다. 즉 단단한 약재는 분쇄되기 전 균열을 일으키는데 많은 에너지가 필요하고, 자체 균열이 많은 약재는 분쇄하는데 에너지가 적게 소모된다.

## ❷ 작용 방식

분쇄의 작용 방식에는 압축(壓縮 : compression), 충격(衝擊 : impact), 전단(剪斷 : 비틀림 : shear), 마찰(摩擦 : attrition), 절단(切斷 : cut) 등이 있고, 작용력은 압축력, 충격력, 전단력, 절단력, 마찰력 등이 있다. 이들 분쇄력이 고체의 형태를 유지하는 구성 분자 사이의 결합력보다 커야 분쇄는 일어난다. 압축은 조쇄 · 중쇄에, 충격은 중쇄 · 미분쇄 · 초미분쇄에, 전단은 미분쇄에, 마찰은 미분쇄 · 초미분쇄에 사용된다. 그러나 실제의 분쇄에서는 이들 작용력이 복합적으로 작용하는 예도 많다. 또한, 재질이 무르고 약한 약재에는 주로 압축력이, 식물성 약재에는 주로 충격력과 전단력이, 연한 약재와 질긴 약재에는 주로 전단력이 사용된다.

분쇄기의 성능을 측정하는 방법으로 아래의 식으로 규정될 수 있는 분쇄비(size reduction ratio)가 있다.

$$\text{분쇄비(size reduction ratio)} = \frac{\text{분쇄전 입자의 평균 크기}}{\text{분쇄후 입자의 평균 크기}}$$

일반적으로 압축식 분쇄기의 분쇄비는 3~6, 충격식 분쇄기의 분쇄비는 50~100 정도로 충격식 분쇄기의 효율이 높다.

## ❸ 분쇄에너지

분쇄기에 공급된 에너지는 2% 이하만이 분쇄에 사용되고, 나머지는 입자의 균열, 마찰열 등으로 소모되기 때문에 정확한 에너지량을 계산하기는 어려우나, 대략 다음의 경험에 의한 근사식이 사용된다.

① 번식 : $\frac{dE}{dX} = -\frac{K}{X^n}$

② 번식 : $E = -\frac{K}{1-n}\left[\frac{1}{X_2^{n-1}} - \frac{1}{X_1^{n-1}}\right]$

$dX$ : 재료의 크기

$dE$ : 분쇄에 필요한 에너지

$X_1$ : 재료의 분쇄 전 평균크기

$X_2$ : 재료의 분쇄 후 평균크기

$E$ : 새로운 표면을 생산하는데 필요한 단위재료당 에너지

$K$ : 상수(기기와 재료에 따라 가지는 특정한 값)

**Kick의 법칙** : Kick은 분쇄에너지가 분쇄비에 비례한다는 식을 제시하였다. n=1로 하고 ① 번식을 적분하면 다음과 같은데, Kick 법칙은 일반적으로 큰 입자로 조쇄할 때 잘 맞는다고 한다.

$$\frac{dE}{dX} = -\frac{K_k}{X}$$

$$E = K_k \ln\left(\frac{X_1}{X_2}\right) = K_k[\ln X_1 - \ln X_2]$$

$X_1$ / $X_2$ : 분쇄비

$K_k$ : Kick 상수

**Rittinger의 법칙** : Rittinger는 분쇄에너지가 새로 생성된 입자표면적에 비례한다는 식을 제시하였다. n=2로 하고 ① 번식을 적분하면 다음과 같은데, Rittinger 법칙은 일반적으로 미분쇄에 잘 맞는다고 한다.

$$\frac{dE}{dX} = -\frac{K_R}{X^2}$$

$$E = K_R\left(\frac{1}{X_2} - \frac{1}{X_1}\right)$$

$K_R$ : Rittinger 상수

**Bond의 법칙** : Bond는 분쇄에너지가 분쇄물 입자 직경의 제곱근에 반비례한다는 식을 제시하였다. n=3/2로 하고 ① 번식을 적분하면 다음과 같은데, Bond 법칙은 일반적으로 중쇄에 잘 맞는다고 한다.

$$\frac{dE}{dX} = -\frac{K_B}{\sqrt{X^3}}$$

$$E = 2K_B\left(\frac{1}{\sqrt{X_2}} - \frac{1}{\sqrt{X_1}}\right)$$

$K_B$ : Bond 상수

## 3 분쇄의 종류

| 구 분 | 방 법 |
|---|---|
| 건식분쇄 | 건조된 분쇄 원료를 공기 중에서 그대로 분쇄하는 것으로, 대부분의 약재 분쇄 과정에서 널리 사용된다.<br>분쇄효율은 떨어지지만 물을 사용할 수 없거나, 탈수 여과 과정을 생략해야 할 필요가 있는 경우에 많이 사용한다. |
| 습식분쇄 | 물을 가해서 고체의 양이 60~80%인 슬러리(slurry)[58] 상태에서 분쇄하는 것이다.<br>① 장점 : 미분쇄에 유리하고, 소비동력은 적고, 수송이 쉬우며, 먼지가 일지 않아 위생적이다.<br>② 단점 : 비용이 많이 들고, 분쇄기에 마모가 잘 일어난다. |
| 회분분쇄 | 분쇄를 회분조작(回分操作, batch operation)으로 작업하는 것이다. 회분조작이란 일정량의 원료를 분쇄기에 넣고 배출구를 닫은 다음, 원료 전체가 필요한 크기가 될 때까지 일정한 시간 분쇄한 다음, 분쇄물(粉碎物)을 한꺼번에 꺼내는 비연속적인 방법으로, 배치조작이라고도 하고, 연속조작에 대응되는 방식이다. 주로 미분쇄나 초미분쇄에 사용한다. |
| 연속분쇄 | 분쇄를 연속조작(連續操作, continuous operation)으로 작업하는 것이다. 연속조작이란 원료를 분쇄기에 계속 공급하면서 분쇄된 입자는 계속 배출시키는 |

| | |
|---|---|
| | 방법이다. 연속분쇄는 개회로분쇄와 폐회로분쇄로 나누어진다.<br>① 개회로분쇄는 원료를 분쇄기에 투입해 분쇄하면서 분쇄물을 배출시키는 연속 분쇄방식이나, 과분쇄되거나 분쇄가 덜 된 것이 구분되지 않는 분쇄방식이다. 즉 체로 걸러내는 작업 없이 원료를 한 번만 분쇄기에 통과시켜 분쇄하는 방식이다.<br>② 폐회로분쇄는 1차 분쇄물을 연속적으로 분급기(分級機)에 보내 일정 크기 이하의 입자는 완성 제품으로 분리해내고, 일정 크기 이상의 입자는 다시 분쇄기로 보내 재분쇄하는 방식이다. 이 방식은 다음과 같은 장점이 있다.<br>○ 과분쇄를 막아 입도분포를 균일하게 한다.<br>○ 과분쇄로 인한 분쇄효율의 저하를 줄일 수 있다.<br>○ 분쇄 시간을 단축할 수 있다.<br>○ 분쇄에너지를 줄일 수 있다. |
| 자유분쇄 | 재료가 분쇄 기구를 통과함과 동시에 분쇄 기구 밖으로 내보내져서 다음 분쇄 작용에 지장을 주지 않는 분쇄방식이다. 분쇄로 발생하는 미립자를 밖으로 배출하여 미립자의 분쇄 방해를 낮춘 에어시프트(air shift)는 자유분쇄의 예이다. |
| 완충분쇄 | 분쇄된 재료를 분쇄기구 안에 머물게 하여 기구 내 분쇄물이 완충물로 작용하게 하는 방식이다. |
| 저온분쇄 | 열가소성[59]이거나 녹는점이 낮은 약재의 경우 냉각시키면서 분쇄한다. 분쇄기에 냉각용 재킷(jacket)이나 코일을 붙이고 냉매(coolant)를 통과시켜 시행한다. |
| 분쇄조제 | 미분쇄를 계속하면 분쇄 속도가 떨어져서 결국 분쇄가 정지된다. 이때 0.1% 이하로 미량의 어떤 물질을 가하면 분쇄 속도의 감소를 막을 수 있은데 이를 분쇄조제(grinding aid)라 한다.<br>분쇄조제는 분쇄물의 완충을 피해, 분쇄할 때 응력(應力)의 저하나 분체의 재응집을 막고, 분급(分級)의 개선에도 도움이 되어, 분쇄 속도를 크게 개선한다. 그렇지만 적정한 양으로 투입되지 않으면 역효과가 있을 수 있어 주의하여야 한다. |

## 4 분쇄기

### ❶ 선정에 고려할 점

| 구 분 | 방 법 |
|---|---|
| 경 도 | 재료가 단단하면 에너지 소비량과 분쇄 시간이 많아지고 분쇄기의 마모가 심해진다. 이런 경우에는 천천히 분쇄하거나, 분쇄기 표면을 마모에 강한 재질로 만들어야 한다. |
| 조직 구조 | 약재의 조직구조와 분쇄에 사용되는 힘과는 밀접한 관계가 있다. 그러므로 분쇄를 시행하기 전에 먼저 약재의 조직구조를 파악하여야 한다.<br>① 약재가 부서지기 쉬운 결정구조를 가진 경우 : 큰 입자가 작은 입자보다 쉽게 부서지며, 갈라진 평면을 따라 쉽게 파괴되기 때문에 압축력이 효과적이다.<br>② 약재에 균일한 평면이 거의 없거나 새로 갈라진 틈이 형성되어야 할 경우 : 충격력과 전단력이 효과적이다.<br>③ 섬유 구조를 가진 식물성 약재 : 압축력과 충격력에는 잘 분쇄되지 않고, 찢거나 절단하는 분쇄기가 효과적이다. |
| 수분 함량 | 너무 건조한 약재를 분쇄할 때는 먼지가 많이 생겨 호흡기 질환 발생이나 인화 및 폭발의 위험성이 있다. 이때는 적당량의 수분을 가해야 한다. 그러나 재료 함량의 2~3% 이상의 수분은 재료 입자들을 뭉치게 하여 분쇄를 방해하기도 한다. |
| 온도 민감성 | 분쇄할 때 동력의 보통 99%는 열로 소비되므로 냉각 효율이 좋은 분쇄기를 선정하여야 한다. 또한, 발생한 열은 방향성 약재나 열에 민감한 약재들에 성분 변화, 변색, 향기 휘발, 조직 연화 등의 현상을 유발한다. 이런 경우에는 냉각용 재킷이나 코일에 드라이아이스나 액체질소를 통과시켜 분쇄기의 온도 |

58 고체와 액체의 혼합물이거나 물속에 미세한 고체 입자가 현탁된 액이다.

59 열이 가해지면 마음대로 변형되고, 냉각되면 다시 굳어지는 성질을 말한다.

| | 를 낮추는 저온분쇄를 해야 한다. |
|---|---|
| 기 타 | 이외에도 재료의 크기, 강인성, 벗겨짐성, 끈적거림성, 유연성, 균일성, 순수성, 분쇄 후 입자의 크기, 입도 분포 등도 분쇄기 선정할 때 고려해야 할 사항이다. |

## ❷ 종류와 특징

분쇄기는 취급되는 재료의 크기에 따라 분류하는 것이 일반적이지만, 분쇄기에 따라 정확히 분쇄 원료의 크기가 정의된 것은 아니다. 또한, 다양한 분쇄기가 많은 분쇄기 제조업자에 의해 개발 사용되고 있는 것이 현실이므로 분쇄기의 종류를 엄밀히 분류 기술한다는 것은 사실상 어렵다. 아래에 분쇄기의 종류와 특징을 대략 기술한다.

### ㉮ 조쇄기

일반적으로 m급의 괴(塊)를 10cm 이하로 파쇄한다.

| 종 류 | 특 징 |
|---|---|
| 조크러셔<br>(Jaw Crusher) | 깨무는 동작의 압축력을 이용하여 조쇄하는 기계이다. 강철 철판으로 된 턱(jaw) 사이에 원료를 넣어 원료가 물려 들어가면, 양쪽의 턱(jaw) 중 고정된 한쪽과 움직이는 다른 쪽에 의해 원료는 부서지게 되고, 분쇄물은 중력과 밀어내는 힘으로 배출된다.<br>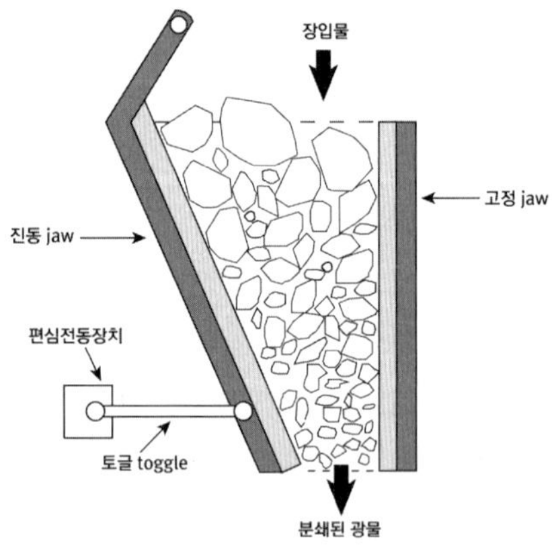<br><br>고정턱과 이동턱의 아랫부분 간격에 의해 분쇄물의 크기를 조절할 수 있으며, 그 형태가 V형을 이루고 있어 막히는 일이 거의 없다. |

| | |
|---|---|
| 자이어로타리 크러셔 (Gyratory Crusher) | 선동(煽動)분쇄기. 윗면이 넓고 아랫면이 좁은 깔때기 모양의 케이스(맨틀이라고도 함) 안에서 분쇄 헤드(crushing head)를 가진 축이 편심적으로 회전함으로써 원료에 압축력과 전단력을 가해 분쇄하는 분쇄기이다.<br>원료 투입구가 넓고, 분쇄물의 배출 속도가 일정하며, 분쇄가 일어나는 면적이 커서 비교적 분쇄효율이 높고, 유지비와 동력비는 적게 든다. 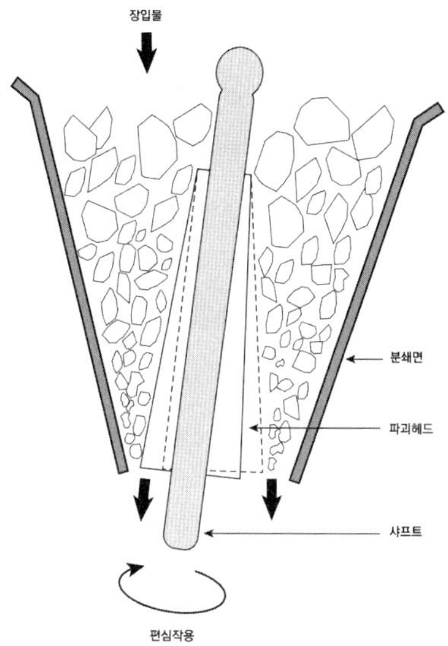  |

## ㉯ 중쇄기

입자 직경이 10cm의 분쇄 원료를 1cm 이하로 분쇄한다. 조쇄기를 통해 온 분쇄 원료를 2차 분쇄하는 것도 있다.

| 종 류 | 특 징 |
|---|---|
| 콘크러셔 (Cone Crusher) | 원뿔형의 맨틀 사이에서 꼭지각이 큰 분쇄 헤드(crushing head)가 위치하여 편심 회전하면서 분쇄하는 기계이다. 분쇄 헤드와 맨틀 사이에서 몇 번 분쇄된 입자는 중력에 의해 아래로 흘러내려 온다. 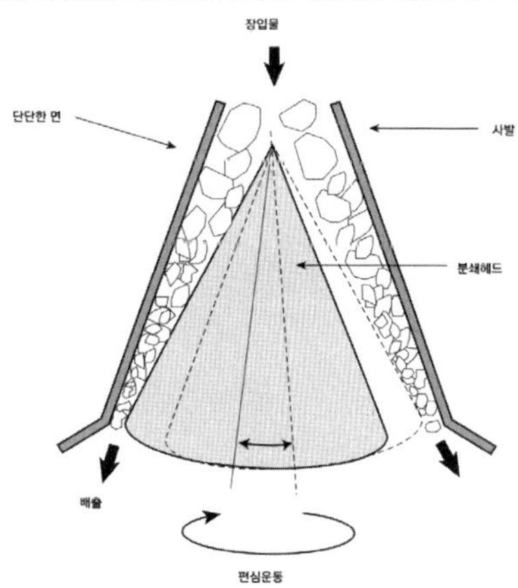  |

| | |
|---|---|
| 롤크러셔<br>(Roll Crusher) | 안쪽으로 향해서 회전하는 2개의 롤(roll) 사이에 분쇄 입자를 넣어 압축력과 전단력을 가해 파쇄한다. 단단한 원료에 의해 롤이 손상되는 것을 막기 위해 한쪽 롤에 스프링으로 완충장치를 해 놓았다.<br>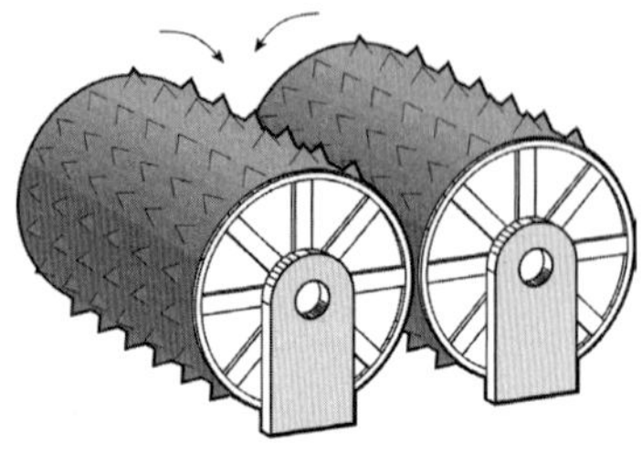<br>[롤 크러셔]<br>분쇄범위는 5㎝의 분쇄물을 10~0.074㎜ 크기로 분쇄하며, 분쇄비는 3~4 : 1일 때가 가장 적합하다.<br>롤의 모양에 따라 평활롤 크러셔와 톱니형롤 크러셔가 있다. Crushing roll이라고도 한다. 또한, 고압축 roll mill도 같은 분쇄 기구이지만 롤 크러셔에 비해 5~10배의 압축력이 작용하도록 고안되어 미분쇄기로써도 사용되고 있다. |
| 스탬프밀<br>(Stamp Mill) | 용기 안에 들어있는 분쇄 원료에 대해 도쇄봉(stamp)을 낙하시켜 충격에 의한 분쇄를 하는 기계이다. 구조가 간단하여 예전부터 사용됐다. 여기에는 여러 가지 형이 있으나 어느 것이나 다수의 도쇄봉이 끌어 올려진 후 자체 중량에 의하여 분쇄 원료 위에 낙하하여 충격을 주어서 분쇄한다. 장도리 밀이라고도 한다.<br>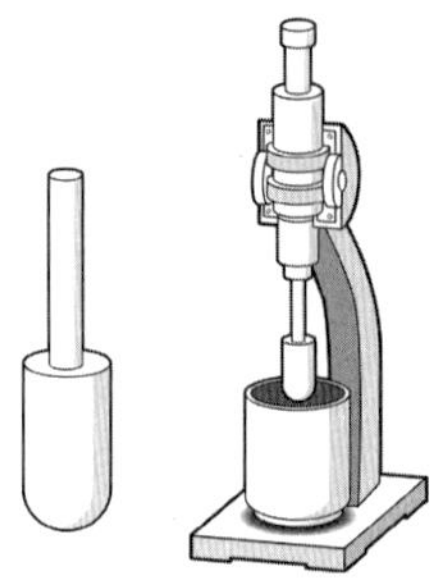<br>[스탬프밀] |
| 임 펠 러<br>브레이커<br>(Impeller<br>Breaker) | 충격형 크러셔(impact crusher)의 일종으로 원료가 투입되면 원통형 회전자(rotor)에 부착한 충격판(impeller)에 부딪혀 특수 모양의 반발판 및 하우징 벽에 충돌되거나 원료끼리 충돌이 일어나면서 분쇄가 된다.<br>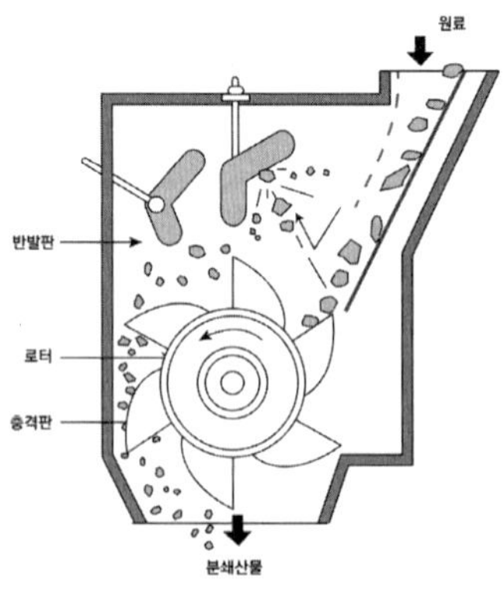<br><br>구조가 간단하고, 소요 동력이 적으며, 분쇄비가 크고, 분쇄물의 크기도 비 |

| | |
|---|---|
| | 교적 고르며, 조쇄에서 중쇄까지 해결할 수 있어 폭넓게 사용되고 있다. 그러나 마모성이 높은 암석이나 광석의 분쇄에는 날의 마모가 빠르므로 적당하지 않아, 골재의 제조과정에서는 입자의 각을 없애서 정형하는 목적으로 널리 쓰이고 있다.<br>엽윤식 파쇄기(葉輪式破碎機)라고도 하며, 임펠러 브레이커(impeler braker)는 상품명이다. |
| 에지러너<br>(Edge Runner) | 2개의 차바퀴 모양의 롤러를 베이스가 되는 원반(pan) 위에서 놓고, 롤러의 무게 · 압축 · 마찰 · 전단 등으로 분쇄를 한다.<br>이 기계는 분쇄, 혼합 및 젖은 원료의 분쇄도 가능하여 널리 사용되고, 종류에는 원반이 고정되고 롤러가 회전하는 것, 원반이 회전하여 롤러가 이에 따라서 회전하는 것, 원반 밑에 작은 구멍이 많이 뚫린 것 등이 있다.<br>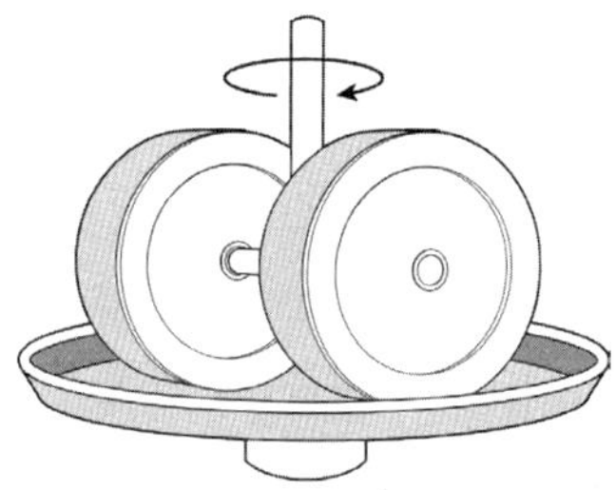<br>[에지러너]<br>팬 밀(pan mill), 프렛 밀(fret mill), 곤연기(棍碾機), 윤연기(輪碾機)라고도 한다. |

## ㉰ 미분쇄기

분쇄 원료를 100 메시(mesh) 이하의 고운 가루로 분쇄한다. 조 · 중쇄기를 통해 온 분쇄 원료를 2 · 3차 분쇄하는 것도 있다.

| 종 류 | 특 징 |
|---|---|
| 롤밀<br>(Roll Mill) | 몇 개의 회전하는 롤러 사이를 약재가 통과하면서 압축력과 전단력을 받아 분쇄되는 방식으로, 위의 롤크러셔와 원리와 구조가 기본적으로 같다. 건조 약재의 분쇄에 널리 사용된다. |

<table>
<tr><td></td><td>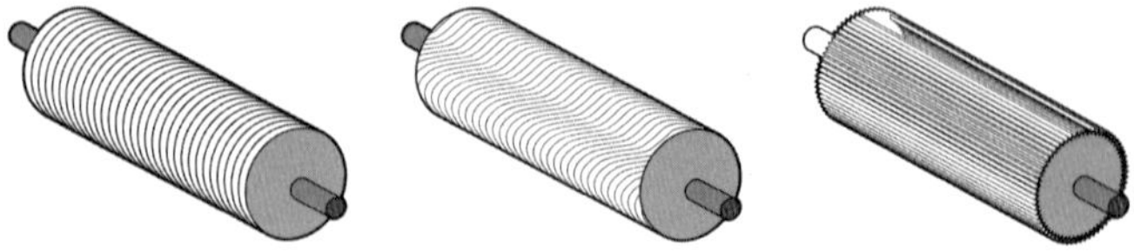<br>〔여러 가지 롤의 종류〕</td></tr>
<tr><td>해머밀<br>(Hammer Mill)</td><td>회전축에 해머(hammer)를 설치하고, 회전축을 고속 회전시키면 해머에 의해 원료에 충격을 주게 되거나 분쇄판에 충돌하게 되면서 약재가 분쇄된다. 이때 일정 크기 미만은 분리용 체를 통과하고 나머지 입자는 계속하여 분쇄된다.<br>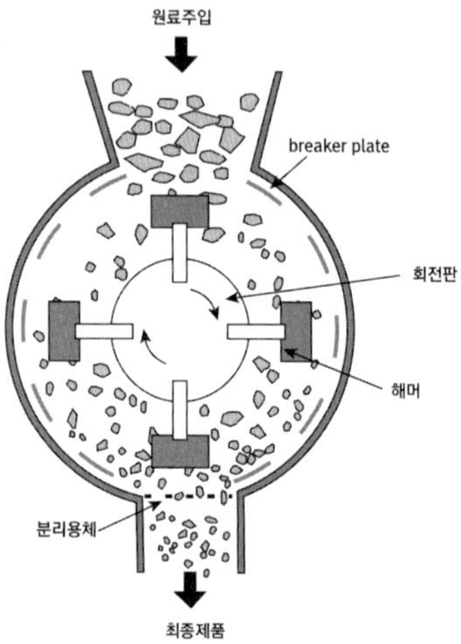<br><br>〔해머밀〕<br>임팩트 크러셔와 유사하나 해머가 힌지(hinge)에 의해서 회전이 자유로운 점과 산출물의 배출구에 분리용 체가 장착된 점에서 임팩트 크러셔와 다르다. 해머 밀은 임팩트 크러셔에 비하여 미세한 분쇄물을 대상으로 하는 경우가 많다.<br>이 방식의 분쇄기는 주로 충격력을 이용하여 건조 약재 분쇄에 이용되는데, 분쇄 능력이 우수하므로 조쇄~미분쇄까지 널리 사용된다.</td></tr>
<tr><td>핀밀<br>(Pin Mill)</td><td>고정판과 회전판에 여러 개의 핀(pin)을 설치한 후, 회전판을 고속 회전시키면 핀에 의해 원료에 충격을 주게 되거나, 원판 등에 부딪히면서 분쇄가 된다. 핀은 주로 곧은 금속막대로 끝이 평평하거나 뭉툭하기도 하고, 모서리가 날카롭거나 둥근 등 여러 형태가 있다. 핀 디스크 밀(Pin Disc Mill)이라고도 한다.<br>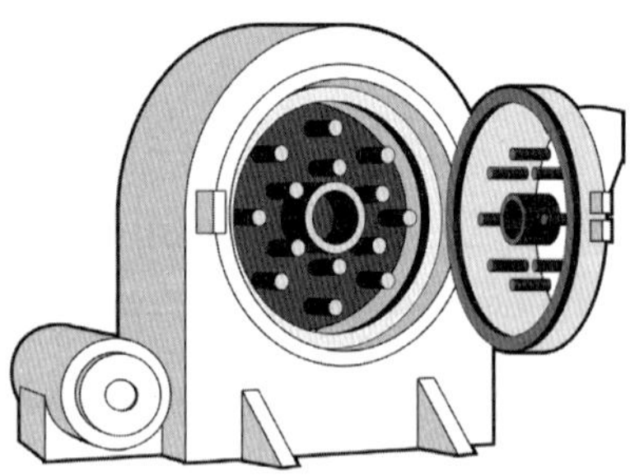<br>〔핀 밀〕</td></tr>
</table>

| | |
|---|---|
| 케이지밀<br>(Cage Mill) | 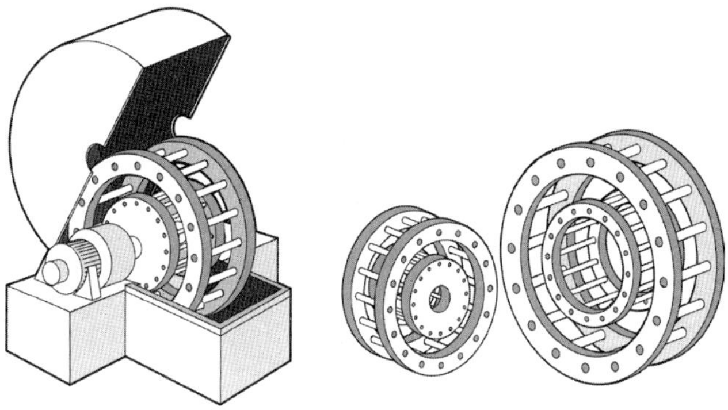<br>〔케이지 밀〕<br>다수의 금속봉을 원형으로 배열한 크고 작은 2개의 원통을 같은 회전축에 겹치게 배치한 다음 이것을 역방향으로 고속 회전시키는 구조의 충격분쇄기이다. |
| 디스크밀<br>(Disc Mill) | 표면에 홈 등이 있는 원판이 회전하면서 약재에 전단력과 충격력을 주어 분쇄하는 방식이다. 원판수에 따라 단식 디스크 밀과 복식 디스크 밀로 나누어진다.<br>순수한 디스크밀 방식으로 운영하는 경우보다는 해머밀, 핀밀 등의 방식과 혼용하는 경우가 많다. 씨앗류 약재의 분쇄에 많이 사용된다.<br>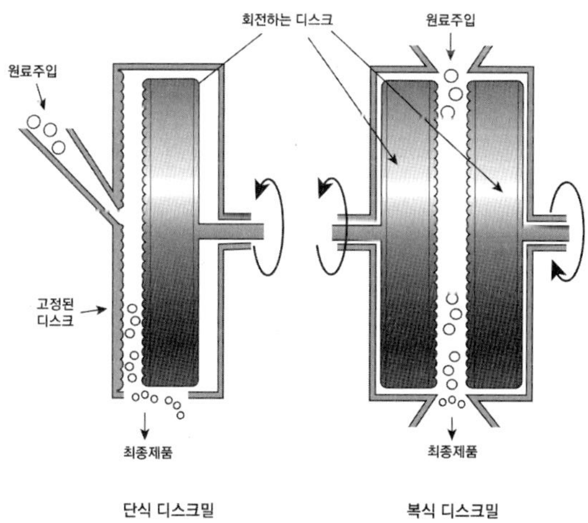<br><br>〔디스크밀〕 |

분쇄 원료를 공(ball)이나 작은 구슬(bead)이 들어있는 수평의 통에 넣은 후, 통을 회전시켜 분쇄하는 기계이다.

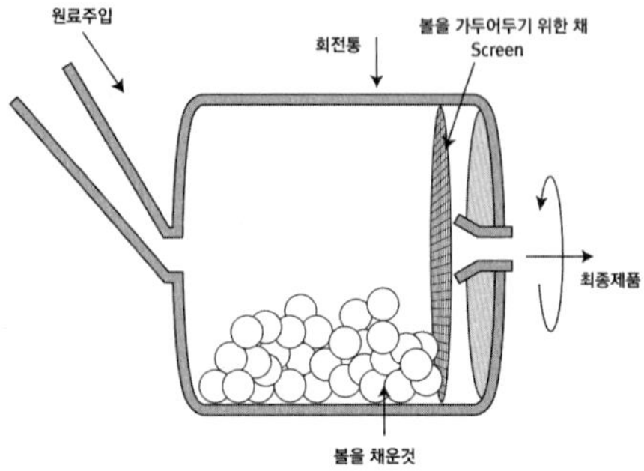

〔볼밀〕

통이 회전함에 따라 공이 볼밀통 벽을 따라 올라갔다가 중력에 의해 떨어지면서 분쇄 원료에 1차로 충격을 주고, 동시에 공과 공 사이, 공과 볼밀통벽 사이의 마찰력에 의해 분쇄 원료가 분쇄된다. 이때 통의 회전이 너무 빠르면 공이 통을 따라 돌고, 너무 느리면 공이 따라 올라가지를 못하므로 분쇄가 안 된다. 따라서 통의 회전속도가 적당해야 한다. 이외에도 공의 크기, 공의 용량, 볼밀통의 용량, 분쇄 원료의 용량 등에 의해 분쇄효율이 영향받는다.

**볼밀 (Ball Mill)**

공의 재료로는 탄소강, 스테인레스, 초경합금, 유리, 알루미늄, 지르코니아(zirconia, 지르콘늄과 산소의 화합물) 등 매우 다양한 종류가 사용된다.

통의 재료로는 탄소 강판, 플라스틱, 알루미늄, 합금, 고무판, 자기 등이 사용되는데 이 외에도 매우 다양하다. 일반적으로 표준적인 볼밀통의 길이/지름의 비는 1~1.5 정도이다.

볼밀은 외형, 구조, 재질, 분쇄 방법 등에 따라 많은 변형 방식이 있다.

① 고상(固狀)볼밀 : 건조된 상태의 분쇄 원료를 분쇄하는 볼밀. 분쇄 시간이 24시간 이상일 때 더욱 효율적이라 한다.

② 액상(液狀)볼밀 : 분쇄 원료를 아세톤, 에탄올, 증류수 등과 혼입한 후 분쇄하는 볼밀. 분쇄 시간이 24시간 이내일 때 더욱 효율적이라 한다.

③ 코니칼볼밀(Conical Ball Mill) : 볼밀통을 원료를 투입하는 쪽은 120°, 원료를 배출하는 쪽은 60° 정도의 원뿔형 모양으로 만든 볼밀이다. 볼밀을 회전시키면 큰 공은 볼밀통의 지름이 큰 쪽으로, 작은 공은 볼밀통의 지름이 작은 쪽으로 이동하고, 자연히 분쇄 원료

도 굵은 원료는 큰 쪽에서 가는 원료는 작은 쪽에서 분쇄가 이루어져 하나의 통 내에서 어느 정도 분리 분쇄의 효과를 거둘 수 있는 볼밀이다.

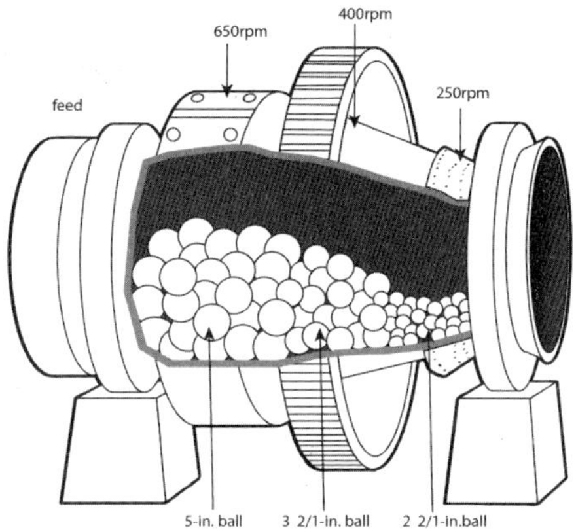


[Conical Ball Mill]

④ 격실분쇄기(Compartment Mill) : 볼밀의 긴 원통 내부를 3칸 정도로 구분하고 원료 투입 쪽부터 굵은 공, 중간 공, 작은 공을 차례대로 넣고 분쇄하는 방식이다. 원료를 넣고 볼밀을 회전시키면 굵은 원료는 처음 칸에서, 더 작은 것은 다음 칸에서 분쇄가 이루어져 입도별로 분쇄를 하는 효과를 거둘 수 있어 어느 정도 연속 폐회로 분쇄 효과를 거둘 수 있는 분쇄기이다.

⑤ 포트밀(Pot Mill) : 볼밀통이 자기로 된 것이다.

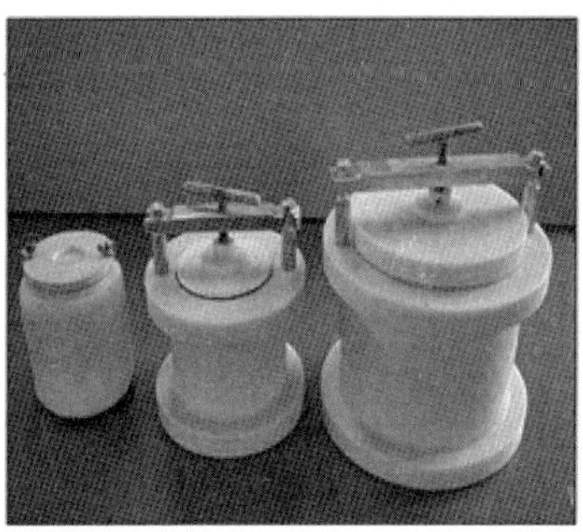

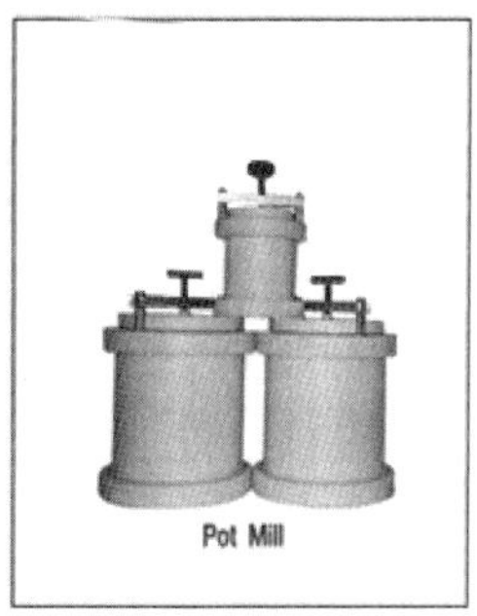


포트밀

| | |
|---|---|
| | ⑥ 튜브밀(Tube Mill) : 볼밀통의 길이가 지름보다 몇 배여서 모양이 튜브형인 것이다.<br>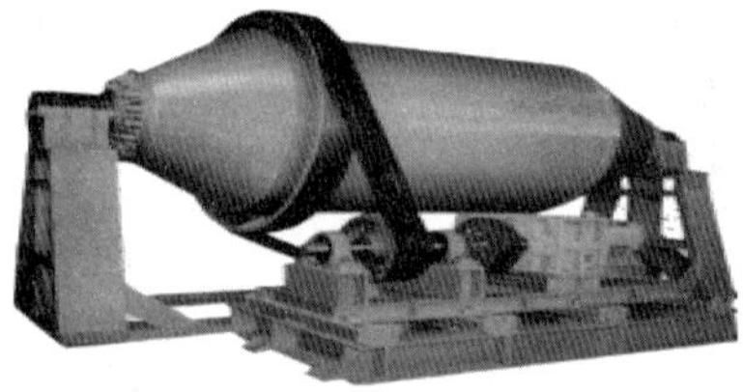<br>튜브밀 |
| 로드밀<br>(Rod Mill) | 볼밀에서 분쇄 매체로 사용하는 공 대신에 막대(rod)를 분쇄 매체로 사용하는 것이다.<br>원통의 길이는 대부분 지름의 2~4배 정도 되고, 막대(rod)의 지름은 일반적으로 75㎜ 전후이다.<br>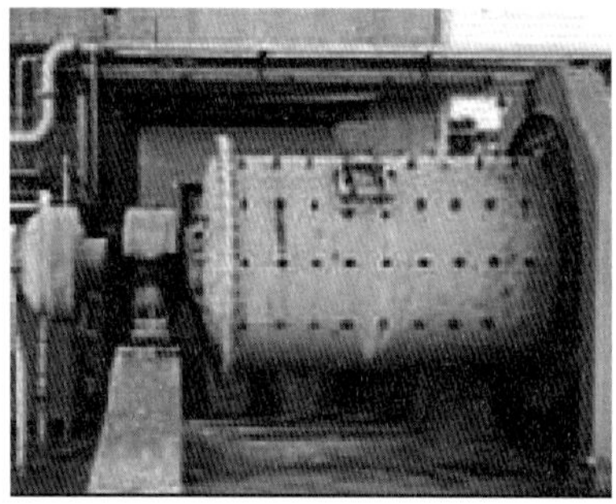<br>로드밀<br>긴 막대로 분쇄가 이루어지므로 비교적 굵은 입자만 분쇄가 되고 작은 입자는 분쇄가 덜 되어 어느 정도 균일한 크기의 분쇄물을 얻을 수 있는 분쇄기이다. |
| 자생분쇄밀<br>(Autogenous Mill) | 피분쇄물 자신 즉 분쇄 원료를 분쇄 매체로 이용하는 자생분쇄를 이용하는 분쇄기이다. 즉 일반 분쇄기에서 사용하는 공(ball), 막대(rod) 등을 사용하지 않고, 분쇄 원료 자신을 분쇄 매체로 사용한다.<br>분쇄 원료는 대부분 공(ball), 막대(rod) 등에 비해 비중이 작으므로 공보다 큰 덩어리를 사용하는 것이 일반적이다.<br>또한, 자생분쇄밀은 일반 볼밀에 비해 원통형 지름이 큰 것이 많은데 이는 분쇄 원료를 높이 올려서 낙하 시 충격력을 높이기 위함이다.<br>분쇄효율은 볼밀에 비해 떨어지지만, 분쇄 과정이 간단하여 금, 구리, 우라늄, 철 등의 광석이나 시멘트 원료 등을 대상으로 한 대규모 분쇄에 널리 이용된다. |

볼밀과 같은 구조이지만 분쇄 매체가 공(ball)이 아닌 자갈(pebble)이나 암석의 덩어리로 사용하는 것을 페블밀(Pebble Mill)이라 한다. 활석(滑石), 명반석(明礬石), 고령토(高嶺土) 등과 같이 철분의 혼입을 몹시 꺼리는 때에 사용한다. 페블(pebble)은 깨지기 쉬우므로 분쇄기의의 지름을 크게 할 수 없고 길게 만들어 사용한다. 페블(pebble)의 크기는 보통 공(ball)보다 큰 것 즉 지름 50～150㎜의 구형에 가까운 것이 편리하다.

자생분쇄를 전용으로 하는 분쇄기들이 많이 있는데, 에어로-포일밀(aero-foill mill), 캐스케이드밀(cascade mill), 록실밀(rockcyl mill), 핫셀밀(Hadsel mill) 등이 이에 해당한다.

볼밀, 로드밀, 자생분쇄밀 등은 회전밀 또는 전동밀(tumbling mill)로 총칭되기도 한다.

**진동밀 (Vibration Mill)**

공(ball) 등의 분쇄 매체를 분쇄 용기에 넣고 진동시켜 분쇄하는 분쇄기이다.

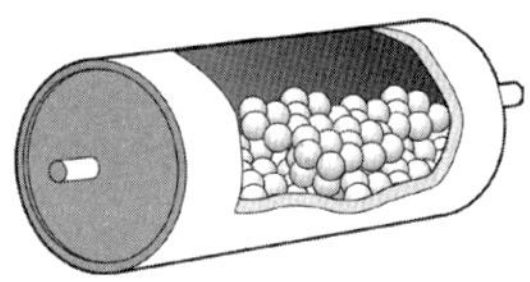
[진동밀]

분쇄 매체인 공(ball)의 충전량이 일반 볼밀의 경우 약 40～50%인 것에 비해 보통 70～85%나 되는 것이 차이이다. 또한, 볼밀보다 작은 분쇄 매체를 이용한다.

분쇄 용기는 볼밀과 같이 수평의 중심축을 갖는 원통형이 일반적이다. 분쇄 용기 자체는 보통 회전하지 않으나, 분쇄 매체 및 분쇄 원료는 진동 때문에 진동과 반대 방향으로 완만하게 순환한다.

진동의 형태는 여러 가지이나 보통 축 중심의 원운동이다. 또한, 일반적으로 진동의 진폭은 0.5～15㎜, 진동속도(주파수)는 800～3,000 rpm, 진동 가속도는 중력가속도의 8～12배 정도이다. 이처럼 중력가속도에 대해 몇 배 이상의 가속도를 생기게 할 수 있으므로 분쇄속도가 빠르다.

일반적으로 진동밀은 소규모, 초미분쇄용으로 많이 쓰인다.

**유성밀 (Planetary Mill)**

분쇄 매체인 공(ball)을 담고서 자전하는 분쇄 용기를 다시 공전시켜 여기서 발생하는 원심력으로 공(ball)을 운동시켜 분쇄하는 기구이다.

공전에 의해서 발생하는 원심력 때문에 중력을 이용한 볼밀에 비하여 큰 분쇄력을 얻으며, 이로 인해 분쇄속도가 훨씬 빨라진다.

그러나 기계 장치가 복잡해 주로 실험실 등에서 이용된다.

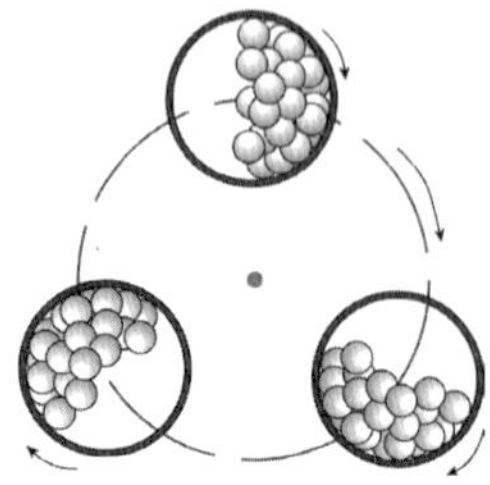

［유성밀］

**원심밀 (Centrifugal Mill)**

분쇄 매체인 공(ball)을 담고 있는 분쇄 용기를 공전시켜 여기서 발생하는 원심력으로 공(ball)을 운동시켜 분쇄하는 기구이다.

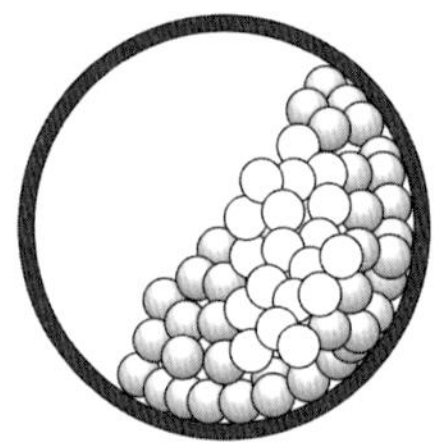

［원심밀］

원심밀은 구조상으로는 진동밀과 유사하나 작동 방식은 유성밀의 일종이다. 즉 진동밀보다는 진폭이 크고, 그만큼 느린 속도로 분쇄 용기를 진동시키는 기구로, 원심가속도는 중력가속도의 8～12배 또는 그 이상이다. 분쇄 용기는 자전시키지 않는 것이 보통이나, 분쇄 매체 및 분쇄 원료의 운동은 유성밀과 유사하다.

이 분쇄기는 단위용적당 분쇄 능력이 높고 대형화가 가능해 대규모 분쇄에 적당하다.

**에디밀 (Eddy Mill)**

이 분쇄기는 내부에 서로 바라보고 있는 프로펠러가 있고, 이 프로펠러들이 서로 반대 방향으로 회전하면서 기류를 발생한다. 이때 분쇄 원료가 입구로 투입되면 프로펠러에 의해 발생한 기류는 원료를 분쇄기 중앙부로 보내 원료끼리 서로 충돌하게 하고, 원료는 이 충돌 때문에 분쇄된다.

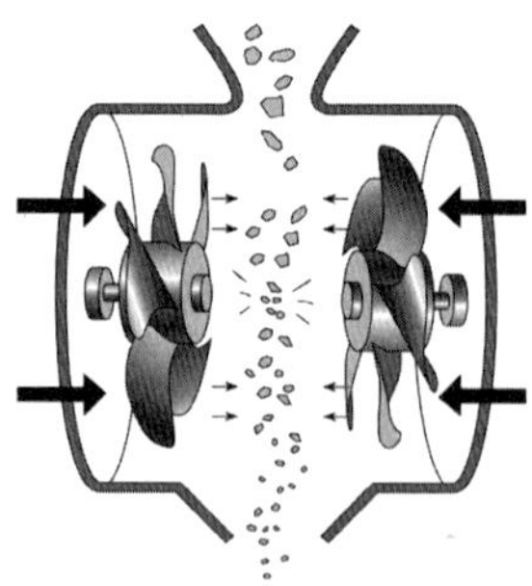

［에디밀］

**레이몬드밀 (Raymond**

3～4개의 롤러를 원판 위에서 자전시키는 동시에 전체를 공전시켜 롤러와 원판 그리고 그 가장자리의 내벽 공간의 사이에서의 압축 마찰, 전단작

| Mill) | 용을 일으켜 분쇄한다.<br>1㎜에서 수십 ㎛까지의 분쇄 능력을 지니고 있어 미분쇄 또는 초미분용으로 사용된다. |
|---|---|
| 바스켓밀<br>(Basket Mill) | 바스켓밀은 물속에서 분쇄가 가능한 분쇄기로, 분쇄 원료를 담는 바스켓 통과 분쇄 작업을 하는 매체 교반기(media agitator)로 구성되어 있다. 매체 교반기의 회전축에는 여러 개의 교반 핀(agitator pin)이 붙어있고, 그 주위를 분리용 체가 둘러싸고 있다.<br>분쇄 원료가 바스켓 통의 위로 들어오게 되면, 매체 교반기의 교반 핀이 고속 회전해 생기는 소용돌이에 의해 분쇄 원료는 매체 교반기로 주입된다. 매체 교반기로 들어간 분쇄 원료는 교반 핀의 회전에 의한 충격력과 마찰력 등에 의해 분쇄가 이루어진 후, 소용돌이를 타고 분리용 체를 통과해 바스켓 통으로 나간다. 이런 작업이 계속되면서 분쇄 원료는 미세한 입자로 분쇄가 된다.<br>이 바스켓밀은 분쇄, 교반, 혼합이 일괄 과정으로 진행이 되는 특징이 있다.<br>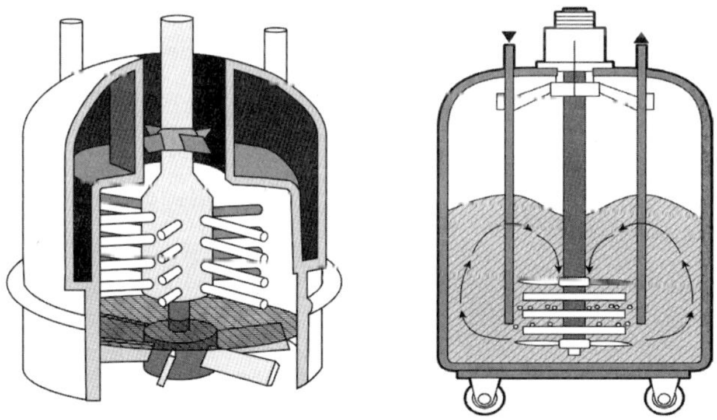<br>[바스켓 밀] |

### ㉣ 초미분쇄기

수 ㎛~1㎛ 이하의 콜로이드 입자 정도로 분쇄한다.

| 종 류 | 특 징 |
|---|---|
| 콜로이드밀<br>(Colloid Mill) | 고체 입자를 액체 속에 현탁시켜 이것을 고속 회전을 하는 2개의 면 사이로 보내 액체의 전단력을 일으켜 0.1 ㎛ 이하의 콜로이드 입자로 분산시키는 고속 회전 전단형 분쇄기이다.<br>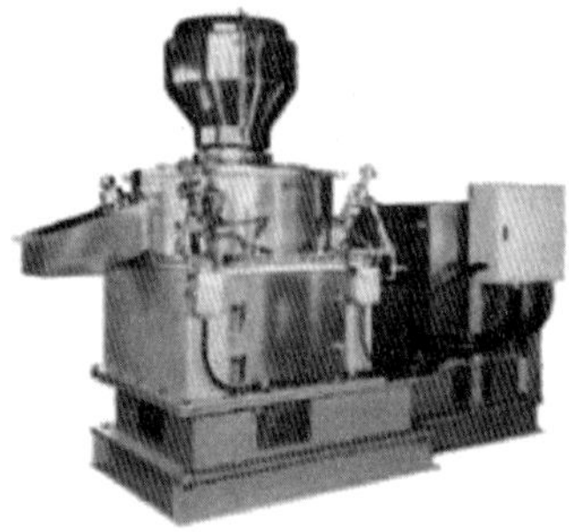<br>콜로이드 밀<br>구조는 고정자(stator)와 1000~20,000 rpm으로 회전하는 회전자(rotor)로 구성되어 있고, 혼합액을 고정자의 중심에 흘려보내면, 회전자에 의해서 강한 원심력을 받아 회전자와 고정자 사이의 좁은 틈을 통과한다. 이때 마찰, 비틀림, 충돌 작용 때문에 분쇄 원료는 미립자로 분쇄되고 아울러 분산이 같이 이루어진다. 마요네즈, 아이스크림, 시럽, 주스 등의 식품들을 유화시키는 데 사용된다.<br>고속 회전하는 회전자(rotor)와 고정자(stator) 사이의 미세한 틈새를 고압의 현탁액(suspension)이 통과하는 고속 회전 분쇄기가 일반적이고, 슬러리 펌프 모양인 것, 액체 교반조(攪拌槽) 형식인 것 등이 있다. 또한, 최근에는 볼이나 비드(beed)를 넣은 용기에 교반 기구를 장치한 매체 교반형 미분쇄기도 콜로이드밀로서 사용되고 있다.<br>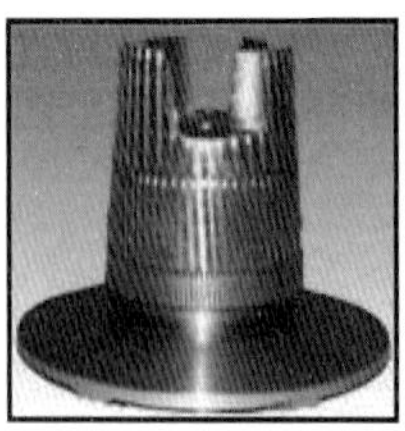<br>rotor<br>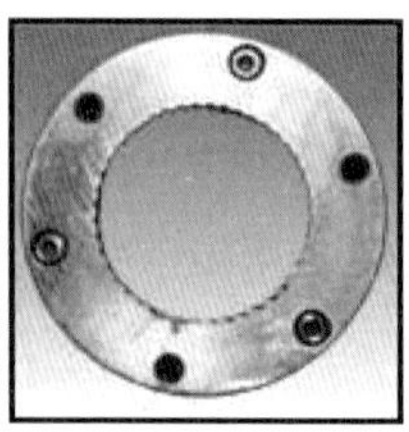<br>stator<br>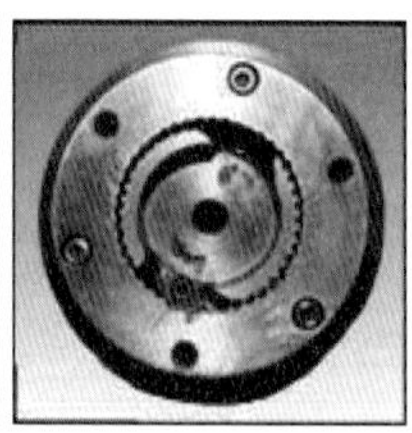<br>rotor와 stator |

**교반밀**

분쇄 용기에 분쇄 매체와 분쇄 원료를 채운 후 교반 장치에 의해 분쇄 매체와 분쇄 원료를 강하게 교반하여 분쇄한다.

분쇄 용기는 일반적으로 원통형이 다용 되지만 여러 형태가 있다.

분쇄 매체로는 지름 0.5~3㎜의 유리 및 나일론, 세라믹스, 초경합금 등의 비즈(beads)가 많이 사용되나 이외에도 종류가 많다.

교반 장치는 디스크, 돌기가 있는 원통 등 제조사마다 다양한 방식을 보여주고 있다.

교반밀은 큰 에너지를 공급해 고속분쇄를 하므로 발열량이 많다. 그러므로 대부분 냉각장치를 갖추고 있다.

타워밀(Tower Mill)도 원리적으로 교반밀의 하나로, 비교적 대량 미분쇄를 목적으로 설계되어 있다.

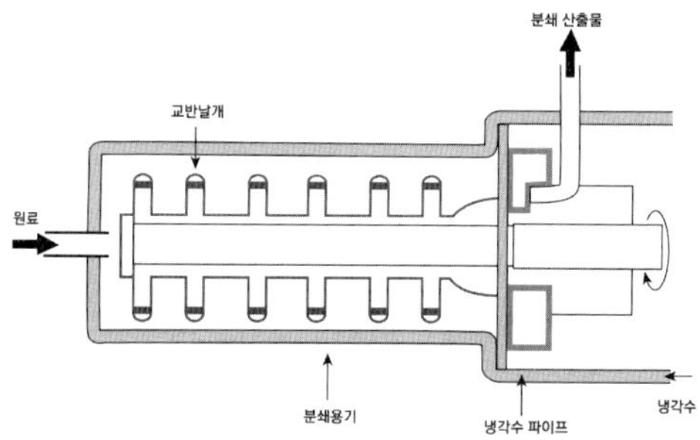


[수평원통형 교반밀]

**유체에너지밀 (fluid energy mill)**

고압의 공기 또는 수증기를 지름 수 ㎜의 노즐에서 분출시켜 얻어지는 제트기류로 분쇄할 입자들을 가속 · 충돌시켜 분쇄하는 기계이다.

형태에 따라 선회형(수직형, 수평형), 충돌형, 유동층형, 습식형 등의 구별이 있으나 기본 원리는 같다.

수직형 유체에너지밀의 경우 고속 기류로 가속된 분쇄 원료는 서로 충돌하면서 기류를 타고 타원형의 분쇄실 내를 상승하다가 곡률 반지름이 작은 부분에 오면 덜 분쇄된 굵은 입자는 강한 원심력의 영향으로 벽을 타고 다시 분쇄실로 내려오고, 충분히 분쇄된 미세한 입자는 배출되는 기류를 타고 분쇄기에서 나온다.

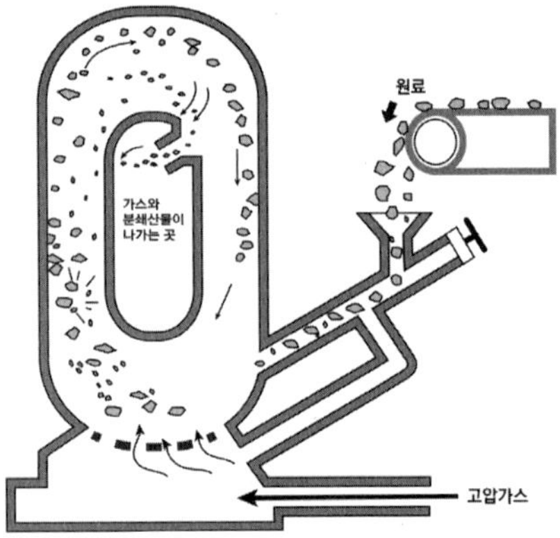

[수직형]

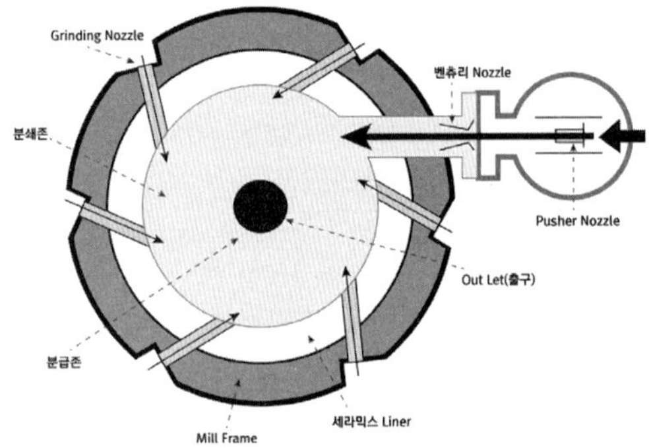

[수평형]

수평형 유체에너지밀의 경우 분쇄 원료가 분쇄실로 들어가면 고속 기류에 의해 분산되어 소용돌이 형태로 돌게 되는데 이때 덜 분쇄된 굵은 입자는 강한 원심력에 의해 분쇄기 벽 안쪽에 형성되는 분쇄 존에 계속 머물게 되고, 충분히 분쇄된 미세한 입자는 분쇄기 중앙에 있는 배출구로 나오게 된다. 이때 분쇄기 벽 안쪽에는 2차 압축공기가 공급되어 분쇄기 내부는 계속 소용돌이 형태를 유지하게 된다.

유체에너지밀은 1㎛ 이하의 건식분쇄에 많이 사용되며, 고압 유체를 사용하기 때문에 에너지 소비량은 많다. 그러나 고압의 유체가 밸브를 통과하면서 압력이 떨어지게 되면 온도 강하를 일으키는 줄-톰슨(Joule-

Thomson) 효과가 발생하기 때문에 열에 민감한 원료를 분쇄하는 데 적합하다.

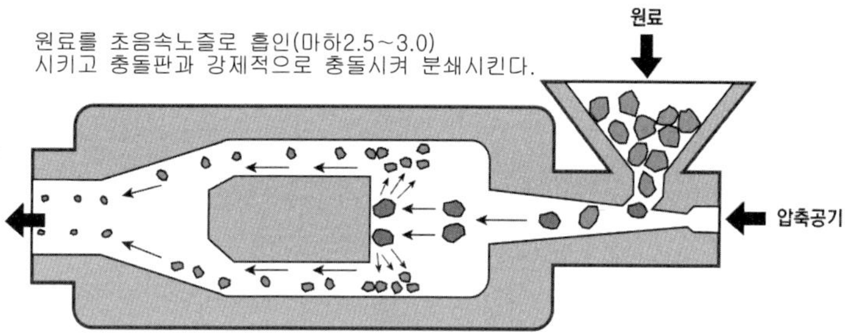


[제트분쇄원리도]

### ㉤ 기타

| 종 류 | 특 징 |
|---|---|
| 슈레더<br>(shredder) | ① 해머밀의 해머 대신 칼날(cutter)을 설치하고 회전시켜 자르거나 때리게 만든 기계이다.<br>② 회전하는 두 축이 평행하게 위치하며, 서로 마주 보는 cutter 사이의 전단력, 압축력, 마찰력에 의해 끌어당기며 절단한다. |
| 슬라이서<br>(slicer) | ① 회전 칼날 또는 왕복 칼날로 칼날 아래로 통과하는 약재를 잘게 절단하는 방식이다. 고속으로 흐르는 물에 의하여 원료가 운반되면서 고정된 칼날에 의해 절단되는 hydrocutter도 있다.<br>② 섬유질 약재에 사용된다. 동물성 약재는 절단의 효율성을 높이기 위해 냉점 이하로 얼려 조절하고, 식물성 약재는 세포벽 때문에 원래 단단한 조직을 하고 있으므로 상온에서도 절단할 수 있다. |
| 다이서<br>(dicer) | ① 입방체 절단기. 먼저 슬라이싱(slicing)을 한 다음, 회전 칼날로 길쭉한 조각(strip)으로 절단한 후, 첫 번째 회전 칼날에 대해 직각으로 작동하는 두 번째 회전 칼날로 육면체(cube)로 절단하는 방식이다.<br>② 약재를 육면체 모양으로 절단한다. |

| 펄퍼 (pulper) | ① 원통형 회전체와 내부에 고속 회전을 하는 브러시 또는 패들이 있는데, 이 브러시가 펄프[60]를 일정 크기의 체에 밀어주어 통과하게 하는 방식이다. 껍질이나 씨 등은 체의 다른 쪽에서 걸러서 배출된다. 롤러압착기(roller press), 스크루압착기(screw press) 등도 펄퍼의 일종이다.<br>② 수분이 많은 약재에 사용된다. |
|---|---|

이외에도 코볼밀(Coball Mill), 애눌라밀(Annular Mill) 등 많은 기계들이 개발 사용되고 있다.

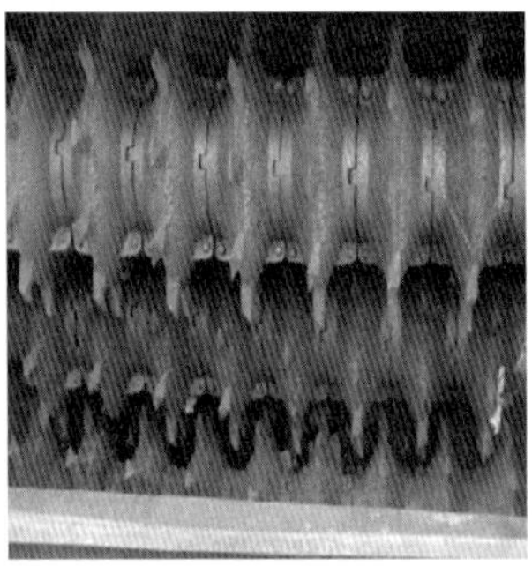

shredder의 cutter

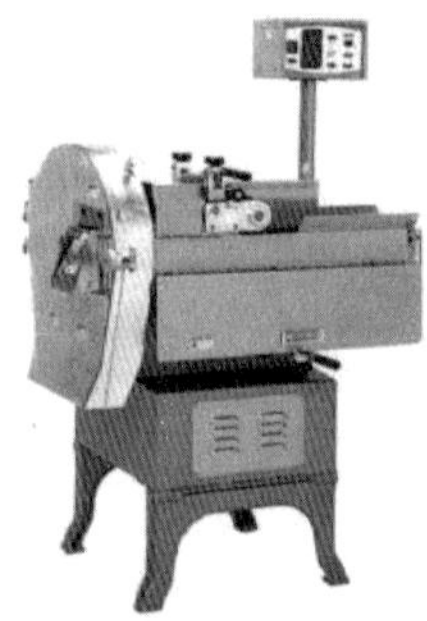

슬라이서

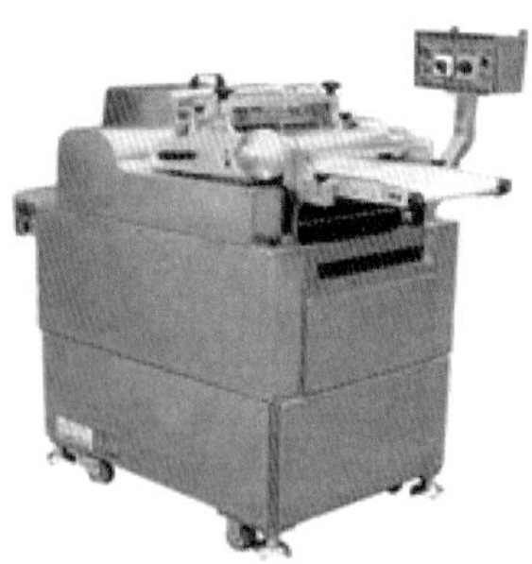

pulper

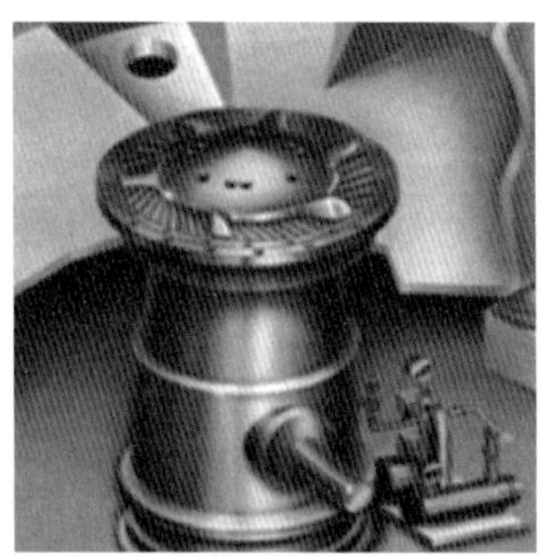

다이서

60 많은 수분을 포함해 죽 모양으로 된 것이거나, 압착 등으로 탈수한 습윤물이다. 협의로는 식물을 구성하고 있는 섬유를 추출하여 모은 것을 말한다.

### 5 연도법 (碾搗法 : 갈고 찧기)

비교적 재질이 단단하거나 형체가 작은 약재들을 사용의 편리성을 높이기 위해 갈거나 찧어 부수는 것으로 현재의 분쇄법에 해당한다. 압연법(壓碾法)이라고도 한다. 연도법(碾搗法)으로 작업하던 약물들을 대략 다음과 같다.

| | |
|---|---|
| 광물류 | 자연동(自然銅), 대자석(代赭石), 자석(磁石), 석고(石膏), 용골(龍骨), 화예석(花蕊石), 자석영(紫石英), 양기석(陽起石), 적석지(赤石脂), 우여량(禹餘糧), 한수석(寒水石), 종유석(鐘乳石), 운모석(云母石), 금몽석(金礞石), 해부석(海浮石) 등 |
| 갑각류 | 천산갑(穿山甲), 귀판(龜板), 별갑(鼈甲), 석결명(石決明), 모려(牡蠣), 와릉자(瓦楞子), 합각(蛤殼) 등 |
| 종자류 | 백개자(白芥子), 내복자(萊菔子), 천련자(川楝子), 소자(蘇子), 결명자(決明子), 과루인(瓜蔞仁), 호마인(胡麻仁), 견우자(牽牛子), 가자(訶子), 사인(砂仁), 육두구(肉豆蔻), 초두구(草豆蔻), 익지인(益智仁), 도인(桃仁), 행인(杏仁), 욱리인(郁李仁), 여지핵(荔枝核), 귤핵(橘核), 창이자(蒼耳子), 산조인(酸棗仁), 소회향(小茴香), 여정자(女貞子), 동과자(冬瓜子), 호로파(胡蘆巴), 보골지(補骨脂), 자질려(刺蒺藜), 가구자(家韮子), 비자(榧子), 목별자(木鼈子) 등 |
| 뿌리류 | 천패모(川貝母), 반하(半夏), 삼칠근(三七根) 등 |

## (5) 수비법(水飛法)

일부 약물들은 사용의 편리나 흡수의 용이 등을 위해서 분말 형태가 요구되나 기존의 절단 기술이나 분쇄 기술로는 작업 효율 저하, 약물 독성의 증가 등의 이유로 절제(切製) 작업을 할 수 없는 약물들이 있다.

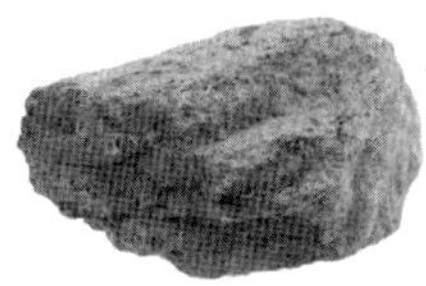

웅황(雄黃)

이럴 때 물에 녹지 않는 광물이나 패각류 약재들은 물과 함께 갈아서, 고운 가루가 물에 뜨는 성질을 이용하여 수중의 현탁(懸

濁)한 부분만 분리해 미세한 분말을 얻는 수비법을 사용하여야 한다. 주로 주사(朱砂), 활석(滑石), 노감석(爐甘石), 웅황(雄黃), 마노(瑪瑙) 등에 사용된다.

| | |
|---|---|
| 목 적 | ① 불순물을 제거하고 약재를 청결하게 한다.<br>② 약재를 극세(極細)의 부드러운 분말로 만들 수 있어 내복과 외용에 편하다.<br>③ 약재를 갈 때 발생되는 먼지로 인한 환경오염을 막는다.<br>④ 수용성 독성 물질(비소, 수은 등)을 제거한다. |
| 방 법 | ① 약재를 적당하게 부수어 유발(乳鉢)같은 적당한 용기에 넣고, 물을 약재가 잠길 정도만 붓고 간다.<br>② 약재를 죽처럼 간 다음 물을 많이 넣고 젓는다. 잠시 기다려 큰 약재 입자가 가라앉으면 즉시 혼탁액을 따라 모은다.<br>③ 가라앉은 굵은 가루는 다시 가는 과정을 여러 번 반복하여 곱게 만들고 마지막에 남는 불순물은 버린다.<br>④ 모아진 혼탁액을 오랫동안 놓아두어 침전물이 생기면 윗부분의 물은 버리고 침전물을 건조시켜 미세한 가루를 얻는다. |
| 주의 사항 | ① 주사(朱砂)와 웅황(雄黃) 등 기화약(忌火藥)을 수비할 때는 철제 용기를 사용해서는 안 되며 마찰열에 의한 온도 상승에 주의해야 한다.<br>② 주사(朱砂)와 웅황(雄黃) 등의 혼탁액 침전물을 건조할 때는 반드시 그늘에서 해야 한다.<br>③ 주사(朱砂)나 웅황(雄黃) 같은 약재들은 차광용기에 넣어 냉암소에 보관해야 한다. |

# 참고자료

## - mesh : 目 : ㎜ 완산표 -

| MESH | 目 | ㎜ | MESH | 目 | ㎜ |
|---|---|---|---|---|---|
| 2 | 4 | 11.100 | 110 | 131 | 0.130 |
| 3 | 5 | 7.090 | 120 | 146 | 0.117 |
| 4 | 6 | 5.160 | 125 | 149 | 0.113 |
| 5 | 7 | 4.040 | 130 | 155 | 0.109 |
| 6 | 8 | 3.350 | 140 | 167 | 0.107 |
| 7 | 9 | 2.870 | 150 | 178 | 0.104 |
| 8 | 10 | 2.460 | 160 | 191 | 0.096 |
| 10 | 12 | 1.900 | 170 | 202 | 0.089 |
| 12 | 14 | 1.520 | 175 | 209 | 0.086 |
| 14 | 16 | 1.300 | 180 | 215 | 0.084 |
| 16 | 20 | 1.130 | 200 | 238 | 0.074 |
| 18 | 22 | 0.980 | 230 | 274 | 0.065 |
| 20 | 25 | 0.864 | 240 | 286 | 0.063 |
| 24 | 30 | 0.701 | 250 | 298 | 0.061 |
| 28 | 36 | 0.577 | 270 | 322 | 0.053 |
| 30 | 38 | 0.535 | 300 | 358 | 0.046 |
| 32 | 40 | 0.500 | 325 | 388 | 0.043 |
| 35 | 44 | 0.447 | 400 | 477 | 0.035 |
| 40 | 50 | 0.381 | 500 | 596 | 0.028 |
| 42 | 52 | 0.355 | 600 | 715 | 0.023 |
| 45 | 55 | 0.323 | 800 | 955 | 0.018 |
| 48 | 58 | 0.295 | 1000 | 1193 | 0.013 |
| 50 | 60 | 0.279 | 1340 | 1600 | 0.010 |
| 60 | 80 | 0.221 | 2000 | 2380 | 0.0065 |
| 65 | 85 | 0.203 | 5000 | 5960 | 0.0026 |
| 70 | 90 | 0.185 | 8000 | 9550 | 0.0016 |
| 80 | 100 | 0.173 | 10000 | 11930 | 0.0013 |
| 90 | 110 | 0.150 | 12700 | 15150 | 0.0010 |
| 100 | 120 | 0.140 | | | |

### (6) 음편 품질 영향 인자

약물을 정제(淨製), 절제(切製)의 과정을 통해 음편을 생산할 때 각 과정에서의 처리는 정확해야 한다. 만일 각 과정을 시행할 때 부정확했다면, 예를 들어 절제 도구가 불량했거나 절제 기술이 제대로 시행되지 않았을 경우 또 절제 후의 건조시간과 저장이 적당하지 않았으면 이는 음편의 품질과 양에 영향을 미친다. 다음은 자주 발생하는 현상들을 기술한 것이다.

| | | |
|---|---|---|
| 연도(連刀) | 정 의 | 약재를 연화할 때 수분량이 너무 높거나 작두 칼날이 무뎌 음편이 완전히 절단되지 않고 말리는 경우. |
| | 다발약물 | 마황(麻黃), 상백피(桑白皮), 황기(黃芪), 후박(厚朴) 등 |
| 탈피(脫皮)<br>와<br>작심(炸心) | 정 의 | ① 탈피 : 약재를 연화할 때 수분이 약재의 겉과 속을 골고루 침투하지 못하면 약재의 겉과 속은 서로 다른 경도를 갖는데, 이때 절단을 하게 되어 음편의 바깥층과 속 층이 서로 분리되는 경우. 도변(掉邊)이라고도 한다.<br>② 작심 : 음편 속 층이 작두의 칼날에 부서지는 경우. |
| | 다발약물 | 계지(桂枝), 백작약(白芍藥), 울금(鬱金), 택사(澤瀉) 등 |
| 패편(敗片) | 정 의 | 절제(切製) 기술이 서툴러 형태가 일정하지 않고 잘 부서지거나 절제(切製) 자체가 제대로 안 되어있는 음편. |
| | 다발약물 | 모든 약재 |
| 교편(翹片) | 정 의 | 내부 수분이 과도하여 음편 가장자리가 구부러지거나 모양이 일정하지 않은 음편. |
| | 다발약물 | 목통(木通), 백작약(白芍藥), 빈랑(檳榔) 등 |
| 추문편<br>(皺紋片) | 정 의 | ① 단면이 거칠고 물고기 비늘처럼 울퉁불퉁하게 된 음편. 어린편(魚鱗片)이라고도 한다. |

| | | |
|---|---|---|
| | | ② 약재의 연화가 완전하지 않았거나, 작두 칼날이 무뎠거나, 칼날과 칼 틀이 꼭 들어맞지 않는 때에 발생한다. |
| | 다발약물 | 삼릉(三棱), 아출(莪朮) 등 |
| 변색(變色) 과 주미(走味) | 정 의 | ① 음편 고유의 색깔을 잃는 것을 변색(變色), 고유의 맛을 잃는 것을 주미(走味)라 한다. 이렇게 되면 약재로서 효력을 잃게 된다.<br>② 약재를 연화할 때 물에 담그는 시간이 너무 길거나, 절제(切製) 후 건조를 잘못하게 되어 발생한다. |
| | 다발약물 | 곽향(藿香), 박하(薄荷), 백작약(白芍藥), 빈랑(檳榔), 대황(大黃), 형개(荊芥), 황련(黃連), 향유(香薷) 등 |
| 유편(油片) | 정 의 | 약재를 연화할 때 물의 양이 너무 많거나, 약재 보관이나 건조할 때 주변 온도가 너무 높아 표면에 기름 성분이나 점액질이 빠져나온 약재나 음편. 주편(走片)이라고도 한다. |
| | 다발약물 | 당귀(當歸), 독활(獨活), 백출(白朮), 창출(蒼朮) 등 |
| 발매(發霉) | 정 의 | 약재나 음편이 완전히 건조되지 않았거나, 건조는 되었으나 식지 않은 상태에서 저장했을 때, 또는 보관 장소가 습하여 곰팡이가 핀 경우. |
| | 다발약물 | 당귀(當歸), 백작약(白芍藥), 백출(白朮), 산약(山藥), 원지(遠志), 지각(枳殼), 지실(枳實), 택사(澤瀉), 황금(黃芩) 등 |

# 4. 약물의 포자(炮炙)

포자(炮炙)는 정제(淨製), 절제(切製) 이외의 가공 방법을 총칭한 것으로, 정제(淨製)와 절제(切製)를 거친 약물을 도구나 보료를 사용하여 사용 목적에 맞게 보다 구체적이고 세밀하게 가공하는 단계로, 약물 가공에 있어서 핵심이 되는 부분이다.

## (1) 기본 도구와 보료

### 1 기본 도구

기본적인 포제 도구는 일반적으로 아래와 같다.

| | |
|---|---|
| 초 법 (炒法) | 저울, 체, 온도계, 화로, 프라이팬, 가마솥, 나무 주걱, 장갑, 가공할 약재, 액체 및 고체 보료, 항아리 등의 용기, 항아리 등의 용기 뚜껑, 눈금실린더, 비커, 유리봉 등 |
| 단 법 (煅法) | 저울, 체, 온도계, 고온이 가능한 화로, 프라이팬, 가마솥, 집게, 가공할 약재, 액체 및 고체보료, 항아리 등의 용기, 항아리 등의 용기 뚜껑, 눈금실린더, 비커, 유리봉 등 |
| 증 법 (蒸法) | 저울, 체, 온도계, 화로, 찜 솥, 가공할 약재, 보료, 항아리 등의 용기, 항아리 등의 용기 뚜껑, 눈금실린더, 비커, 유리봉 등 |
| 기 타 | 복제법(複製法), 발효법(醱酵法), 발아법(發芽法), 건류법(乾餾法), 추출법(抽出法) 등에는 각기 사용되는 도구들이 있으므로 상세히 그 사용법을 알아야 한다. |

## 2 상용보료(常用輔料)

보료(輔料)는 포제에 있어서 주 약재 이외에 부가적으로 사용되는 보조 재료 또는 첨가물의 총칭으로, 주 약재의 치료 효과 증가, 독성의 감소, 이화학적 성질의 변화, 가공의 편리 등을 이끌어, 약물의 응용 범위를 확대한다.

일부 보료는 일찍이 춘추전국시대 이전부터 사용되었을 정도로 그 사용 역사가 길고, 종류도 대단히 많다. 넓게 말하면 모든 약물이 다른 약물에 대해 보료로 사용 가능하다고 말할 수 있다. 그러나 여기에서는 그중에서도 많이 사용되는 일부 보료들에 대해서만 언급하기로 한다. 그리고 현재에는 보료를 그 성상에 따라 크게 고체보료와 액체보료로 나누어서 사용하는데 향후 연구에 따라서는 기체 보료나 여러 물성을 가진 다양한 보료의 출현도 기대된다.

### ❶ 고체보료(固體輔料)

#### ㉮ 쌀[稻米]

쌀은 벼의 껍질을 벗긴 알맹이로, 전분, 단백질, 지방, 광물질 및 소량의 비타민 B군과 여러 가지 유기산 및 당을 함유하고 있다.

**효능** : 성미는 감평(甘平)하고, 보중익기(補中益氣), 건비화위(健脾和胃), 제번지갈(除煩止渴), 지사리(止瀉痢)한다. 포제에 사용하면 약물의 건조한 성질을 완화하고, 자극성과 독성은 줄여준다. 포제에 사용된 쌀은 성이 평(平)에서 열(熱)로 변해서 설사 등에만 사용하고 그 외에는 사용하지 않으며, 아울러 반모(斑蝥)와 같은 독성 약물 포제에 사용되었을 때는 각종 독성분이 함유되어 있으므로 복용해서는 절대 안 된다.

**종류** : 쌀은 그 종류에 따라 성미가 각기 다르다. 즉 멥쌀의 경우 약명은 갱미(粳米) 또는 대미(大米)로 감평(甘平)하고, 찹쌀의 경우 약명은 나미(糯米)로 감온(甘溫)하여 사용할 때 고려해야 한다. 또한, 멥쌀도 재배 지역, 색깔, 수확 시기 등에 따라 성미가 다르다. 즉 북방산 멥쌀은 감량(甘凉)하고, 남방산 멥쌀은 감온(甘溫)하며, 빨간 멥쌀은 감온(甘

溫)하고, 흰 멥쌀은 감량(甘凉)하다. 또한, 8~9월에 수확하는 만생종 멥쌀은 감량(甘凉)하며, 6~7월에 수확하는 조생종 멥쌀은 감온(甘溫)하다. 이외에도 창고에 오래 묵힌 진창미(陳倉米)의 경우에는 감량(甘凉)하며 기박미담(氣薄味淡)하고 양중지음(陽中之陰)이 되어 담삼하행(淡滲下行), 능리소변(能利小便)한다.

**사용 약물** : 당삼(黨參), 반모(斑蝥), 맹충(虻虫), 홍랑자(紅娘子)[61], 청랑자(青娘子)[62] 등

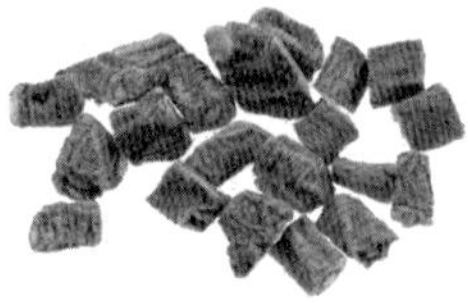

당삼(黨參)

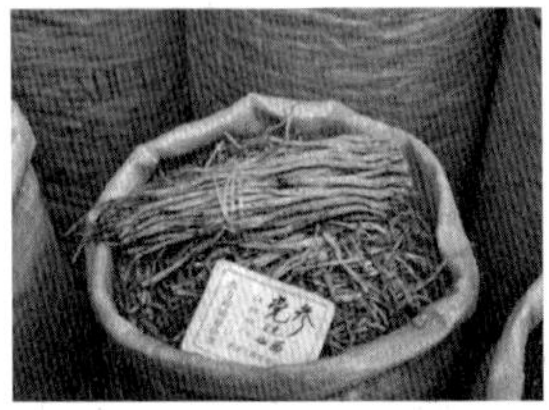

당삼(黨參)

## ㉯ 밀기울(麥麸皮)

밀기울은 밀의 황갈색 껍질로, 주로 전분, 단백질, 비타민 등을 함유하고 있다.

**효능** : 성미는 감량(甘凉)하며, 조중거열(調中去熱), 지번갈(止煩渴)한다. 포제에 사용하면 약물의 건조한 성질을 완화하고, 치료 효과를 증가시키며, 나쁜 냄새와 맛을 제거하고, 약재의 색깔과 광택을 균일하게 하며, 아울러 밀기울은 기름기를 흡수하기도 해서 외법(煨法)의 보료로 쓰기도 한다.

**유관약물** : 밀기울과 유관한 약물들은 대략 다음과 같다.

① 소맥(小麥)은 밀로써 감량(甘凉)하며, 심(心) · 비(脾) · 신경(腎經)에 들어가 양심(養心), 익신(益腎), 제열(除熱), 지갈(止渴)의 효능이 있다. 『본초강목(本草綱

---

61 홍낭자(紅娘子) : *Huechys sanguinea* De Geer. 고신평(苦辛平), 극독. 입간 · 심경(入肝 · 心經). 공독(攻毒), 파어(破瘀), 화적(化積).

62 청낭자(青娘子) : *Lytta caragana* Pallas. 온신(溫辛) 극독. 입폐 · 대장경(入肺 · 大腸經). 공독(攻毒), 축어(逐瘀). 한국명은 청가뢰이며 본명은 원청(芫青)으로 청낭자는 이명이다.

目)』에서는 '新麥性熱, 陳麥平和'라 하였다.

② 부소맥(浮小麥)은 물에 뜨는 밀 쭉정이로 감함량(甘鹹凉)하며, 익기제열(益氣除熱)하여 자한(自汗)·도한(盜汗)·골증노열(骨蒸勞熱) 등을 치료한다.

③ 소맥묘(小麥苗)는 갓 돋은 밀 싹으로 신한(辛寒)하며, 제열(除熱), 치황달(治黃疸), 해주독(解酒毒)한다.

④ 소맥노(小麥奴)는 깜부깃병에 걸려서 까맣게 된 밀 이삭인 밀깜부기로 열번(熱煩)과 천행열독(天行熱毒)을 치료한다.

⑤ 소맥분(小麥粉)은 밀가루로 감량(甘凉)하며, 보중(補中), 익기(益氣), 화오장(化五臟), 조경락(調經絡)한다.

⑥ 소맥면(小麥麵)은 밀가루로 만든 면으로 감온(甘溫)하며, 보허(補虛)한다. 그러나 옹열(壅熱)하여 소풍동기(小風動氣)[63]하는 미독(微毒)이 있다.

〈 식품공전에서의 밀가루 〉

① 정의 : 밀가루류란 밀을 사용하여 선별, 가수, 분쇄, 분리 등의 과정을 거쳐 얻은 분말 또는 이에 영양 강화의 목적으로 식품 또는 식품첨가물을 가한 것을 말한다.

② 유형 :

| | |
|---|---|
| (1) 밀가루 | 밀을 선별, 가수, 분쇄, 분리 등의 과정을 거쳐 얻은 분말로 전립밀가루, 혼합밀가루, 세몰리나 등의 밀가루를 포함한다. |
| (2) 영양강화 밀가루 | 밀가루에 영양 강화의 목적으로 식품 및 식품첨가물을 첨가한 밀가루를 말한다. |
| (3) 기타 밀가루 | 식품유형 (1)-(2)에 정하여지지 아니한 전립밀가루, 혼합밀가루, 세몰리나[64] 등을 말한다. |

④ 규격

| 구분 / 항목 | 밀가루 | | | | |
|---|---|---|---|---|---|
| | 1등급 | 2등급 | 3등급 | 기타 | 영양강화 밀가루 |

63 『본초강목(本草綱目)』 소맥면(小麥麵) 부분. '大明曰 : 性壅熱, 小風動氣, 發丹石毒.'

<table>
<tr><td>(1)수분(%)</td><td colspan="5">15.5 이하</td></tr>
<tr><td>(2)회분(%)</td><td>0.6 이하</td><td>0.9 이하</td><td>1.6 이하</td><td>2.0 이하</td><td>2.0 이하</td></tr>
<tr><td>(3)사분(%)</td><td colspan="5">0.03 이하</td></tr>
<tr><td>(4)납(mg/kg)</td><td colspan="5">0.2 이하</td></tr>
<tr><td>(5)카드뮴(mg/kg)</td><td colspan="5">0.2 이하</td></tr>
</table>

**사용 약물** : 지각(枳殼), 지실(枳實), 백강잠(白殭蠶), 창출(蒼朮), 백출(白朮), 반하국(半夏麯), 감인(芡仁), 청피(靑皮), 의이인(薏苡仁), 육신곡(六神麯), 춘피(椿皮), 택사(澤瀉) 등

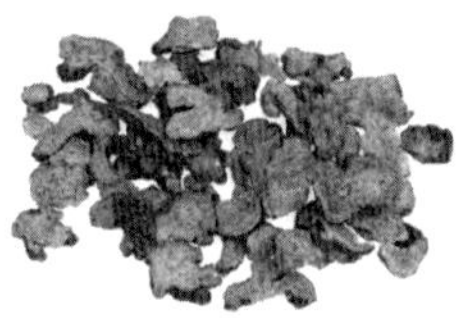

창출(蒼朮)

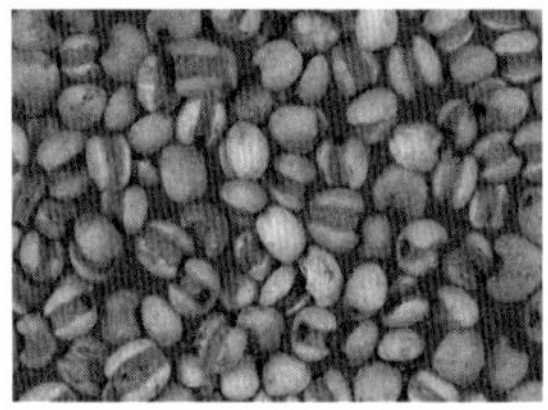

의이인(薏苡仁)

### ㉰ 백반(白礬)

황산염류 광물 명반석(明礬石 : Alunite)을 정제하여 만든 덩어리 모양의 결정체로, 무색으로 투명 또는 반투명하여 유리와 비슷하고, 단단하나 쉽게 부서지며, 맛은 약간 시고 떫고, 물에 잘 용해된다. 주성분은 결정수를 함유한 $AlK(SO_4)_2 \cdot 12H_2O$이다.

**효능** : 성미는 산삽한(酸澁寒)하고, 청열(淸熱)·수렴(收斂)·조습(燥濕)·해독(解毒)·거담(祛痰)·지혈(止血)·지사(止瀉)·살충(殺蟲)·방부(防腐)의 작용이 있다. 포제에 사용되면 약재의 부패와 변질을 방지하고 독성을 낮추며 치료 효과를 증강할 수 있다. 현재

---

64 세몰리나(semolina) : 듀럼밀에서 가공된 입도가 거친 가루로 마카로니(macaroni), 스파게티(spaghetti)의 원료로 사용되고 있다. 단백질과 회분 함량이 높은 것이 특징이며 carotenoid계 색소를 함유하고 있어 색을 띠고 있다. 보통 밀로 만든 입자가 거친 가루는 파리나(farina)라고 한다. 또한, 제분 공정에서 거친롤(break roll)로 파쇄한 밀 배유의 여러 가지 파쇄편을 '세몰리나'라고도 한다. 이 세몰리나는 입도별로 분류하여 껍질을 분리하고 나서 분쇄공정의 활면롤(smooth roll)에서 분쇄된다.

백반(白礬)의 해독 작용은 수산화알루미늄(aluminum hydroxide) 이온의 작용으로 인식되고 있으나 완전한 규명은 되고 있지 않다.

**사용 약물** : 반하(半夏), 천남성(天南星), 백부자(白附子), 울금(鬱金) 등이다.

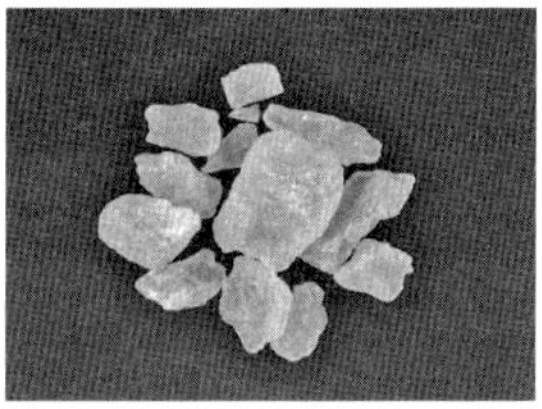
백반(白礬)

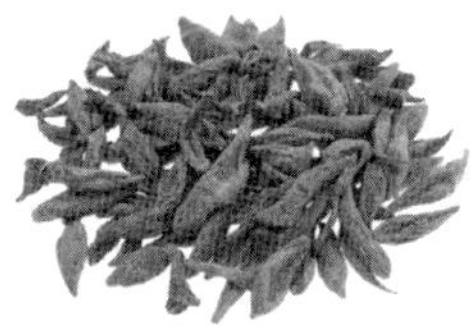
울금(鬱金)

### ㉣ 두부(豆腐)

두류(豆類)를 주원료로 하여 얻은 두유액(豆乳液)을 응고[65]시켜 제조 · 가공한 두부 · 유바(두부피) · 가공 두부를 말하며, 단백질 · 비타민 · 전분 등을 함유하고 있다.

**종류** : 두부는 제법에 따라 여러 가지로 나눌 수 있으나 현재 『식품공전』에 실려 있는 두부의 종류는 크게 다음과 같다.

| | |
|---|---|
| 두 부 | 대두(두류분 포함, 100%, 단 식염 제외)를 원료로 하여 얻은 두유액에 응고제를 가하여 응고시킨 것을 말한다. |
| 유 바 | 두류를 일정한 온도로 가열 시 형성되는 피막을 채취하거나 이를 가공한 것을 말한다. |
| 가공두부 | 두부 제조 시 다른 식품을 첨가하거나 두부에 다른 식품이나 식품첨가물을 가하여 가공한 것을 말한다(다만, 두부가 30% 이상이어야 한다). |

65 응고제(coagulant) : 두부를 제조할 때는 물에 용해된 콩단백질을 응고시킬 목적으로 콩국물이 70℃ 정도 되었을 때 응고제를 사용하는데, 보통 $MgCl_2$, $CaSO_4$, $CaCl_2$ 등을 사용한다.

**규격** : 『식품공전』에 실려 있는 두부의 규격 기준은 다음과 같다.

〈 식품공전의 두부 규격 기준 〉

| 항　　목 | 규 격 기 준 |
|---|---|
| (1) 중금속(㎎/㎏) | 3.0이하 |
| (2) 대 장 균 군 | n=5, c=1, m=0, M=10 (충전, 밀봉한 제품에 한한다) |
| (3) 타 르 색 소 | 검출되어서는 아니 된다. |

**효능** : 성미는 감량(甘涼)하고, 익기화중(益氣和中), 생진윤조(生津潤燥), 청열해독(淸熱解毒)한다. 아울러 두부는 강한 흡수와 침전작용이 있어 약물의 포제에 사용하면 독성을 낮출 수 있고 불순물을 제거할 수 있다.

**사용 약물** : 진주(珍珠), 유황(硫黃), 등황(藤黃), 호박(琥珀) 등이다.

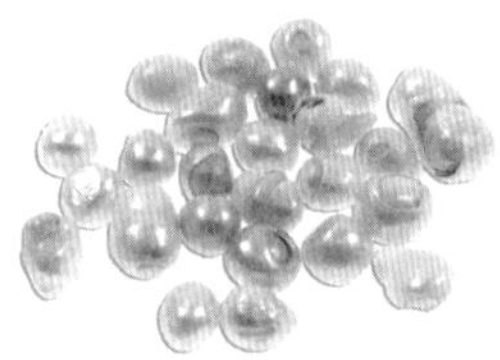

진주(珍珠)

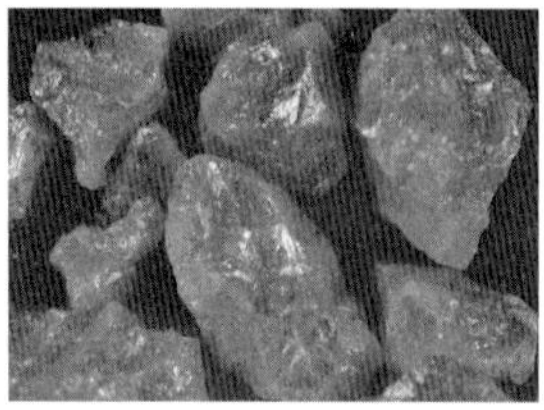

유황(硫黃)

### ㉱ 흙

예전에는 진벽토(陳壁土) 또는 동벽토(東壁土)[66]가 포제에 많이 사용되었으나, 현재에는 복룡간(伏龍肝), 황토(黃土), 적석지(赤石脂) 등이 많이 사용된다.

○ **복룡간(伏龍肝)** : 오랫동안 아궁이 밑에서 태워진 흙을 곱게 체로 친 것으로 조심토(竈心土)라고도 한다. 주성분은 규산($H_2SiO_3$), 산화알루미늄($Al_2O_3$), 삼산화이철($Fe_2O$

66 동벽토(東壁土) : 甘溫, 無毒. 治下部瘡, 脫肛. 止泄痢霍亂煩悶. 溫瘧, 點目去翳. 同蜆殼爲末, 傅豌豆瘡. 療小兒風臍. 摩乾濕二癬, 極效. 『본초강목(本草綱目)』에서 발췌.

$_3$), 산화나트륨($Na_2O$), 산화칼륨($K_2O$), 산화마그네슘(MgO), 산화칼슘(CaO), 인산칼슘($Ca_3(PO_4)_2$) 및 여러 가지 미량원소 등을 함유하고 있다.

성미는 신온(辛溫)하고, 주요 효능은 온중화위(溫中和胃), 삽장지사(澁腸止瀉), 지구(止嘔), 지혈(止血) 등이다. 포제에 사용하면 약재의 자극성을 낮추고 보비안위(補脾安胃), 지구지사(止嘔止瀉) 하는 치료 효과를 증강할 수 있다.

○ **황토(黃土)** : 바람에 의해 운반되어 퇴적된 담황색 내지 황회색을 띠는 실트질 퇴적물(Loess)을 풍성황토(風成黃土)라 하는데, 이러한 황토의 특징은 질이 균일하고 미사(微砂, silt)[67]가 50% 이상이 되며 탄산칼슘 등을 많이 포함하고 있다. 주로 중국 북부, 유럽, 북미, 뉴질랜드 등에 널리 분포하고 있다. 그러나 우리나라에서는 풍성 퇴적물로서의 황토가 두껍게 퇴적된 곳은 적고, 기반암(基盤岩)의 풍화 작용으로 형성된 풍화 잔류토인 잔적황토(殘積黃土)가 대부분이다. 잔적황토는 석영, 장석, 점토광물, 산화철 광물 등의 여러 가지 광물들로 구성되어 있으며, 그 산출지점에 따라 광물종과 그 함량이 다르다. 이 중에서 점토광물이 일반적으로 가장 많은 함량을 나타내고, 적색을 띠는 것은 주로 소량의 산화철 광물에 기인하는 경우가 많다.

성미는 감평(甘平)하고, 화중해독(化中解毒), 안화비위(安和脾胃), 거어(去瘀), 지사(止瀉) 하며, 옹저종독(癰疽腫毒)과 질타손상(跌打損傷) 등을 치료하는 효능이 있다.

○ **적석지(赤石脂)** : 규산염류 광물인 할로이사이트(halloysite : $Al_4(Si_4O_{10})\cdot(OH)_8\cdot 4H_2O$), 캐올리나이트(kaolinite : $Al_4(Si_4O_{10})\cdot(OH)_8$)[68]과 산화물 또는 수산화물류 광물인 적철석(赤鐵石, hematite : $Fe_2O_3$), 갈철광(褐鐵鑛, limonite : $FeO\cdot OH + Fe_2O_3\cdot nH_2O$)이 혼입한 적색 흙덩어리 모양의 점토광물 집합체이다. 형태는 홍색으로 윤기가 있으며 매끄럽고 쉽게 부서지며 강한 흡수성이 있다.

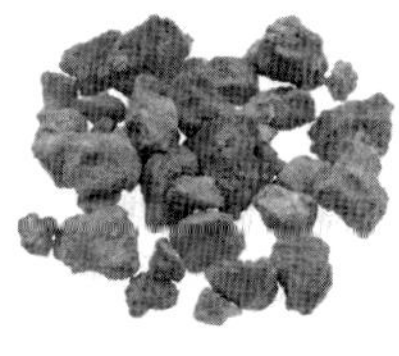

적석지(赤石脂)

성미는 감산삽온(甘酸澁溫)하며, 삽장지사(澁腸止瀉), 지혈수습(止血收濕), 생기염창(生肌斂瘡) 하는 효능이 있다.

67 미사(微砂, silt) : 입자 지름이 0.002~0.02㎜인 토양입자. 모래 · 점토와 함께 토양을 구성하거나, 점토

사용 약물 : 백출(白朮), 당귀(當歸), 산약(山藥), 백작약(白芍藥), 유황(硫黃), 의이인(薏苡仁) 등

## ㉥ 합분(蛤粉)

합각(蛤殼)이라고도 하는 참조개과(Veneridae) 동물인 문합(文蛤, 무명조개 또는 백합)과 청합(青蛤, 모시조개)의 껍질을 고온의 불에 달군 후 수비법(水飛法)이나 분쇄 등을 통해 가루로 만든 것으로 주성분은 산화칼슘(calcium oxide)이다.

**효능** : 성미는 함한(鹹寒)하고, 청열(清熱), 해서(解暑), 이뇨(利尿), 통림(通淋), 화담(化痰), 연견(軟堅)의 효능이 있다. 포제에 사용하면 약재의 비린내를 제거하고 고유의 치료 효과를 증강한다.

**사용 약물** : 아교(阿膠), 녹각교(鹿角膠), 자위피(刺猬皮), 어표교(魚鰾膠), 수질(水蛭), 대모(玳瑁), 해마(海馬), 해구신(海狗腎) 등

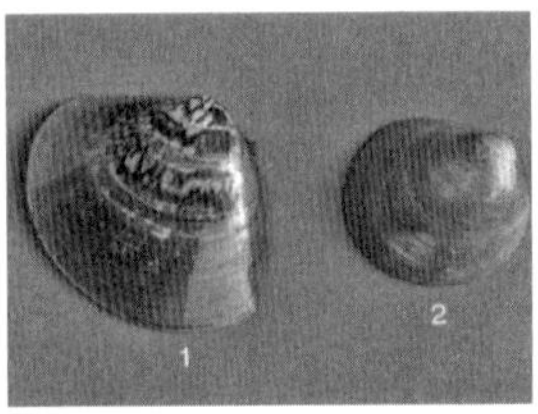


1-문합(文蛤) 2-청합(青蛤)

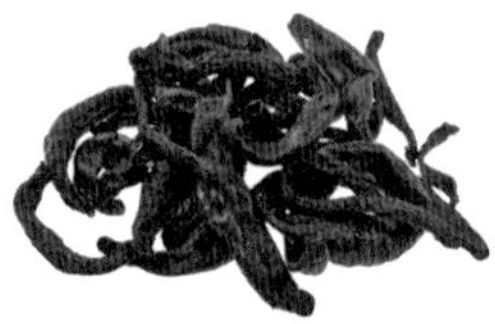

수질(水蛭)

## ㉦ 활석분(滑石粉)

규산염류 광물인 활석의 가루로 규산마그네슘($Mg_3(Si_4O_{10})(OH)_2$), 산화마그네슘(MgO), 이산화규소(실리카, $SiO_2$), 수분 등을 함유하고 있다. 형태는 백색, 황백색 또는 엷

---

와 함께 퇴적암의 일종인 이암(泥巖)의 주성분이 된다.

68 $Al_2(Si_2O_5)\cdot(OH)_4$로 되어있는 곳도 있다.

은 남회색으로 양초모양의 광택이 있고, 질은 부드러워 손으로 만지면 미끄러운 감이 있으며 흡습성은 없다.

**효능** : 성미는 감한(甘寒)하고, 이수통림(利水通淋), 청열해서(淸熱解暑), 수습렴창(收濕斂瘡)의 효능이 있다. 성분 중 규산마그네슘은 흡착과 수렴 작용이 있고 장관(腸管)을 보호하며 지사(止瀉) 작용이 있으나 고장(鼓腸)을 유발하지는 않는다. 아울러 활석(滑石)을 상처에 뿌리면 피막(皮膜)을 형성하여 창면(瘡面)을 보호하고 분비물을 흡수하여 결가(結痂)의 형성을 촉진한다. 활석분(滑石粉)을 약재 볶을 때 사용하면 약재가 열을 균일하게 받게 하는 역할을 하여, 약재의 질을 성글게 하므로 유효 성분을 전출(煎出)하기 쉽게 하고, 약물의 분쇄도 쉽게 하여 제제에 편리하다. 아울러 일부 동물성 약물의 표면에 있는 미생물과 충란(蟲卵)을 제거할 수도 있다.

**사용 약물** : 수질(水蛭), 자위피(刺猬皮), 어표교(魚鰾膠), 구신(狗腎), 상피(象皮) 등

### ⓐ 강모래(河砂)

하천에서 중간 정도 굵기(대략 20목 내외)의 모래를 취하여 체로 진흙과 이물질을 제거하고 깨끗이 씻어낸 후 햇볕에 말려 사용한다.

**사용 목적** : 약물을 볶는 데 모래를 사용하면 고온에서 열을 빠르고 균일하게 전달해주고, 단단한 약재를 바삭바삭하게 하여 분쇄하기 쉽게 해주므로 유효 성분의 용출을 쉽게 해준다. 또한, 약재의 독성성분을 파괴하고, 약재로 사용하지 않는 부위의 제거를 손쉽게 해준다.

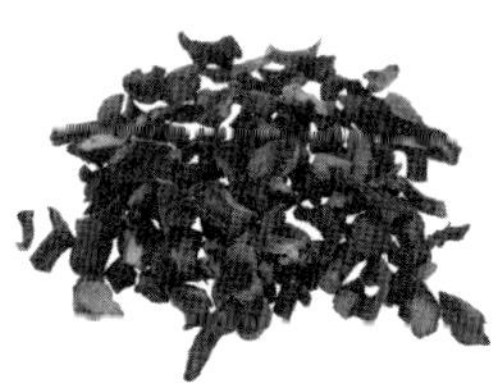

골쇄보(骨碎補)

**사용 약물** : 마전자(馬錢子), 천산갑(穿山甲), 골쇄보(骨碎補), 구척(狗脊), 귀판(龜板), 별갑(鱉甲) 등

## ㉶ 주사(朱砂)

육방정계의 황화합물인 진사(辰砂, Cinnabar)로서 주성분은 황화수은(HgS)이다. 포제에 사용할 때에는 자석으로 철분을 함유한 불순물을 제거하고, 다시 물로 씻어 잡석과 흙 또는 모래 등의 이물질을 제거한 후 곱게 갈아서 사용하거나 수비법(水飛法)을 이용하여 고운 분말을 만들어 사용한다. 수비법을 이용하는 것이 더욱 안전하고 좋다.

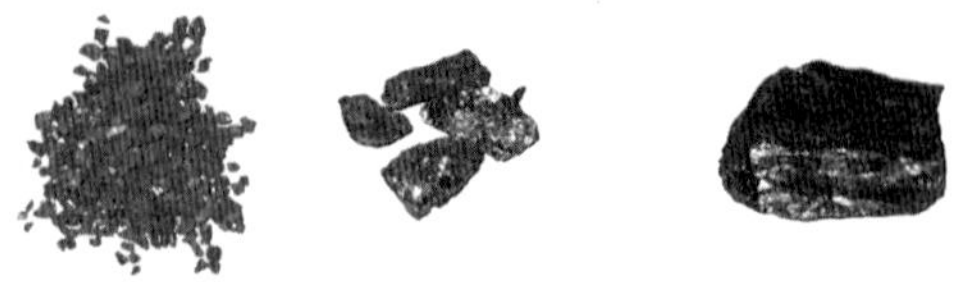

여러 종류의 주사들

괴상을 이루고 밝은 적색이며 만지면 묻어나지 않는 것을 주보사(朱寶砂)·양첨사(洋尖砂)·택광사(澤光砂)·사주(砂朱)라 하고, 질이 비교적 푸석푸석하며 쉽게 파쇄되는 것을 경면사(鏡面砂)·벽사(劈砂)·편사(片砂)라고 하며, 괴상이 방원형 또는 다각형이며 색이 어둡고 회흑색을 나타내며 몸이 무겁고 질이 굳으며 쉽게 파괴되지 않는 것을 두판사(豆瓣砂)·두사(豆砂)·개사(個砂)라고 한다. 주사(朱砂) 중 가장 좋은 것은 광명사(光明砂)[69]이다.

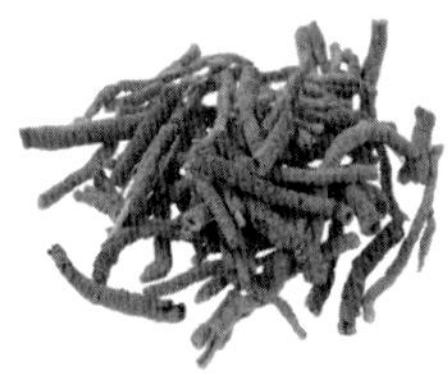

원지(遠志)

주사(朱砂)를 수비(水飛)할 때 쇠 절구에 갈면 쇠 잔여물이 혼입될 뿐만 아니라 가는 과정에서 주사(朱砂)가 산화되어 수은이 생기거나 아황산 수은염 등 가용성 염이 생길 수도 있다. 그러므로 쇠 절구를 이용하는 것은 분쇄기를 이용하여 가는 것보다 해롭다.

**효능** : 성미가 함미한(鹹微寒)하고 유독(有毒)하며, 청심진경(淸心鎭驚), 안신해독(安神解毒), 익기명목(益氣明目), 살균(殺菌)의 효과를 가지고 있다.

---

69 광명사(光明砂) : 최고 품질의 주사로 『본초강목(本草綱目)』에서는 "最上光明砂, 云一顆別生一石龕內, 大者如鷄卵, 小者如棗栗, 形似芙蓉, 破之如云母, 光明照徹, 在龕中石台上生, 得此者帶之闢惡, 爲上."이라 하였다.

사용 약물 : 맥문동(麥門冬), 복령(茯苓), 복신(茯神), 원지(遠志) 등

## ❷ 액체보료(液體輔料)

### ㉮ 술(酒)

술의 정의 : 『식품공전』에서 '주류(酒類)'란 곡류(穀類), 서류(黍類), 과실류(果實類) 및 전분질(澱粉質) 원료 등을 주원료로 하여 발효 · 증류 등 제조 · 가공한 것으로 정의되어 있고, 주세법에서는 주정(酒精: 희석하여 음료로 할 수 있는 에틸알코올로, 불순물이 포함되어 직접 음료로 할 수는 없으나 정제하면 음료로 할 수 있는 조주정(粗酒精)을 포함)과 알코올분[70] 1도 이상의 음료(용해하여 음료로 할 수 있는 가루 상태인 것을 포함하되, 약사법에 의한 의약품으로서 알코올분 6도 미만의 것은 제외)를 말하는 것으로 정의되어 있다.

술의 명칭 : 술과 관련된 이름은 대단히 많아 양(釀), 앙(盎), 순(醇), 이(醨), 주(酎), 예(醴), 배(醅), 서(醑), 제(醍), 청주(清酒), 미주(米酒), 갱주(粳酒), 유회주(有灰酒), 무회주(無灰酒) 등으로 불렸다.

술의 역사 : 술의 기원은 매우 오래되었고, 그 제조 방법도 나라마다 지역마다 다양한데, 『전국책(戰國策)』[71]에 의하면 '儀狄作酒而美, 進之禹, 禹飮而甘之'라 되어있고, 『오십이병방(五十二病方)』 중에도 술로 약을 복용하거나 술로 환을 만드는 기록이 있다. 이외에도 『신농본초경(神農本草經)』에는 '주자(酒煮)', '주지(酒漬)' 등의 포제 방법이 기록되어 있으며, 송나라 때에는 '주외(酒煨)', '주돈(酒炖)' 등의 방법이 사용되었다. 역대로 술을 이

---

70 알코올분 : 전체용량에 포함되어 있는 에틸알코올(섭씨 15도에서 0.7947의 비중을 가진 것을 말한다)을 말한다.

71 전국책(戰國策) : 저자 미상의 전국시대의 원저를 중국 전한(前漢)의 유향(劉向)이 서주(西周) · 동주(東周) · 진(秦) · 제(齊) · 초(楚) · 조(趙) · 위(魏) · 한(韓) · 연(燕) · 송(宋) · 위(衛) · 중산(中山)의 12책 33편의 서적으로 다시 편집한 것이다. 내용은 주나라 원왕(元王)에서부터 진(秦)나라 시황(始皇)까지 240여 년 간의 전국시대에 활약한 유세객(遊說客), 책사(策士), 모사(謀士)들의 책모(策謀)를 모은 것이며, 『사기(史記)』에서도 중요한 사료로 삼았다.

용한 포제법은 270여 종의 약물에 사용되었다고 하며 현재에도 대략 85종의 약물에 사용되고 있다.

**술의 종류** : 『주세법』과 『식품공전』 등에서의 주류의 종류는 다음과 같다.

1. 주정(酒精)

<table>
<tr><td rowspan="3">주 정<br>(酒精)</td><td>정 의</td><td>① 녹말(澱粉) 또는 당분(糖分)이 포함된 재료를 발효시켜 알코올분 85도 이상으로 증류한 것.<br>② 알코올분이 함유된 재료를 알코올분 85도 이상으로 증류한 것.<br>③ 단 불순물이 포함되어 있어서 직접 음용할 수는 없으나 정제하면 음용할 수 있는 조주정(粗酒精)은 제외한다.</td></tr>
<tr><td>종 류</td><td>① 합성 주정 : 아세틸렌과 물을 합성하여 제조한 것으로 음용 이외의 공업용으로 사용하는 주정.<br>② 발효 주정 : 전분이나 당분이 함유된 물료를 발효시켜 알콜분 95도 이상으로 정제한 것.<br>③ 정제 주정 : 조주정(粗酒精)을 알콜분 95도 이상으로 재증류 정제한 것.<br>④ 곡물 주정 : 전분이나 당분이 함유된 물료를 발효시켜 알콜분 85도 이상으로 정제한 것을 말하는데 정제과정에 미량성분인 곡물 고유의 향과 맛을 완전히 제거하지 않고, 남아있게 제조한 주정.<br>⑤ 무수주정 : 주정을 알코올분 99.5도 이상으로 재증류 정제한 것.</td></tr>
<tr><td>규격</td><td>① 주정의 알코올분은 95도 이상일 것.<br>② 곡물 주정의 알코올분은 85도 이상 90도 이하일 것.<br><table><tr><td></td><td>주정</td><td>곡물 주정</td></tr><tr><td>(1)성상</td><td>무색투명하고 부유물 및 이미(異味), 이취(異臭)가 없을 것</td><td>무색투명하고 고유향미가 있을 것</td></tr><tr><td>(2)에탄올(v/v%)</td><td>95 이상</td><td>85~90</td></tr></table></td></tr>
</table>

| | | | |
|---|---|---|---|
| | (3)증발잔류물(㎎/100g) | 2.5 이하 | 2.5 이하 |
| | (4)총산(w/v%) | 0.002 이하 | 0.05 이하 |
| | (5)알데하이드<br>아세트알데하이드(㎎/100㎖) | 1 이하 | 10 이하 |
| | (6)메탄올(㎎/㎖) | 0.15 이하 | 0.5 이하 |
| | (7)퓨젤유(v/v%) | 0.01 이하 | 0.5 이하 |
| | (8)중금속(㎎/㎏) | 불검출 | 구리 3 이하 |
| | (9)과망간산 환원성 물질 | 5분 이내에 표준액보다 퇴색되지 않을 것 | - |
| | (10)황산정색물 | 불검출 | - |
| | (11)염화물 | 불검출 | - |

2. 발효주류

| | | |
|---|---|---|
| 탁 주<br>(濁酒) | 정 의 | ① 녹말이 포함된 재료(발아 곡류는 제외)와 국(麴)[72] 및 물을 원료로 하여 발효시킨 술덧[73]을 여과하지 아니하고 혼탁하게 제성(製成)한 것.<br>② ①에 따른 주류의 원료에 당분(糖分)·과실·채소류를 첨가하여 만들 수 있다.<br>③ 식품위생법상 허용되는 식물을 사용할 수 있으나, 단 식물을 주정으로 추출할 때는 추출액의 알코올분 총량은 최종 제품의 알코올분 총량의 5%를 초과할 수 없다. 이하 같다. |
| | 규 격 | ① 녹말 재료·당분·과실·채소류 등의 합계 중량을 기준으로,<br>○ 녹말재료는 50% 이상 사용.<br>○ 과실·채소류는 20% 이하 사용.<br>② 허용 첨가재료 : 아스파탐, 스테비올 배당체, 효소처리 스테비아, 사카린나트륨, 젖산, 주석산, 구연산, 아미노산류, 수크랄로스, 타우마틴, |

<table>
<tr><td></td><td></td><td>아세설팜칼륨, 에리트리톨, 자일리톨, 잔탄검, 글리세린, 지방산에스터, 당분, 식품위생법상 허용되는 식물.<br>③ 성분 규격<br>○ 사카린나트륨(g/kg) : 0.08 이하<br>○ 보존료(g/kg) : 소브산 이외 보존료는 검출돼서는 안 되며, 소브산 · 소브산칼륨 · 소브산칼슘은 0.2 이하(소브산으로)<br>○ 에탄올 : 표수도수의 ±0.5도 이하(생탁주의 경우 +0.5도 추가 허용)<br>○ 총산(g/100ml) : 0.5 이하(초산으로)<br>○ 메탄올(mg/ml) : 0.5 이하<br>○ 진균수 : 음성(살균제품에 한함)<br>○ 아세설팜칼륨(g/kg) : 0.35 이하<br>○ 수크랄로스(g/kg) : 0.58 이하</td></tr>
<tr><td rowspan="2">약 주<br>(藥酒)</td><td>정 의</td><td>① 녹말이 포함된 재료(발아 곡류는 제외)와 국(麴)[74] 및 물을 원료로 하여 발효시킨 술덧을 여과하여 제성(製成)한 것.<br>② ①에 따른 주류의 원료에 당분(糖分) · 과실 · 채소류 주정 · 증류식 소주를 첨가하여 만들 수 있다.</td></tr>
<tr><td>규 격</td><td>① 녹말 재료 · 당분 · 과실 · 채소류 등의 합계 중량을 기준으로,<br>○ 녹말 재료는 50% 이상 사용.<br>○ 과실 · 채소류는 20% 이하 사용.<br>② 곡류에 쌀(찹쌀 포함) 외에 다른 곡류를 사용하지 않는 경우,<br>○ 녹말 재료의 중량을 기준으로 누룩을 1% 이상 사용.<br>③ 주정 · 증류식 소주 등을 혼합하는 경우<br>○ 해당 주류의 알코올분 총량의 20% 이하 사용.<br>○ 해당 주류의 알코올분은 25도 미만일 것.<br>④ 식품 · 첨가물 공전 상 미탁(微濁) 이상으로 맑게 여과<br>○ 미탁(微濁)의 기준 : 유럽 주류규정단위 18EBC 이하</td></tr>
</table>

| | | |
|---|---|---|
| | | ⑤ 허용 첨가재료 : 아스파탐, 스테비올 배당체, 효소처리 스테비아, 젖산, 주석산, 구연산, 아미노산류, 식품위생법상 허용되는 식물, 수크랄로스, 타우마틴, 아세설팜칼륨, 에리트리톨, 자일리톨, 당분.<br>⑥ 성분 규격<br>○ 에탄올 : 표수도수의 ±0.5도 이하 (생약주의 경우 +0.5도 추가 허용)<br>○ 총산(g/100ml) : 0.7 이하(초산으로)<br>○ 보존료(g/kg) : 소브산 이외 보존료는 검출돼서는 안 되며, 소브산 · 소브산칼륨 · 소브산칼슘은 0.2 이하(소브산으로)<br>○ 메탄올(mg/ml) : 0.5 이하<br>○ 진균수 : 음성(살균제품에 한함)<br>○ 아세설팜칼륨(g/kg) : 0.35 이하<br>○ 수크랄로스(g/kg) : 0.58 이하 |
| 청 주<br>(淸酒) | 정 의 | ① 곡류 중 쌀(찹쌀을 포함), 국(麴) 및 물을 원료로 하여 발효시킨 술덧을 여과하여 제성한 것.<br>② ①의 규정에 따른 주류의 발효 · 제성 과정에 주정을 첨가하여, 알코올분의 도수가 범위 안의 것.<br>③ 식품위생법상 허용되는 식물 중 알코올분 1도 이상으로 발효시킬 수 있는 것은 제외한다. |
| | 규 격 | ① 쌀의 중량 기준으로 누룩을 1% 미만 사용.<br>② 주정을 혼합하는 경우<br>○ 쌀 1kg 당 알코올분 30도 주정을 2.4 l 이하 사용.<br>○ 해당 주류의 알코올분은 25도 미만일 것.<br>③ 허용 첨가재료 : 아스파탐, 스테비올 배당체, 효소처리 스테비아, 젖산, 주석산, 구연산, 아미노산류, 식물, 수크랄로스, 타우마틴, 아세설팜칼륨, 에리트리톨, 자일리톨, 당분.<br>④ 성분 규격 |

| | | |
|---|---|---|
| | | ○ 에탄올 : 표수도수의 ±0.5도 이하<br>○ 총산(g/100㎖) : 0.3 이하(호박산으로)<br>○ 메탄올(㎎/㎖) : 0.5 이하<br>○ 아세설팜칼륨(g/kg) : 0.35 이하<br>○ 수크랄로스(g/kg) : 0.58 이하 |
| 맥 주<br>(麥酒) | 정 의 | ① 발아된 맥류(麥類), 홉[75](홉 성분을 추출한 것 포함. 이하 같음) 및 물을 원료로 하여 발효시켜 제성하거나 여과하여 제성한 것.<br>② ①의 규정에 따른 주류의 발효 · 제성 과정에 밀 · 쌀 · 보리 · 옥수수 · 수수 · 감자 · 전분 · 당분 · 캐러멜 · 과실(과즙) · 주정 · 탄산가스 등을 첨가하여 대통령령이 정하는 알코올분의 도수 범위 안으로 만들 수 있다. |
| | 규 격 | ① 엿기름 사용량은 엿기름 · 전분질 원료 · 캐러멜 등의 합계 중량 기준 10% 이상 사용.<br>② 과실(과즙)의 중량은 엿기름 · 전분질 원료의 합계 중량 기준 20% 이하 사용.<br>③ 주류(주정, 주정을 물로 희석한 것 포함)를 첨가할 경우 해당 주류의 알코올분은 25도 미만.<br>④ 허용 첨가재료<br>○ 당분, 산분, 조미료, 향료, 색소, 식품위생법상 허용되는 식물.<br>○ 아스파탐, 스테비올 배당체, 솔비톨, 수크랄로스, 아세설팜칼륨, 에리트리톨, 자일리톨, 우유, 분유, 유크림, 카제인나트륨, 아라비아검, 펙틴.<br>⑤ 성분 규격<br>○ 에탄올 : 표수도수의 ±0.5도 이하<br>○ 메탄올(㎎/㎖) : 0.5 이하 |
| 과실주<br>(果實酒) | 정 의 | ① 과실(과실즙과 건조한 과실을 포함한다. 이하 같다) 또는 과실과 물을 원료로 하여 발효시킨 술덧을 여과하여 제성하거나 나무통[76]에 넣어 |

| | |
|---|---|
| | 저장한 것.<br>② ①의 규정에 따른 주류의 발효 · 제성 과정에 당분 · 과즙 · 탄산가스 · 주정 · 브랜디 · 일반증류주 등을 첨가하여 대통령령이 정하는 알코올분의 도수 범위 안으로 만들 수 있다. |
| 규 격 | ① 주원료의 당분과 첨가하는 당분의 합계 중량 기준으로, 첨가하는 당분은 80% 이하 사용한다.<br>② 주정 · 브랜디 · 일반증류주 등을 혼합할 경우<br>ㅇ 해당 주류의 알코올분 총량의 80% 이하 사용.<br>ㅇ 해당 주류의 알코올분은 25도 미만.<br>③ 허용 첨가재료<br>ㅇ 당분, 산분, 조미료, 향료, 색소, 식품위생법상 허용되는 식물.<br>ㅇ 사카린나트륨, 아스코르브산, 국세청장이 정하는 재료.<br>④ 성분 규격<br>ㅇ 에탄올 : 표수도수의 ±0.5도 이하<br>ㅇ 메탄올(mg/*ml*) : 1.0 이하<br>ㅇ 보존료(g/kg) : 소브산 이외 보존료는 검출돼서는 안 되며, 소브산 · 소브산칼륨 · 소브산칼슘은 0.2 이하(소브산으로)<br>ㅇ 납(mg/kg) : 0.2 이하 (다만 포도주에 한함) |

72 국(麴) : 전분 물질 또는 전분 물질과 기타 물료를 섞은 것에 곰팡이류를 번식시킨 것 또는 효소로서 전분 물질을 당화시킬 수 있는 것을 말한다.

73 술덧(담금액, 주요) : 주류의 원료가 되는 물료를 발효시킬 수 있는 수단을 가한 때부터 주류를 제성하거나 증류하기 직전까지의 상태에 있는 물료를 말한다. 즉 발효 중이거나 발효가 끝난 상태로 아직 거르기 전의 술로써 소주를 만들 때 증류 전의 상태를 말한다.

74 국(麴) : 전분 물질 또는 전분 물질과 기타 물료를 섞은 것에 곰팡이류를 번식시킨 것 또는 효소로서 전분 물질을 당화시킬 수 있는 것을 말한다.

75 홉(hop, 忽布) : *Humulus lupulus* L. 뽕나무과의 여러해살이 덩굴풀의 열매. 여름에 황록색 꽃이 피고, 솔방울 비슷한 열매가 열린다. 고미(苦味)가 있고 건위(健胃), 진정(鎭靜), 이뇨(利尿), 치불면(治不眠)한다.

| | | |
|---|---|---|
| 소 주<br>(燒酎) | 정 의 | ① 녹말이 포함된 재료, 국(麴)과 물을 원료로 하여 발효시켜 연속식 증류 외의 방법에 따라 증류한 것.<br>다만 발아시킨 곡류(대통령령이 정하는 것은 제외함)를 원료의 전부 또는 일부로 한 것, 곡류에 물을 뿌려 섞어 밀봉·발효시켜 증류한 것 또는 자작나무 숯(다른 재료를 혼합한 숯을 포함한다. 이하 같다)으로 여과한 것은 제외한다.<br>② ①에 따른 주류의 발효·제성 과정에 대통령령으로 정하는 재료를 첨가한 것.<br>③ ① 또는 ②에 따른 주류에 대통령령으로 정하는 바에 따라 주정 또는 대통령령으로 정하는 곡물 주정(이하 "곡물 주정"이라 함)을 혼합한 것.<br>④ ①부터 ③까지의 규정에 따른 주류를 나무통에 넣어 저장한 것.<br>⑤ 주정 또는 곡물 주정을 물로 희석한 것.<br>⑥ 주정과 곡물 주정을 혼합한 것을 물로 희석한 것.<br>⑦ ⑤ 또는 ⑥에 따른 주류에 대통령령으로 정한 재료를 첨가한 것.<br>⑧ ⑤부터 ⑦까지의 규정에 따른 주류에 대통령령으로 정하는 바에 따라 ① 또는 ④에 따른 주류를 혼합한 것.<br>⑨ ⑤부터 ⑧까지의 규정에 따른 주류를 나무통에 넣어 저장한 것. |
| | 규 격 | ① 소주는 불휘발분[77]이 2도 미만이어야 한다.<br>② 혼합의 제한<br>○ 증류식 소주에 주정·곡물 주정을 혼합하는 경우 : 해당 주류의 알코올분 총량의 50% 미만을 사용한다.<br>○ 희석식 소주에 증류식 소주를 혼합하는 경우 : 해당 주류의 알코올분 총량의 50% 미만을 사용한다.<br>③ 허용 첨가재료 : 당분, 구연산, 아미노산류, 소르비톨, 무기염류, 스테비올 배당체, 효소처리 스테비아, 사카린나트륨, 아스파탐, 수크랄로스, 타우마틴, 아세설팜칼륨, 에리트리톨, 자일리톨, 다(茶)류(단일침출 |

| | | |
|---|---|---|
| | | 자 중에서 가공곡류차를 제외한 것을 말함)<br>④ 성분 규격<br>○ 에탄올 : 표수도수의 ±0.5도 이하<br>○ 메탄올(mg/*ml*) : 0.5 이하<br>○ 알데하이드(mg/100*ml*) : 70.0 이하 |
| 위스키 | 정 의 | ① 발아된 곡류와 물을 원료로 하여 발효시킨 술덧을 증류하여 나무통에 넣어 저장한 것.<br>② 발아된 곡류와 물로 발효시킨 술덧을 증류하여 나무통에 넣어 저장한 것.<br>③ ① 또는 ②의 규정에 따른 주류의 술덧을 증류한 후 이를 혼합하여 나무통에 넣어 저장한 것.<br>④ ①과 ②의 규정에 따른 주류를 혼합한 것.<br>⑤ ① 내지 ③의 규정에 따른 주류에 대통령령으로 정하는 주류 또는 재료를 혼합하거나 첨가한 것. |
| | 규 격 | ① 위스키는 불휘발분이 2도 미만이어야 한다.<br>② 주정을 혼합하는 경우 혼합하는 주류의 알코올분의 양은 혼합된 후 당해 주류의 알코올분 총량의 80%를 초과하지 말아야 한다.<br>③ 나무통에 넣어 저장하는 기간은 1년 이상이어야 한다.<br>④ 허용 첨가재료 : 당분, 산분, 조미료, 향료, 색소.<br>⑤ 성분 규격<br>○ 에탄올 : 표수도수의 ±0.5도 이하<br>○ 메탄올(mg/*ml*) : 0.5 이하<br>○ 알데하이드(mg/100*ml*) : 70.0이하 |
| 브랜디 | 정 의 | ① 과실주 규정에 따른 주류(과실주 지게미를 포함)를 증류하여 나무통에 넣어 저장한 것.<br>② ①에 따른 주류에 주정의 혼합이 가능하다. |

| | | |
|---|---|---|
| | 규 격 | ① 브랜디는 불휘발분이 2도 미만이어야 한다.<br>② 주정을 혼합하는 경우 혼합하는 주류의 알코올분의 양은 혼합된 후 당해 주류의 알코올분 총량의 80%를 초과하지 말아야 한다.<br>③ 나무통에 넣어 저장하는 기간은 1년 이상이어야 한다.<br>④ 허용 첨가재료 : 당분, 산분, 조미료, 향료, 색소.<br>⑤ 성분 규격<br>○ 에탄올 : 표수도수의 ±0.5도 이하<br>○ 메탄올(㎎/*ml*) : 1.0 이하<br>○ 알데하이드(㎎/100*ml*) : 70.0이하 |
| 일 반<br>증류주 | 정 의 | 다음 중 어느 하나에 규정된 것으로서 주정 또는 증류주류 중 소주부터 브랜디의 규정에 따른 주류 외의 것이다. 고량주 · 럼(Rum) · 진(Gin) · 보드카(Vodka) · 테킬라(Tequilla) · 스넵스(Schnaps) 등이 여기에 해당한다.<br>① 수수 또는 옥수수, 그 밖에 녹말이 포함된 재료와 국(麴)을 원료(고량주[78]지게미를 첨가하는 경우를 포함)로 하여 물을 뿌려 섞은 것을 밀봉하여 발효시켜 증류한 것.<br>② 사탕수수 · 사탕무 · 설탕(원당을 포함) 또는 당밀 중 하나 이상의 것을 주된 원료로 하여 물과 함께 발효시킨 술덧을 증류한 것.<br>③ 술덧이나 그 밖에 알코올분이 포함된 재료를 증류한 주류에 노간주나무 열매 및 식물을 첨가하여 증류한 것.<br>④ 주정이나 그 밖에 알코올분이 포함된 재료를 증류한 주류를 자작나무 숯으로 여과하여 무색 · 투명하게 제성한 것.<br>⑤ 녹말 또는 당분이 포함된 재료를 주된 원료로 하여 발효시켜 증류한 것.<br>⑥ ①부터 ⑤까지의 규정에 따른 주류의 발효 · 증류 · 제성과정에 대통령령으로 정하는 재료를 첨가한 것.<br>⑦ ①부터 ⑤까지의 규정에 따른 주류를 혼합한 것 또는 이들 혼합한 주 |

| | | |
|---|---|---|
| | | 류의 증류 · 제성과정에 대통령령으로 정하는 재료를 첨가한 것.<br>⑧ 주정 또는 소주부터 브랜디까지의 규정에 따른 주류의 발효 · 증류 · 제성과정에 대통령령으로 정하는 재료를 첨가한 것.<br>⑨ 주정 또는 소주부터 브랜디까지의 규정에 따른 주류를 혼합한 것 또는 이들 혼합한 주류의 증류 · 제성과정에 대통령령으로 정하는 재료를 첨가한 것.<br>⑩ ①부터 ⑤까지의 규정에 따른 주류, 주정 또는 소주부터 브랜디까지의 규정에 따른 주류를 혼합한 것 또는 이들 혼합한 주류의 증류 · 제성과정에 대통령령으로 정하는 재료를 첨가한 것.<br>⑪ ① 부터 ⑩까지의 규정에 따른 주류를 나무통에 넣어 저장한 것. |
| | 규 격 | ① 일반증류주는 불휘발분이 2도 미만이어야 한다.<br>② 위스키 또는 브랜디를 혼합하는 경우 혼합하는 주류의 알코올분의 양은 혼합된 후 당해 주류의 알코올분 총량의 20%를 초과하지 말아야 한다.<br>③ 첨가재료로 사용하는 과실 · 채소류는 발효를 금지한다.<br>④ 허용 첨가재료 : 당분, 산분, 조미료, 향료, 색소, 식품위생법에서 허용하는 식물, 국세청장이 정하는 재료.<br>⑤ 성분 규격<br>○ 에탄올 : 표수도수의 +0.5도 이하<br>○ 메탄올(mg/*ml*) : 0.5 이하 (다만 용설란(*Agave tequilana*)을 주원료로 한 제품에 한하여 1.0 이하)<br>○ 알데하이드(mg/100*ml*) : 70.0이하 |
| 리큐르<br>(liqueur) | 정 의 | 증류주류에 속하는 주류 중 불휘발분이 2도 이상인 것으로, 대개 증류주류에 당분 · 식물성 원료 · 추출물 등을 첨가하여 제조한다. |
| | 규 격 | ① 리큐르는 불휘발분이 2도 이상이다.<br>② 허용 첨가재료 : 당분, 산분, 조미료, 향료, 색소, 식품위생법에서 허용하는 식물, 국세청장이 정하는 재료. |

| | | ③ 성분 규격<br>○ 에탄올 : 표수도수의 ±0.5도 이하<br>○ 메탄올(mg/ml) : 1.0 이하 |
|---|---|---|

4. 기타주류

| 기 타 주 류 | 정 의 | ① 용해하여 알코올분 1도 이상의 음료로 할 수 있는 가루 상태인 것.<br>② 발효로 제성(製成)한 주류로서 발효주류의 규정에 따른 주류 외의 것. 즉 탁주 · 약주 · 청주 · 과실주 · 맥주 외의 발효주.<br>③ 쌀 및 입국(粒麴)에 주정을 첨가하여 여과한 것 또는 이에 대통령령이 정하여 재료를 첨가하여 여과한 것. 불휘발분 30도 이상의 것을 조미용 주류라 한다.<br>④ 발효로 만든 주류와 주정 또는 증류주류의 규정에 따른 주류를 섞은 것으로서 발효주류의 규정에 따른 주류 외의 것.<br>⑤ 그 밖에 주정부터 증류주류 및 기타주류 ① 내지 ④의 규정에 따른 주류 외의 것. |
|---|---|---|
| | 규 격 | ① 허용 첨가재료 : 당분, 산분, 조미료, 캐러멜색소.<br>② 성분 규격<br>○ 에탄올 : 표수도수의 ±0.5도 이하<br>○ 메탄올(mg/ml) : 1.0 이하 |

76 참나무속(*Quercus spp.*) 나무로 만든 오크칩은 과실주 숙성에 착향의 목적으로 사용할 수 있으나, 최종 제품의 완성 전에 제거하여야 한다. 또한, 오크칩에는 가열(로스팅) 이외의 어떠한 화학적 처리도 하여서는 아니 된다.

77 불휘발분(不揮發分)이란 원용량에 포함된 휘발되지 아니하는 성분을 말한다. 섭씨 15도에서 원용량 100㎤ 중에 포함된 불휘발분의 그램 수로 한다.

78 고량 : 수수, 촉서.

이처럼 술의 종류는 그 분류가 다양하나, 일반적으로 제법에 따라 발효주 · 증류주 · 침출주로 나뉘는데, 이중 발효주와 증류주는 특별히 황주(黃酒)와 백주(白酒)라 칭하면서 포제에 다용되었다.

| | |
|---|---|
| 황 주<br>(黃酒) | 쌀 · 밀 · 기장 등을 누룩으로 빚은 발효주로, 청주(淸酒) · 미주(米酒)라고도 불렸으며, 에틸알코올 함량은 일반적으로 10~20%이다. 형태는 보통 무색의 맑고 투명한 액체로 특유의 냄새와 진한 알코올향이 난다. 『여씨춘추(呂氏春秋)』 · 『회계현지(會稽縣志)』 등의 기록을 보면 약 2300년 전에 이미 쌀이나 기장 등을 이용하여 술을 양조했음을 알 수 있으니, 이 종류의 주류는 술의 기원에 해당한다고 하겠다. |
| 백 주<br>(白酒) | 쌀 · 밀 · 기장 · 고구마 · 수수 등을 누룩으로 빚은 후 증류시킨 증류주로 소주(燒酎)라고도 불리며, 에틸알코올 함량은 발효주보다 훨씬 높은 50~70%인 경우가 많다. 형태는 무색의 투명한 액체로 특유의 맛과 진한 향이 있어 자극성이 있다. 소주를 만드는 증류법은 중동에서 개발된 방법이나, 후에 중동을 점령한 몽고족에 의하여 중국에 수입되었고, 다시 몽고에 의하여 고려로 전해지게 되었다. 이와 같은 정황 때문에 『본초강목(本草綱目)』에서는 소주의 기원에 대하여 '燒酒非古法也, 自元時始創其法'이라 기재하고 있다. |

**술의 효능** : 술의 성미는 감신열(甘辛熱)이고, 활혈통락(活血通絡), 거풍산한(祛風散寒), 행약세(行藥勢)의 효능이 있을 뿐만 아니라 약재의 성분 추출률을 높이는데, 약재 내의 알칼로이드, 염, 배당체, 탄닌, 고미질(苦味質), 유기산, 정유, 수지, 당 및 색소 등은 모두 술에 잘 용해된다. 그 밖에도 일부 무기 성분의 용해도도 증가시킬 수 있는데, 예를 들면 술은 식물의 무기 성분($MgCl_2$, $CaCl_2$등)과 결정상(結晶狀)의 화합물을 형성하는데 이것을 결정순(結晶醇 : $MgCl_2 \cdot 6CH_3OH$, $CaCl_2 \cdot 4C_2H_5OH$)이라 부르며 수용성이기 때문에 이들 물질의 용해도는 증가한다.

아울러 술은 약물의 불쾌한 맛과 냄새를 없애주는 효능이 있다. 일반적으로 동물의 노린내는 트라이메틸아민(trimethylamine), 아미노발레르 알데하이드(aminovaler aldehyde) 등이 그 구성성분인데 주제(酒製)하면 알코올의 휘발과 함께 제거되고, 에스터(este r), 알코올 향의 물질이 동물성 약재 특유의 비린내와 나쁜 냄새를 제거할 수 있다.

**술의 규격** : 술은 색깔이 투명하고 침전물이나 이물질이 없어야 하며, 특유의 향과 맛이 있어야 하고 발효, 산패 및 특이한 냄새가 없어야 할 뿐만 아니라 상술한 『식품공전』의 규정을 만족하여야 한다.

이외에도 중국 측 문헌에서는 알코올양은 표준농도와 일치해야 하고, 메탄올양은 0.04g/100㎖를 초과해서는 안 되며, 이산화황 또는 기타 물질의 잔류량은 ≤0.05g/kg이어야 하고, 아플라톡신(Aflatoxin) B1 ≤5㎍/kg, 황주(黃酒)의 세균수 ≤50개/㎖, 대장균군 ≤3개/㎖이어야 한다고 되어있다.

**술의 사용** : 술은 자법(炙法), 증법(蒸法), 자법(煮法) 등을 할 때 보료로 많이 쓰이는데, 일반적으로 약재를 담글 때는 대부분 백주(白酒)로, 구울 때는 황주(黃酒)를 사용한다. 단삼(丹參), 당귀(當歸), 대황(大黃), 백작약(白芍藥), 백화사(白花蛇), 상산(常山), 선모(仙茅), 섬수(蟾酥), 속단(續斷), 여정자(女貞子), 용담초(龍膽草), 우슬(牛膝), 육종용(肉蓯蓉), 익모초(益母草), 지황(地黃), 천궁(川芎), 합개(蛤蚧), 황금(黃芩), 황련(黃連), 황정(黃精) 등에 많이 사용된다.

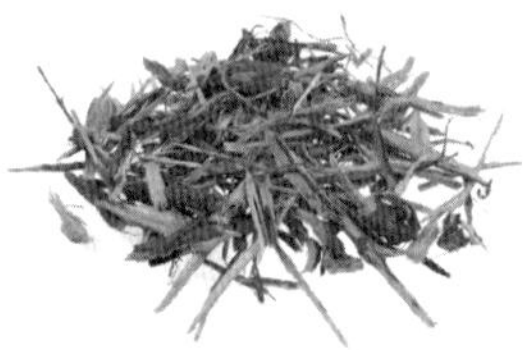

상산(常山)

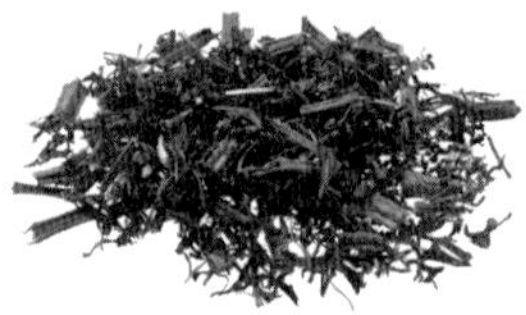

익모초(益母草)

### ㉯ 식초(食醋)

**정의** : 전통적으론 곡류 · 과실류 · 주류 등이 발효되어 만들어진 신맛의 액체를 말하지만, 현재에는 곡물 당화액 · 과실 착즙액 등을 혼합 · 숙성하여 만든 발효 식초뿐만 아니라, 빙초산 또는 초산을 마시는 물로 희석하여 만든 희석초산을 포함하여 말하고 있다. 주성분은 초산으로 약 3~6% 정도이고 비타민, 회분, 호박산, 옥살산(oxalic acid), 환원당, 소르보스(sorbose), 유기산, 아미노산, 당, 알코올, 에스터 등이 함유되어 있다. 일반적으로 투명하거나 황갈색 또는 진한 갈색을 띠고, 맛은 시며, 식초 특유의 냄새가 난다.

**명칭** : 식초도 술과 마찬가지로 그 역사가 길고 명칭도 다양하다. 초(醋), 혜(醯), 고주(苦酒), 미초(米醋) 모두가 식초를 의미하는 용어들이다. 이 중 고주(苦酒)라고 한 것은 전통적인 술들은 대부분 첨주(甛酒), 탁주(濁酒)로 알코올 농도가 낮아 쉽게 산패(酸敗)가 되어 식초로 변화되는데 이때 그 맛이 쓴맛을 가지게 되어 명명된 것이다.

**종류** : 현재 식초는 쌀 · 밀 · 수수 · 술지게미나 화학적 합성 등을 통해 미초(米醋), 맥초(麥醋), 화학초(化學醋) 등이 생산되고 있다. 『식품공전』에는 아래와 같이 식초를 분류하고 있다.

| | |
|---|---|
| 발효식초 | 과실 술덧(주요) · 과실 착즙액 · 곡물주 · 곡물 당화액 · 주정 또는 당류 등을 원료로 하여 초산발효[79]한 액과 이에 과실 착즙액 또는 곡물 당화액을 혼합 · 숙성한 것을 말한다.<br>○ 과실 양조 식초 : 과실 술덧, 과실 착즙액으로 초산 발효한 액.<br>○ 곡물 양조 식초 : 곡물주, 곡물 당화액으로 초산 발효한 액.<br>○ 주정 식초 : 주정 · 당류 · 식품첨가물 등을 초산 발효한 액.<br>○ 감식초 : 감을 초산 발효한 액. |
| 희석초산 | 빙초산[80] 또는 초산을 먹는 물로 희석하여 만든 액을 말한다. |

**효능** : 성미는 산고온(酸苦溫)이고, 산어(散瘀), 지혈(止血), 이기(理氣), 지통(止痛), 행수(行水), 소종(消腫), 해독(解毒) 및 약재의 불쾌한 맛과 냄새를 없애주는 효능[교미교취(矯味矯臭)]이 있다. 또한, 약물을 이끌고 간경(肝經)으로 인경(引經)할 수 있다.

아울러 식초는 산성으로 약재에 함유된 유리형 알칼로이드와 결합하여 염을 형성하므

---

79 초산발효(醋酸醱酵, acetic acid fermentation) : 알코올이 산화되어 초산을 만드는 반응이다. 혐기적 반응에서는 2분자의 아세트알데하이드로부터 1분자의 에틸알코올과 1분자의 초산이 되고, 호기적 반응에서는 1분자의 알코올로부터 1분자의 초산이 생성되고 중간물질로서 아세트알데하이드(acetaldehyde)가 존재한다.

80 빙 초산(氷醋酸, glacial acetic acid) : 아세트산 99.0% 이상인 순수 아세트산. 16℃ 이하에서 얼기 때문에 붙여진 이름이다. 식품첨가물의 하나로 산미료 · 보존료 · 산도조절제로 사용된다.

로 용해도를 증가시키고 이는 약재의 유효 성분 추출의 향상을 가져온다. 일부 단단한 약물의 경우에는 초쉬(醋淬)를 하면 약물의 재질이 바삭바삭하고 부드럽게 되어 분쇄하기 쉬워져 조제와 제제를 편리하게 한다.

또한, 살균(殺菌), 방부(防腐)의 효능도 있어, 30분 이내에 화농성 포도상구균(*Staphylococus suppurative*), 살모넬라(*Salmonella*), 대장균(*Escherichia coli*), 쉬겔라균(*Shiegella dysenteris*), 호혈균(*hemophilic bacterium*) 등을 죽인다.

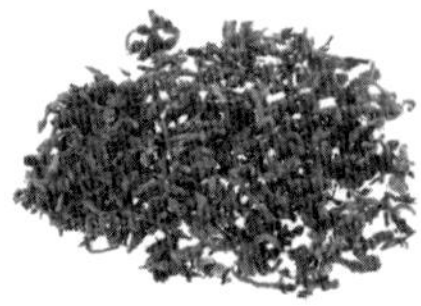

원화(芫花)

식초가 교미교취(矯味矯臭)할 수 있는 것은 노린내의 원인 물질인 트라이메틸아민(trimethylamine)과 결합하여 염을 형성하여 약물의 나쁜 냄새를 제거할 수 있기 때문이다. 이외에도 유독성 약재 예를 들어 대극(大戟), 원화(芫花) 등의 독을 해독할 수 있다.

**규격** : 우선 유통되는 식초는 『식품공전』의 규격을 준수해야 한다. 아래에 『식품공전』의 규격을 기재한다.

<table>
<tr><td>총산(w/v%)</td><td colspan="2">초산으로서 4.0~29.0 미만 (다만 감식초는 2.6 이상)</td></tr>
<tr><td>타르 색소</td><td colspan="2">검출되어서는 아니 된다.</td></tr>
<tr><td rowspan="2">보존료(g/ℓ)</td><td colspan="2">다음에서 정하는 것 이외의 보존료가 검출되어서는 아니 된다.</td></tr>
<tr><td>파라옥시안식향산메틸<br>파라옥시안식향산에틸</td><td>0.1이하(파라옥시안식향산으로서)</td></tr>
</table>

그러나 포제에 사용할 때는 이외에도 몇 가지의 규격 조건이 더 있다.

① 일반적으로 발효 식초를 사용해야지 합성 식초는 사용하지 않는다.

② 식초는 맑고 혼탁해서는 안 되며, 현탁물(懸濁物)과 침전물(沈澱物), 상층에 부유(浮游)하는 곰팡이의 막이 존재해서는 안 된다. 양조 식초인 경우 특유의 냄새와 맛이 있어야 하고, 다른 나쁜 냄새와 맛이 없어야 한다.

③ 식초 내에 유리산이 없어야 한다. 특히 황산, 질산, 염산 등을 사용하여 식초산이 발생하는 것을 방지해야 한다.

④ 산의 총량은 3.5% 미만을 표준으로 삼는다.

⑤ 식초는 보관 기간이 길수록 좋은데 이를 진초(陳醋)라 부른다. 『본초강목(本草綱目)』에서는 '惟米醋二三年者入藥'이라고 되어있다.

**사용 약물** : 식초는 자법(炙法), 증법(蒸法), 자법(煮法) 등을 할 때 보료로 많이 쓰이는데, 감수(甘遂), 계내금(鷄內金), 귀판(龜板), 낭독(狼毒), 요사(硇砂), 대극(大戟), 대자석(代赭石), 몰약(沒藥), 백작약(白芍藥), 별갑(鼈甲), 삼릉(三棱), 상륙(商陸), 석연(石燕)[81], 석해(石蟹)[82], 시호(柴胡), 아출(莪朮), 애엽(艾葉), 오령지(五靈脂), 우여량(禹餘糧), 울금(鬱金), 유향(乳香), 원화(芫花), 오미자(五味子), 오매(烏梅), 자석(磁石), 자연동(自然銅), 지각(枳殼), 지실(枳實), 천련자(川楝子), 천산갑(穿山甲), 청피(青皮), 춘피(椿皮), 향부자(香附子), 현호색(玄胡索) 등에 많이 사용된다.

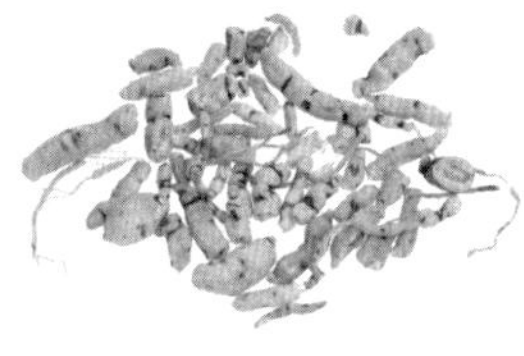

감수(甘遂)

## ㉰ 꿀(蜂蜜)

**정의** : 꿀벌들이 꽃꿀 · 수액 등의 자연물을 채집하여 벌집에 저장한 것을 채밀(採蜜)한 것으로, 채밀 후 화분 · 로열 젤리 · 당류 · 감미료 등 다른 식품이나 식품첨가물을 첨가하지 아니한 것을 말한다.

꿀은 인류가 오래전부터 이용해온 천연 감미료이자, 저장성이 뛰어난 자연식품으로, 꿀벌의 종류, 꿀의 기원, 환경, 가공방법 등에 따라서 주성분의 조성 차이가 큰데, 과당

81 석연(石燕) : 고생대(古生代) 완족류(腕足類) 석연자과(石燕子科) 중화궁석연(中華弓石燕, *Cyrtiospirifer sinensis* Graban) 및 그 근연동물의 화석이다. 양(凉) · 감신함(甘辛鹹), 입신방광비위간소장경(入腎膀胱脾胃肝小腸經). 이소변(利小便), 제습열(除濕熱), 퇴목예(退目翳).

82 석해(石蟹) : 고생대 절지동물(節肢動物)인 궁해과(弓蟹科) 석해(*Macrophthalmus latreillei* Edw.)와 그의 근연동물의 화석이다. 한(寒) · 함고산(鹹苦酸), 입간담위신방광경(入肝膽胃腎膀胱經). 청열이습(淸熱利濕), 소종해독(消腫解毒), 거예명목(去翳明目), 최생(催生). 주성분은 탄산칼슘($CaCO_3$).

(果糖)[83]과 포도당(葡萄糖)[84]이 대략 꿀의 70%를 차지하고 소량의 자당(蔗糖)[85], 맥아당(麥芽糖)[86], 광물질, 납질(蠟質), 산화물, 효소류, 아미노산, 비타민 등을 함유하고 있다.

---

83 과당(果糖, fructose) : 대표적인 ketohexose(탄소 6개와 케톤기를 가지는 단당류)로 분자식은 $C_6H_{12}O_6$로 포도당과 동일하다. 즉 포도당과 과당은 이성체(isomer) 관계에 있다. 과실과 벌꿀 속에 유리 상태로 존재하며 여러 다당류와 배당체의 주성분이기도 하다. 과당은 설탕을 가수분해한 당액을 가공하여 생산하기도 하지만, 전분을 주원료로 하여 이를 당화 시켜 포도당액을 생산한 후 다시 이성질화시켜 생산하므로 이러한 경우에 이를 이성질화당이라고도 한다. 과당은 당류 중에서 인체에서 가장 빨리 흡수·소화되며 당류 중에서 감미가 가장 강하다. 따라서 식용 이외에도 포도당을 이용하지 못하는 당뇨병 환자용 감미료, 쇠약한 자나 어린이의 영양제 외에 해독·강심·이뇨제로 사용된다. 또 흡습성을 이용하여 카스텔라·스펀지케이크 등이 마르는 것을 방지하기 위해 사용되기도 한다.

식품공전에서 과당이란 전분을 주원료로 하여 당화 시켜 얻은 포도당액을 이성질화한 것이거나, 설탕을 가수분해하여 얻은 당액을 가공한 것을 말한다고 정의하였고, 다음의 두 유형으로 분류하여 정의한다.

① 액상과당 : 전분을 액화, 당화, 여과, 정제, 농축하여 얻은 포도당액이나 포도당을 이성질화시킨 것 또는 설탕을 가수분해하여 얻은 것을 농축한 액상의 것(전분, 포도당액 또는 설탕 100%).

② 결정과당 : 농축한 액상과당을 결정화하여 건조시킨 결정 또는 분말상의 것.

(출처 : 식품의약품안전청 식품첨가물데이터베이스)

84 포도당(葡萄糖, glucose) : 대표적인 알도헥소스(aldohexose. 탄소 원자 6개를 가지며 알데하이드기를 가지는 단당류)로 분자식은 $C_6H_{12}O_6$이며 자연계에 가장 다량으로 널리 분포하고 있는 단당류 중의 하나이다. 과실을 비롯한 식물조직에 유리형으로 존재하며 동물의 혈액 등의 체액 중에도 소량 함유된다. 전분, 글리코겐, 셀룰로스, 덱스트란 등의 다당류나 자당, 맥아당, 젖당 등의 올리고당, 또한, 각종 배당체의 구성성분으로 다량 존재한다. 고등식물이나 클로렐라, 일부의 세균 등에 의해 광합성 작용으로 이산화탄소와 물로부터 빛 에너지에 의해 생합성되며 전분으로 비축되거나, 셀룰로스로써 세포벽을 만든다.

포도당은 인간을 비롯한 생물체의 가장 중요한 에너지원이다. 음식물에서 섭취된 전분이나 자당 등은 각종 효소의 작용으로 포도당까지 분해되고 장관에서 흡수되어 간 등에서 글리코겐으로 비축된다. 에너지가 필요할 때 글리코겐은 포도당으로 분해되고 해당 계에서 산화되어 ATP를 생산한다. 공업적으로는 전분을 원료로 하여 $\alpha$-아밀라아제, 글루코 아밀라아제를 사용하여 제조되며, 청량음료, 과자, 잼 등의 감미료 또는 의약용으로 사용된다. 그 외의 가장 수요도가 높은 용도는 포도당 이성질화 효소(glucose isomerase)에 의해 일부가 과당으로 변한 이성질화당을 생성하여 청량음료 등의 감미료로 사용되고 있다. (출처 : 식품의약품안전청 식품첨가물데이터베이스)

85 자당(蔗糖, sucrose) : D-glucose와 D-fructose로 이루어지는 이당류. 광합성 능력이 있는 모든 식물에서 발견되며, 사탕수수·사탕무·사탕옥수수·사탕단풍 등에 많다. 그중에서도 사탕수수에서는 그 액즙의 20%, 사탕무에서는 그 액즙의 15%를 차지하고 있다.

**명칭** : 일반적으로 백화정(百花精)이 많이 사용되고 있고, 『신농본초경(神農本草經)』에서는 석밀(石蜜) · 석이(石飴), 『상한론(傷寒論)』에서는 식밀(食蜜), 『약성론(藥性論)』에서는 연밀(煉蜜), 『본초연의(本草衍義)』에서는 백사당(白沙蜜), 『본초몽전(本草蒙筌)』에서는 밀당(蜜糖), 『본초강목(本草綱目)』에서는 사밀(沙蜜) · 봉당(蜂糖)으로 불리었다.

**종류** : 꿀벌이 수집한 화분(花粉)이나 채취한 지역 및 계절에 따른 밀원(蜜源)의 차이에 따라 꿀은 여러 종류로 나뉜다. 우선 밀원(蜜源)에 따라 산백꿀(山白蜜), 여지꿀(荔枝蜜), 대추꿀(大棗蜜), 아카시아꿀, 유채꿀, 매밀꿀, 밤꿀, 잡화꿀, 싸리꿀, 형화꿀(荊花蜜), 유칼립스꿀 등이 있는데, 이 중 산백꿀(山白蜜), 여지꿀(荔枝蜜), 대추꿀(大棗蜜) 등은 일반적으로 질이 우수한 것으로 취급되는 데 비해 메밀꿀 등은 색상이 어둡고 이상한 향취로 인해 품질이 떨어지는 것으로 취급된다.

또한 채밀(採蜜)의 양상에 따라 벌집 채로인 꿀을 소청(巢淸), 태양열 등의 자연적인 열을 이용하여 벌집에서 꿀만 흘러나오게 짠 것을 생청(生淸) · 생밀(生蜜), 인공적인 열을 가해 벌집에서 꿀만 흘러나오게 짠 것을 화청(火淸) · 숙밀(熟蜜), 자연적인 나무통 속에 저장된 꿀을 채취한 것을 목청(木淸) · 목밀(木蜜), 깊은 산속 암반 사이에서 채취하는 자연 벌꿀을 석청(石淸) · 석밀(石蜜), 양봉을 통해 채취한 꿀을 양봉꿀, 순수한 한국의 토종벌에 의해서 채취한 꿀을 토종꿀 · 토봉(土蜂) · 한봉(韓蜂)이라고도 한다.

『식품공전』에서는 제조와 가공에 따라 다음과 같이 꿀을 정의하고 있다.

| | |
|---|---|
| 벌집꿀 | 꿀벌들이 꽃꿀 · 수액 등의 자연물을 채집하여 벌집 속에 저장한 후 벌집의 전체 또는 일부를 봉한 것 또는 이것에 벌꿀을 가한 것으로 벌집 고유의 형태를 유지하고 있는 것을 말한다. |
| 벌꿀 | 꿀벌들이 꽃꿀 · 수액 등의 자연물을 채집하여 벌집에 저장한 것을, 채밀하여 숙성시 |

86 맥아당(麥芽糖, maltose, 엿당) : 2분자의 포도당이 α-1,4-결합으로 이어진 환원성 이당류이다. 분자량은 342로 물에 잘 녹고 자당의 약 1/3의 단맛을 나타낸다. 천연물 중에는 다량 존재하지 않지만, 맥아 중에 많으므로 이 이름이 붙여졌다. 보리의 발아 시에 생긴 효소가 보리 중의 전분을 가수분해할 때 생겨, 맥아 물엿의 연한 감미의 본체가 된다. 이외 식품의 잎, 꽃, 종실, 벌꿀, 간장 등에서도 소량 발견되고 있다. 공업적으로는 전분을 α-아밀라아제로 액화하여 β-아밀라아제로 분해하여 맥아당 함량이 많은 물엿이 대량으로 염가로 생산된다. (출처 : 식품의약품안전청 식품첨가물데이터베이스)

|  |  |
|---|---|
|  | 킨 것을 말한다. |
| 사양벌집꿀 | 꿀벌을 설탕으로 사양한 후에 채취한 벌집꿀 또는 이것에 벌꿀이나 사양벌꿀을 가한 것으로 벌집 고유의 형태를 유지하고 있는 것을 말한다. |
| 사양벌꿀 | 꿀벌을 설탕으로 사양한 후에 채밀하여 숙성시킨 것을 말한다. |

**규격** : 꿀은 관능 검사상 광택이 있으면서 반투명하고 걸쭉한 액체 형태를 띠면서 맛이 달고 냄새가 향긋하면서 이상한 냄새가 없어야 한다. 성분으론 전분과 덱스트린(dextrin)[87] 유입이 없으면서 환원당[88] 더 정확히는 전화당 등이 일정 기준 이상이어야 하는데 아래에

---

87 덱스트린(dextrin) : 전분 또는 곡분을 산 · 열 · 효소 등으로 가수분해시킬 때, 전분에서 맥아당에 이르는 중간단계에서 생기는 여러 가지 가수분해 산물을 총칭하여 덱스트린 또는 호정(糊精)이라 한다. 전분을 약간 분해한 고분자량에서 요오드-녹말 반응을 보이지 않는 저분자량의 것까지 넓은 범위의 것을 말하며, 이를 농축 · 건조 등의 방법으로 가공한 것도 덱스트린이라 한다. 가용성 전분도 덱스트린의 일종이라 할 수 있다.

식품공전에서는 전분 또는 곡분(100%)을 산이나 효소로 부분 가수분해시켜 얻은 당화 중간생성물을 농축 · 건조 등의 방법으로 가공한 것으로 정의하고 규격은 수분 10.0% 이하, 포도당 당량 20.0 미만, 납 2.0mg/kg 이하, 인공감미료 불검출 등으로 규정되어 있다.

생체 내에서는 침(타액)과 소장 내의 세균에 의해 전분에서 덱스트린을 생성하는 반응이 이루어지고 공업적으로는 주로 가열산분해법이 사용되며, 가수분해의 정도에 따라 백색 · 담황색 · 황색의 3종류의 덱스트린이 생산된다. 백색 덱스트린은 찬물에 40% 이상, 더운물에는 완전히 녹으며, 주로 견직물의 끝마무리 풀 또는 약의 부형제로 사용되고, 담황색 및 황색 덱스트린은 찬물에 완전히 녹고 점성도는 낮아 사무용 풀, 수성도료, 제과 조합용이나 약품의 부형제, 연탄의 점결제 등으로 사용되는 등 다양하다.

공업적 제조는 다음 세 가지 방법으로 만들어진다.

① 건식배소법 : 전분을 분쇄하여 120~130℃에서 탈수 건조한 후 180~200℃로 온도를 균일하게 가열한다. 황갈색으로 탈색된다.

② 가산배소법 : 건조한 감자 전분에 대하여 100~1000 ppm의 묽은 염산을 균일하게 혼합한 것을 수 시간 또는 하룻밤 반응시킨다.

③ 습식제조법 : 전분을 적당량의 물과 가열하여 호화하고, 여기에 산 또는 $\alpha$-아밀라아제, 또는 양자를 병용하여 가수분해한다. (출처 : 식약청 홈페이지 식품첨가물 용어집)

88 환원당(還元糖, reducing sugar) : 반응성 있는 알데하이드기(R-CHO), 케톤기(R-CO-R') 등의 환원말단을 가져서 금속염 알칼리용액을 환원시키는 성질이 있는 당의 총칭이다. 펠링용액(황산구리의 알칼리용액)을 환원하여 이산화구리를 만든다. 포도당(glucose), 과당(fructose), 맥아당(maltose), 유당(lactose), 갈

『식품공전』의 기준을 전재한다.

| 항목 \ 유형 | 벌집꿀 | 벌꿀 | 사양벌집꿀 | 사양벌꿀 |
|---|---|---|---|---|
| (1)수분(%) | 23.0 이하 | 20.0 이하 | 23.0 이하 | 20.0 이하 |
| (2)물불용물(%) | - | 0.5 이하 | - | 0.5 이하 |
| (3)산도(meq/kg) | - | 40.0 이하 | - | 40.0 이하 |
| (4)전화당(%)[89] | 50.0 이상 | 60.0 이상 | 50.0 이상 | 60.0 이상 |
| (5)자당(%) | 15.0 이하 | 7.0 이하 | 15.0 이하 | 7.0 이하 |
| (6)히드록시메틸푸르푸릴(mg/kg)[90] | 80.0 이하 | | | |
| (7)타르 색소 | - | 불검출 | - | 불검출 |
| (8)사카린나트륨 | - | 불검출 | - | 불검출 |
| (9)이성화당[91] | - | 음성 | - | 음성 |
| (10)탄소동위원소비율(%) | -22.5‰ 이하 | -22.5‰ 이하 | -22.5‰ 초과 | -22.5‰ 초과 |

락토오스(galactose) 등이 포함되며, 설탕으로의 환원력은 없다. 환원당은 아미노산과 화학반응을 일으키기 쉬워 가열하면 아미노카르보닐 반응(amino-carbnyl reaction. 메일라드 반응이라고도 함)에 따라 멜라이딘을 만든다. 또한, 갈색 물질을 쉽게 만드는 식품의 갈변(褐變)의 원인이 된다. 즉 알데하이드기나 케톤기를 가지고 있는 당류로서 펠링 용액을 환원시킨다고 해서 환원당이라고 하고 설탕과 전분 등과 같이 다른 물질을 환원시키지 못하는 당을 비환원당이라고 한다. 설탕은 비환원당이지만, 산과 함께 가열하면 포도당과 과당으로 분해하므로 환원력이 생긴다. 환원당은 화학적 의미가 있을 뿐 식품으로서는 의미가 없다.

펠링(Fehling)테스트는 펠링(Fehling)용액을 이용하여 유기물의 환원성을 확인하는 테스트이다. 펠링용액은 1848년에 H.펠링이 고안하였다. 잘게 부순 35g의 황산구리 결정을 500㎖의 물에 녹인 제1액을 만들고, 170g의 타르타르산칼륨나트륨과 50g의 수산화나트륨을 50㎖의 물에 녹인 제2액을 만든다. (출처 : http://www.gcomin.co.kr/data/223/F222573.html)

89 전화당(轉化糖, invert sugar) : 설탕을 묽은 산 또는 invertase($\beta$-fructofranosidase)로 가수분해하여 얻어지는 포도당과 과당의 동량 혼합물이다. 전화당은 감미가 강하여 설탕의 1.23배이고, 장에서 흡수되기 쉽다.

90 히드록시메틸푸르푸랄(hydroxymethyl furfural, HMF) : 당류를 약산성의 조건에서 가열하여 얻는 물질로 비효소갈변반응의 중간산물이다. 분자식은 $C_6H_6O_3$이고 융점 31.5℃의 결정으로 카모마일(carmomil

**효능** : 열을 가하지 않은 꿀인 생청(生淸)은 성미가 감량(甘涼)하고, 익힌 꿀인 화청(火淸)은 감온(甘溫)하다. 귀경(歸經)은 폐비대장경(肺脾大腸經)이고, 효능은 자보강장(滋補强壯), 온중보비(溫中補脾), 완급지통(緩急止痛), 윤장통변(潤腸通便), 윤폐지해(潤肺止咳), 청열해독(淸熱解毒) 및 교미교취(矯味矯臭)를 한다. 성분으로도 벌꿀에는 많은 물질이 함유되어 있다고 알려져 있는데 대략 아래와 같다.

| 구 분 | 종 류 | 구성비(%) | 효 능 | 비 고 |
|---|---|---|---|---|
| 당 류 | 포도당<br>과당<br>자당<br>올리고당<br>맥아당 | 30~40<br>30~45<br>1~10<br>1~10<br>0.5~3 | ㅇ 에너지원<br>ㅇ 체내노폐물 배출<br>ㅇ 장내 유익한 비피터스균의 증식 | 열량 432cal/100ml<br>비중 1.45(25℃) |
| 아미노산 | 17종 | 0.2~0.5 | 성장 촉진, 대사조직강화 | 필수 아미노산 |
| 비타민 | 10종 | 0.05% 이하 | 신체의 균형유지, 신진대사 촉진. | |
| 미네랄 | 12종 | 0.1% 이하 | | |

e)의 꽃과 닮은 향기를 갖는다. 물 · 알코올 등의 유기용매에 가용되고, 공기 · 빛에 의해 자동산화되어 착색이 일어나기 쉽다. 공업적으론 옥수수 등의 당류를 약산성하에 가열하여 얻어지고, 의약 · 농약의 중간체 합성에 이용되고 있다. 식품 중의 단당류 · 올리고당과 다당류 중 hexose가 1,2-enediol체로 이성질화하여 계속해서 탈수 · 환원함으로써 생성하는 것으로 추측되고 있다. 또한 향기 성분의 생성에 중요시되고 있는 당-아미노반응에 있어서도 1,2-enaminol을 경유하여 hydroxymethyl furfural이 생성하는 것으로 알려져 있다. 이들의 성질을 이용한 식품의 처리 · 가공 또는 저장 중에 생기는 품질저하에 지표 성분의 하나로 furfural과 동시에 취급된다.

91 이성질화당(異性質化糖, isomerized sugar) : 생화학적 반응에 의해 분자식은 같으나 구조식이 다른 당으로 변환된 당. 포도당을 알칼리 또는 이성질화효소(glucose isomerase)를 사용하여 과당으로 이성질화하고, 그 결과 얻어진 포도당과 과당의 혼합액을 포도당과당액당(또는 과당포도당액당)이라고 하는데, 이 포도당과당액당의 일반 관용명이 이성질화당이다. 이외에도 슈도모나스속(Pseudomonas)이나 락토바실루스속(Lactobacillus)의 세균류도 그들이 가진 효소를 이용하여 이와 같은 이성질체화를 수행한다고 한다.

식품산업에서는 옥수수나 고구마 등에서 채취된 전분을 포도당으로 가공한 후 이성질화효소 처리를 하여 감미가 더 높은 과당으로 만든 다음 청량음료수, 아이스크림, 과실통조림, 빵, 케이크, 유제품 등에 널리 사용한다.

| 유기산 | | 3% 이하 | | |
| --- | --- | --- | --- | --- |
| 효 소 | | 극미량 | | |
| 수 분 | | 12% 이하 | | 25%이상은 않됨. |

〈벌꿀에 함유된 비타민〉 (단위 : 벌꿀100g중)

| 종 류 | 함 량 | 작 용 | 결핍증 |
| --- | --- | --- | --- |
| 비타민 B1 | 5.5㎍ | 탄수화물 대사 | 각기, 당뇨 |
| 비타민 B2 | 61㎍ | 발육촉진, 간장기능강화, 피부조성 | 영양장애, 구강 |
| 비타민 B6 | 299㎍ | 피부 건강 유지 | 피부염 |
| 비타민 C | 2.4㎍ | 노화예방, 조혈, 저항력 보강 | 괴혈병 |
| 비타민 K | 115㎍ | 지혈, 해독, 이뇨 | |
| 엽산(folic acid) | 25㎍ | 조혈, 성장 촉진 | 악성빈혈 |
| 니코틴산(nicotinic acid) | 3㎍ | 조혈,소화촉진 | 피부염 |
| 판토텐산(pantothenic acid) | 0.1㎍ | 성장촉진, 노화예방 | 노인병 |
| 비오틴(biotin) | 0.066㎍ | 중년 이후 발육 촉진 | 영양장애 |
| 콜린(choline) | 1.5㎎ | 발육촉진 | 발육부진 |

〈벌꿀에 함유된 미네랄의 종류와 함량〉 (단위 : ㎎ / 1㎏)

| 종 류 | 함 량 | 작 용 | 결핍증 |
| --- | --- | --- | --- |
| Ca | 42.0 | 뼈와 치아생성 | 뼈와 치아부실, |
| Fe | 2.4 | 헤모글로빈 형성 | 빈혈 |
| Cu | 0.29 | 철과 함께 헤모글로빈 형성 | 영양성 빈혈 |
| Mn | 0.30 | 생식과 성장 | 태아 발육 불량 |
| P | 35.0 | 세포의 증식, 뼈와 치아의 생성 | 뼈와 치아 부실 |

| S | 58.0 | 필수아미노산의 구성 | 필수아미노산 형성 |
|---|---|---|---|
| Cl | 52.0 | 위액분비 | 소화 불량, 식욕 감퇴 |
| Na | 76.0 | 심장근육 기능 조절 | 심장근육 |
| Si | 8.9 | 피부탄력성 유지 | 피부탄력성 저하 |
| Mg | 1.9 | 탄수화물 대사, 신경 조절 | 신경 이상 흥분, |
| K | 205.0 | 심장 근육 기능 조절 | 심장 근육 이상 |
| 규산 | 22.0 | 피부 탄력성 유지 | 피부탄력성 저하 |

**연밀(煉蜜)** : 포제에 사용할 때는 연밀(煉蜜)을 사용한다. 연밀은 생밀에 적당량의 물을 넣고 약한 불로 끓이면서 위로 뜨는 거품, 납질, 죽은 벌, 불순물 등을 체나 거즈로 걸러서 제거한 후, 다시 솥에 넣어 116~118℃로 가열하여 비볐을 때 끈끈한 성질과 긴 백사(白絲)가 생기기 전에 꺼낸 꿀로, 수분 함량은 대략 10~13% 정도이다. 가열할 때 꿀이 끓어 넘치거나 타지 않도록 주의해야 하고, 꿀이 끓으면 상하로 저어서 넘치는 것을 방지해야 한다.

연밀(煉蜜)로 약물을 포제하면 약물과 협동 작용을 하여 약물의 치료 효과를 증강하거나 약물작용을 완화하고 해독 및 약재의 불쾌한 맛과 냄새를 없애준다.

**주의 사항** : 꿀벌은 특수훈련을 받은 경우를 제외하고는 대부분 두 가지 이상의 꽃에서 꽃가루를 채취하여 혼합 꿀을 생산하므로, 석남과(石楠科) 식물 또는 두견화(杜鵑花), 오두화(烏頭花), 협죽도화(夾竹桃花), 광병산월계화(光柄山月桂花), 산해당화(山海棠花), 뇌공등화(雷公藤花) 같은 유독 식물의 독이 꿀에 혼입되는 것에 주의해야 한다. 이들 독을 복용한 경우에는 혼수, 오심, 복통 증상 내지는 중독에 의한 사망까지 발생할 수가 있다. 이와 같은 중독은 대부분 유독 식물의 화분 내지는 유독한 포자에 의해서 발생하는데 현재 알려진 바에 따르면 나프탈렌 메틸 아미노에스터(naphtalinemethyl aminoester)가 꿀의 독성분으로 보고되었다. 아울러 해발 3,000m 이상에서 자라는 진달래속(Rhododendron) 식물의 꽃에서 유래된 야생 꿀에는 자연적으로 그레이아노톡신(Grayanotoxin)III가 함유될 수 있는데 이를 섭취하면 심부정맥, 저혈압, 구토, 타액 분비 과다, 무력감 등의 중독 증상이 발생하므로 주의해야 한다. 이 독성물질은 히말라야 고산지대에서 채취

되는 석청(Mad honey)에 함유된 경우가 많아 현재 수입이 금지되어 있다.

**보관** : 봄과 여름에는 꿀의 발효에 주의를 기울여야 하는데, 발효된 꿀은 거품이 생기거나 팽창하여 보관 용기를 깨뜨릴 수도 있다. 이를 방지하기 위해서는 꿀에 소량의 생강편(生薑片)을 넣고 뚜껑을 꼭 닫아두면 되며, 아울러 건조하고 통풍이 잘되는 곳에 5~10℃로 저장하면 발효를 방지할 수 있다.

아울러 저장 시에 꿀은 냄새를 쉽게 흡착하기 때문에 노린내가 나는 곳은 피해서 보관해야 하며, 금속용기에 꿀을 저장하는 것은 독성물질의 발생 위험이 있으므로 피해야 한다. 철(Fe)은 꿀에 함유된 당 화합물과 결합을 하여 독성물질을 생성하고, 아연(Zn)은 꿀의 유기산과 반응을 하여 유독성 유기산염을 생성한다. 실험에 의하면 수돗물을 아연으로 도금한 철제 용기에 17시간 정도 놔두었을 때 용출되는 아연량은 5㎎ 정도이고 24시간에는 21㎎ 정도인데, 저장시간이 길수록 용출된 아연량이 증가하여 중독의 위험성이 커졌다. 특히 어린이들은 아연염에 대하여 더욱 민감해 더 쉽게 중독될 수 있으니 주의해야 한다.

**사용 약물** : 감초(甘草), 과루피(瓜蔞皮), 관동화(款冬花), 금앵자(金櫻子), 마두령(馬兜鈴), 마황(麻黃), 백부근(百部根), 백전(白前), 백합(百合), 비파엽(枇杷葉), 상백피(桑白皮), 상엽(桑葉), 선복화(旋覆花), 소자(蘇子), 승마(升麻), 원지(遠志), 전호(前胡), 자완(紫菀), 황기(黃芪) 등

## 참고자료

### - 꿀벌과 그 산물들 -

**꿀벌의 종류** : 꿀벌은 벌목(Hymenoptera), 꿀벌과(Apidae)에 속하는 곤충으로, 꿀벌과에 속하는 곤충의 종류는 세계적으로 약 2000여 종, 우리나라에서는 50여 종이 알려져 있다. 꿀벌과에 속하면서 집단생활을 하는 *Apis*속 꿀벌은 다음 4종이 있다.

① 인도 최소종 꿀벌(印度最小種, little honey bee, *Apis florea*)
② 인도 최대종 꿀벌(印度最大種, giant honey bee, *Apis dorsata*)
③ 동양종 꿀벌(東洋種, oriental honey bee, *Apis cerana*) : 재래종, 인도가 원산지.
④ 서양종 꿀벌(西洋種, western honey bee, *Apis mellifera*) : 개량종, 유라시아가 원산지로 추정.

- 유라시안계 꿀벌들 : *carnica, caucasica, cecropia, cypria, ligustica, mellifera, remipes* 등등
- 아프리칸계 꿀벌들 : *adansonii, capenis, intermissa, litorêa, major, monticola, nubica, sahariensis, scutellata* 등등
- 황색 계통 : 이탈리안벌(Italian bee), 싸이프리안벌(Cyprian bee), 에집티안벌(Egyptian bee), 씨라안벌(Syrian bee) 등등
- 흑색 계통 : 카니올란벌(Carniolan bee), 코카시안벌(Caucasian bee), 아프리칸벌(African bee), 독일벌(German bee) 등등

**양봉의 역사** : 벌꿀에 대한 알려진 최초의 기록은 기원전 7000년경으로 추정되는 스페인 동굴벽화에서부터라고 하고, 기원전 1600년경 기록된 '파피루스 에베레스'에 보면 당시의 이집트에서는 생일잔치에 어린애의 입술에 꿀을 바르는 의식이 있었으며 결혼선물로도 사용되었다 한다. 그러나 꿀이 서양에서 약용뿐만 아니라 일상생활에 널리 쓰이게 된 것은 그리스 로마 시대의 일로서 '아피지우스'라는 사람이 쓴 당시의 요리책을 보면 꿀을 이용한 다양한 요리가 소개되어 있다고 한다.

서양에서의 양봉은 고착식소상(固着式巣箱)을 가지고 꿀벌을 키운 16세기 말까지를

고대 양봉이라 하고, 광식가동소상(框式可動巢箱)을 가지고 꿀벌을 키운 17세기 이후를 근대 양봉이라고 한다.

우리나라의 양봉은 동양종 꿀벌(속칭 토종벌)이 들어오면서 시작되었는데, 그 시기를 2000여 년 전 삼국시대의 초기로 추정하고 있다. 이때 양봉은 고구려에서 맨 먼저 시작하였고, 다음은 백제, 신라의 순으로 전파된 것이라 한다. 특히 서기 643년에는 백제의 부여풍(扶餘豊)이 동양종 벌꿀을 일본에 전해준 사실이 『일본서기(日本書紀)』에 기록되어 있다 한다. 서양종이 우리나라에 들어온 것은 1900년대 초기에 일본에 와 있던 독일 선교사에 의하여 전해진 것으로, 우리나라의 근대 양봉의 역사는 100여 년 정도이다.

**양봉의 종류** : 양봉은 양봉으로 생산된 산물이나 양봉을 경영하는 형태, 양봉을 운영하는 형태에 따라 여러 종류로 나뉠 수 있다.

| | |
|---|---|
| 양봉산물에 따른 분류 | 벌꿀 생산 양봉, 왕유 생산 양봉, 화분하 생산 양봉, 밀봉자 생산 양봉, 밀납 생산 양봉, 봉교 생산 양봉, 봉독액 생산 양봉, 화분 매개 양봉, 종봉 생산 양봉 |
| 경영형태에 따른 분류 | 취미 양봉, 부업 양봉, 겸업 양봉, 전업 양봉 |
| 운영형내에 따른 분류 | ① 고정 양봉 : 벌통을 이동하지 않고 지정된 장소에 계속 놓아두고 운영하는 것으로, 정사양봉(定飼養蜂)이라고도 한다.<br>② 이동 양봉 : 주요 밀원(蜜源)의 개화 시기에 따라 봉군(蜂群)을 이동하면서 운영하는 것으로, 이동양봉(移動養蜂), 전사양봉(轉飼養蜂)이라고도 한다.<br>③ 위탁 양봉 : 한 장소의 주요 밀월(蜜源)에서 채밀(採蜜)이 끝나면 다른 곳의 주요 밀원 소재지 양봉가에게 벌통만 보내 채밀토록 봉군(蜂群)을 위탁하였다가 봉군을 다시 되돌려 받고, 위탁 중 생산된 양봉 산물을 분배하는 양봉 방식이다. |

**밀원** : 꿀벌이 수집하는 화밀(花蜜)과 화분(花粉)은 각종 식물의 꽃에서 생성되는데 이들 식물을 밀원식물(蜜源植物) 또는 밀원(蜜源)이라 한다. 식물의 종류에 따라서는 잎자루[葉柄], 잎몸[葉身]에 밀선(蜜腺)이 있어 단 물질을 분비하기도 하는데 이들은 밀원으로 취급하지 않는다. 또한, 매미목 곤충에 속하는 진딧물·깍지벌레들은 단 배설물인 감로(甘露)를 내는데 밀원이 부족할 때면 꿀벌들이 감로를 수집, 저장하여 감로꿀을 생산하나 이들도 역시 밀원으로 취급하지는 않는다.

**유관 약물** : 양봉을 통해 생산되는 산물은 벌꿀[蜂蜜], 화분하(花粉荷), 왕유(王乳), 봉랍(蜂蜜蠟), 봉교(蜂膠), 봉독(蜂毒), 밀봉자(蜜蜂子) 등이고 이외에도 벌과 관련된 많은 약물이 있다.

<table>
<tr><td>화 분 하<br>(花粉荷)</td><td>① 기원 : 화분하(花粉荷)란 일벌의 뒷다리 경절(脛節)에 있는 화분롱(花粉籠, 화분바구니)에 수집해 오는 화분 덩이를 말한다. 화분은 수술 꽃밥에 있는 가루로서 단백질을 비롯한 각종 미량원소를 지닌 중요한 영양물질이다.<br>② 성분 : 화분하(花粉荷)는 밀원식물의 종류에 따라 형태적 특징, 색채, 영양성분의 구성에 차이가 있다.<br>○ 일반성분은 수분, 회분, 조지방, 조단백, 탄수화물 등이 있고, 주요 영양성분은 아미노산, 전화당, 비타민, 미네랄 등이 있다.<br>○ 아미노산의 종류는 17종이나 되며 인체에 필요한 필수 아미노산을 모두 함유하고 있다. 또한, 함유된 아미노산의 함량은 쇠고기·달걀·치즈에 비해 훨씬 많은 함량을 지니고 있다.<br>○ 전화당은 수집 중에 섞인 화밀(花蜜)에 의한 것이 대부분이다.<br>○ 비타민은 12종으로 그 함량이 벌꿀보다 훨씬 높다.<br>○ 미네랄은 13종으로 그중 나트륨·칼륨·칼슘·마그네슘·인·황의 함량이 높고, 나머지는 극히 낮다.<br>③ 보관 : 화분하(花粉荷)는 40℃ 이하에서 음건(陰乾)하는 것이 좋고, 저온·건조 상태에서 보관해야 한다. 수분 함량은 14% 이하로 해야 하며, 고단백이므로 해충의 침범에 유의한다.</td></tr>
</table>

**봉 유 (蜂乳)**

① 이명 : 왕유(王乳), 왕장(王漿), 유장(乳漿), 로열젤리(royal jelly).

② 기원 : 일벌(6~10일령)의 왕유 분비샘(식샘, 하인후선)의 분비물과 화밀(花蜜)로 빚은 당장상(糖漿狀) 물질로 여왕벌과 초기 유충의 먹이인 로열젤리를 말한다. 채취는 벌의 유충을 옮긴 후 48~72시간에 진행하는 것이 적당하며, 유백색이거나 엷은 황색으로 반투명, 반유동의 유상물(乳狀物)이다. 조금 찐득찐득하고 단맛에 매운맛을 띠며 향기가 희미하여 신맛 비슷하다. pH는 3.8~4.5이고, 열과 광선에 대하여 민감하고 공기 중에 쉽게 산화한다.

③ 성미 : 감산평(甘酸平).

④ 귀경 : 입심간경(入心肝經).

⑤ 효능 : 자보강장(滋補强壯), 익간건비(益肝健脾).

⑥ 보관 : 봉유(蜂乳)의 저장은 0~5℃ 범위에서 저장해야 하며 그 이상의 온도에서는 변질할 우려가 있다. 봉유(蜂乳)는 실온에서 6시간 내버려 두면 변질한다. 2℃에서 저장하면 1년간 보존할 수 있으며 -18℃에서는 수년간 보존이 가능하다.

⑦ 『식품공전』에서의 규격은 다음과 같다.

| 유형<br>항목 | 로열젤리 | 로열젤리제품 |
|---|---|---|
| ① 10 히드록시-2-데센산(%) | 1.6 이상<br>(건조제품은 4.0 이상) | 0.56 이상 |
| ② 수분(%) | 65.5~68.5<br>(건조제품은 5.0 이상) | - |
| ③ 조단백질(%) | 11.0~14.5<br>(건조제품은 30.0~41.0이상) | - |
| ④ 산도(1 N NaOH *ml*/100g) | 32~53 | - |
| ⑤ 대장균 | n=5, c=1c m=0, M=10 | |

**봉 랍 (蜂蠟)**

① 기원 : 꿀벌이 분비한 납질(蠟質)을 인공으로 정제한 덩어리 모양의 물질로, 밀랍(蜜蠟), 황랍(黃蠟), 황점(黃占)이라고도 한다.

밀랍의 비중은 20℃에서 0.96으로 물보다 가벼우며 순수 밀랍은 60~69℃에서 녹는다. 물에 녹지는 않으나 클로로폼, 에테르, 벤젠, 이황화탄소 등 휘발성 유기용매에는 잘 녹는다. 밀랍은 원래 백색이지만 화분 · 봉교 · 벌꿀 · 번데기 · 고치 등으로 담황색 · 황색 · 황갈색 · 짙은 갈색으로 변한다. 밀랍은 고온에서 잘 늘어나고 끈끈한 것이지만 저온에서는 깨지기 쉽고, 햇볕을 쬐면 부서지기 쉬우며 끈끈한 성질을 잃는다.

② 제법 : 꿀벌의 벌집을 물에 넣고 가열하여 녹인 다음 그대로 움직이지 않고 식히면 납층(蠟層)이 수면에 뜬다. 납(蠟)덩이를 꺼내어 용기에 넣고 다시 녹여 보온 상태로 놓아두면 그 속의 불순물이 침전하며, 침전한 다음에는 위층을 여과하여 모형(模型) 틀에 쏟아부어 응고시켜 만든다.

③ 성미 : 고감평(苦甘平).

④ 귀경 : 입심비대장경(入心脾大腸經).

⑤ 효능 : 수렴(收斂), 생기(生肌), 지통(止痛).

**봉교 (蜂膠)**

① 기원 : 외부작업 꿀벌들이 각종 나무의 눈이나 줄기에서 수집하는 끈끈한 물질로 프로폴리스(propolis)라고도 한다. 봉교(蜂膠)는 밀랍(蜜蠟)과 섞어 벌집을 짓는 데 이용하거나 벌통 내 쓸모없는 빈 곳이나 벌통 보호를 위해 필요하다고 인정되는 곳에 사용되기도 한다. 처음에는 끈적끈적하지만, 저온에 두거나 건조하면 굳어 잘 부서진다.

② 성미 : 고함온(苦鹹溫).

③ 귀경 : 입심신대장경(入心腎大腸經).

④ 효능 : 살균(殺菌), 생기(生肌), 지통(止痛), 각질용해(角質溶解).

⑤ 보관 : 방향성 물질의 휘발을 막고 봉교(蜂膠)가 지닌 광분해 효과를 막기 위해 밀폐된 용기에 넣고 비닐로 싸서 음건(陰乾)한다.

**봉독 (蜂毒)**

① 기원 : 꿀벌의 석자선체(螫刺腺體) 중의 독액이다. 황색의 투명한 액체로서 자극성이 있으며 약간 쓰며 냄새는 상쾌하고 향기롭다. 비중은 1.1313이며 pH는 5.5이다. 실온에서 쉽게 건조되며 건조물은 투명한 교상(膠狀) 물질이며 만약 습기에 노출되지 않으면 오래 보관할 수 있다.

봉독(蜂毒)의 성분함량은 일벌 · 여왕벌에 따라 차이가 있을 뿐만 아니라 일벌 · 여왕벌의 출방(出房) 후 일령(日齡)에 따라서도 차이가 있다.

| | |
|---|---|
| | ② 성미 : 감량(甘凉), 대독(大毒).<br>③ 귀경 : 입심폐대장경(入心肺大腸經).<br>④ 효능 : 강장(强壯), 진통(鎭痛), 평천(平喘), 거풍(去風), 제습(除濕). |
| 밀봉자<br>(蜜蜂子) | ① 기원 : 꿀벌의 유충(幼虫)을 꺼내어 약한 불에 말린 것이다. 수벌 번데기를 더욱 귀히 여겨 웅봉자(雄蜂子)라 한다.<br>② 문헌 : 『신농본초경(神農本草經)』에서는 봉자(蜂子)라 하여 '주로 풍두(風頭)를 치료하며 보허리상중(補虛羸傷中)의 효능이 있다'라고 했으며, 『신농본초경집주(神農本草經集註)』에서는 밀봉자(蜜蜂子)라고 하여 '황금(黃芩), 작약(芍藥), 모려(牡蠣)를 두려워한다.'라고 하였고, 『본초강목(本草綱目)』에서는 '대풍려질(大風癘疾)을 치료한다.'라고 하였다.<br>③ 성미 : 감량(甘凉), 미독(微毒).<br>④ 귀경 : 입신폐대장경(入腎肺大腸經).<br>⑤ 효능 : 자보강장(滋補强壯), 통경하유(通經下乳), 해독살충(解毒殺蟲), 거풍(祛風). |
| 밀봉방<br>(蜜蜂房) | ① 기원 : 꿀벌의 벌집이다.<br>② 성미 : 고신온(苦辛溫).<br>③ 귀경 : 입심폐대장경(入心肺大腸經).<br>④ 효능 : 청열해독(淸熱解毒), 거풍(祛風), 소종(消腫), 살충(殺蟲). |
| 열옹<br>(蠮螉) | ① 기원 : *Eumenes pomiformis* Fabricius. 애호리병벌.<br>② 이명 : 포로(蒲蘆), 세요봉(細腰蜂).<br>③ 성미 : 신평(辛平), 유독(有毒).<br>④ 귀경 : 폐비경(肺脾經).<br>⑤ 효능 : 지해역(止咳逆), 거옹종(去癰腫). |
| 죽봉<br>(竹蜂) | ① 기원 : *Xylocopa dissimilis* (죽봉)<br>② 이명 : 유사(留師), 죽통봉(竹筒蜂), 죽밀봉(竹蜜蜂).<br>③ 성미 : 감산한(甘酸寒).<br>④ 귀경 : 입폐비경(入肺脾經). |

| | |
|---|---|
| | ⑤ 효능 : 청열사화(淸熱瀉火), 거풍지경(祛風止痙). |
| 노 봉 방 (露蜂房) | ① 기원 : *Polistes mandarinus* Saussure(어리별쌍살벌)<br>*Polistes yokohamae* Rad(말벌)<br>*Vespa mandarinia* Smith(장수말벌) 등의 건조한 봉소(蜂巢).<br>② 이명 : 봉장(蜂腸), 봉방(蜂房), 봉소(蜂巢).<br>③ 성미 : 감평(甘平), 유독(有毒).<br>④ 귀경 : 간폐경(肝肺經).<br>⑤ 효능 : 거풍(祛風), 살충(殺蟲), 해독(解毒). |

### ㉣ 소금물(食鹽水)

**정의** : 염화물류(鹽化物類) 광물인 소금(halite)을 녹인 물로, 소금은 해수(海水: 해양심층수 포함)나 암염(巖鹽) 또는 염정(鹽井)·염지(鹽池)·염천(鹽泉) 등의 염수(鹽水)를 결정화하거나, 정제·결정화 등의 재처리 가공을 통해 만든 것을 말한다. 대부분 염화나트륨(NaCl)으로 되어있고, 그 외 염화마그네슘($MgCl_2$), 황산마그네슘($MgSO_4$), 황산나트륨($Na_2SO_4$), 황산칼슘($CaSO_4$) 및 기타 불용성 무기질 등의 성분을 함유하고 있다.

**이명** : 식염(食鹽)의 이명으로는 『동의보감(東醫寶鑑)』에는 소금, 『주례(周禮)』에서는 염(鹽), 『예기(禮記)』에서는 함차(鹹鹺), 『광아(廣雅)』에서는 소(䤈)·좌(鹺), 『신농본초경(神農本草經)』에서는 함수(鹹水)·대염(大鹽), 『오십이병방(五十二病方)』에서는 융염(戎鹽), 『정주본초(晶珠本草)』에서는 함염(鹹鹽)·백염(白鹽)·해염(海鹽)·조찰(措擦: 춰차, 티베트 명칭)이라 하였다.

**규격** : 소금의 색깔은 백색이며 맛은 짜고 미생물과 같은 이물질이 없어야 하며, 쓰고 떫은 맛 및 이상한 냄새가 없어야 한다. 『식품공전』에서는 소금을 다음과 같이 나누어 규정하고 있다.

| | |
|---|---|
| 천 일 염 | 염전에서 해수(海水)를 자연 증발시켜 얻은 염화나트륨이 주성분인 결정체와 이를 분쇄 · 세척 · 탈수 또는 건조한 염을 말한다. |
| 재제소금 | 원료 소금(100%)을 정제수 · 해수 또는 해수 농축액 등으로 용해 · 여과 · 침전 · 재결정 · 탈수의 과정을 거쳐 제조한 소금을 말한다. 재제조(再製造) 소금 즉 재제염(再製鹽)이다. |
| 태움 · 용융 소금 | 원료 소금(100%)을 태움 · 용융(鎔融) 등의 방법으로 그 원형을 변형한 소금을 말한다. 다만, 원료 소금을 세척 · 분쇄 · 압축의 방법으로 가공한 것은 제외한다. |
| 정제소금 | 해수(海水: 해양심층수 포함)를 농축 · 정제한 농축함수 또는 원료 소금(100%)을 용해한 물을 증발설비 등에 넣어 제조한 소금을 말한다. |
| 기타소금 | 식염(食鹽) 중 위 천일염 · 재제소금 · 태움용융소금 · 정제소금 이외의 소금으로 암염이나 호수염 등을 식용에 적합하도록 가공하여 분말 · 결정형 등으로 제조한 소금을 말한다. |
| 가공소금 | 유형이 다른 식염을 서로 혼합하거나 천일염 · 재제소금 · 태움용융소금 · 정제소금 · 기타소금을 50% 이상 사용하여 식품 또는 식품첨가물을 가하여 가공한 소금을 말한다. |

또한, 원료가 되는 소금의 경우엔 적절한 구비요건을 갖추어야 하는데, 우선 천일염의 경우엔 식품첨가물 등 다른 물질을 사용하지 않은 것이어야 하고, 둘째로 식용으로 수입하는 천일염과 기타 소금의 경우엔 생산국가에서 식염으로 분류 · 인증된 것으로서 각 식염 유형의 정의에 적합하게 위생적으로 생산된 것이어야 한다. 아울러 식염의 경우엔 공업용 소금 등 식용 이외의 소금이 혼입되지 않은 것이어야 원료 소금의 구비조건을 갖추었다고 할 수가 있겠다. 이외에도 소금의 유형별 요구되는 규격이 있는데 자세한 규정은 다음과 같다.

| 항목 \ 유형 | 천일염 | 재제소금 | 태움 · 용융소금 | 정제소금 | 기타소금 | 가공소금 |
|---|---|---|---|---|---|---|
| (1)염화나트륨(%) | 70.0 이상 | 88.0 이상 | 88.0 이상 | 95.0 이상<br>(해양심층수염은 70.0 이상) | 88.0 이상 | 35.0 이상 |
| (2)총염소(%) | 40.0 이상 | 54.0 이상 | 50.0 이상 | 58.0 이상<br>(해양심층수염은 40.0 이상) | 54.0 이상 | 20.0 이상 |
| (3)수분(%) | 15.0 이하 | 9.0 이하 | 4.0 이하 | 4.0 이하<br>(해양심층수염은 10.0 이하) | 9.0 이하 | 5.5 이하 |
| (4)불용분(%) | 0.15 이하<br>(토판염은 0.3이하) | 0.02 이하 | 3.0 이하 | 0.02 이하 | 0.15 이하 | - |
| (5)황산이온(%) | 5.0 이하 | 5.0 이하 | 5.0 이하 | 0.4 이하<br>(해양심층수염은 5.0 이하) | 5.0 이하 | 5.0 이하 |
| (6)비소(mg/kg) | 0.5 이하 | | | | | |
| (7)납(mg/kg) | 2.0 이하 | | | | | |
| (8)카드뮴(mg/kg) | 0.5 이하 | | | | | |
| (9)수은(mg/kg) | 0.1 이하 | | | | | |
| (10)페로시안화이온(g/kg)[92] | 불검출 | 0.010 이하 | | | | |

소금을 포제에 사용하고자 하면 『본초강목(本草綱目)』에서 '凡鹽, 人多以礬 · 消 · 灰 · 石之類雜之. 入藥須以水化, 澄去脚滓, 煎煉白色, 乃良'이라 한 것처럼 먼저 구입한 소금을 적당한 양의 물에 넣고 녹여서 가라앉힌 다음, 밑에 침전된 찌꺼기를 버리고 난 후 나머지 용액을 졸여서 흰색으로 만든 것을 사용한다. 만일 소금이 아주 깨끗하다면 이 과정을 생략하여도 좋다. 이렇게 준비된 깨끗한 소금을 적당한 양의 물에 넣고 녹인 후 맑고 투명하게 여과하여 사용한다.

92 수입정제염은 지하암염 층에 물을 넣어 용해시킨 후 증발 · 결정시켜 제조하며 뭉쳐져서 굳어지는 것을 완화하기 위해 페로시안화 화합물을 첨가하는 경우가 많다.

**종류** : 일반적인 소금의 종류는 대략 다음과 같다.

| | |
|---|---|
| 암 염<br>(巖鹽) | ① 암염은 지층이나 바위같이 암석을 이룬 소금을 채취하여 분쇄한 소금이다. 지질과 토양에 따라 회색, 갈색, 청색, 적색을 띠며 염도가 일반적으로 95% 이상으로 매우 높고 모든 소금 종류 중에서 가장 생산량이 많다. 농도가 진한 암염은 각종 광물질이 함유되어 있으므로 식염보다는 공업용으로 많이 사용된다. 중동에 있는 사해(死海)나 미국의 그레이트솔트 호수의 소금물 같은 것이 마르고 오래 지난다면 암염이 된다.<br>② 암염층으로부터 소금을 채취하는 방법은 암염층에 이르는 수갱(竪坑)을 파서 암염을 채굴하여 지상으로 운반하는 방법, 암염층에 담수를 밀어 넣고 소금을 녹여 포화함수(飽和鹹水)를 만든 후 이것을 퍼내고 졸여 소금 결정을 채취하는 방법 등이 있다. 암염은 중국, 미국, 러시아, 호주, 프랑스 등에서 많이 생산된다. |
| 정 염<br>(井鹽) | 땅속 깊숙이 잠겨 있는 염분의 농도가 진한 지하수를 퍼 올려 햇빛이나 화력을 사용하여 수분을 증발시켜 만든 소금이다. 미국과 러시아 프랑스 등이 주요 생산국이다. |
| 호 염<br>(湖鹽) | 소금기가 많은 호수의 물을 퍼내어 햇빛이나 화력을 이용하여 수분을 증발시켜 만든 소금이다. 미국과 스페인 일부 지역 그리고 중국 일부에서도 생산한다. 소금호수로 유명한 곳은 아라비아반도의 사해(死海), 중국의 청해호, 카자흐스탄과 우즈베키스탄 사이에 있는 아랄해, 미국 유타주에 있는 그레이트솔트 호수 등이 유명하다. |
| 천 일 염<br>(天日鹽) | ① 염전에서 해수(海水)를 자연 증발시켜 얻은 염화나트륨이 주성분인 결정체를 말한다.<br>② 현행 천일염 방식은 시칠리섬의 한 수도승이 고안하여 청나라 강희제 시대에 천주교도에 의해 중국에 전해졌고 우리나라에는 1907년에 전해졌다고 한다.<br>③ 봄에 생산되는 소금, 특히 비가 온 뒤에 생산되는 소금이 순한 맛으로 상급이다. 염전의 결정지의 종류에 따라 흙으로 된 결정지에서 생산된 소금 |

| | |
|---|---|
| | 은 토판염, 결정지에 장판을 깔고 생산한 소금은 장판염, 결정지에 타일을 깔고 생산한 소금은 타일염, 결정지에 유리를 깔고 생산한 소금은 유리염 등으로 구별한다. 열을 잘 받아 가장 일반적으로 생산되는 장판염의 색깔은 비교적 백색이거나 투명한 데 비해, 토판염은 약간 어두운 색을 띤다. 또한, 간수를 뽑아내지 않은 소금은 약간 쓰고 떫은맛이 있어 오래 묵혀(토판염은 1년, 장판염은 3년 이상) 간수를 제거한 후 사용해야 한다. 김치, 수산물 가공, 된장을 담글 때 많이 사용한다. 염도는 일정하지 않으나 대체로 90% 이내이다.<br>④ 대만, 중국, 인도, 파키스탄, 태국, 우리나라 등 아시아 지역에서 많이 생산된다. 우리나라는 갯벌이 발달한 서해안지방에 천일염전이 많았으나 급속한 공업화에 밀려 경기도 지방의 염전은 거의 사라졌고, 충남의 태안을 비롯한 서산, 홍성 지방과 전라남도 신안지방의 증도, 비금도, 임자도 등 도서 지방에서 생산되는데 품질도 매우 우수하다. 다만 시대적으로 늘어나는 해양 오염에 대해 더욱 안전한 천일염을 만들어 내는 방법이 요구되고 있다. |
| 자 염<br>(煮鹽) | ① 화염(火鹽)이라고도 하는데, 바닷물이 빠진 갯벌에서 소를 이용하여 써레질로 갯벌 흙을 말리고 그 흙을 바닷물로 걸러서 함수(鹹水)를 만든 다음 물지게로 미리 파 놓은 구덩이에 고이게 한 뒤 염도가 높아진 물을 10시간 동안 가마에 끓이면서 거품 등의 불순물을 제거하여 만든 소금이다. 입자가 고우며 염도가 낮은 순한 소금으로, 끓이는 동안 거품(불순물)을 걷어내기 때문에 쓴맛과 떫은맛이 적다.<br>② 자염에는 수용성 칼슘, 유리 아미노산, 마그네슘, 칼륨, 인, 요오드, 망간, 아연, 코발트 등의 각종 미네랄, 키토산 등의 물질이 포함되어 있는데 이것들은 바로 갯벌에서 얻은 것이다.<br>③ 자염은 잘 발달한 갯벌, 봄 · 가을에 북서풍 등이 불어 건조가 잘 되는 지역, 강수량이 적은 곳에서 생산된다. 또한, 끓여서 만들므로 주변에 소나무와 같은 땔감도 풍부해야 한다. |

| | |
|---|---|
| 소 염<br>(燒鹽) | ① 초염(炒鹽)이라고도 하는데, 불순물의 제거하기 위해 천일염에 열을 가해 굽거나 볶은 소금으로, 염도는 90% 정도이다.<br>② 천일염을 굽게 되면 단계별로 변화가 발생하는데, 1단계는 400~450℃에서 1~4시간 정도 굽는 단계로 유기물과 비소가 제거되며, 2단계는 550~600℃에서 30분~4시간 정도 굽는 단계로 비소 · 산화물 · 카드뮴이 제거되며, 3단계는 700~800℃에서 30분~4시간 정도 굽는 단계로 납 · 내화성 유기물 · 칼슘 · 마그네슘 등 산화물이 제거된다고 한다. 이때 단계별로 온도를 조정하지 않으면 유해물질은 제거되지 않으면서 미네랄만 제거된다고 한다.<br>③ 온도계 등이 없이 굽는 경우라면 소금의 변화 상태로 구운 정도를 판단한다. 즉 천일염을 강한 불에 한 시간 정도 구우면 소금알갱이가 굵어지면서 시커멓게 변하며 가스가 나오고, 계속 한 시간 정도 더 구우면 소금이 밑에서부터 하얗게 변하며 탁탁 튀는 현상이 발생한다. 만일 계속 구워서 소금이 모두 하얗게 됐으면서 유독성 가스 또한 발생하지 않고 탁탁 튀는 현상도 없다면 소금이 다 구워진 것으로 판단한다.<br>④ 일부 제조업체에서는 소염(燒鹽)은 간수 성분이 천일염보다 적고 각종 미네랄은 그대로 남아있는 양질의 소금이라고 주장하기도 한다. |
| 강 염<br>(薑鹽) | ① 생강즙에 소금을 버무린 다음 한 번 볶은 것이다.<br>② 토사곽란(吐瀉霍亂), 복통(腹痛), 전근(轉筋) 등에 효과가 좋다. |
| 황 토 염<br>(黃土鹽) | 천일염을 황토로 만든 항아리에 담아 고온으로 장시간 반복해서 구워낸 소금이다. |
| 꽃소금 | 천일염과 재제염을 혼합한 소금이다. 보통 국내산 친일염 20%와 수입염 80%를 섞어 115℃로 18시간 동안 가열해서 생산되며, 입자가 곱고 희고 염도는 90% 이상으로 높다. |
| 맛소금 | 분쇄한 천일염에 인공 조미료(글루탐산나트륨[93])를 섞어 인위적으로 맛을 낸 소금이다. |
| 죽 염 | ① 대나무 통 속에 소금을 넣고 구운 소금으로 인산 김일훈 선생에 의해 세상 |

| | |
|---|---|
| (竹鹽) | 에 널리 알려졌다. 『본초문답(本草問答)』에도 이와 유사한 방법의 소금 제법이 나오고 있어 향후 연구가 필요하다고 생각된다.<br>② 제법<br>○ 육지에서 자란 3년 이상 된 왕대나무와 서해안 섬 부근의 오염이 덜된 곳에서 만든 천일염을 원료로 준비한다.<br>○ 천일염을 왕대나무에 다져 넣고 황토로 입구를 봉한다. 철통으로 만든 가마에 차곡차곡 넣는다.<br>○ 소나무 장작으로 불을 지펴 오랜 시간 연소시킨다. 은근히 불을 지펴서 대나무의 죽력(竹瀝)이 자연스럽게 스며들 수 있도록 한다. 소나무는 붉은 빛깔이 나는 적송을 사용한다.<br>○ 대나무가 연소한 후 식으면 단단한 천일염 기둥이 남는다. 온도가 제대로 전달되고 잘 굽혀지면 소금기둥이 아주 단단하게 되는데, 다시 분말로 해서 굽기를 8번 반복한다.<br>○ 9번째 구울 때는 송진을 고속 송풍기로 뿌리면서 불을 일으키면 죽염이 쇳물처럼 녹는다. 이것이 굳으면 돌처럼 되는데 이것을 분말과 알갱이로 만든다. 제조할 때 쇠통을 황토벽돌로 감싸면 단열과 보온의 효과도 크고, 작업할 때 뜨거움을 피할 수 있어 좋다.<br>○ 자죽염을 만드는 방법에는 대나무가 있는 상태에서 송진불을 이용하는 방법, 대나무를 적정히 태운 뒤 송진불을 이용하는 방법, 대나무를 완전 소진하고 녹여 내리는 방법 등 여러 가지가 있다. |
| 조 염<br>(藻鹽) | 해초(海草)를 건조하게 구워서 분말로 만든 소금이다. 바닷물을 끓여서 세 번 이상 미역·톳 등에 부은 후 건조하고 이것을 불에 태운 후 담수로 녹이면 짠물이 된다. 이것을 끓여 흰 소금을 얻어낸다. 제주도나 일본에서 만들어지고 염도는 90% 내외이며 각종 미네랄, 칼슘, 마그네슘 등이 많이 포함되어 있다고 한다. |
| 화 염 | 동태, 오징어 등의 물고기에서 뽑은 소금으로, 신장 질환, 방광 질환, 요도염에 좋다고 한다. |

| | |
|---|---|
| 목 염<br>(木鹽) | 대나무, 은행잎, 밤나무, 밤껍질, 박달나무 등을 고온으로 구워 만들어 낸 소금으로, 간장 질환과 특히 혈액 및 체액에 대해 해독 작용이 있다고 한다. 수염(水鹽)이라고도 한다. |
| 금 염<br>(金鹽) | 오리, 닭, 개 등 동물의 피에서 뽑은 소금으로, 각종 폐 질환과 관절염에 효과가 있으며 신경통에 좋다고 한다. |
| 토 염<br>(土鹽) | 지렁이, 지네, 거머리, 전갈 등 곤충 종류에서 뽑아낸 소금으로, 뇌와 신경질환에 쓰인다고 한다. |
| 분 염<br>(糞鹽) | 소금을 구할 수가 없을 때 동물의 배설물(쇠똥이나 말똥)을 주어다가 불에 태운 후 물에 타서 염분을 녹여 낸 다음 다시 끓여서 얻은 소금을 말한다. |
| 기 염<br>(氣鹽) | 사람의 소변을 이용하여 만든 소금이다. 제법은 다음과 같다.<br>○ 소변을 한 말 정도 받는다.<br>○ 불로 끓여 물기를 증발시키고 찌꺼기를 남긴다.<br>○ 찌꺼기를 불에 태운다.<br>○ 까만 찌꺼기를 1,000℃로 녹이면 검은 소금이 나온다.<br>○ 검은 소금을 다시 녹이면 연분홍색이 된다.<br>○ 연분홍색 소금을 다시 녹이면 초록색 소금이 나온다.<br>○ 이것을 계속 아홉 번까지 녹이면 사리 결정과 같이 생긴 소금을 얻는데, 이것을 사용한다. |
| 봉 염 | 풀에서 추출한 소금이다. |
| 충 염<br>(虫鹽) | 딱정벌레에서 추출한 소금이다. |
| 초 염<br>(草鹽) | 나물 등에서 추출한 소금이다. |
| 쑥향금 | 약쑥 엑스와 천일염을 섞어 만든 소금으로, 쑥에 각종 비타민과 미네랄을 보강한 소금이다. 미용과 부인병에 많이 쓰인다고 한다. |
| 요오드염 | 소금에 요오드를 첨가한 소금이다. 요오드는 해초(다시마, 김 등)에 많이 함유되어 있고, 요오드가 부족하면 갑상선 질환이 발생한다. 따라서 중앙아시아 |

| | |
|---|---|
| | 등 내륙에 있는 나라 중에서는 요오드 첨가염이 법제화된 나라가 있다. 다만 우리나라는 음식에서 요오드를 충분히 섭취할 수 있으므로 요오드 첨가염이 대중적으로 꼭 필요하지는 않다. |
| 극락염 | 순금이 인체 혈액순환을 원활하게 해준다는 민간요법을 따라 미량의 금을 소금에 혼합한 것으로, 한때 국내업체에서 일본제품을 수입하여 판매하였으나 수요량이 적어 최근에는 수입되지 않고 있다. |
| 용 염<br>(鎔鹽) | 호염(湖鹽)을 물로 녹인 후 불순물은 가라앉힌 다음 위에 있는 맑은 소금물을 채취해 용기에 넣고 끓인다. 끓일 때 악취와 함께 소금 결정체가 발생하는데, 이 소금을 다시 1000℃의 고열로 녹인 다음 가라앉은 불순물을 제거해 만든 소금이다. |
| 칼슘죽염 | 칼슘제를 만드는 원료인 굴 껍데기, 성게 껍질, 조개껍데기, 오징어 뼈 등의 재료를 천일염과 함께 대나무에 다져 넣어 굽고 용융시키는 과정을 거쳐서 만든 소금이다. |
| 키토산염 | 키토산과 천일염을 혼합해 만든 소금. 게와 새우 껍질에서 추출한 키토산 성분이 들어있어 소금의 염소 이온이 체내에 흡수되는 것을 억제해 혈압을 낮추는 것으로 보고되었다. |
| 세 척 염<br>(洗滌鹽) | 분쇄 → 세척 → 탈수 → 건조 → 포장 등의 과정을 거쳐 불용분 0.02%, 염화마그네슘과 황산나트륨을 0.05% 이내로 줄인 소금으로, 결정 입자가 크고 단단해서 미역 등 수산물 가공, 염료, 안료 제조용, 사료용, 피혁용에 주로 사용된다. 최근 일부 가공염 공장에서 분쇄 과정에서 소금이 굳는 것을 방지하기 위하여 식품 첨가가 금지된 포타슘 헤로시안 나이드를 살포한 것이 문제가 되기도 하였다. |
| 부산물염<br>(副産物鹽) | ① 화학물질 생산과정에서 생산되는 염으로, 식용은 불가하고 공업용으로도 피혁용 등 극히 제한적으로 사용되고 있다.<br>② 화학 공장에서 수산화나트륨(NaOH. 가성 소다)이나 탄산나트륨 무수물(소다회)을 만든 후 발생한 폐기물 중에 있는 소금이다. 이외에도 쓰레기 소 |

각장에서 폴리염화비닐(PVC)을 태울 때 다량 발생하는 염화 가스를 막기 위해 수산화나트륨을 뿌리는데 이때도 부산물로 소금이 생성된다.

**효능** : 성미는 한함신(寒鹹辛)하고, 자신이수(滋腎利水), 최토완하(催吐緩下), 건위지해(健胃止咳), 살균지양(殺菌止痒), 소염해독(消炎解毒), 청화양혈(淸火凉血), 연견산결(軟堅散結), 화어소수(化瘀消水), 강근골(强筋骨), 방부(防腐) 및 약재의 불쾌한 맛과 냄새를 없애주는 효능이 있다. 또한, 약재를 소금물로 포제하면 약물의 작용 부위가 인체의 하부로 변경되고 신경(腎經)으로 인경(引經)된다. 이시진(李時珍)은 그의 저서 『본초강목(本草綱目)』[94]에서 "[時珍曰] 洪範: 水曰潤下作鹹. 素問曰: 水生鹹. 此鹽之根源也. 夫水周流於天地之間, 潤下之性, 無所不在; 其味作鹹, 凝結爲鹽, 亦無所不在. 在人則血脈應之. 鹽之氣味鹹腥, 人之血亦鹹腥. 鹹走血, 血病無多食鹹, 多食則脈凝泣而變色, 從其類也. 煎鹽者用皂角收之, 故鹽之味微辛. 辛走肺, 鹹走腎. 喘嗽水腫消渴者, 鹽爲大忌. 或引痰吐, 或泣血脈, 或助水邪故也. 然鹽爲百病之主, 百病無不用之. 故服補腎藥用鹽湯者, 鹹歸腎, 引藥氣入本臟也. 補心藥用炒鹽者, 心苦虛, 以鹹補之也. 補脾藥用炒鹽者, 虛則補其母, 脾乃心之子也. 治積聚結核用之者, 鹽能耎堅也. 諸癰疽眼目及血病用之者, 鹹走血也. 諸風熱病用之者, 寒勝熱也. 大小便病用之者, 鹹能潤下也. 骨病齒病用之者, 腎主骨, 鹹入骨也. 吐藥用之者, 鹹引水聚也. 能收豆腐, 與此同義. 諸蟲及蟲傷用之者, 取其解毒也." 라고 하면서 소금이 만병에 사용할 수 있다고 언급하기도 하였다.

**사용 약물** : 가구자(家韮子), 귤핵(橘核), 두충(杜沖), 사원자(沙苑子), 사인(砂仁), 상표초(桑螵蛸), 소회향(小茴香), 속단(續斷), 여지핵(茘枝核), 우슬(牛膝), 익지인(益智仁), 지모(知母), 차전자(車前子), 천련자(川楝子), 택사(澤瀉), 토사자(菟絲子), 파고지(破故紙), 파극천(巴戟天), 황백(黃柏) 등

---

93 글루탐산나트륨(MSG, monosodium glutamate) : 글루탐산의 모노나트륨염으로 글루탐산소다라고도 한다. 글루탐산나트륨에는 L형과 D형이 있으며 조미료로 맛을 내는 것은 L형뿐으로 무색의 침상결정이다. 물에 잘 용해되며 에틸알코올에는 잘 녹지 않는다. 이노신산과 혼합하여 맛의 상승효과를 높인 것을 이용하여 복합 화학조미료로 많이 사용된다. 중국에서는 '웨이징[味精]', 일본에서는 '아지노모토[味の素]', 한국에서는 '미원(味元)', '미풍(味豊)'이라는 상품명으로 알려져 있다.

94 李時珍 原著, 錢超塵 董連榮 主編, 本草綱目詳譯, 太原, 山西科學技術出版社, 2002, p.500.

## 참고자료

### - 소금의 역사 -

현재까지의 연구에 의하면 소금의 생성은 지구 초창기의 활동과 연관이 있는 것으로 알려져 있다. 초창기 지구의 용암 활동에서 발생하던 가스 속에 있던 수증기, 염화수소와 바위 속에 섞여 있던 산화나트륨과 수산화나트륨이 서로 부딪혀 염화나트륨과 수증기가 되어 공기 중으로 날아갔고, 이것이 식으면서 염화나트륨이 녹은 빗물이 되어 땅으로 쏟아졌으며 이것은 바다를 형성하게 된 것이다. 이런 과정은 45억 년 전에서 40억 년 전까지 이루어진 것으로 추정된다.

인간의 생존에 소금은 필수 불가결한 요소로 원시시대부터 소금을 얻기 위한 인간의 활동은 계속되었다. 식물은 땅속에 있는 미량의 염분을 축적하고 초식동물은 그런 식물을 섭취하여 염분을 섭취하였으며, 육식동물은 초식동물에 축적된 염분을 통해 소금을 보충하였고, 인간은 이런 것들을 섭취하면서 생존에 필요한 소금을 얻을 수가 있었다.

그러나 농경시대에 들어오면서 동물들을 통한 염분 섭취가 줄어들고, 식물에 함유된 칼륨을 많이 섭취하면서 전해질 균형상 염분은 더욱 필요하게 되면서 인간은 따로 소금을 만들어 섭취할 필요가 있었다. 이리하여 선사시대부터 소금이 산출되는 해안, 호수나 암염이 있는 곳에서 교역이 이루어지게 되었고, 그 결과로 유럽 및 아시아에는 각종 소금 교역로가 발달하였으며, 그 중심지에는 각종 도시가 세워지게 되었다. 독일의 할레(Halle) · 할슈타트(Hallstatt)나 위치(-wich)가 붙은 드로이트위치(Droitwich) · 낸트위치(Nantwich), 오스트리아의 짤츠부르크(Salzburg), 미국의 솔트레이크시티(Salt Lake City) 모두가 소금과 관련된 도시들이다.

소금의 유통도 경제에 큰 영향을 미쳤는데 6~7세기까지 작은 어촌이었던 베네치아가 10세기 이후 소금과 특산물 중계 무역으로 부유한 도시가 된 것이나, 그리스 시대에 소금으로 노예매매를 한 것, 로마 시대에 관리나 군인의 봉급으로 소금을 지급한 것 모두 소금이 경제활동과 밀접한 것을 말해준다. 영어 샐러리(salary)

는 라틴어 sala-rium(소금의 지급)에서 유래한다고 한다. 아울러 우리말에서는 소금이 농경사회에 없어서는 안 될 '소(牛)'와 '금'처럼 귀하다는 뜻과 함께 '작은 금(小金)'으로 불렸다는 설도 있다.

소금은 그 방부성과 생존에 필수품이라는 중요성 때문에 제의(祭儀)적으로 영원, 청정, 신성의 상징으로 널리 사용되었다. 이를테면 고대 이집트에서는 미라를 만들 때 시신을 소금물에 담갔고, 이스라엘에서는 토지를 비옥하게 할 때 소금을 사용하였으며, 이외에도 신에 바치는 공물은 짜게 하였는데 이런 풍습은 그리스·로마에서도 행해졌다고 한다. 또한, 소금을 변함없는 우정·성실·맹세의 상징으로 생각해 바이블의 '소금의 맹세'나, 아랍에서 소금을 함께 먹은 사람을 친구로 생각하는 풍속 모두가 여기에 기원한다고 한다.

소금을 만드는 방법은 시대와 지역에 따라 변화해 왔는데, 태고에는 바닷물을 증발시키거나 해조(海藻) 등을 태워 얻었고, 사막의 오아시스에서는 염분을 함유한 물에서 소금을 채취하였다. 또한, 유럽에서는 철기시대부터 암염을 채취하거나 암염이 있는 곳에 물을 붓고 소금 녹은 물을 증발시켜 소금을 얻기도 하였으며, 염호(鹽湖)에서 얻은 조염(粗鹽)을 녹여 증발·정제를 통해 얻기도 하였다.

동양에서는 진(秦)나라 때 관리였던 이빙(李氷)이 세계 최초로 염정(鹽井)을 파는 굴착 기술을 개발하였고, 제(齊)나라 때 명재상이었던 관중(管仲)은 중국 최초로 소금 전매제를 도입하였으며, 한(漢)나라 때는 소금 전매제를 통해 얻은 국부를 이용해 실크로드 개척에 나서기도 하였다. 또한, 의학적인 측면에서도 소금은 일찍부터 언급되고 있는데 춘추 시대부터 한(漢)나라까지의 약물 연구가 기록되어 있는 『신농본초경(神農本草經)』에는 '大鹽' 즉 소금에 대한 약효가 기록되어 있고 아울러 소금 유사 약물인 '戎鹽' 등이 기록되어 있는 실정이다. 이외에도 『중국신화전설사전(中國神話傳說辭典)』에는 '宿沙氏始以海水煮乳煎成鹽, 青紅白黑紫五樣'이라고 숙사씨(宿沙氏)가 처음 바닷물을 끓여 소금을 채취하였다는 전설을 싣고 있는데, 여기에 언급된 숙사씨(宿沙氏)에 대해서는 문헌에 따라 여러 설이 있어 어떤 곳에서는 염제(炎帝)의 제후라고 하였고 어떤 기록에는 황제(黃帝)의 신하라고 하였으며 어떤 서적에서는 제(齊)나라 영공(靈公) 때 사람이라고도 하여 사적이 불분명하지만, 이런 기록에서 알 수 있는 것은 매우 오래된 시절부터 소금을 인공적으로 채취한 흔적이 전설로 남았다는 것으로, 이것은 동양에서의 소금 제조 역사가 매우 길었음을 말하는 것이다.

한국에서 고려 이전의 소금 관련 기록은 매우 적어, 겨우 『삼국지(三國志)』「위지동이전(魏志東夷傳)」 고구려조에 소금을 해안지방에서 운반해 왔다는 대목이 있다고 하고, 신라나 백제에 대해선 해안지방에서 소금을 얻었을 것으로 추측될 뿐이다.

고려 시대 초기에는 소금 관련 징세제가 운영되어 도염원(都鹽院)이 염분(鹽盆)[95]과 염호(鹽戶)로부터 거두어들인 염세(鹽稅)를 관장하였지만, 이후 염정(鹽政)이 문란해지고 국가의 재정이 부족해지면서 충렬왕(忠烈王) 14년인 1288년에는 우리나라 역사상 처음으로 소금을 전매하기 시작하였고, 충선왕(忠宣王) 1년인 1309년에는 급박한 재정난 해결 및 원나라를 등에 업은 권문세가의 억압을 위해 각염법(榷鹽法)을 실행하게 되었다. 각염법은 소금의 생산과 유통에 관한 권리를 국가기관의 관리하에 두고 그로부터 수익을 취하는 제도로, 생산 측면을 살펴보면 전국의 모든 염분(鹽盆)을 국유화하고 군현민을 징발해 염호(鹽戶)로 삼아 생산하였고, 유통 측면을 살펴보면 염호(鹽戶)가 속해 있는 군현의 염창(鹽倉)에 공염(貢鹽)을 수집해 일부는 당해 군현 백성에게 판매하고 나머지는 소금이 생산되지 않는 지역의 군현으로 옮겨 판매하였는데, 그 가격은 은(銀) 1근에 소금 64섬, 은(銀) 1냥에 소금 4섬, 포(布) 1필에 소금 2섬의 비율로 의염창(義鹽倉)에서 팔게 함과 동시에 이 모든 과정을 민부(民部)에서 관리하도록 하였다. 그러나 각염법은 소금 공급 부족, 염관(鹽官)의 부정, 사염(私鹽)의 성행 등으로 인해 정상적인 시행을 하지는 못하였고, 다만 국가 재정 측면에서 일정한 역할을 하고 있어 고려 말까지는 존속되었다.

1392년 조선이 건국되면서 명목뿐인 각염법은 폐지되고 다시 징세제로 전환되었다. 즉 소금의 국가 전매를 포기하고 사염(私鹽) 제조를 인정한 대신 의염창(義鹽倉) 관제를 정비하고, 모든 염장(鹽場)을 사재감(司宰監)에 소속시켜 상인의 영리 행위를 엄격히 배제하여 소금의 생산과 유통의 안정화를 도모하였다. 아울러 조선 초기에는 연안의 주군마다 염장(鹽場)을 설치하고 관가에서 소금을 구워 백성들의 포화(布貨)와 바꾸었는데 이것이 후에 쌀로만 바꾸는 염장역미법(鹽場易米

法)으로 변경되었다. 이에 백성들의 불편을 최소화하기 위해 태종(太宗) 11년인 1411년에는 소금을 쌀뿐만 아닌 포(布)·저화(楮貨) 등과도 바꾸는 방법으로 개선하기도 하였다. 그러나 조선 초기의 소금 상인 통제는 벽지로의 원활한 소금 공급을 억제하게 되었고 이에 따른 사염(私鹽)의 발생은 소금 행정을 어지럽게 하는 원인이 되었다. 이에 세종 27년인 1445년에 국가는 사염(私鹽)을 금지하면서 사재감(司宰監)을 대신해 의염색(義鹽色)을 설치하여 염정(鹽政)을 담당하게 하고 선군(船軍) 등을 동원해 소금을 굽게 하는 개혁을 시도하였다. 그러나 이 시도는 사염(私鹽) 금지로 인한 소금 공급량 부족으로 인해 소금 가격이 폭등하는 등의 폐해가 나타나면서 1년 만에 다시 이전으로 환원하게 되었다. 임진왜란 이후에는 각 도의 염분(鹽盆)이 궁방(宮房)[96]에 의해 점유되고, 병자호란 이후에는 염세(鹽稅)를 피해 제염 종사자들이 도망가는 등 소금 행정이 더욱 불안하게 되었다. 이에 영조 26년인 1750년에 국가는 궁방(宮房)에 의해 점유된 염분(鹽盆)의 절수(折受)[97]를 모두 혁파하고 소금의 현물 납입은 전납(錢納)으로 바꾸면서 염세(鹽稅)는 가볍게 하는 일련의 개정을 하고 아울러 소금 관련 일체의 사무를 균역청에 소속시키는 개혁을 단행하였다. 그러나 이런 개혁에도 소금의 생산과 유통에 관한 고질적인 문제는 완전히 해결되지 않았고 조선 말기인 고종 때 이르러서는 다시 매우 문란하게 되었고, 이런 상황의 개선은 1906년 제염업자가 자유로이 경영할 수 있는 염세규정이 발표되면서 어느 정도 이루어지게 되었다. 조선 시대까지의 제염방식은 지금 우리가 흔히 접하는 천일염 방식이 아닌 자염(煮鹽) 방식이었으며 주 생산지는 평안도부터 전라도까지 이어진 서해안이었는데 그 이유는 잘 발달한 갯벌과 큰 조수간만의 차이 때문이었다. 그중에서도 전라도 부안과 충청도 태안은 좋은 갯벌, 풍부한 땔감, 맑은 날씨 등의 천혜의 자연적인 조건과 활발한 해상 유통 활동에 힘입어 대표적인 소금 생산지가 되었다. 그러나 조선의 전체적인 소금 생산량은 충분하지 않아서 조선 후기에는 청나라에서 수입하기도 하였고, 장마를 앞둔 시기에는 염상(鹽商)의 사재기가 횡행해 단속을 시행한 기록이 조선왕조실록에 남아있기도 한다.

우리나라에 현재의 천일염 방식이 들어온 것은 1907년(구한말 융희2년)으로, 현재의 인천광역시 북구 십정동 558-7번지인 주안에 만들어진 주안염전이 최초이다.

그 후 일제 강점기 동안 일제는 공업용 원료를 확보하고 소금의 전매제를 시행하기 위해 서해안 지역 특히 북한 지역에 천일염 위주로 집중적으로 개발을 진행하였고, 이것은 조선의 전통 소금인 자염(煮鹽)의 쇠퇴를 가져오게 되었다. 이와 같은 일제의 염업(鹽業) 재편은 해방 이후 대한민국에 심각한 소금 부족 사태를 유발하게 되었고 이를 타개하기 위한 대규모 염전의 증설은 곧 다시 소금 생산 과잉이란 후폭풍을 초래하게 되었다. 일제에 의해 시행되었던 소금 전매제도는 1961년 염전매법이 폐지되면서 없어졌고, 이후 염전은 국유염전과 민영염전으로 양분되었다. 이중 민영염전은 소금이 부족하던 해방 직후부터 대규모로 개발되었지만, 곧 소금의 공급이 많아지고 산업화로 인한 공업단지 개발로 인해 서해안에 산재했던 많은 염전은 급격히 줄어들어 현재에는 증도의 태평염전 등이 남아있는 대표적인 천일염 염전인 실정이다. 그러나 최근에는 소금의 중요성이 대중에 인식되어 천일염을 비롯한 자염(煮鹽) 등이 복원되어 유통되고 있고 더불어 해외의 다양한 소금들이 수입 · 유통되고 있어 소금 유통의 새로운 시대를 맞이하고 있다.

## – 염담수(鹽膽水) –

식염을 정제할 때 습기에 녹아 형성된 간수로 주성분은 마그네슘이다.

**이명** : 『본초강목(本草綱目)』에서는 노수(鹵水), 『본초구원(本草求原)』에서는 염로수(鹽鹵水), 『식물본초(食物本草)』에서는 적로(滴鹵)라고 하였다.

**효능** : 함고산(鹹苦酸)하고 대독(大毒)하다. 용토(涌吐), 수습(收濕), 염창(斂瘡)의 효능이 있어, 담궐불성(痰厥不省), 토뉵부지(吐衄不止), 치루(痔瘻), 개선(疥癬), 충교(虫咬) 등에 사용된다.

---

95 염분(鹽盆) : 소금을 만들 때 사용하는 큰 가마.

96 궁방(宮房) : 왕과 선왕의 가족 집안을 궁실(宮室)이라 하고, 역대 여러 왕에서 분가한 왕자 · 공주들의 종가를 궁가(宮家)라고 하는데, 이들 궁실(宮室)과 궁가(宮家)를 통칭한 것을 궁방(宮房)이라 하고, 한편으로는 왕실에 소요되는 물자를 조달하는 업무를 담당한 재정기구를 지칭하기도 한다.

97 절수(折受) : 벼슬아치가 봉록(俸祿)으로 토지나 결세(結稅)를 떼어 받는 행위.

포제 : 염담수(鹽膽水)에는 독이 있어 소, 말 등의 가축이 한 홉 마시면 죽고 사람도 마찬가지라 한다. 그러므로 소금을 구매하면 반드시 밑을 고여 1년 이상 두어 간수를 완전히 제거한 후 사용해야 한다. 간수가 덜 빠진 소금은 소금 표면이 반질반질 윤이 나거나 손으로 쥐고 놓았을 때 손에 잘 붙는다.

### ㉮ 생강즙(生薑汁)

생강즙은 생강의 뿌리를 깨끗이 세척한 후 직접 생즙을 내거나, 말린 생강에 적당한 물을 넣고 달인 후 찌꺼기를 제거하여 사용한다. 생강즙은 생강 특유의 향이 있는데 주성분은 정유, 진저롤(gingerol)이며 이외에 소량의 여러 가지 아미노산, 전분 및 수지상 물질을 함유하고 있다.

**효능** : 성미는 신온(辛溫)하고, 발한해표(發汗解表), 온중산한(溫中散寒), 강역지구(降逆止嘔), 온폐화담(溫肺化痰), 해독(解毒) 등의 효능을 갖는다. 생강즙으로 포제를 하면 약재 내의 한성(寒性)을 억제하며 독성을 낮춘다.

**사용 약물** : 반하(半夏), 죽여(竹茹), 천남성(天南星), 초과(草果), 치자(梔子), 황련(黃連), 후박(厚朴) 등

### ㉯ 감초즙(甘草汁)

감초즙은 감초(甘草) 음편을 물에 넣고 달인 후 찌꺼기를 버리고 얻은 황갈색 또는 진갈색의 액체로, 감초(甘草)의 주성분은 글리시리진(glycyrrhizin), 환원당, 전분 및 교질 등이다.

**효능** : 성미는 감온(甘溫)하고, 보비익기(補脾益氣), 청열해독(淸熱解毒), 거담지해(祛痰止咳), 완급지통(緩急止痛)의 효능이 있다.

약재를 감초즙(甘草汁)으로 포제하면 약성을 완화하고 독성을 낮춘다. 감초(甘草) 중에 있는 글리시리진(glycyrrhizin)은 가수분해되면 리퀴리틴(liquiritin)을 생성하는데 이

것은 수산기(-OH)와 카르복실기(-COOH)를 가진 독성성분과 결합하여 체내에 흡수하기 어려운 물질로 변환시킨다고 한다. 또한 글리시리진(glycyrrhizin)은 부신피질호르몬과 같은 역할을 하여 간의 해독 능력을 증강하므로 감초(甘草)는 여러 유독성 물질들에 대해서 해독 능력을 발휘한다고 한다.

아울러 감초(甘草)의 글리시리진(glycyrrhizin)은 트리터페노이드(triterpenoid)계 사포닌(saponin)으로 계면활성제로써 작용하여 감초침출액(甘草浸出液)을 흔들면 표면장력이 줄어들면서 거품이 생기고 기타 불용성 물질의 용해도를 높일 수 있다. 그러므로 감초(甘草)를 포함한 약재나 감초(甘草)로 포제를 한 약재는 약재 성분의 용해도를 높일 수 있다.

또한, 처방에서 감초(甘草)는 여러 약재를 조화시키는 역할을 한다.

**사용 약물** : 원지(遠志), 반하(半夏), 오두(烏頭), 오수유(吳茱萸) 등

### ㊏ 흑두즙(黑豆汁)

흑두즙은 검은 대두(大豆) 종자에 적당량의 물을 넣고 달인 후 찌꺼기를 없애고 얻은 검은색의 현탁액이다. 흑두(黑豆)는 단백질, 지방, 비타민, 색소, 전분 등을 함유하고 있다.

**효능** : 성미는 감평(甘平)하고, 활혈(活血), 이수(利水), 거풍(祛風), 해독(解毒) 및 보익간신(補益肝腎)의 효능이 있다. 약재를 흑두즙으로 포제하면 약물의 치료 효과를 증강하고 약물의 독성 또는 부작용을 낮춘다.

**사용 약물** : 하수오(何首烏) 등

### ㊐ 쌀뜨물(米泔水)

쌀을 씻을 때 얻는 혼탁액으로 도미수(淘米水)라고도 하며, 첫 번째 것은 버리고 두 번째에 얻는 것을 사용하여 일명 미이감(米二泔)이라고도 한다. 여기에는 소량의 전분, 수용성 비타민 등이 함유되어 있다.

**효능** : 성미가 감량(甘涼)하고 무독하다. 쌀뜨물은 익기(益氣), 제번(除煩), 해독(解毒)의 작용이 있다. 또한, 약재를 쌀뜨물에 담가두면 약재의 지방을 흡착하는 효과를 보이며, 약물의 맵고 건조한 성질을 줄여줄 뿐만 아니라 비위를 보하는 효과를 증가시켜 준다.

그러나 쌀뜨물은 쉽게 부패하기 때문에 반드시 사용할 때 수집해야 한다. 또 현재는 쌀뜨물의 수집이 어려우므로 대량 생산할 때에는 쌀가루 2kg에 물을 100kg의 비율로 넣고 충분히 저어서 만든 혼탁액을 쌀뜨물 대용으로 사용한다.

**사용 약물** : 백출(白朮), 창출(蒼朮) 등

## ㉶ 담즙(膽汁)

소, 돼지, 양 등의 신선한 담즙을 사용하는데, 이들은 녹갈색의 약간 투명한 액체이며 약간의 점성과 특유의 비린내가 난다. 주성분은 담즙염, 담즙색소, 점성단백질, 지방질, 무기염 등이다.

**효능** : 성미는 고량(苦涼)하고, 청간명목(淸肝明目), 이담통장(利膽通腸), 해독소종(解毒消腫), 윤조(潤燥)의 작용이 있다. 약물과 함께 포제하면 약재의 독성과 메마른 성질을 낮추고 치료 효과를 높인다. 『수사지남(修事指南)』에서는 "猪膽汁製, 瀉膽火而達木鬱; 牛膽汁製, 去燥烈而淸潤"라고 하여, 저담(猪膽)과 우담(牛膽)의 약효에 차이가 있다고 하였다. 주성분은 콜산 나트륨(sodium cholate), 담즙색소(bile pigment), 지방 및 무기물 등을 함유한다.

**사용 약물** : 천남성(天南星) 등

## ㉷ 참기름(麻油)

이것은 참깨의 성숙한 씨앗을 건조해 냉각 또는 가열 압착하여 얻은 지방유로, 마유(麻油), 호마유(胡麻油), 지마유(芝麻油), 향유(香油) 등으로도 불린다.

**효능** : 주성분은 올레산(oleic acid), 리놀레산(lenoleic acid), 팔미트산(palmitic aicd), 세사

민(sesamine) 등이고, 성미는 감미한(甘微寒)하고, 청열(淸熱), 윤조(潤燥), 생기(生肌) 등의 효능이 있다. 또한, 참기름은 비등점이 높아 일반적으로 견고하고 단단한 약물을 잘 부술 수 있게 하거나, 유독성 약물의 독성을 낮추는 데 사용한다. 이물이 섞여 있거나 산패한 것은 사용하지 못한다.

**사용 약물** : 마전자(馬錢子), 구인(蚯蚓), 표골(豹骨) 등

### ㉷ 양지유(羊脂油)

소과(Bovidae) 동물 산양(山羊) 등의 지방을 저온으로 끓여서 정제하여 얻은 기름으로, 주성분은 유지(油脂)이며, 포화와 불포화 지방산 등이 함유되어 있다.

**효능** : 성미는 감온(甘溫)하고, 보허조양(補虛助陽), 윤조(潤燥), 거풍(祛風), 해독(解毒)의 효능이 있다.

**사용 약물** : 당귀(當歸), 음양곽(淫羊藿) 등

### ㉸ 젖(乳)

유선(乳腺)에서 분비되는 특유한 향미와 단맛을 지닌 흰색의 불투명한 액체로, 약물을 포제하는데 응용되는 것은 주로 우유(牛乳), 마유(馬乳), 여유(驢乳), 양유(羊乳), 인유(人乳)가 있다.

**효능** : 종류에 따라 효능에 약간의 차이가 있다.

① 우유(牛乳)의 성미는 감평(甘平)하고, 자보강장(滋補强壯), 보익폐위(補益肺胃), 생진(生津), 윤장(潤腸)의 효능이 있다.
② 마유(馬乳)의 성미는 감량(甘凉)하고, 보혈윤조(補血潤燥), 사열(瀉熱), 지갈(止渴)의 효능이 있다.
③ 여유(驢乳)의 성미는 감한(甘寒)하고, 소갈(消渴) · 황달(黃疸) · 경간(驚癎) · 급

성결막염(急性結膜炎) 등을 치료한다.
④ 양유(羊乳)의 성미는 감온(甘溫)하고, 온윤보허(溫潤補虛)의 효능이 있다.
⑤ 인유(人乳)의 성미는 감함평(甘鹹平)하고, 보혈(補血), 윤조(潤燥)의 효능이 있다. 유황(硫黃)을 포제하면 독성과 강렬한 맛을 완화하고, 산약(山藥)을 포제하면 자보(滋補) 작용을 강화하여 산후허약(産後虛弱), 소화불량(消化不良) 등의 증상에 사용할 수 있다.

**사용 약물** : 산약(山藥), 유황(硫黃) 등

### ㉻ 동변(童便)

소변도 보료(輔料)로 사용할 수 있으나 약물 포제에는 주로 남자 어린아이의 동변(童便)을 사용하고 있다.

**효능** : 성미는 함한(鹹寒)이고, 자음강화(滋陰降火), 지혈(止血), 소어(消瘀) 하는 효능을 지니고 있다. 동변제(童便製)는 주로 동뇨(童尿)에 약물을 담그거나 침윤(浸潤)한 후에 꺼내어 가공한다. 예를 들면 선학초(仙鶴草)를 동변제(童便製) 하면 지혈작용이 증강되며, 용골(龍骨)을 동변쉬(童便淬) 하면 자음강화(滋陰降火), 소종(消腫)의 작용이 증강되며, 대황(大黃)을 동변제(童便製) 하면 지혈작용이 증강된다. 이 외에도 황우뇨(黃牛尿)도 포제로 활용되기도 하는데, 대극황우뇨제(大戟黃牛尿製)는 독성이 저하되고 치료 효과가 증강된다.

**사용 약물** : 대극(大戟), 대황(大黃), 선학초(仙鶴草), 용골(龍骨), 향부자(香附子) 등

### ㉾ 석회수(石灰水)

석회(石灰)를 물속에 담가 잘 뒤섞은 다음 석회(石灰)를 침전시킨 후의 맑은 물이다.

**효능** : 성미는 신온(辛溫) 유독(有毒)하고, 조습(燥濕), 살충(殺蟲), 지혈(止血), 지통(止痛), 식악육(蝕惡肉)의 효능을 지니고 있다.

**사용 약물** : 반하(半夏)를 석회수제(石灰水製)하면 독성이 저하되고 진해화담(鎭咳化痰)의 효능이 증강된다.

이 외에도 사용자의 요구와 약성과 치료의 목적에 따라 오수유즙(吳茱萸汁), 나복즙(蘿菔汁), 별혈(鱉血) 등이 액체보료로 사용된다.

## (2) 포자 방법

### 1 초법(炒法 : 볶기)

깨끗이 세척되고 절단된 약재를 미리 예열된 용기에 넣고 적당한 불로 가열하면서 약재가 고루 열을 받도록 휘저어 뒤집는 것을 초법(炒法)이라 한다.

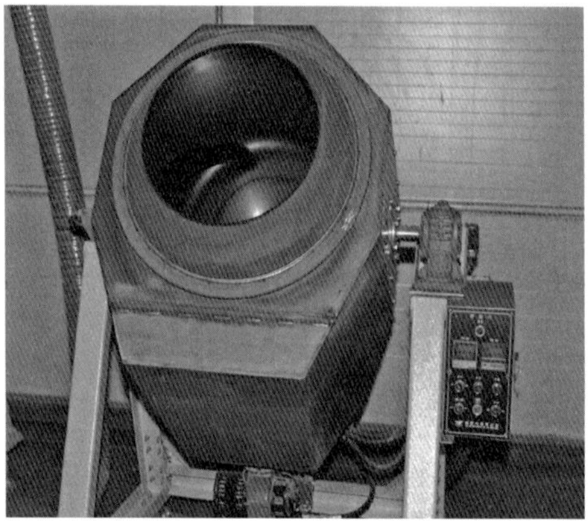

전통식(轉桶式) 초제용기

초법(炒法)의 역사는 대단히 오래되었고, 당나라 이후에 광범위하게 사용되었으며, 특히 송나라 이후부터는 초법을 할 때 약재에 특정한 보료를 가해서 볶는 가보료초법(加輔料炒法)이 응용되기 시작하였다.

초법(炒法)의 일반적인 목적은 다음과 같다.

① 약재 고유의 약효를 증강, 완화 또는 변화시킨다.
② 독성 및 나쁜 냄새와 맛을 감소시킨다.
③ 저장 및 사용의 편리성을 높인다.

초법(炒法)은 여러 방식에 의해 분류될 수 있다.

| 보료의 유무 | 청초법(淸炒法), 가보료초법(加輔料炒法) |
|---|---|
| 보료의 종류 | 부초(麩炒), 미초(米炒), 토초(土炒), 사초(砂炒), 합분초(蛤粉炒), 활석분초(滑石粉炒) |
| 불의 강약 | 초황(炒黃), 초초(炒焦), 초탄(炒炭) |
| 동작 방식 | 수공초(手工炒), 기계초(機械炒) |

가공할 약재는 종류와 양 뿐만 아니라 가열하는 불의 세기와 시간 등에 따라서도 가공품의 품질이 크게 달라지기 때문에 초법(炒法)을 시행할 때에는 상당한 주의를 기울여야 한다. 초법(炒法)에서 사용되는 불은 세기에 따라 크게 다음과 같이 분류된다.

| 불의 종류 | 문화(文火) | 중화(中火) | 무화(武火) |
|---|---|---|---|
| 불의 온도 | 160~170℃의 약한 불 | 190~200℃의 중간 불 | 220~300℃의 강한 불 |

초법(炒法)의 일반적인 작업 순서는 다음과 같다.

| | |
|---|---|
| 1. 용기 설치 | ① 약재를 볶을 솥을 화덕에 설치한다. 수공초(手工炒)는 화덕과 솥을 30~45° 정도 앞으로 기울어지게 놓으면 솥 안에서 약재를 뒤집기가 편리하다.<br>② 기계초(機械炒)의 경우는 전통식(轉筒式) 초제용기(炒製容器) 등을 사용하면 편리하나. 초법(炒法)의 종류와 보료의 종류에 따라 뒤집는 속도와 방법은 각기 다르다. |
| 2. 용기 예열 | ① 설치가 끝난 솥은 우선 빈 채로 가열하여 솥이 뜨거워진 다음에 사용한다.<br>② 솥을 먼저 가열하는 목적은 약재를 신속하게 가열할 수 있도록 하는 것으로 일반적으로 약재가 솥에서 머무는 시간이 짧아야 품질과 작업 효율이 높다. 오랫동안 솥에 머물러 약효를 잃어버린 약물을 강자(僵子) |

| | |
|---|---|
| | 또는 초아(炒啞)라고 한다. |
| 3. 약재 넣기 | ① 솥이 적당히 달궈지면 신속하게 약재를 넣는다. 집어넣는 약재량은 솥의 크기와 종류에 따라 정하는데 원칙적으로 소량을 기준으로 한다. 약재를 한꺼번에 너무 많이 넣으면 약재가 열을 균일하게 받기가 어렵기 때문이다.<br>② 가보료초법(加輔料炒法)에서는 보료를 먼저 처리한 후에 약재를 넣고 볶는다. |
| 4. 뒤집으면서 볶기〔翻炒〕 | ① 약재를 솥에 넣은 후에는 나무나 쇠주걱 같은 적당한 도구를 사용하여 약재들을 신속하게 뒤집으면서 볶아 열을 균일하게 받도록 한다.<br>② 뒤집을 때 약재는 한쪽으로 뒤집어 주고 모든 약재를 다 뒤집은 후에 반대 방향으로 다시 뒤집어서 적당하게 볶아질 때까지 반복한다.<br>③ 종자류 약재를 뒤집을 때 원형인 솥은 아랫부분에서 양쪽으로 나누어 뒤집으면 약재가 솥의 중심으로 쏠리게 되어 열을 균일하게 받을 수 있다.<br>④ 뒤집을 때는 매번 주걱으로 솥 바닥이 드러나도록 긁어줘야 하는 데 이를 양과저(亮鍋底)라 한다. 그렇지 않으면 솥 밑바닥에 남은 약재들이 타서 솥에 달라붙게 된다.<br>⑤ 기계로 볶을 때는 회전속도에 유의한다. |
| 5. 꺼내기 | ① 약재가 알맞게 볶아졌으면 신속하게 꺼내어 바로 펼쳐 식힌다.<br>② 가보료초법(加輔料炒法)을 시행한 약재는 체 등으로 보료를 제거한 후에 펼쳐서 식힌다. |

### ❶ 청초법(淸炒法 : 그냥 볶기)

보료를 가하지 않고 볶는 방법이다. 불의 세기에 따라 초황, 초초, 초탄 등으로 구분된다.

청초법의 목적과 주의 사항은 다음과 같다.

| | |
|---|---|
| 목 적 | ① 약효의 추출과 분쇄가 편하다.<br>예 결명자(決明子), 견우자(牽牛子), 우방자(牛蒡子), 산조인(酸棗仁), 소자(蘇子), 백개자(白芥子) 등<br>② 비위(脾胃)를 강화하고 소화력을 돕는다.<br>예 산사(山楂), 맥아(麥芽), 백출(白朮), 곡아(穀芽) 등<br>③ 독성 및 부작용 완화.<br>예 견우자(牽牛子), 나복자(蘿蔔子), 과루인(瓜蔞仁) 등<br>④ 약성의 완화로 인한 인체의 손상을 방지.<br>예 정력자(葶藶子), 욱리인(郁李仁), 천련자(川楝子) 등<br>⑤ 약성의 변화.<br>예 건강(乾薑)은 온중산한(溫中散寒)·회양통맥(回陽通脈) 하면서 성질이 매우 메마르지만, 볶아서 포강(炮薑)을 만들면 온중산한(溫中散寒)·온경지혈(溫經止血) 하며 메마른 성질이 줄어든다.<br>⑥ 지혈작용의 증진 및 생성.<br>예 지혈작용의 증진 : 계관화(鷄冠花), 괴화(槐花), 지유(地楡), 백모근(白茅根) 등<br>예 지혈작용의 생성 : 형개(荊芥), 목단피(牡丹皮) 등<br>⑦ 저장의 편리.<br>○배당체 함유 약제의 배당체 분해효소를 파괴하여 약효 보존에 유리하다.<br>예 괴화(槐花), 행인(杏仁), 백개자(白芥子) 등<br>○약재의 수분량이 적어져 곰팡이로 인한 부패 및 변질과 충해가 방지된다.<br>⑧ 나쁜 맛과 냄새를 없앤다.<br>예 나복자(蘿蔔子), 과루인(瓜蔞仁) 등 |
| 주의 사항 | ① 볶기 전에 약재를 크기별로 분류하여 같은 크기별로 초법(炒法)을 하여야 약재가 균일하게 열을 받는다.<br>② 적당한 화력과 가열시간의 선택이 중요하다. 그래야만 약재가 타서 재로 되는 것을 방지할 수 있다.<br>③ 용기를 먼저 가열해야 한다. 차가운 솥에 약재를 넣고 가열하면 포황(蒲黃)과 |

| | 같은 약재는 솥에 들러붙고, 왕불유행(王不留行) · 홍화자(紅花子) 같은 약재들은 강자(僵子)로 되어 품질이 떨어진다. |
|---|---|

㉮ 초황(炒黃 : 노랗게 볶기)

| | |
|---|---|
| 목　　적 | ① 약재의 치료 효과를 높이고 약성을 완화한다.<br>② 독성을 감소한다.<br>③ 배당체 분해효소를 파괴하여 배당체 성분을 보존한다. |
| 방　　법 | ① 깨끗이 세척하고 절단한 약재를 용기에 넣는다.<br>② 문화(文火)나 중화(中火)로 가열한다.<br>③ 약재의 표면이 황색을 띠거나, 원래의 색보다 진해질 때까지, 또는 약재의 겉껍질이 팽창하여 터지거나, 약재 고유의 냄새가 배어 나올 때까지 볶는다. |
| 주의 사항 | ① 가열 온도는 대략 160~170℃이다.<br>② 대부분은 문화(文火)로 시행하고 몇몇 약재만 중화(中火)로 시행하며 시행 시간도 비교적 짧다. |

㉯ 초초(炒焦 : 까맣게 볶기)

이 방법을 이용하면 약물이 초향기(焦香氣) 나므로 초초(炒焦)라고 한다.

| | |
|---|---|
| 목　　적 | ① 약재의 소식건비(消食健脾) 효능을 높인다.<br>② 약재의 자극성을 감소한다. |
| 방　　법 | ① 깨끗이 세척하고 절단한 약재를 용기에 넣는다.<br>② 중화(中火)나 무화(武火)로 약재의 표면이 초황색 또는 초갈색이 나타나고 속은 황색이 될 정도로 볶는다.<br>③ 다 볶아졌으면 꺼내 시원한 그늘에 널어 건조한다. |
| 주의 사항 | 불이 너무 강하면 물을 뿌려 불꽃을 끈다. |

### ㉰ 초탄(炒炭 : 숯처럼 볶기)

| | |
|---|---|
| 목 적 | ① 초탄(炒炭)을 하면 약물의 지혈작용이 증강되거나 생성된다.<br>예 강황(薑黃), 계관화(鷄冠花), 고삼(苦參), 관중(貫衆), 괴화(槐花), 국화(菊花), 금은화(金銀花), 대계(大薊), 목단피(牡丹皮), 방풍(防風), 백모근(白茅根), 석류피(石榴皮), 소계(小薊), 우절(藕節), 지유(地楡), 측백엽(側栢葉), 치자(梔子), 포황(蒲黃), 하엽(荷葉), 형개(荊芥), 황금(黃芩), 황백(黃柏) 등<br>② 약물의 부작용을 줄일 수 있다.<br>예 건칠(乾漆) 등<br>③ 약재의 이화학적 변화를 유발하는데, 대개 발암 성분인 benzopyrene과 미량원소는 감소하고 탄닌량은 증가한다. |
| 방 법 | ① 깨끗이 세척하고 절단한 약재를 용기에 넣고 220~300℃ 정도가 되도록 무화나 중화로 약재를 볶는다.<br>② 이때 약재의 표면은 초흑색으로 탄화되고 내부는 초황색 또는 초갈색이 된다. 만일 내부까지 탄화를 시키면 약재 고유의 성미를 모두 잃게 되므로 주의해야 한다. 이를 소존성(燒存性)이라고 일컫는다. |
| 주의 사항 | ① 화력의 조절에 유의하여야 한다. 재질이 단단한 약재는 무화로, 재질이 성긴 꽃, 잎, 전초류 약재는 중화로 가열하여야 한다.<br>② 너무 고온이면 불꽃이 생겨 약재를 모두 태울 수 있으므로 재질이 성신 약재는 적당량의 물을 뿌려가면서 불꽃 발생을 방지해야 한다.<br>③ 다 볶은 다음 솥에서 약재를 꺼낸 후에는 반드시 식혀야 하며 열이 남아있는 상태에서 저장하지 않도록 한다. |

## ❷ 가보료초법(加輔料炒法 : 보료 가해 볶기)

깨끗이 세척하고 절단한 약재를 용기에 넣고 고체 보료와 함께 볶는 방법이다. 보료는 열을 전달하는 매개체로 약물이 열을 골고루 받도록 하여 가보료초법(加輔料

炒法)을 시행한 후에는 질이 부드러워지고, 독성이 줄어들며, 약성은 완화되어 치료 효과가 높아지고, 나쁜 맛과 냄새가 없어진다.

사용되는 가보료초법(加輔料炒法)에는 부초(麩炒), 미초(米炒), 토초(土炒), 사초(砂炒), 합분초(蛤粉炒), 활석분초(滑石粉炒) 등이 있다. 이 중 사초(砂炒), 합분초(蛤粉炒), 활석분초(滑石粉炒)는 다른 가보료초법(加輔料炒法)보다 온도를 더 높여야 하므로 탕법(燙法)으로 따로 분류한다.

### ㉮ 부초(麩炒 : 밀기울로 볶기)

깨끗이 세척하고 절단한 약재를 용기에 넣고 적당한 양의 밀기울과 함께 가열하여 볶는 방법으로, 맥부초(麥麩炒) 또는 부피초(麩皮炒)라고도 한다.

맥부피(麥麩皮)는 성미가 감평(甘平)하고 중화작용이 있다. 따라서 비위를 보하는 작용이 강하고, 비린내가 나는 약재를 가공할 때 많이 사용한다.

| | |
|---|---|
| 목 적 | ① 치료 효과의 증진.<br>예 감인(芡仁), 백출(白朮), 산약(山藥), 신곡(神麯), 의이인(薏苡仁) 등<br>② 약성이 완화되어 구역질 또는 울렁거림 등의 부작용을 막는다.<br>예 지각(枳殼), 지실(枳實), 창출(蒼朮) 등<br>③ 비린내 같은 나쁜 냄새의 감소.<br>예 백강잠(白殭蠶), 곤충류 약재 등 |
| 보료 용량 | 약물 1kg당 밀기울 100g의 비율로 한다. |
| 방 법 | ① 먼저 용기인 솥을 뜨겁게 달군다.<br>② 일정량의 밀기울을 솥에 균일하게 깔고 연기가 나기 시작할 때까지 기다린다.<br>③ 밀기울에서 연기가 나기 시작하면 약물을 집어넣고 계속 저어 뒤집어 준다.<br>④ 화력을 적당하게 조절하면서 볶다가 표면이 황색 또는 진황색이 되면 꺼내어 체로 밀기울을 제거한 후 시원한 그늘에 식힌다. |

| | |
|---|---|
| 주의 사항 | ① 보료의 양이 적당해야 한다. 밀기울의 양이 적으면 연기의 발생량이 적어 부초(麩炒) 본연의 목적을 달성할 수 없고, 너무 많으면 밀기울을 낭비하게 된다.<br>② 화력을 적당하게 조절해야 한다. 밀기울은 일반적으로 중화(中火)로 가열하는데, 이때 화력은 균일해야 한다. 먼저 소량의 밀기울을 솥에 뿌려보고 화력이 적당한지 시험해야 한다.<br>③ 밀기울을 뿌릴 때에는 한 곳에만 집중해서 뿌리지 말고 골고루 뿌려야 볶을 때 편리하고, 약재는 밀기울을 먼저 가열해 연기가 나면 그 후에 집어넣는다.<br>④ 밀기울로 볶을 약물은 건조한 것이어야 한다. 그렇지 않으면 약재에 밀기울이 엉겨 붙는다.<br>⑤ 밀기울로 볶은 약물이 적당하게 볶아지면 빨리 솥에서 꺼내야 한다. 그렇지 않으면 가공품이 매우 검어지고 반점이 생긴다. |

### ㉯ 미초(米炒 : 쌀로 볶기)

깨끗이 세척하고 절단한 약재를 용기에 넣고 적당한 양의 쌀과 함께 볶는 방법이다.

| | |
|---|---|
| 목 적 | ① 건비지사(健脾止瀉) 효능을 높인다.<br>예 당삼(黨參) 등<br>② 약물의 독성을 감소시키고 나쁜 맛과 냄새를 없애준다.<br>예 빈모(斑蝥), 홍랑자(紅娘子) 등 |
| 보료 용량 | 약재 1㎏당 쌀 200g을 사용한다. |
| 방 법 | ① 솥을 뜨겁게 달군다.<br>② 물기를 함유한 쌀을 솥에 편편하게 깔아 놓고 중화(中火)로 쌀에서 연기가 날 때까지 볶는다.<br>③ 쌀 위에 약물을 놓은 후 가볍게 뒤집으면서 볶은 후 꺼내어 쌀을 제거하고 식힌다. |
| 주의 사항 | ① 곤충류 약재를 가공할 때에는 쌀의 색깔과 광택의 변화에 따라 불을 조절하는데, 쌀이 초황색 또는 초갈색이 될 때까지 볶는다. |

| | ② 식물성 약재를 가공할 때는 약재의 색깔과 광택의 변화를 관찰하여 황색이 될 때까지 볶는다. |
|---|---|

### ㉰ 토초(土炒 : 흙으로 볶기)

깨끗이 세척하고 절단한 약재를 용기에 넣고 적당한 양의 황토(黃土)나 복룡간(伏龍肝) 또는 적석지(赤石脂) 등으로 볶는 방법이다.

| | |
|---|---|
| 목 적 | ① 토초(土炒)는 보비지사(補脾止瀉)하는 효능을 강화한다.<br>② 복룡간(伏龍肝)으로 토초(土炒)하면 여러 가지 배당체를 산화시켜 위산 중화 작용을 한다. |
| 보료 용량 | 약재 1kg당 흙 200g의 비율로 한다. |
| 방 법 | ① 맷돌 등으로 흙을 갈아서 체를 통과시킨 후 이것을 솥에 놓고 중간 불로 흙이 부드러운 상태가 될 때까지 볶는다.<br>② 여기에 약물을 넣고 표면이 흑색을 띠면서 향이 나올 때까지 뒤집으면서 볶은 후 꺼내어 체로 흙을 제거하고 식힌다. |
| 주의 사항 | ① 흙 온도에 유의한다. 흙 온도가 너무 높으면 약재는 타버리고 너무 낮으면 약물 내부의 수분과 즙이 소량밖에 나오지 않아 흙이 부착되지 않는다.<br>② 흙이 부드러운 상태가 되었을 때 약물을 넣고 화력을 조절해야 약재가 검게 타는 것을 막을 수 있다.<br>③ 같은 약재를 흙으로 볶을 때는 같은 흙을 계속해서 사용할 수 있다. 그러나 흙의 색이 짙게 변하게 되면 새로운 흙으로 바꾸어야 한다. |

## 2 탕법(燙法 : 튀기기)

약물을 보료에 넣고 초법(炒法)보다 높은 온도로 가열하는 것으로, 사용되는 고체 보료의 종류에 따라 사탕(砂燙), 합분탕(蛤粉燙), 활석분탕(滑石粉燙)으로 나눈다. 이들을 초법(炒法)의 일종으로 보아 사초(砂炒), 합분초(蛤粉炒), 활석분초(滑石粉炒)라고도 하나, 다음과 같은 차이로 말미암아 일반적으로 탕법(燙法)으로 분류한다.

| | 탕 법 | 초 법 |
|---|---|---|
| 보료 사 용 량 | 많다 | 적다 |
| 보료 사용목적 | 열 매개체로의 역할 크다 | 열 매개체로의 역할 작다 |
| 가열 온도 | 높다 | 낮다 |
| 가열 시간 | 길다 | 짧다 |
| 약재 뒤집는 빈도 | 적다 | 많다 |

가공할 때에는 그 약물에 적합한 보료를 솥에 넣고 강한 불로 보료가 바삭바삭할 때까지 볶은 다음 약물을 넣고 볶는다. 약재의 질이 부스러지기 쉽거나, 성기면서 발포가 되거나, 표면이 황색을 띠거나, 특유의 기체가 나오면 꺼내어 체로 보료를 제거한다. 만약 식초에 담금질할 필요가 있을 때는 열이 식기 전에 약물을 식초에 담가서 무르게 한 다음 꺼내어 말린다.

## ❶ 사탕법(砂燙法)

깨끗이 세척하고 절단한 약재를 용기에 넣고 뜨거운 모래와 함께 볶는 방법이다.

모래의 재질은 단단하며 약재와 접촉하는 면적이 크기 때문에 약물을 사탕(砂燙)하면 열을 균일하게 받게 할 수 있다. 또한 사탕(砂燙)은 화력이 강하고 온도가 높아서 재질이 단단한 약재를 가공하기에 적당하다.

일반 모래는 이물질 때문에 바로 사탕(砂燙)에 사용할 수는 없고, 따로 사탕용(砂燙用) 모래를 만들어야 한다. 여기에는 두 가지 방법이 있다.

| | |
|---|---|
| 일반 사탕 모래 제조법 | ① 불순물과 거친 모래를 체로 제거한 후 깨끗하고 크기와 모양이 과립형인 균일한 모래를 선택한다.<br>② 솥에 넣고 강한 불로 가열하면서 볶아서 그 안에 있는 유기물과 수분 등을 깨끗이 제거한다. 이후 모래를 꺼내어 말린 후 보관하였다가 필요할 때 사용한다. |
| 기름모래〔油砂〕 제조법 | ① 거친 모래를 체로 제거하고 남은 고운 모래를 물로 깨끗이 씻은 후 건조한다.<br>② 솥에 넣고 볶는데 이때 1~2% 정도의 식용유를 같이 넣는다.<br>③ 기름이 완전히 흡수되어 모래의 색과 광택이 고르게 짙어지면 꺼내어 식힌 후 보관하였다가 사용한다. |

사탕용 모래가 완성되었으면 사탕법(砂燙法)을 실행하는데 목적과 방법 등은 다음과 같다.

| | |
|---|---|
| 목 적 | ① 치료 효과를 높이고 조제와 제제를 편리하게 한다.<br>예 구척(狗脊), 천산갑(穿山甲), 호골(虎骨) 등<br>② 독성을 줄인다.<br>예 마전자(馬錢子) 등<br>③ 털을 제거하는 등 깨끗하게 정제하기에 편리하다.<br>예 구척(狗脊), 골쇄보(骨碎補) 등<br>④ 냄새와 맛을 좋게 한다.<br>예 계내금(鷄內金), 제대(臍帶) 등 |
| 보료 용량 | 모래의 양은 약물을 덮을 수 있을 정도, 일반적으로 약재의 2~3배 정도면 적당하다. |
| 방 법 | ① 사탕용(砂燙用) 모래를 만든다.<br>② 모래를 솥에 넣고 가열한 후 약재를 넣고 재질이 바삭바삭하게 부풀고 표면이 황색 또는 고유의 색보다 짙어질 때까지 볶은 후 꺼내어 체로 모래를 제 |

| | |
|---|---|
| | 거하고 식힌다.<br>③ 식초로 포제가 가능한 약재일 경우엔 약재가 뜨거울 때 식초를 부어 약간 적신 후 꺼내어 건조하기도 한다. |
| 주의 사항 | ① 한번 사용한 모래는 같은 종류 약재를 다시 가공할 경우 재사용할 수 있지만, 그 안에 잔류하는 불순물은 반드시 제거해야 한다. 독성이 있는 약재를 볶은 모래는 다른 약재를 사탕할 때 절대 사용해서는 안 된다.<br>② 기름 모래를 다시 사용하는 경우에는 사용 전에 적당량의 식용유를 가하여 다시 볶은 후 사용해야 한다.<br>③ 적당한 온도 유지에 신경을 써야 한다. 온도가 지나치게 높으면 찬 모래를 더 넣거나 불을 줄여야 한다. 일반적으로 모래 용량이 크면 열이 누적되어 온도가 높아지게 되고, 반대로 모래 용량이 적으면 약재에 열을 균일하게 전달하지 못하므로 포제품의 품질이 떨어진다.<br>④ 온도가 높으면 뒤집을 때 조심해야 하며, 완성되면 솥에서 빨리 꺼내어 즉시 모래를 체로 걸러내야 한다. 식초에 적셔야 하는 약재들은 사탕(砂燙)한 후 뜨거울 때 식초에 적셔 건조시켜야 한다. |

## ❷ 합분탕법(蛤粉燙法)

깨끗이 세척하고 설난한 약재를 용기에 넣고 뜨거운 합분(蛤粉)과 함께 볶는 방법이다.

합분탕(蛤粉燙)에 사용되는 합분(蛤粉)은 과립이 모래보다 미세하고 작아서 열전도가 모래보다 느리므로 약재에도 열이 서서히 전도된다. 그러므로 아교(阿膠)와 같은 교질류(膠質類) 약재의 가공에 적당하다.

| | |
|---|---|
| 목　　적 | ① 약재의 재질을 바삭바삭하게 하여 제제와 조제를 편리하게 한다.<br>② 약재의 습기를 제거하고 나쁜 냄새와 맛을 줄여준다.<br>③ 약재의 청열화담(清熱化痰) 효능을 높일 수 있다. |

| 보료 용량 | 약재 1kg당 합분 300~500g을 사용한다. |
|---|---|
| 방 법 | ① 합분(蛤粉)을 분쇄하여 곱게 체로 거른 후 뜨거운 솥에 넣고 합분(蛤粉)이 미끌미끌하여 잘 뒤집힐 때까지 중화(中火)로 가열한다.<br>② 가열이 충분히 되었으면 약재를 넣어 약재가 부풀고 내부가 푸석푸석해질 때까지 뒤집어 주고, 완성되었으면 꺼내서 체로 합분(蛤粉)을 제거하고 식힌다. |
| 주의 사항 | ① 아교(阿膠)를 가공할 때는 덩어리를 네모로 절단하고 크기별로 분류하여 합분탕(蛤粉燙)을 한다.<br>② 화력이 적당해야 약재가 엉기거나 눌어붙어서 타는 것을 방지할 수 있다. 온도가 너무 높을 때는 차가운 합분(蛤粉)을 더 넣어서 온도를 조절한다.<br>③ 솥에 넣고 뒤집으며 볶을 때는 빠른 속도로 균일하게 해야 한다. 그렇지 않으면 서로 엉겨 붙어 외관에 영향을 미치게 된다.<br>④ 합분탕(蛤粉燙)을 할 때 합분(蛤粉)은 같은 종류의 약재를 탕(燙)할 때는 연속해서 사용할 수 있지만, 색이 짙어지면 즉시 교환해야 한다.<br>⑤ 아교(阿膠)처럼 고가의 약재는 대량을 가공하기 전에 소량으로 시험해 본 후에 화력을 결정해야 한다. |

### ❸ 활석분탕법(滑石粉燙法)

깨끗이 세척하고 절단한 약재를 용기에 넣고 뜨겁게 가열한 활석분(滑石粉)과 함께 볶는 방법이다.

활석분(滑石粉)은 재질이 조밀해서 열을 비교적 천천히 전달하고, 매끈하고 치밀하며, 약재와 접촉하는 면적이 커서 약재에 균일하게 열을 전달할 수 있다. 활석분탕(滑石粉燙)은 인성(韌性)이 비교적 큰 동물성 약재에 사용한다.

| 목 적 | ① 약재의 재질을 바삭바삭하게 하여 분쇄와 달이기를 쉽게 한다.<br>예 상피(象皮), 황구신(黃狗腎) 등<br>② 약재의 독성 내지는 나쁜 냄새와 맛을 감소시킴으로써 약의 사용을 안전하게 |
|---|---|

| | |
|---|---|
| | 하고 복용하기 편하게 한다.<br>예 수질(水蛭), 자위피(刺猬皮) 등 |
| 보료 용량 | 약재 1kg 당 활석분 400~500g을 사용한다. |
| 방 법 | ① 활석분(滑石粉)을 뜨거운 솥에 넣고 중화(中火)로 부드러운 상태가 될 때까지 볶는다.<br>② 솥 안에 약재를 넣어 재질이 바삭바삭하게 되거나 부풀 때 또는 색이 짙어질 때까지 뒤집으면서 볶은 후 꺼내어 체로 활석분(滑石粉)을 제거하고 식힌다. |
| 주의 사항 | ① 활석분탕(滑石粉燙)은 일반적으로 중화(中火)로 가열하는데 조작할 때 화력 조절을 잘해서 약재가 익거나 타는 것을 방지해야 한다. |

## 3 자법(炙法 : 굽기)

깨끗이 세척하고 절단한 약재에 액체보료를 붓고 내부에 액체보료가 침투되도록 굽는 것이다. 이런 과정에서 약재는 성미, 효능, 귀경(歸經), 이화학적 성질의 변화가 일어나 독성의 완화, 편중된 성질의 억제, 치료 효과의 증진, 유효 성분 추출의 편리, 나쁜 맛과 냄새의 감소, 방부 등의 효과를 거둘 수 있다.

자법(炙法)과 가보료초법(加輔料炒法)은 기본적으로 비슷하나 다음과 같은 점에서 차이가 난다.

| | 자 법 | 가보료초법 |
|---|---|---|
| 가열 방식 | 불에 직접 약재를 굽는 방식 | 용기를 통한 간접방식 |
| 보료 종류 | 액체보료 | 고체보료 |
| 가열 온도 | 비교적 낮다. | 비교적 높다. |
| 가열 시간 | 비교적 길다. | 비교적 짧다. |

『설문해자(說文解字)』에는 '炙, 炙肉也, 從肉在火上'이라 하여 고기를 불에 직접 굽는 것을 자(炙)라 하였다. 그러므로 예전에는 약재 가열 방식으로 자법(炙法)과 초법(炒法)을 나누었으나, 현재는 보료 종류가 두 방법의 주요 구별점이 되어 고체 보료를 사용하면 가보료초법(加輔料炒法)으로, 액체보료를 사용하면 자법(炙法)으로 구분하고 있다.

자법(炙法)은 보료의 종류에 따라 주자(酒炙), 초자(醋炙), 염자(鹽炙), 강자(薑炙), 밀자(蜜炙), 유자(油炙) 등이 있다.

## ❶ 주자법(酒炙法 : 술로 굽기)

깨끗이 세척하고 절단한 약재에 술을 넣고 뒤집으면서 굽는 방법이다.

<table>
<tr>
<td>목 적</td>
<td>
① 약성(藥性)을 상행하게 하여 상초(上焦)에 작용하고, 고한(苦寒)한 약성으로 인한 비위(脾胃) 양기(陽氣)의 손상을 줄여준다.<br>
예 대황(大黃), 용담초(龍膽草), 황련(黃連), 황백(黃柏) 등<br>
② 활혈(活血), 산어(散瘀), 통락(通絡), 산한(散寒), 거풍(祛風) 등의 효과가 증가한다.<br>
예 단삼(丹參), 당귀(當歸), 백작약(白芍藥), 상지(桑枝), 선모(仙茅), 선퇴(蟬退), 속단(續斷), 우슬(牛膝), 위령선(威靈仙), 천궁(川芎) 등<br>
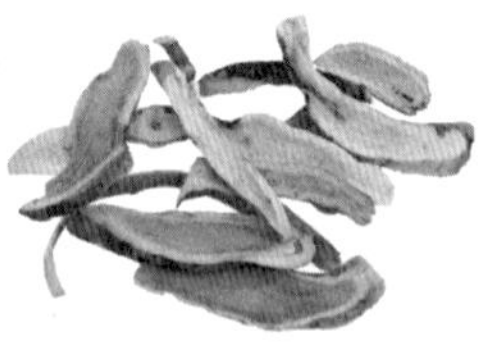<br>
<백작약(白芍藥)><br>
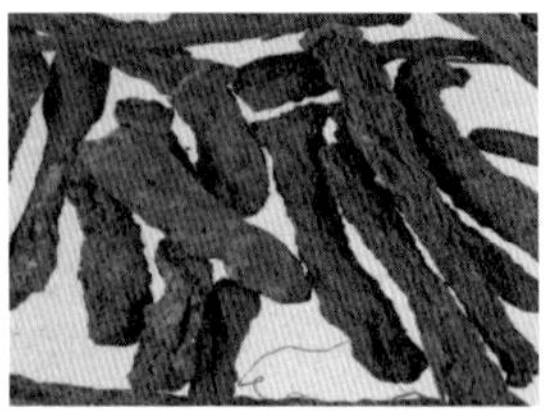<br>
<선모(仙茅)><br>
③ 유효 성분의 추출을 쉽게 한다. 술은 좋은 유기용매제로 알칼로이드나 정유 같은 물질들은 모두 술에 쉽게 용해되기 때문에 주자를 시행하면 약재 내의 유효 성분을 쉽게 우려낼 수 있다.
</td>
</tr>
</table>

| | |
|---|---|
| | ④ 나쁜 냄새와 향기를 줄인다.<br>예 오초사(烏梢蛇), 백화사(白花蛇), 자하거(紫河車), 구인(蚯蚓) 등 |
| 보료 용량 | 약재 1kg당 황주 100~200g을 사용한다. |
| 방 법 | ① **먼저 술을 부은 후에 약재를 굽는 방법** : 깨끗이 세척하고 절단한 약재에 일정량의 술을 붓고 섞은 후, 3~4시간 민윤법(悶潤法)을 시행한다. 술이 모두 흡수되면 용기에 넣고 문화(文火)로 가열한다.<br>이 방법은 백작약(白芍藥), 천궁(川芎), 황련(黃連)과 같이 재질이 비교적 단단한 뿌리류 약재에 적합하다.<br>② **먼저 약재를 굽다가 술을 붓는 방법** : 깨끗이 세척하고 절단한 약재를 용기에 넣고 굽는데, 구워지기 시작하면 일정량의 술을 약재에 뿌려주면서 굽는 공정을 마무리한다. 완전히 구워졌으면 꺼내어 식힌다.<br>이 방법은 오령지(五靈脂)처럼 재질이 비교적 성긴 약재에 많이 사용한다. 그러나 이 방법은 술이 약재 내부까지 완전히 스며들기 어렵고 구울 때 술이 쉽게 휘발되기 때문에 일반적으로는 ① 방법을 많이 사용한다. |
| 주의 사항 | ① 미리 약재를 크기에 따라 분류하면 민윤법(悶潤法) 시행과 화력 조절에 편리하다.<br>② 약재에 일정량의 술을 넣고 민윤법(悶潤法)을 시행할 때는 반드시 용기의 뚜껑을 잘 덮어 술이 휘발되지 않도록 한다.<br>③ 만약 술의 양이 너무 적어서 약재와 골고루 섞이지 않을 때는 물로 희석하여 사용한다.<br>④ 화력은 140~150℃의 약한 문화(文火)를 사용하여 15~20분 정도 시행하는데, 약재가 거의 말랐거나 색이 짙어졌으면 중지하고 꺼내 식힌다.<br>⑤ 기름 성분이 많이 함유된 약재는 주자(酒炙)할 때 자주 저어서 눌어붙는 것을 방지해야 한다.<br>⑥ 백작약(白芍藥)을 술로 민윤(悶潤)할 때는 철기(鐵器)를 사용하지 않는다. 잘못하면 약재가 암자색으로 변한다. |

## ❷ 초자법(醋炙法 : 식초로 굽기)

깨끗이 세척하여 절단한 약재에 일정량의 식초를 넣고 굽는 방법이다.

| | |
|---|---|
| 목 적 | ① 약성을 강화한다. 즉 소간(疏肝), 이기(理氣), 활혈(活血), 산어(散瘀), 해울(解鬱), 지통(止痛) 작용 등을 강화한다.<br>예 활혈산어(活血散瘀) 강화 : 몰약(沒藥), 삼릉(三棱), 아출(莪朮), 오령지(五靈脂), 유향(乳香) 등<br>예 소간지통(疏肝止痛) 강화 : 시호(柴胡), 애엽(艾葉), 울금(鬱金), 청피(靑皮), 향부자(香附子), 현호색(玄胡索) 등<br>② 독성을 줄이고 약성을 완화한다.<br>예 감수(甘遂), 대극(大戟), 상륙(商陸) 원화(芫花) 등<br>③ 나쁜 냄새나 맛을 감소시킨다.<br>예 오령지(五靈脂), 유향(乳香), 몰약(沒藥) 등<br>④ 유효 성분의 전출(煎出)을 쉽게 해준다. 식초도 좋은 유기용매제로 약재 내의 알칼로이드와 같은 성분들의 전출을 쉽게 한다. |
| 보료 용량 | 방법 ①의 경우 : 약재 1kg당 식초 200~300g을 사용한다.<br>방법 ②의 경우 : 약재 1kg당 식초 100~150g을 사용한다. |
| 방 법 | ① **먼저 식초를 부은 후에 약재를 굽는 방법** : 깨끗이 세척하고 절단한 약재에 일정량의 식초를 붓고 섞은 후, 민윤법(悶潤法)을 시행한다. 식초가 흡수되면 용기에 넣고 문화로 어느 정도 가열한다. 공정이 다 끝난 다음에는 통풍이 잘되는 곳에서 식히는데, 가루 같은 것은 체로 쳐서 걸러낸다. 이 방법은 식초가 약재 내부까지 스며들 수 있어서 초자법의 일반적인 방법이다.<br>② **먼저 약재를 굽다가 식초를 붓는 방법** : 이 방법은 수지류 및 동물성 약재에 많이 사용한다. 우선 약재를 용기에 넣고 수지류 약재라면 표면이 반짝거릴 때까지, 동물성 약재라면 표면의 색이 변할 때까지 굽는데, 비린내 등의 냄새가 나면 일정량의 식초를 뿌리거나 부으면서 다시 마를 때까지 구운 후 용기에서 꺼내어 말린다. 사용하는 식초는 양조식초로 오래된 것이 좋다. |

| | |
|---|---|
| 주의 사항 | ① 약재를 크기별로 구분하여 작업을 시행하면 화력 조절과 품질의 균일화에 편리하다.<br>② 식초의 양이 적어서 약재와 혼합이 어려우면 적당량의 물로 희석하여 약재에 골고루 섞는다.<br>③ 약재를 구운 후 식초를 넣을 때는 솥 한쪽에서 식초를 부으면서 다른 한쪽에서는 약재를 뒤집어 주면서 섞는 것이 좋다.<br>④ 화력이 강하면 좋지 않으므로 문화(文火)로 가열하면서 뒤집어 준다.<br>⑤ 수지류나 동물성 약재는 초자(醋炙)하는 중간에는 자주 저어주어야 하고, 끝난 직후에는 바로 용기에서 꺼내야 한다. 그렇지 않으면 약재가 서로 달라붙어 덩어리가 되는데 이것은 약재로의 균일한 열전달을 막아 약재가 완전히 구워지지 않거나 타게 된다. |

## ❸ 염자법(鹽炙法 : 소금물로 굽기)

깨끗이 세척하여 절단한 약재에 일정량의 소금물을 넣고 저으면서 굽는 방법이다.

| | |
|---|---|
| 목　　적 | ① 보신고정(補腎固精), 자음강화(滋陰降火), 이뇨(利尿), 지통(止痛) 작용을 강화한다.<br>예 보신고정(補腎固精) 강화 : 두충(杜冲), 보골지(補骨脂), 파극천(巴戟天), 가구자(家韮子) 등<br>예 자음강화(滋陰降火) 강화 : 지모(知母), 황백(黃柏) 등<br>예 지통(止痛) 강화 : 귤핵(橘核), 소회향(小茴香), 여지핵(荔枝核) 등<br>예 축뇨(縮尿) 강화 : 차전자(車前子), 익지인(益智仁) 등<br>② 약효를 하행(下行)하게 하여 치료 효과를 높인다.<br>예 두충(杜仲), 보골지(補骨脂), 파극천(巴戟天) 등<br>③ 약재의 맵고 메마른 성질을 완화한다.<br>예 보골지(補骨脂), 익지인(益智仁) 등 |
| 보료 용량 | 약재 1kg당 소금 20~30g을 사용하는데, 사용되는 소금물은 소금과 물을 1 : 3 |

| | |
|---|---|
| | ~ 1:6의 비율로 녹인 후, 위층의 맑은 용액만 취하여 사용한다. |
| 방 법 | ① **먼저 소금물을 부은 후에 약재를 굽는 방법** : 알맞은 소금물을 만들어 약재와 섞은 후, 소금물이 약재에 충분히 침투하면 용기에 넣고 문화(文火)로 굽는다. 약재의 표면이 연한 황색이 되고 향기가 날 때 꺼내어 식힌다.<br>② **먼저 약재를 굽다가 소금물을 붓는 방법** : 먼저 약재를 용기에 넣고 문화(文火)로 가열하는데 약재 표면이 연한 황색이 되고 향기가 나면서 약간 부풀어 오르면, 소금물을 붓거나 뿌리면서 굽는다. 공정이 끝나면 꺼내 식히고 건조한다. 이 방법은 차전자(車前子), 지모(知母)와 같이 점액질이 비교적 많이 함유된 약재들에 사용된다. |
| 주의 사항 | ① 소금을 용해시킬 물의 양은 약재가 흡수하는 상황을 보면서 정하는데 일반적으로 소금과 물을 1:3 ~ 1:6의 비율로 한다.<br>만약 물의 양이 과다하게 많으면 약재로의 소금 흡수가 낮아지고, 건조하기가 어렵다. 또한, 물의 양이 너무 적으면 소금물과 약재가 골고루 섞이지 않는다.<br>② 차전자(車前子), 지모(知母)와 같이 점액질이 비교적 많이 함유된 약재들은 먼저 약재를 굽다가 소금물을 붓는 방법이 좋다.<br>그 이유는 약재 내부가 물에 의해 호화(糊化) 현상이 일어나 흡수가 어렵고, 가열할 때 솥에 눌어붙는 점과(粘鍋) 현상이 일어나기 때문이다. 그러므로 먼저 약재를 가열하여 수분을 제거하고 약재의 재질이 푸석푸석하게 한 후 소금물을 뿌려 흡수가 잘되도록 한다.<br>③ 화력은 문화(文火)로 15~20분 정도로 굽는 것이 좋다. 만일 강한 무화(武火)를 사용하면 소금물의 수분이 빨리 증발하면서 소금이 솥에 눌어붙게 되어 염자(鹽炙) 고유의 목적을 달성할 수 없게 된다. |

## ❹ 강자법(薑炙法 : 생강즙으로 굽기)

깨끗이 세척하고 절단한 약재에 일정량의 강즙(薑汁)을 넣고 굽는 것이다.

| | |
|---|---|
| 목 적 | ① 한성(寒性)을 줄여주고, 화위지구(和胃止嘔) 작용을 증강한다.<br>예 황련(黃連), 죽여(竹茹) 등<br>② 부작용을 완화하며 치료 효과를 증강한다.<br>예 후박(厚朴)을 강자(薑炙)하면 인후를 자극하는 부작용은 줄면서, 온중(溫中) · 화습(化濕) · 제창(除脹)의 효능은 강화된다. |
| 보료 용량 | ① 생강(生薑)의 사용량은 일반적으로 약재 1kg당 생강 100~150g이다.<br>② 만약 생강(生薑)이 없으면 건강(乾薑)의 끓인 즙을 사용할 수 있는데 사용량은 생강의 1/3 즉 30~50g이다. |
| 강 즙 제 조 | ① **찧어 만든 강즙(搗汁)** : 신선한 생강(生薑)을 깨끗이 씻어서 적당한 크기로 자른 다음 돌절구 등에 넣고 적당량의 물과 함께 짓찧어서 압착기로 즙을 짠다. 남은 찌꺼기는 다시 맑은 물과 넣어 함께 혼합하고(2 : 1 비율) 압축하여 즙을 취한다. 이런 방법으로 반복하여 생강즙(生薑汁)을 만들어 사용한다.<br>② **끓여 만든 강즙(煮汁)** : 신선한 생강(生薑) 또는 건강(乾薑)을 솥에 넣고 물과 같이 끓인 후 그 액만 여과한다. 남은 찌꺼기는 다시 맑은 물과 같이 끓인 후 한 번 더 여과한 후, 먼저 여과한 용액과 합해서 사용한다. |
| 방 법 | ① 깨끗한 약재에 일정량의 강즙(薑汁)을 붓거나 뿌린 후 밀폐해 둔다. 강즙(薑汁)이 약재 내부로 충분히 흡수되면, 용기에 넣고 문화(文火)로 가열하여 구운 후 꺼내 식힌다. |
| 주의 사항 | ① 강즙(薑汁)을 제조할 때 넣는 물은 많이 사용하지 말고, 만들어진 강즙(薑汁)과 남은 생강 찌꺼기의 비율이 1 : 1 정도가 좋다.<br>② 약재와 강즙(薑汁)을 섞은 후에는 밀폐 시간을 길게 하여 강즙(薑汁)이 충분히 약재 내부로 흡수되도록 한다. 화력도 문화(文火)가 좋다. |

## ❺ 밀자법(蜜炙法 : 꿀로 굽기)

깨끗이 세척하여 절단한 약재에 일정량의 연밀(煉蜜)을 가해 굽는 것을 말한다.

| | |
|---|---|
| 목　적 | ① 윤폐(潤肺) · 지해(止咳) · 청폐(淸肺)의 효능을 강화한다.<br>예 과루인(瓜蔞仁), 과루피(瓜蔞皮), 관동화(款冬花), 백부근(百部根), 백전(白前), 백합(百合), 비파엽(枇杷葉), 상백피(桑白皮), 상엽(桑葉), 선복화(旋覆花), 자완(紫菀) 등<br>② 보비(補脾) · 익기(益氣) 효능을 강화한다.<br>예 감초(甘草), 금앵자(金櫻子), 당삼(黨參), 승마(升麻), 황기(黃芪) 등<br>③ 윤조(潤燥) · 퇴열(退熱) 효능을 강화한다.<br>예 백미(白薇), 승마(升麻) 등<br>④ 강한 약성을 완화한다.<br>예 마황(麻黃)을 밀자(蜜炙) 하면 강한 발한(發汗) 작용은 줄어들고 지해평천(止咳平喘) 작용은 강화된다.<br>예 계지(桂枝)를 밀자(蜜炙) 하면 온신(溫辛)한 성질과 발산(發散)의 효능이 약해지고, 온중(溫中) · 보허(補虛) · 산한(散寒) · 지통(止痛)의 효능은 강화된다.<br>⑤ 나쁜 맛과 냄새 및 부작용을 줄인다.<br>예 마두령(馬兜鈴)의 고한(苦寒)한 성미는 위를 자극하여 용토(涌吐) 하게 하는데, 밀자(蜜炙) 하면 지해(止咳) 작용은 강화되는 대신 구토는 하지 않게 된다. |
| 보료 용량 | ① 연밀(煉蜜)의 사용량은 약재의 성질에 따라 결정한다. 일반적으로 재질이 푸석푸석하고 섬유질이 많은 약재는 꿀을 많이 사용하고, 재질이 견고하고 끈끈하거나 기름 성분을 많이 함유한 약재는 꿀을 적게 사용한다.<br>② 통상적으로 약재 1kg당 연밀 100~250g을 사용한다. |
| 방　법 | ① **먼저 꿀에 버무린 후에 약재를 굽는 방법** : 우선 연밀(煉蜜)을 적당량의 물로 희석한 후 약재와 골고루 섞어 밀폐된 곳에 둔다. 연밀(煉蜜)이 점차 약재 내부로 스며들면 솥에 넣고 문화(文火)로 굽는다. 색이 짙어지면서 손에 묻지 |

| | |
|---|---|
| | 않을 정도까지 구운 후 말린다. 식으면 빨리 저장한다.<br>○ 약재 1kg당 연밀 200~250g<br>② **먼저 약재를 굽다가 꿀을 붓는 방법** : 약재를 솥에 넣어 문화(文火)로 가열한다. 색이 짙어질 정도가 되면 일정량의 연밀(煉蜜)을 부으면서 신속하게 뒤집어 주어 약재와 꿀이 잘 섞이도록 한다. 약재와 꿀이 잘 섞였으면 꿀이 손에 묻지 않을 정도까지 구운 후 말린다. 약재가 완전히 식은 후에 빨리 보관한다.<br>○ 약재 1kg당 연밀 100g<br>③ 일반적으로 밀자(蜜炙)는 ①의 방법으로 시행하나, 일부 재질이 단단하여 꿀이 쉽게 흡수되지 않는 약재들은 ②의 방법으로 수분을 제거하고 재질을 바삭바삭하게 하여 꿀이 쉽게 흡수될 수 있도록 한다.<br>④ 연구에 의하면 황기밀자(黃芪蜜炙)의 경우 꿀에 버무린 후 70~80℃에서 2시간 말리면 전통적인 밀자법(蜜炙法)을 대체할 수 있다고 한다. |
| 수의 사항 | ① 연밀(煉蜜)을 만들 때 꿀이 넘치거나 타는 것을 방지해야 하므로 화력을 강하게 하지 않는다.<br>② 너무 오래된 연밀(煉蜜)은 약재에 침투가 잘 안 되기 때문에 적합하지 않다.<br>③ 연밀(煉蜜)이 지나치게 걸쭉하면 적당량의 물로 희석하는데, 물의 양은 연밀량(煉蜜量)의 1/2~1/3 정도로 한다. 만일 물의 양이 너무 많으면 약재를 건조하기 어려우며 완성품에 곰팡이가 생기기 쉽고, 너무 적으면 꿀이 약재 내부로 골고루 침투하지 못한다.<br>④ 연밀(煉蜜)을 약재에 침투시킬 때에는 서서히 흡수되도록 4~5시간 이상 두어야 좋다. 온도가 낮을 때에는 더 길어야 한다.<br>⑤ 밀자(蜜炙) 할 때도 화력을 약하게 해야 약재의 타는 것을 방지할 수 있고, 수분이 최대한 증발하도록 비교적 장시간 가열해야 완성품에 곰팡이 발생을 방지할 수 있다.<br>⑥ 밀자(蜜炙) 한 약재를 식힌 다음에는 밀폐하여 저장하여야 흡습 및 변질하는 것을 방지할 수 있다. 저장은 직사광선이 없으면서 통풍이 잘되는 건조하고 서늘한 곳이 좋다. |

### ❻ 유자법(油炙法 : 기름으로 굽기)

깨끗이 세척하고 절단한 약재를 일정량의 유지(油脂)와 함께 가열 처리하여 굽는 것이다. 수법(酥法)이라고도 한다.

사용되는 보료로는 식물유와 동물유가 있으나, 보통 마유(麻油), 양지유(羊脂油) 등이 주로 사용되고, 채유(菜油), 수유(酥油) 등도 응용할 수 있다.

| | |
|---|---|
| 목　적 | ① 치료 효과를 강화한다.<br>　예 음양곽(淫羊藿) 등<br>② 재질이 바삭바삭해져 분쇄에 편리하다.<br>　예 삼칠근(三七根), 합개(蛤蚧), 표골(豹骨) 등 |
| 보료 용량 | 약재에 충분히 흡수될 정도면 적당하다. |
| 방　법 | ① **유출(油炪)** : 양지유 등의 동물성 지방을 잘게 절단하여 솥에 넣고 가열한 후 찌꺼기는 버리고 연유(煉油)를 만든다. 이 양지유(羊脂油)에 약재를 섞은 다음 문화(文火)로 기름이 모두 흡수될 때까지 볶는데 약재 표면이 반질반질할 때 꺼내어 식힌다.<br>　이 방법을 유초(油炒)라고 한 서적도 있다. 그러나 가보료초법(加輔料炒法)은 고체 보료를, 자법(炙法)은 액체 보료를 사용한다고 정의한 기준에서 보면 용어가 적절하지 않다. 그러므로 초법(炒法)과 같은 조작 과정이지만 출(炪)이라는 새로운 용어로 정의한다.<br>　그러나 이 경우도 가보료초법(加輔料炒法)은 용기를 통한 간접 가열 방식, 자법(炙法)은 불길 속에서 직접 가열하는 방식이라는 기준에서 보면 아직도 논란이 있다. 앞으로 좀 더 많은 연구와 새로운 기준의 마련이 필요한 부분이라 하겠다.<br>② **유작(油炸)** : 식물유를 솥에 넣고 문화(文火)로 가열한다. 보료의 양은 약재 1kg당 식용유 200~300g으로 한다. 기름이 끓으면 약재를 넣고 튀기는데, 약재 색깔이 연한 황색이면서 질이 바삭바삭하면 꺼낸다. 남아있는 기름을 걸 |

| | |
|---|---|
| | 러내고 눌러서 분쇄한다. 유잡법(油煤法)이라고도 한다.<br>③ **유지도수홍고(油脂塗酥烘烤)** : 동물의 뼈를 짧은 단상(段狀)으로 썰어서 화로에 따뜻하게 구운 후 기름을 바른 후 다시 굽는다. 기름이 뼛속으로 스며들면 다시 기름을 바르고 굽는다. 재질이 바삭바삭할 때까지 반복한 다음 식혀서 분쇄한다. 동물의 뼈가 아닌 기타 약재는 직접 기름을 발라서 바삭바삭할 때까지 구우면 된다. |
| 주의 사항 | ① 약재를 유작(油炸)할 때에는 온도가 비교적 높으므로 시간 조절에 유의하여야 한다. 그렇지 않으면 약재가 타서 효능이 감소하거나 상실된다. |

### ❼ 기타자(其他炙 : 기타 굽기)

상기한 자법(炙法) 이외에도 보료의 종류에 따라 유자(乳炙), 동변자(童便炙), 별혈자(鼈血炙), 감초수자(甘草水炙), 미감수자(米泔水炙), 석회수자(石灰水炙), 흑두즙자(黑豆汁炙), 담즙자(膽汁炙), 오수유즙자(吳茱萸汁炙), 나복즙자(蘿菔汁炙) 등이 있다.

## 4 외법(煨法 : 묻은 불로 굽기)

약재를 일정 시간 꺼지지 않게 한 묻은 불로 가열하는 방법이다. 이때 사용되는 불은 주로 잿불이나 간혹 활석분(滑石粉)이나 모래 속의 열기를 이용할 수도 있고, 약재도 그냥 사용하거나 겉을 밀가루, 활석분(滑石粉), 종이 등과 같은 특정 보료로 싸는 예도 있다. 『설문해자(說文解字)』에는 '煨, 盆中火, 從火, 畏聲'이라 하여 화로 속에 있는 불로 가열한 것으로 설명하고 있다.

포제 목적은 약재 중에 있는 자극적인 기름이나 정유 성분 등을 제거하고, 약효를 적당하게 개선하는 데 있다. 가자(訶子), 육두구(肉豆蔻), 갈근(葛根), 목향(木香), 천마(天麻) 등을 가공하는 데 많이 사용한다.

외법(煨法)은 대량 가공에는 어려움이 많다. 그래서 가보료초법(加輔料炒法), 탕법

(燙法) 등으로 대체하기도 하지만, 외법(煨法)과 가보료초법(加輔料炒法)은 다음과 같은 점에서 구별이 된다.

| | 외 법 | 가보료초법 · 탕법 |
|---|---|---|
| 보 료 용 량 | 많다 | 적다 |
| 가 열 온 도 | 낮다 | 높다 |
| 가 열 시 간 | 길다 | 짧다 |
| 뒤집는 빈도 | 적다 | 많다 |

외법(煨法)은 사용되는 보료의 종류에 따라 다음과 같이 나뉜다.

| | |
|---|---|
| 활석분외<br>(滑石粉煨) | ① 약재에다 일정한 양의 물을 뿌려서 축축하게 한다.<br>② 약재를 광주리에 넣고 활석분을 3~4층 정도로 뿌려 대략 3mm의 두께로 만든 다음 그늘에서 70% 정도 말린다.<br>③ 별도로 일정량의 활석분(滑石粉)을 용기에 넣어 약한 불로 가열한 후, 활석분(滑石粉)으로 싼 약재를 가열한다.<br>④ 약재가 탄 황색을 띠면서 향기가 나면 꺼내 체로 친 후 시원한 그늘에 널어 식으면 약재를 쌌던 보료를 벗긴다. |
| 면과외<br>(麵裹煨) | ① 밀가루를 물로 반죽한 후 약재를 싼다.<br>② 면피(麵皮)로 싼 약재를 용기에 넣고 가열하거나, 잿불 속에 넣고 가열한다.<br>③ 면피(麵皮)의 색깔이 황흑색이 되면 꺼내어 냉각된 후에 면피(麵皮)를 제거하고 사용한다.<br>④ 외법(煨法) 중에서 가장 많이 사용된다. |
| 지장외<br>(紙漿煨) | ① 종이로 3겹 이상 싸서 물속에 넣어 축축하게 한다.<br>② 용기 내에서 가열되는 뜨거운 모래나 잿불 속에 묻어 종이가 초흑색이 될 때까지 가열하여 꺼낸 후 식으면 종이를 제거한다. |

| | |
|---|---|
| 격지외(隔紙煨) | ① 약재를 습기나 기름기를 흡수할 수 있는 종이 위에 평평하게 깔고, 그 위에 다시 약재로 층층이 쌓아 놓는다.<br>② 화로 옆에 놓아 쬐어 말린다.<br>③ 약재 속의 정유 및 기름 성분 등을 종이에 스며들게 하여 약재의 자극성과 부작용을 감소시킨다. |
| 홍외(烘煨) | ① 약재를 철사망 등에 올려놓고 화로로 가열하거나, 홍방(烘房) 중에 넣어 가열한다.<br>② 약재의 정유 성분 등을 제거하고자 할 때 사용한다.<br>③ 홍법(烘法)는 외법(煨法)의 하나로 운용하기도 하나, 일반적으론 홍배법(烘焙法)에 포함되어 건조법 또는 약한 포법(炮法)으로 운용되는 경우가 더 많다. |
| 기타외(其他煨) | 이외에도 약재를 직접 잿불 속에 묻고 태워 약재가 열을 받아 발포되도록 하거나 혹은 터지게 하여 약재의 질을 바삭바삭하고 부드럽게 하는 방법 등이 있다. |

## 5 증법(蒸法 : 찌기)

증법(蒸法)은 찜통이나 시루와 같은 용기에 깨끗이 세척하고 절단한 약재와 물 또는 보료를 산격을 두고 넣은 후 증기 등으로 가열하는 방법이다.

| | |
|---|---|
| 목 적 | ① 약재의 성질과 효능을 변화시켜 사용 범위를 넓힌다.<br>예 생지황(生地黃)의 성질은 차가워서 청열양혈(淸熱凉血) 있는데, 이것을 술로 구증구폭(九蒸九曝) 하면 숙지황(熟地黃)이 되어서 온보(溫補) 성질이 생긴다.<br>예 하수오(何首烏) 생품은 평고(平苦)하여 해독(解毒) · 소옹(消癰) · 윤장통변(潤腸通便)의 효능이 있는데, 이를 흑두즙(黑豆汁)으로 찌면 온감(溫甘)하여 자음보신(滋陰補腎) · 양간익혈(養肝益血) · 오수발(烏鬚髮) · 강근골(强筋骨)한다. |

| | |
|---|---|
| | 예 여정자(女貞子) 생품은 자음윤조(滋陰潤燥)·청간명목(淸肝明目)하지만, 주증(酒蒸)을 하면 자보간신(滋補肝腎) 한다.<br>예 희렴(豨薟) 생품은 청간열(淸肝熱)·해사독(解邪毒)하지만, 주증(酒蒸) 하면 거풍습(祛風濕)·강근골(强筋骨)·지비통(止痺痛) 한다.<br>예 오미자(五味子) 생품은 염폐지해(斂肺止咳) 하지만, 주증(酒蒸) 하면 익신고정(益腎固精)하고, 초증(醋蒸) 하면 산삽수렴(酸澁收斂)의 효능이 더욱 강화된다.<br>② 약재의 부작용이 감소된다.<br>예 대황(大黃) 생품은 복통 설사를 유발하나, 주증(酒蒸) 한 후에는 사하(瀉下) 작용이 약해져 복통과 같은 부작용이 줄어든다.<br>예 황정(黃精) 생품은 인후를 자극하는데 찌면 줄어든다.<br>③ 약효를 보존하고 저장하기에 편리하다.<br>예 상표초(桑螵蛸)는 생품을 쪄서 충란(蟲卵)을 죽여 저장하여야 한다.<br>예 황금(黃芩)을 찌면 wogonoside, baicalin 등의 성분 보존에 좋다.<br>예 산수유(山茱萸)를 찌면 건조시간을 줄여서 보관에 편리하다.<br>예 인삼(人蔘)을 쪄서 홍삼(紅蔘)으로 만들면 저장 기간이 10년으로 늘어나고 새로운 약리작용이 나타난다.<br>④ 연화하여 절편 하기에 편하다.<br>예 모과(木瓜), 천마(天麻), 현삼(玄參) 등은 재질이 단단하고 당을 비교적 많이 함유하기 때문에 만약 물에 담가 연화시키고자 하면 수분이 쉽게 스며들지 않을뿐더러 오랫동안 물에 담가두면 유효 성분이 많이 손실된다. 이런 경우 찌게 되면 단시간 내에 유효 성분의 손실을 최소화하면서 연화를 시킬 수 있고, 생산된 음편의 모양도 보기 좋으며 건조 또한 쉽다.<br>⑤ 교미교취(矯味矯臭)의 작용을 한다. |
| 방 법 | ① 찔 약재들을 깨끗이 세척하여 크기별로 나눈다.<br>② 이때 재질이 단단한 것들은 1~2시간 정도 물에 불려서 찌는 효과를 강화한다. 액체 보료와 함께 찌는 약재들은 보료를 이용한다. |

| | |
|---|---|
| | ③ 약재들을 불린 다음에는 깨끗이 씻어서, 시루나 찜통 등의 용기에 넣어 물이 나 보료와 간격을 두고 가열한다.<br>④ 찌는 시간은 약재에 따라서 다르다. 짧게는 1~2시간 길게는 10시간이 넘으며, 숙지황(熟地黃) 같은 약재들은 반복하여 쪄야 한다. |
| 주의 사항 | ① 액체 보료와 함께 찌는 약재는 반드시 보료가 흡수된 다음 쪄야 한다.<br>② 찌는 과정은 일반적으로 먼저 무화(武火)를 사용하여 빠르게 온도를 높이고 그 후에 문화(文火)로 화력을 조절하여 솥에 충분한 증기를 유지하게 시킨다. 하지만 밀폐하지 않은 용기로 주증(酒蒸) 할 때는 먼저 문화(文火)를 사용해야 술이 빨리 증발하는 것을 방지할 수 있다.<br>③ 찔 때는 화력과 시간에 주의해야 한다. 시간이 너무 짧으면 증법(蒸法)의 효과가 떨어지게 되고, 시간이 너무 길면 약효 손실, 약재 손상 및 건조에서의 어려움이 발생한다.<br>④ 장시간 쪄야 하는 약재는 끓는 물을 계속 보충해 주어야 한다. 물이 떨어지면 약재의 품질에 영향을 끼치기 때문에 물을 마르게 해서는 안 된다.<br>⑤ 밤과 낮으로 계속 쪄야 할 때는 안전사고에 유의하여야 한다. |

증법(蒸法)은 보료의 유무, 사용 방법 및 종류, 가열할 때 사용되는 증기의 종류 등에 따라 여러 방식으로 나뉜다.

| | | |
|---|---|---|
| 보료의 유무 | 청증법 (淸蒸法) | 보료를 넣지 않고 물로만 찌는 방법. |
| | 가보료증법 (加輔料蒸法) | 보료를 넣고 찌는 방법. |
| 증기의 사용방식 | 직접증법 (直接蒸法) | 밀폐된 용기에 들어있는 약재를 같은 용기 내에서 발생한 증기를 이용하여 찌는 방법. |
| | 간접증법 (間接蒸法) | 밀폐한 용기에 들어있는 약재를 다른 곳에서 발생한 증기를 이용하여 찌는 방법. |

| | | |
|---|---|---|
| 보 료 의<br>사용방식 | 침증법<br>(浸蒸法) | 약재를 보료액에 일정 시간 담근 후 찌는 방법. |
| | 반증법<br>(拌蒸法) | 약재에 보료액을 뿌린 후 버무리고 찌는 방법. |
| 보 료 의<br>종 류 | 주증법<br>(酒蒸法) | ① 보료로 술을 사용하는 방법.<br>② 보료 용량 : 약물 1kg당 황주(黃酒) 500g |
| | 초증법<br>(醋蒸法) | ① 보료로 식초를 사용하는 방법.<br>② 보료 용량 : 약물 1kg당 식초 300g |
| | 염증법<br>(鹽蒸法) | ① 보료로 소금물을 사용하는 방법.<br>② 보료 용량 : 약물 1kg당 식염 20g |
| | 강증법<br>(薑蒸法) | ① 보료로 강즙을 사용하는 방법.<br>② 보료 용량 : 약물 1kg당 생강 150g |
| | 두부증법<br>(豆腐蒸法) | ① 蒸法을 시행할 약물을 두부 위에 놓은 다음, 그 위를 두부로 덮고 난 후, 찌는 방법. |
| | 분증법<br>(粉蒸法) | ① 약재에 쌀가루로 옷을 입혀 찌는 방법. |
| | 포증법<br>(包蒸法) | ① 약재를 연잎, 종이 등에 싸서 찌는 방법. |
| | 조증법<br>(糟蒸法) | ① 약재를 다른 보료와 술지게미를 혼합하여 만든 즙 등으로 싼 후 찌는 방법. |
| | 상장증법<br>(上漿蒸法) | ① 약재를 달걀흰자나 전분 등으로 싸서 찌는 방법. |

## 6 자법(煮法 : 삶기)

깨끗이 세척하고 절단한 약재를 솥에 넣어 적당량의 물과 함께 삶는 방법이다.

| | |
|---|---|
| 목 적 | ① 약재의 독성을 제거하거나 감소시켜 주는 데 있어서 자법(煮法)은 매우 효율적이다. 그리하여 '水煮三沸, 百毒俱消'이라는 말도 있다.<br>예 생천오(生川烏), 부자(附子), 백부자(白附子), 원화(芫花), 유황(硫黃) 등<br>② 약성을 바꾸어 약효를 높인다.<br>예 원지(遠志)를 감초수(甘草水)로 삶으면 독성은 줄어들지만, 안신익지(安神益智) 작용은 높아진다.<br>③ 약재를 청결하게 한다.<br>예 진주(珍珠)를 두부에 넣고 삶으면 불순물이 두부에 흡수되고 분말로 만들기에 쉽다.<br>④ 약물의 순도를 높인다.<br>예 망초(芒硝)와 나복즙(蘿菔汁)을 함께 삶은 다음 냉각시키면 망초(芒硝)의 순도가 높아진다.<br>⑤ 가공이나 저장에 편리하다.<br>예 아출(莪朮), 현호색(玄胡索) 등을 식초에 삶으면 절편(切片) 하기 쉽다. |
| 방 법 | 자법(煮法)은 약재의 성질, 보료의 기원 및 가공 조건에 따라 구체적인 방법은 다를 수 있으나, 일반적인 방법은 다음과 같다.<br>① 삶을 약재를 깨끗이 세척한 후 크기별로 나눈다.<br>② 약재를 솥에 넣어 물과 함께 끓인다.<br>③ 만일 보료를 사용하는 경우라면 같이 넣거나 잠시 후에 넣는다. 이때 액체 보료일 때는 약재에 충분히 흡수되도록 하고, 고체 보료일 때는 대부분 잘게 부수어 넣는다.<br>④ 시간은 일반적으로 중심에 백심(白心)이 없을 때까지 삶는데 될 수 있으면 빨리 끝내도록 한다.<br>⑤ 화력은 일반적으로 무화(武火)를 사용한 후 문화(文火)를 사용하여, 100℃ 정도에서 가열한다.<br>⑥ 물 사용량은 삶는 시간과 약재 용량에 따라 정한다. 즉 삶는 시간이 길면 물 사용량이 많아야 하고, 짧으면 적게 넣는다.<br>⑦ 삶은 후에는 솥에서 꺼내어 즉시 햇볕이나 건조기에서 건조를 시켜야 한다. |

| | |
|---|---|
| | 단 절단할 때는 완전히 건조되기 전에 음편으로 절단하여 건조한다. |
| 주의 사항 | ① 물의 양이 지나치게 많으면 우러난 약액(藥液)이 재흡수 되지 못하여 약효 손실이 발생한다.<br>② 물의 양이 너무 적으며 속까지 완전히 삶을 수가 없으므로 품질이 떨어진다.<br>③ 삶는 과정에서 우러난 약액은 일반적으로 모두 흡수 될 때까지 삶는 것이 적당하나, 일부 유독한 약재들은 독성이나 잡질 제거를 위해 일정한 정도까지 삶은 후 건져낸다. |

자법(煮法)은 보료의 유무에 따라 청자법(淸煮法)와 보료공자법(輔料共煮法)으로 나뉜다. 보료를 이용하는 보료공자법(輔料共煮法) 중에 대표적인 것들을 소개한다.

| | | |
|---|---|---|
| 초자법<br>(醋煮法) | 방법 | ① 깨끗하게 세척한 약재에 식초를 골고루 버무려 식초가 약재 내부까지 스며들게 한다.<br>② 용기에 넣고 문화로 식초가 전부 흡수되도록 삶는다.<br>③ 꺼내어 그늘에 널어 말린다. 절단하고자 할 때는 조금 덜 말랐을 때 시행한다. |
| | 보료 용량 | 약재 1kg당 식초 300g |
| | 주의 사항 | ① 삶기 전에 식초가 약재의 내부 중심에까지 적셔져야 한다. 그렇지 않으면 쉽게 삶아지지 않는다.<br>② 화력을 너무 강하게 하지 말고, 열이 골고루 받도록 부지런히 저어야 한다. 그렇지 않으면 타거나 솥에 눌어붙는다. |

| | | |
|---|---|---|
| 강자법<br>(薑煮法) | 방법 | ① 일정량의 생강편을 끓이다가 깨끗이 세척한 약재를 넣는다.<br>② 2시간 정도 달여 생강즙이 모두 흡수되게 한다.<br>③ 꺼내어 통풍이 잘되는 곳에서 말린다. |
| | 보료 용량 | 약재 1kg당 생강 100g을 달인 물 |
| | 주의 사항 | 초자법(醋煮法)을 참고한다. |

## 7 천법(燀法 : 데치기)

약재를 끓는 물에 넣고 데쳐서 마른 껍질을 제거하는 방법으로 작법(焯法)이라고도 한다.

| | |
|---|---|
| 목 적 | ① 유효 성분의 보존<br>　예 행인(杏仁), 도인(桃仁) 등<br>② 독성의 약화<br>　예 행인(杏仁), 백편두(白扁豆) 등<br>③ 비약용 부위 제거<br>　예 행인(杏仁), 도인(桃仁), 백편두(白扁豆) 등 |
| 방 법 | ① 용기에서 물을 끓이든지 구멍이 있는 용기에 끓는 물을 붓는다.<br>② 정선된 약재를 용기에 넣고 5~10분 동안 지속해서 저어주면서 데친다.<br>③ 껍질이 팽창하여 손으로 비볐을 때 쉽게 벗겨지면 즉시 꺼내어 냉수에 담갔다가 꺼낸다.<br>④ 비벼서 껍질과 씨앗을 분리한 후 건조한다.<br>⑤ 키나 체로 쳐서 껍질을 버리고 보관한다. |
| 보료 용량 | 물의 양은 약재의 10배 정도이다. |
| 주의 사항 | 유효 성분의 감소를 방지하기 위하여 작업시간이 너무 길면 안 된다. |

천법(燀法)의 작업 방법을 반대로 하여 소정의 목적을 달성하고자 하는 포제 방법도 있는데 이를 반작법(反焯法)이라 한다. 그 방법은 다음과 같다.

**【반작법(反焯法)】**

| | |
|---|---|
| 방 법 | ① 먼저 용기를 180℃ 정도로 예열한다.<br>② 용기에 약재를 넣고 2~3분 동안 초법(炒法)을 시행한다.<br>③ 용기에 끓는 물을 가하여 5분 동안 둔 뒤에 꺼내어 건조한다. |
| 보료 용량 | 물의 양은 약재의 2배 정도이다. |

## 8 돈법(炖法 : 졸이기)

약재를 약한 불에 장시간 고아 졸이는 것으로 돈법(燉法)이라고도 한다. 이 방법은 증법(蒸法)과 자법(煮法)이 각각의 작업 중에 보료와 약재의 기미(氣味)가 휘발산실(揮發散失)되어 약효가 저하되며 소정의 약물 포제 목적을 달성하는 데에 미흡한 면이 있는 것을 개선한 방법이다.

돈법(炖法)의 작업시간은 비교적 길고, 가열 과정 중 용기는 밀폐시켜, 보료와 약재의 기미(氣味)가 휘발되지 않도록 한다.

하수오(何首烏), 여정자(女貞子), 지황(地黃), 황정(黃精), 육종용(肉蓯蓉), 산수유(山茱萸), 오미자(五味子) 등에 사용한다. 대표적인 돈법(炖法)은 다음과 같다.

| | | |
|---|---|---|
| 주돈법<br>(酒炖法) | 방법 | ① 약재를 깨끗이 씻어 작은 단지에 넣고 일정량의 술을 골고루 뿌려 축인 후, 3~4시간 정도 밀폐시켜 술이 약재 조직 내부까지 스며들게 한다.<br>② 약재와 술이 있는 단지를 적당량의 물이 부어져 있는 솥 안에 넣고 수증기로 술이 모두 흡수될 때까지 장시간 졸여서, 약재가 암흑색으로 변하면 꺼내어 식힌 다음 햇볕에 건조한다. |
| | 보료 용량 | ① 과실류 약재 1kg당 황주 200g<br>② 근경류 약재 1kg당 황주 300g |
| | 주의 사항 | ① 약재를 크기에 따라 분류하여야, 작업시간을 조절하고 화력을 조절하기가 편리하다.<br>② 작업시간은 보통 48~72시간 정도인데, 과실류의 약재는 8시간 정도이다.<br>③ 작업 도중에 불이 꺼지거나 물이 떨어지지 않도록 해야 한다.<br>④ 작업 후에 남은 약즙은 약재 위에 뿌리면서 햇볕에 말린다. |

| | | |
|---|---|---|
| 초돈법<br>(醋炖法) | 방법 | ① 깨끗한 약재에 일정량의 식초를 골고루 뿌려 축여서 3~4시간 정도 밀폐하여 식초가 약재 내부까지 스며들게 한다.<br>② 이 약재들을 용기에 남은 식초와 함께 단지에 넣어, 물이 부어져 있는 솥 안에 넣고, 수증기로 식초가 모두 흡수되고 약재 표면이 암흑색이 될 때까지 졸인 후 꺼내어 그늘에 널어 건조한 다음 보관한다. |
| | 보료 용량 | 약재 1kg당 식초 150~200g |
| | 주의 사항 | 주돈법(酒炖法)과 같다. |

## 9 단법(煅法 : 달구기)

광물성류, 동물골격류, 패각류 및 일부 식물류 약재들을 무연화로(無煙火爐)나 내화용기(耐火用器)에 넣고 대략 150~1,500℃ 정도로 가열하는 방법으로, 하법(煆法)이라고도 한다.

단법(煅法)의 유래는 매우 오래되었다. 『오십이병방(五十二病方)』에서는 일종의 가열방법인 번법(燔法)으로 광물성 약재, 동물성 약재와 약간의 식물성 약재를 처리한 기록이 있으며, 『황제내경(黃帝內經)』에 기록된 13가지의 처방 중에서 생철락음(生鐵落飮), 소금단(小金丹: 辰砂, 雄黃, 雌黃 등을 단법으로 처리해 만든 약물), 좌각발번치(左角髮燔治)의 3가지는 단법(煅法)을 사용해 만든 약물들이다. 또한 『금궤옥함경(金匱玉函經)』에서는 '有須燒煉炮炙, 生熟有定'이라 하였는데, 여기서 '燒'와 '煉'은 가열 온도나 시간이 다른 번법(燔法)인 것이다. 이후 위진남북조(魏晉南北朝) 시대에는 연단술(煉丹術)이 깊이 연구되었는데 이때 단법(煅法)은 주요 연구 대상이었다. 이런 연구는 당대(唐代)에도 이어져 여러 약물을 단법(煅法)으로 가공하는 많은 연구가 있었으며 이들 성과는 지금까지도 전해져 사용되고 있다.

단법(煅法)은 일반적으로 가열 방식과 보료 사용 여부에 따라 명단법(明煅法), 민단법(悶煅法), 단쉬법(煅淬法)으로 구분하나, 일부 학자들은 민단법(悶煅法)과 초탄법(炒炭法)을 합쳐서 별도로 제탄법(製炭法)이라고 하기도 한다.

단법(煅法)의 목적은 다음과 같이 요약할 수 있다.

| | |
|---|---|
| 목 적 | ① 재질이 단단한 약재를 연하고 잘 부서지게 하여, 조제와 제제에 편리하도록 하고 유효 성분 추출에도 도움이 되도록 한다.<br>광물성류, 동물골격류, 패각류 같은 약재들은 매우 단단하여 사용하기에 불편하다. 이런 약재에 열을 가하면 팽창과 수축비의 차이에 의하여 약재의 입자 사이에 구멍과 틈이 생긴다. 이렇게 되면 약재의 재질은 바삭바삭하게 되어 분쇄가 쉬울 뿐만 아니라 조제와 제제에도 편리하고 유효 성분 추출에도 도움이 된다.<br>② 약재에 이화학적 변화를 일으켜 약효를 강화하거나 새로운 약효를 발생시키고, 아울러 부작용은 감소시킨다.<br>즉 단법(煅法)은 약재의 입자 사이에 있는 결정수, 유황, 비소와 같이 증발이 잘되는 물질들을 제거하거나, 약재 자체 성분들을 산화 또는 분해를 시켜 약재에 새로운 이화학적 변화를 유발한다. |

단법(煅法)을 실시할 때에 주의 사항은 다음과 같다.

| | |
|---|---|
| 주의 사항 | ① 단법(煅法)은 대부분 고온을 필요로 하므로 안전사고에 특히 주의하여야 한다.<br>② 광물성 약재를 단제(煅製) 하는 경우 제품의 품질이 균일하려면 약재가 열을 골고루 받아 충분히 홍투(紅透: 광물성 약재 같은 단단한 약재가 빨갛게 달궈지는 현상)가 되어야 하는데, 이것은 가열시간, 온도, 입자의 크기와 관계가 있다.<br>즉 화력이 강하면 홍투(紅透) 되는 시간이 짧아지고, 화력이 약하면 홍투(紅透) 되는 시간이 길어진다. 또한, 입자가 너무 크면 홍투(紅透)가 어렵고, |

| | 입자가 너무 작으면 입자 사이의 공간이 작아서 열의 대류 불량과 전달 불균일로 약물의 홍투(紅透)가 불균일해지게 되어 품질이 떨어지는 것이다. 그러므로 우선 화력의 강도와 시간 조절에 주의해야 하고, 약재 입자의 크기에도 주의를 기울여야 한다.<br>③ 광물성 약재는 짧은 시간만 가열하여도 홍투(紅透)가 되는데 이것만으로는 광물성 약재의 이화학적 성질을 변화시키기는 어렵다. 그러므로 광물성 약재를 단제(煅製) 하는 경우에는 홍투(紅透) 후에도 좀 더 가열하도록 한다.<br>④ 광물성 약재 중 운모류(云母類), 석면류(石綿類), 석영류(石英類)를 함유한 경우에는 고온에서 장시간 가열해야 한다.<br>⑤ 광물성 약재 중 철분량이 많고 점토, 비소를 함유한 경우에는 온도는 높지 않아도 되나 입자가 작고 장시간이어야 한다. 점토의 성질을 변화시킬 수 있는 온도는 일반적으로 500℃ 이상이다.<br>⑥ 약재 중 황화물과 황산염을 함유한 경우에는 온도는 높지 않아도 되나 장시간이 필요하다. 이것은 결정수가 완전히 증발하여야 이화학적 성질이 변화되기 때문이다.<br>⑦ 식물성 약재일 경우에는 재가 되지 않도록 주의해야 한다. |
|---|---|

## ❶ 명단법(明煅法)

공기를 차단하지 않은 채로 약재를 가열하여 달구는 방법이다.

| 목 적 | ① 약재의 재질을 바삭바삭 성기게 하여 분쇄와 성분 추출을 쉽게 하고, 결정수를 함유한 약재는 결정수를 제거한다.<br>예 금정석(金精石), 대자석(代赭石), 모려(牡蠣), 백반(白礬), 붕사(硼砂), 석결명(石決明), 아관석(鵝管石), 운모석(云母石), 종유석(鐘乳石), 진주모(珍珠母), 한수석(寒水石) 등<br>② 약재의 수렴 작용을 강화한다.<br>예 모려(牡蠣), 석고(石膏), 용골(龍骨), 용치(龍齒), 와릉자(瓦楞子), 적석지 |
|---|---|

| | |
|---|---|
| | (赤石脂), 합각(蛤殼), 해부석(海浮石), 화예석(花蕊石) 등<br>③ 온신장양(溫腎壯陽)의 효능을 강화한다.<br>예 아관석(鵝管石), 종유석(鐘乳石) 등 |
| 방 법 | ① 화로 방식에 따른 분류<br>○ 노구단(爐口煅) : 고전적인 아궁이에서 시행하는 것이다.<br>○ 평로단(平爐煅) : 평로에서 시행한다. 대량생산이 가능하다.<br>○ 반사로단(反射爐煅) : 반사로에서 시행한다. 대량생산이 가능하다. 가열 시 튀는 약물에 사용하나, 완전한 밀폐는 되지 않는다.<br>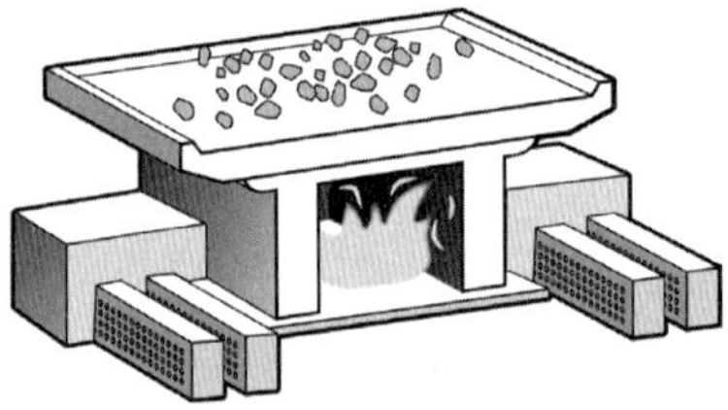<br>〔평로〕<br>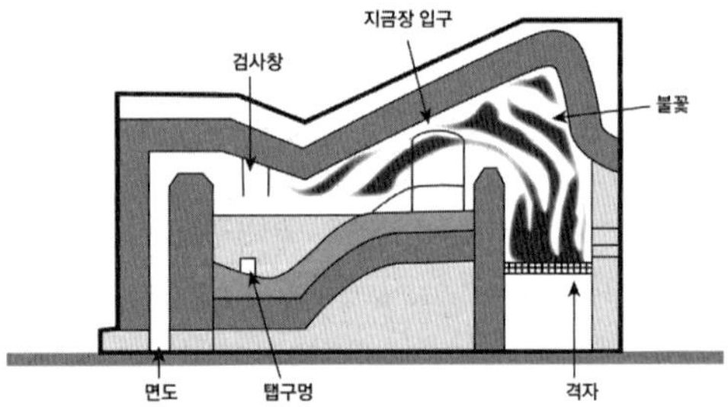<br><br>〔반사로 원리도〕<br>② 가열 방식에 따른 분류<br>○ 직화단(直火煅) : 약재를 화로 위에서 직접 무화(武火)로 가열한 후 홍투(紅透)가 되면 꺼내 식힌 후 분쇄하는 것으로, 광석 · 화석 · 갑각류 등을 분쇄할 때 많이 사용된다.<br>○ 과단(鍋煅) : 약재를 일정한 용기 내에 넣고 문화(文火)로 가열하여 완전히 건조한 후 꺼내 식혀 분쇄하는 것으로, 약재 내의 결정수를 제거할 목적으로 사용한다. |

| | |
|---|---|
| 주의 사항 | ① 약재를 크기별로 구분해야 품질이 고르게 된다.<br>② 한 번에 가열하여야 하고 도중에 불을 끄지 않아야 품질이 좋다.<br>③ 온도가 지나치게 높으면 식물성 약재의 경우 재가 되기 쉽고, 지나치게 낮으면 홍투(紅透)가 안 된다.<br>④ 어떤 약재는 가열할 때 튀기 때문에 용기 뚜껑을 덮어 튀는 것을 방지하되, 완전 밀폐를 하지는 않는다.<br>⑤ 백반(白礬)은 가열하기 어려우므로 시행할 때는 뒤집지 않는다. |

## ❷ 단쉬법(煅淬法)

약재를 명단법(明煅法)이나 탕법(燙法) 등으로 가열하여 빨갛게 달군 다음 식기 전에 액체보료에 담가 냉각하는 방법이다. 이때 사용하는 액체 보료를 쉬액(淬液)이라 하는데, 주로 물 · 식초 · 술 · 소금물 등이 사용된다.

노감석(爐甘石), 녹반(綠礬), 대자석(代赭石), 몽석(礞石), 석연(石燕), 양기석(陽起石), 우여량(禹餘糧), 자석(磁石), 자석영(紫石英), 자연동(自然銅) 등에 많이 사용된다.

| | |
|---|---|
| 목 적 | ① 약재의 이화학적 성질을 변화시키고 부작용을 감소시키며 치료 효과를 강화한다.<br>② 단순히 고온만으로는 바삭바삭해지지 않는 약재를 바삭바삭하게 하여 분쇄의 용이와 유효 성분의 추출을 돕는다.<br>③ 약재에 혼입된 불순물이 제거되어 약재가 깨끗하게 된다. |
| 주의 사항 | ① 약재를 크기별로 분류하면 시간 조절하기가 쉽다.<br>② 단쉬법(煅淬法)은 여러 번 반복하는데, 쉬액(淬液)이 충분히 흡수되어 약재가 바삭바삭해지는 정도가 기준이 된다.<br>③ 가열 온도가 300~700℃로 비교적 높으므로 쉬액(淬液)에 담글 때는 밖으로 튀기 쉬우므로 안전에 주의한다.<br>④ 사용하는 쉬액(淬液)의 종류와 사용량은 각기 약재의 성질과 목적에 따라 정한다. |

쉬액(淬液)의 종류, 가열 방식에 따라 다음과 같이 몇 종류로 나뉜다.

| | |
|---|---|
| 주쉬법<br>(酒淬法) | 깨끗이 세척된 약재를 빨갛게 달구어 뜨거울 때 황주에 담그고, 질이 바삭바삭해 지면 꺼내어 그늘에서 말린다.<br>쉬액 : 약재 1kg당 황주 200g |
| 초쉬법<br>(醋淬法) | 깨끗이 세척된 약재를 빨갛게 달구어 뜨거울 때 미초(米醋)에 담그고, 바삭바삭해 지면 꺼내어 그늘에서 말린다.<br>쉬액 : 약재 1kg당 식초 300g |
| 염쉬법<br>(鹽淬法) | 깨끗이 세척된 약재를 빨갛게 달구어 뜨거울 때 소금물에 담그고, 바삭바삭해 지면 꺼내어 그늘에서 말린다.<br>쉬액 : 약재 1kg당 소금 250g |

| | |
|---|---|
| 단후쉬법<br>(煅後淬法) | ① 깨끗이 세척한 약재를 작은 덩어리로 부수어 내화용기나 직접 화로에 넣는다.<br>② 빨갛게 달군 다음 꺼낸다.<br>③ 약재가 뜨거울 때 쉬액(淬液)에 넣은 후 바삭바삭하게 되면 꺼내어 그늘에서 말린다. |
| 탕후쉬법<br>(燙後淬法) | ① 깨끗한 모래를 용기에 넣고 무화(武火)로 가열한다.<br>② 깨끗이 세척한 약재를 넣고 표면이 미황색이면서 부풀어 오르도록 가열한다.<br>③ 약재 표면이 위와 같이 변했으면 꺼내 체로 모래를 제거한다.<br>④ 뜨거운 약재를 쉬액(淬液)에 담갔다가 꺼내어 그늘에서 말린다. |

## 참고자료

### - 단쉬법의 필요성과 이화학적 변화 -

단쉬법(煅淬法)은 재질은 단단한 데다가 단순히 고온만으로는 바삭바삭해지지 않는 광물성 약재에 사용한다. 즉 일반 명단법(明煅法)으로 부술 수 없는 약물에 단쉬법(煅淬法)이 사용된다. 단순히 고온만으로는 바삭바삭하게 변하지 않는 약재는 재질이 균일하여 팽창계수가 같거나 비슷하여 열을 받았을 때 결정이 팽창하지 않거나 매우 적게 팽창하여 틈이 생길 수가 없으므로 냉각 후에도 여전히 원래의 모양을 유지하는 약재들이다.

이런 약재들을 가열해 조직이 팽창하였을 때 쉬액(淬液)에 투입하게 되면, 약재 표면의 조직은 순식간에 냉각되면서 결정 간격이 축소되고 약재 내부는 아직 뜨거워 조직의 결정 간격이 팽창상태에 있게 되므로 약재 표면과 약재 내부는 틈이 생기게 된다. 이 틈으로 쉬액(淬液)이 재차 침입하여 계속 냉각을 시키면서 새로운 틈이 계속 생기는 것이다. 이런 단쉬법(煅淬法)을 반복적으로 시행하게 되면 결국 결정이 완전히 분해되면서 바삭바삭해진다.

초쉬법(醋淬法)의 경우에는 이외에도 원약재 표면에 한 층의 얇은 초산염(철을 함유한 경우에는 초산철)이 생기게 되는데 이들 초산염이나 초산철 모두 원약재보다 모두 쉽게 부서지는 물질들이다.

이외에도 일부 광물성 약재에서는 단쉬법(煅淬法)을 시행하면 조직 또는 화학성분의 변화가 발생한다. 예를 들어 대자석(代赭石)의 적철황물은 자철황물로 변화하고, 자연동(自然銅)의 FeS2는 FeS로 변하여 흡수와 약효에 영향을 준다. 이외에도 일부 성분이 산화하여 초산화 또는 가수분해가 되는 것도 있다.

### ❸ 민단법(悶煅法)

약재를 높은 온도와 산소가 부족한 조건에서 탄화시키는 방법으로, 밀폐단법(密閉煅法), 암단법(暗煅法), 단탄법(煅炭法), 구과단법(拘鍋煅法), 폐과단법(閉鍋煅法)이라고도 한다. 재질이 너무 바삭바삭하게 되거나 초탄(炒炭)하면 쉽게 탄화되는 약재 등에 사용한다.

| | |
|---|---|
| 목 적 | ① 약재의 성질과 효능을 변화시켜 새로운 치료 효과를 유도하고, 지혈작용을 강화한다.<br>예 등심탄(燈心炭), 사과락탄(絲瓜絡炭), 종려탄(棕櫚炭), 하엽탄(荷葉炭), 혈여탄(血餘炭) 등<br>② 독성을 감소시킬 수 있다.<br>예 건칠(乾漆), 노봉방(露蜂房) 등 |
| 방 법 | ① 약재를 솥에 넣고 그 위에 조금 작은 솥을 덮은 다음, 두 솥이 결합하는 곳을 진흙 등으로 봉한 후, 덮은 솥을 무거운 물체로 눌러놓아 솥 안의 공기 가열로 인한 팽창으로 뚜껑이 열리는 것을 막는다.<br>② 봉한 곳의 진흙이 조금 마르기를 기다렸다가 무화로 가열한다. 2~4시간 약재를 가열하여 불길이 약재 전체에 고루 퍼지도록 한다.<br>③ 온도 측정 : 밀폐한 용기 내의 적절한 온도와 시간은 개개의 약재별로 다르므로 용기에 부착된 온도계와 측정 시계로 적절한 온도 및 시간을 결정한다.<br>만일 온도계나 시계가 없는 용기에서 민단법을 시행한다면 다음과 같은 현상들을 이용하여 온도와 시간을 결정한다.<br>○ 뒤집어 놓은 솥에 물을 뿌려 끓는 현상.<br>○ 뒤집어 놓은 솥에 미리 백지를 붙이거나 쌀 등을 넣고서 그 색깔이 진한 황색으로 변하는 현상.<br>○ 진흙으로 봉해놓은 곳에 작은 구멍을 만들어 놓고 막은 다음, 가끔 연기의 색깔을 살펴서 그 색깔이 흰색에서 황색으로, 황색에서 청색으로 바뀌면서 연기량이 감소하다가 나지 않게 되는 현상. |

| | |
|---|---|
| | ④ 불을 끄고 나서 10시간쯤 지나간 뒤 솥이 완전히 식으면 덮어놓은 솥을 열고 약재를 꺼낸다. |
| 주의 사항 | ① 용기에 약재를 너무 많이 넣지 않는다. 용기에 약재가 너무 많으면 열의 대류와 전달이 잘 안 되어 품질이 떨어진다.<br>② 가열 초기에는 약재 탄화로 인해 많은 연기나 기체가 솥의 틈 사이로 나오는데 수시로 젖은 흙으로 봉하여 공기의 유입을 방지하여야 약재가 재가 되는 것을 피할 수 있다.<br>③ 약재를 꺼낼 때는 반드시 냉각시킨 다음 솥을 열어야만 약재가 공기의 접촉 때문에 연소하여 재가 되는 것을 방지할 수 있다. |

## 10 발효법(醱酵法)

일정한 온도와 습도 조건에서 곰팡이와 효소의 촉매 · 분해 작용으로 약재에 곰팡이가 피거나 곰팡이가 옷처럼 한층 덮이는 상태로 만드는 방법이다.

| | |
|---|---|
| 목 적 | ① 성질과 효능을 변화시켜 약의 사용 범위를 확대한다.<br>예 육신곡(六神曲), 담두시(淡豆鼓) 등<br>② 치료 효과를 높인다.<br>예 반하국(半夏麯) 등 |
| 방 법 | ① 약재에 따라 발효시키는 방법이 다르다.<br>㉮ 약재와 밀가루를 혼합하여 발효시키는 방법 : 육신곡(六神麯), 건신곡(建神麯), 반하국(半夏麯), 침향곡(沈香麯) 등<br>㉯ 직접 약재를 발효시키는 방법 : 담두시(淡豆鼓), 백약전(百藥煎) 등<br>② 발효균 : 대부분 공기 중의 미생물을 이용하여 자연 발효를 시키나, 발효균종이 나쁘면 품질에 영향을 줄 수 있어, 요즘은 인공적으로 단일 균종을 주입해 발효시키기도 한다.<br>③ 영양소 : 물, 질소, 탄소, 무기염 등의 영양소 공급은 발효에 중요하다.<br>④ 온도 : 최적 온도는 30~37℃이다. 온도가 너무 높으면 발효균이 변성되어 |

| | |
|---|---|
| | 발효할 수 없고, 온도가 너무 낮으면 발효균의 성장과 번식에 좋지 않다.<br>⑤ 상대습도 : 70~80% 정도가 적합하다. 습도가 너무 높으면 쉽게 썩고 끈적끈적하며, 너무 낮으면 부서져서 흩어지기 쉽다.<br>⑥ 기타 : pH 4~7.6이 적합하고 산소와 이산화탄소가 충분해야 한다. |
| 품 질 | ① 냄새는 향기롭고, 곰팡이 맛·부패한 맛은 없어야 한다.<br>② 표면의 곰팡이 옷이 황백색이고 내부에는 반점이 있는 것이 좋고, 검은색은 좋지 않다. |
| 주의 사항 | ① 발효시키기 전에 약재를 살균·살충 처리하면 잡균의 혼입으로 인한 품질 저하를 막을 수 있다.<br>② 발효할 때는 중단하거나 도중에 쉬지 말고 한 번에 끝낸다.<br>③ 적당한 온도와 습도를 유지한다. |

## 11 발아법(發芽法)

성숙한 과실 또는 종자를 일정한 온도와 습도 조건에서 유아가 싹트는 것을 촉진하는 방법으로, 고대에는 얼법(糵法), 벽법(糵法)이라 불렀다. 주로 전분, 단백질, 지방을 함유한 벼, 보리, 대두(大豆), 조 등에 사용되어, 곡아(穀芽), 맥아(麥芽), 대두황권(大豆黃卷), 속아(粟芽)[98] 등을 생산한다.

| | |
|---|---|
| 목 적 | 성질과 효능이 변화되거나 새로운 효능이 생겨 사용 범위가 확대된다.<br>종자나 과실이 발아되면 수분과 산소가 공급되어 전분은 호정(糊精), 포도당, 과당으로, 단백질은 아미노산으로, 지방은 글리세롤과 지방산으로 분해된다. 이런 변화로 인해 약재는 새로운 효능을 갖게 된다. |
| 방 법 | ① 종자 선택 : 신선하고 충실한 과실이나 종자를 선택해야 85% 이상 발아가 된다. |

98 속아(粟芽) : 온고감(溫苦甘), 입비위경(入脾胃經). 건비(健脾), 소식(消食).

② 침포(浸泡) : 종자 또는 과실을 물에 담근다.

| 여름 | 봄, 가을 | 겨울 |
| --- | --- | --- |
| 4시간 | 4 - 6시간 | 8시간 |

③ 발아

㉮ 물에 담근 종자나 과실을 공기가 잘 통하고 물이 잘 빠지는 용기에 넣는다.

㉯ 온도는 18~25℃로, 습도는 42~45% 정도로 유지한다.

㉰ 여름에는 부란(腐爛)을 막기 위해 냉수를, 겨울에는 발아 지연을 막기 위해 온수를 뿌린다.

㉱ 물을 뿌린지 대개 2~3일 후면 새싹이 난다.

④ 건조 : 싹의 길이가 0.5~1cm가 되면 건조한다.

| 양 건 | 햇볕 아래에 얇게 펼친 후 자주 뒤집어 충분히 말린다. |
| --- | --- |
| 화 건 | 방이나 오븐에 넣어 말린다. |

주의 사항

① 발아 과정을 자주 검사하여 발아가 잘 될 수 있도록 관리한다.

② 적절한 온도와 충분한 산소 공급을 위해 통풍이 잘되는 그늘에서 발아시킨다.

③ 싹이 너무 길어도 안 되고 싹이 나오자마자 바로 사용해서도 안 된다.

## 12 제상법(製霜法)

『본초강목(本草綱目)』「권칠(卷七)」 백초상(百草霜)에서 이시진(李時珍)이 '其質輕細. 故謂之霜'이라 했듯이, 약재의 기름기를 제거한 후 얻는 부드러운 분말, 과실에 약물을 넣고서 풍화를 거쳐 얻는 미세한 결정, 약재를 장시간 끓여서 얻는 가루, 약물을 승화시킨 후 분쇄하여 얻는 가루 등을 상(霜)이라고 하고, 이런 상(霜)을 제조하는 방법을 제상법(製霜法)이라 한다. 제상법(製霜法)은 가공 방법에 따라 거유제상법(去油製霜法), 삼석제상법(滲析製霜法), 승화제상법(昇華製霜法), 전자제상법(煎煮製霜法), 결연제상법(結煙製霜法), 풍화제상법(風化製霜法)으로 구분한다.

## ❶ 거유제상법(去油製霜法)

약재의 기름기를 제거한 후 부드러운 분말로 만드는 방법이다.

| | |
|---|---|
| 목 적 | ① 독성을 감소시키고 약성을 완화한다.<br>예 대풍자(大楓子), 목별자(木鱉子), 속수자(續隨子), 파두(巴豆) 등<br>② 부작용을 해소한다.<br>예 과루인(瓜蔞仁), 백자인(栢子仁), 호도(胡桃) 등 |
| 방 법 | ① 약재의 껍질을 제거하고 씨앗을 미세한 분말로 만들거나 찰흙처럼 찧는다.<br>② 기름을 잘 흡수하도록 여러 장의 종이로 싼 후 압착기로 압착한다. 이때 햇볕이나 난로에 따뜻하게 가열하거나 찐 다음에 압착하면 더 효율적이다.<br>③ 종이에 기름이 완전히 흡수되면 종이를 바꾼 후 다시 반복하여 압착한다.<br>④ 기름이 충분히 제거된 약재는 가루가 부드러우면서 잘 흩어지며 잘 뭉치지 않는다. |
| 주의 사항 | 사용했던 천과 종이는 사용 후에 태워버린다. |

## ❷ 삼석제상법(滲析製霜法)

약재가 다른 약재 또는 보료와 작용하여 미세한 결정을 석출(析出)시키는 방법이다.

| | |
|---|---|
| 목 적 | 새로운 약재를 제조하고 치료 효과를 높인다.<br>예 서과상(西瓜霜), 시상(柿霜), 황과상(黃瓜霜)[99] 등 |
| 방 법 | 예 서과상(西瓜霜) 제조법<br>㉮ 수박 위에 하나의 작은 구멍을 파서 망초(芒硝)를 집어넣은 후 다시 막는다.<br>㉯ 통풍이 잘되는 곳에 매달아 둔다.<br>㉰ 일정한 시간이 지나면 수박의 표면에 백색의 고운 가루가 생기는데 이것이 서과상(西瓜霜)이다. |

### ❸ 전자제상법(煎煮製霜法)

약재를 오랫동안 여러 번 끓여서 생기는 가루 찌꺼기를 별도의 약으로 사용하는 방법이다.

| | |
|---|---|
| 목 적 | 약성을 완화하고 약재의 사용 범위를 확대한다. |
| 방 법 | 예 녹각상(鹿角霜) 제조법<br>㉮ 녹각을 약 3cm 길이로 절단한다.<br>㉯ 흐르는 물에 3일 정도 담근 후 솔로 깨끗이 씻는다.<br>㉰ 사기 용기에 맑은 물을 담은 후 자른 녹각을 넣고 문화(文火)로 3일간 달인다.<br>㉱ 푹 삶아져 말랑말랑해진 녹각을 꺼내어 햇볕에 말린 것을 녹각상(鹿角霜), 남은 즙을 응고시킨 것을 녹각교(鹿角膠)라 한다. |
| 주의 사항 | ① 제품의 품질은 투입되는 약재의 품질에 크게 좌우된다.<br>② 불의 세기는 문화(文火)로 하며, 너무 강한 화력은 품질의 저하를 가져온다. 아울러 불을 꺼트리지 않도록 주의한다. |

### ❹ 승화제상법(昇華製霜法)

약재를 고온에서 승화시켜 결정이나 미세한 가루로 제조하는 방법이다.

| | |
|---|---|
| 목 적 | ① 약재의 순도를 높인다.<br>예 비상(砒霜) 등 |

99 황과(黃瓜) : Cucumis sativus L. 오이. 감량(甘凉), 입비 · 위 · 대장경(入脾 · 胃 · 大腸經). 하열(下熱), 이소변(利小便), 해독(解毒).

황과상(黃瓜霜) : 嫩黃瓜有刺者, 不論幾條, 於端陽午時切開瓜頭, 挖去瓜瓤, 用皮硝裝滿, 仍將瓜頭竹簽蓋好, 將黃瓜掛簷下, 勿令見日, 候瓜外起霜刷下, 加冰片研末, 吹患處, 止痛如神. 虛火喉痛忌用. 출처 - 『험방신편(驗方新編) · 권지일(卷之一) · 후증각방(喉症各方)』

| | |
|---|---|
| | ② 새로운 약재를 제조한다.<br>예 영사(靈砂) 등 |
| 방 법 | 예 비상(砒霜) 제조법<br>㉮ 비석(砒石)을 솥에 넣고 위에 작은 솥을 덮은 다음 두 솥을 진흙으로 단단히 봉한다. 아울러 작은 솥 위에 무거운 물체를 올려놓고, 종이를 붙이거나 쌀알 또는 물을 넣어둔다.<br>㉯ 물이 끓거나, 종이나 쌀이 황색으로 될 때까지 가열한 다음 냉각시켜서 솥 안에 있는 결정들을 채취한다. |
| 주의 사항 | ① 승화제상법을 사용하는 약재들은 대부분 독성 약물이 많으므로 취급에 주의하며, 방독면 착용 및 작업실의 충분한 환기 등에 유의한다.<br>② 화기를 많이 다루기 때문에 안전사고에 주의한다. |

## ❺ 결연제상법(結煙製霜法)

| | |
|---|---|
| 목 적 | 새로운 약재를 제조하고 치료 효과를 높인다.<br>예 백초상(百草霜) 등 |
| 방 법 | 예 백초상(百草霜)<br>㉮ 잡초를 태울 때 굴뚝이나 아궁이 또는 연로(煙爐)에 붙는 재이다.<br>㉯ 살짝 긁어서 채취하고 고운 체로 쳐서 불순물을 제거한다. |

## ❻ 풍화제상법(風化製霜法)

| | |
|---|---|
| 목 적 | 새로운 약재를 제조하고 약성을 완만하게 한다.<br>예 현명분(玄明粉) 등 |
| 방 법 | 예 현명분(玄明粉) - 『본초강목(本草綱目)』·『방약합편(方藥合編)』 제법<br>㉮ 희고 깨끗한 박초(朴硝)를 장류수(長流水)에 달여, 찌꺼기는 버리고 하 |

| | 룻밤 노숙시켰다가 물을 버리고 박초(朴硝)를 취한다.<br>㉯ 취한 박초(朴硝) 한 말에 나복(蘿蔔) 한 근을 섞어 삶은 다음 찌꺼기는 버리고 하룻밤 노숙시킨 후 다시 박초(朴硝)를 취한다.<br>㉰ 취한 박초(朴硝) 한 근에 감초(甘草) 한 냥을 가해 삶은 다음 찌꺼기는 버리고 하룻밤 노숙시킨 후 다시 박초(朴硝)를 취한다.<br>㉱ 취한 박초(朴硝)를 사관(砂罐)에 넣고 염니(鹽泥)로 두께가 반 치 정도 되게 발라 굳힌 후, 사관(砂罐)의 입구를 덮지 말고 화로에 놓고 문화(文火)로 시작하여 무화(武火)로 단법(煅法)을 실행한다.<br>㉲ 박초(朴硝)가 끓기 시작하면 기왓장으로 입구를 봉한 다음 염니(鹽泥)로 굳힌 후, 열화(烈火)로 24시간 단법(煅法)을 시행한다.<br>㉳ 단법(煅法)이 끝나면 땅 위에 종이를 깔고 3일 동안 엎어 두어 화독(火毒)을 뺀다.<br>㉴ 화독(火毒)이 다 나갔으면 연말(硏末)하여 매 한 근에 생감초(生甘草)와 자감초(炙甘草) 한 냥을 가루 내어 섞어 사용한다. |
|---|---|

## 13 결정법(結晶法)

일부의 광물성 약재 특히 가용성 무기염을 함유하는 약재를 용해, 여과, 재결정 등의 과정을 통해 순도를 높이는 방법으로 제정법(提淨法)이라고도 한다.

이 방법은 용매에 대해 유효 성분과 기타성분이 온도에 따라 용해도가 크게 차이가 날 때 사용한다. 아울러 결정법의 관건은 적당한 용매를 선택함에 있다. 적당한 용매란 유효 성분에 대해선 고온 또는 저온에서 선택적으로 용해도가 크고, 기타성분에 대해선 고온 또는 저온에서 모두 용해되거나 용해되지 않아야 한다.

| 목 적 | ① 약재의 순도와 치료 효과를 높인다.<br>② 약성을 완화하며, 독성을 감소시킨다. |
|---|---|
| 방 법 | 약물에 따라 구체적인 방법이 다르지만 크게 다음과 같이 나눌 수 있다. |

① 냉결정법(冷結晶法) : 망초(芒硝) 등

㉮ 보료와 약물을 물에 넣고 같이 가열한다.

㉯ 가열한 액을 여과하여 잡질을 제거한다.

㉰ 여과액을 그늘지고 서늘한 곳에서 냉각시키면 결정이 생긴다.

② 열결정법(熱結晶法) : 요사(硇砂) 등

㉮ 약물을 알맞은 크기로 분쇄한다.

㉯ 분쇄된 약물에 적당량의 물을 넣고 가열하여 녹인다.

㉰ 녹여진 액을 여과하여 잡질을 제거한다.

㉱ 여과액에 일정량의 식초를 넣고 다시 한번 가열한다.

㉲ 남은 액을 다시 한번 여과하여 잡질을 제거한다.

㉳ 여과액을 다시 가열하여 증발시키는데 일정한 농도가 되면 자연건조 시킨다.

③ 초결정법(醋結晶法)

㉮ 시행 방법 : 열결정법(熱結晶法) 참조

㉯ 보료 용량 : 약물 1kg당 식초 500g

㉰ 주의 사항 : 농축 온도는 80℃ 이하가 좋다. 그 이상이면 결정 석출이 쉽지 않다. 아울러 구리나 철 그릇은 사용하지 않는다.

## 14 복제법(複製法)

깨끗이 세척하고 절단한 약재에 한 가지 또는 여러 가지 보료를 정해진 순서에 따라 투입하여 반복하여 가공하는 방법으로, 약즙제법(藥汁製法)이라고도 한다. 그러므로 이 포제법은 특정한 재료나 방법을 규정한 것이 아니라 개별 약물에 따라 그 시행 방법이 모두 다른 복합포제과정을 총칭한 것이다.

| 목 적 | ① 독성 및 부작용을 감소시킨다.<br>예 반하(半夏), 백부자(白附子), 송향(松香), 천오(川烏), 초오(草烏), 부자 |
|---|---|

| | |
|---|---|
| | (附子), 천남성(天南星) 등<br>② 약성이 변화한다.<br>예 천남성(天南星) 등<br>③ 치료 효과가 높아진다.<br>예 백부자(白附子), 대두황권(大豆黃卷) 등<br>④ 악취와 비린내를 제거한다.<br>예 자하거(紫河車) 등 |
| 방 법 | ① 깨끗이 세척하고 절단한 약재를 용기에 넣는다.<br>② 한 가지 또는 여러 가지의 보료를 투입하여 순서에 따라 가공한다.<br>③ 일정한 품질에 이를 때까지 반복적으로 가공한다.<br>④ 약재에 따라 구체적인 방법과 보료 및 주의 사항이 다르다. |

## 15 건류법(乾餾法)

약재를 용기 등에 넣고 가열하여 부산물을 얻거나, 특수한 성분만 추출하는 방법이다.

| 목 적 | | 임상에서 필요로 하는 약재를 새로이 제조한다. |
|---|---|---|
| 제 조 방 법 | 단황유(蛋黃油) | ① 단황(蛋黃)을 무화(武火)로 볶아서 기름과 같은 물질을 채취하여 여과한다.<br>② 가열온도 : 280℃ |
| | 죽력유(竹瀝油) | ① 대나무를 잘라 용기에 넣고 용기 주위를 가열하여 아래로 떨어지는 액체 물질을 수집한다.<br>② 가열온도 : 350~450℃ |
| | 흑두류유(黑豆餾油) | ① 흑두(黑豆)를 돌 주전자에 넣고 뚜껑과 주둥이를 봉한 후 가열하여 황갈색의 액체를 얻는다. |

| | |
|---|---|
| | ② 가열온도 : 400~450℃ |
| 형력유<br>(荊瀝油) | ① 모형(牡荊)[100]을 1자 정도로 잘라 양 끝을 기와 위에 올려놓고 밑에서 구우면 줄기의 즙이 양 끝으로 흘러나오는데 그 즙을 받아 사용한다. |

## 16 제병법(製餠法)

약재를 반죽하여 떡으로 만드는 방법이다. 보관과 복용의 편리를 위해서 종종 사용한다. 일반적인 떡은 만드는 방법에 따라 다음의 네 가지로 나눈다.

| | |
|---|---|
| 찌는 떡 | 시루떡이라고도 하며, 멥쌀과 찹쌀을 물에 담가 불려서 가루로 만들어, 팥, 콩, 녹두, 깨 등의 잡곡과 함께 시루나 찜솥에 넣고 쪄서 만드는 떡으로, 시루떡과 백설기가 있다. |
| 치는 떡 | 찹쌀을 물에 담가 불려 시루나 찜솥에 넣고 찐 다음, 둥근 방망이로 쳐서 일정한 크기로 절단하고, 여기에 고물을 묻혀 만든 떡으로 인절미가 있다. |
| 지지는 떡 | 찹쌀을 물에 담가 불려 가루로 만들어, 이것을 반죽하여 모양을 만든 다음, 기름에 지져 만든 떡으로 전병, 화전, 주악 등이 있다. |
| 삶는 떡 | 찹쌀을 물에 담가 불려 가루로 만들어, 이것을 반죽하여 모양을 만들어 끓는 물에 삶아 익힌 다음, 건져서 팥고물, 녹두고물 등을 묻혀 만든 떡으로 경단 등이 있다. |

100 모형(牡荊) : *Vitex negundo* L. 형력(荊瀝)은 감평(甘平), 입수소음(入手少陰)·수태음(手太陰)·족양명(足陽明)·족궐음경(足厥陰經). 거풍열(祛風熱), 소담연(消痰涎), 통경락(通經絡), 행기혈(行氣血). 『본초강목(本草綱目)』에서는 '故孫思邈『千金翼』云 : 凡患風人多熱, 常宜以竹瀝·荊瀝·薑汁合五合和匀熱服, 以瘥爲度 …『延年秘錄』云 : 熱多用竹瀝, 寒多用荊瀝.'이라 하였고, 『본초술(本草述)』에서는 '丹溪又云 : 氣虛不能食者, 用竹瀝; 氣實能食者, 用荊瀝.' 하였다.

약떡인 경우에는 멥쌀이나 찹쌀가루에 정해진 약재 가루를 더 첨가하는 과정이 있을 뿐 나머지 과정은 같다. 일반적으로 찌는 떡과 치는 떡을 많이 이용한다.

일부에선 약재 1kg을 삶은 액 : 황주 150g : 밀가루 100g의 비율로 반죽하여 떡 모양을 만든 후 작은 덩어리로 썰어 말린 다음 사용하는 경우도 있다.

## 17 제융법(製絨法)

약재를 갈아서 융상(絨狀 : 모직물)으로 만드는 방법이다.

| | |
|---|---|
| 목 적 | ① 약효를 완화해서 부작용을 줄인다.<br>예 마황(麻黃)을 갈아 융(絨)으로 만들면 더욱 안전하여 노인, 어린이 또는 허약자들에게 사용하기 쉽다.<br>② 사용하기에 편리하다.<br>예 애엽(艾葉)으로 쑥뜸을 만드는 것이 이에 해당한다. |
| 방 법 | ① 약재를 깨끗이 세척하고 가늘게 썬다.<br>② 돌절구에 넣고 섬유가 보드라운 털처럼 될 때까지 빻는다. 이때 단단한 줄기나 잎자루, 먼지 등은 체로 치면서 제거한다.<br>③ 일정한 틀에 넣고 가압하여 융으로 만든다. |

## 18 반의법(拌衣法)

약재 표면을 물에 적셔 그 위에 보료를 입히는 것으로 괘의법(掛衣法)이라고도 한다. 주약재의 약효를 증가시키고자 할 때 사용한다.

반의법의 종류는 사용되는 보료 즉 주사(朱砂), 청대(淸代) 같은 고체보료와, 별혈(鱉血), 저심혈(猪心血) 같은 액체보료의 종류에 따라 나눈다.

## ❶ 고체 보료 반의법

| | | |
|---|---|---|
| 주사반(朱砂拌) | 방법 | ① 적당량의 수비(水飛)한 주사를 준비한다.<br>② 용기에 주약재를 넣고 주사를 뿌린 후 잘 섞어 혼합한다.<br>③ 만일 약재에 보료가 잘 달라붙지 않으면 약간의 물을 뿌려 표면을 축축하게 한 후 버무린다.<br>④ 음건(陰乾)한다. |
| | 보료 용량 | 주약재의 1/10 |
| | 해당 약재 | 맥문동(麥門冬), 천문동(天門冬), 복신(茯神), 복령(茯苓), 원지(遠志), 등심(燈心) 등 |

| | | |
|---|---|---|
| 청대반(靑黛拌) | 방법 | 기본적으로 주사반(朱砂拌)과 같다. |
| | 보료 용량 | 주약재의 1/20 |
| | 해당 약재 | 등심(燈心) 등 |

## ❷ 액체 보료 반의법

| | | |
|---|---|---|
| 별혈반(鱉血拌) | 방법 | ① 신선한 별혈(鱉血)을 준비한다.<br>② 용기에 주약재를 넣고 별혈(鱉血)에 술이나 물을 가해 뿌린 후 잘 섞어 혼합한다.<br>③ 햇볕에 건조한다. |
| | 보료 용량 | 주약재 600g당 별혈 80~160g |
| | 해당 약재 | 시호(柴胡) 청호(靑蒿) 등 |

| | | |
|---|---|---|
| 저심혈반(猪心血拌) | 방법 | 기본적으로 별혈반(鱉血拌)과 같다. |
| | 보료 용량 | 주약재 40g당 한 마리의 저심혈(猪心血) |
| | 해당 약재 | 단삼(丹參) 등 |

## 19 유차법(揉搓法)

약재 중에 재질이 부드럽고 실 모양인 것을 주물러서 동그랗게 뭉쳐 놓는 것이다.

| 목　적 | 조제와 탕전의 편리성을 높인다. |
|---|---|
| 해당 약재 | 죽여(竹茹), 곡정초(穀精草), 하엽(荷葉), 상엽(桑葉) 등등 |

## 20 추출법(抽出法 : extraction)

### ❶ 정의

추출 원료인 약재에 포함된 가용성 성분을 적당한 용매와 방법을 통하여 분리하는 것으로 크게 다음과 같이 나눈다.

| 고-액 추출 | ① 추출 원료가 고체인 경우. 침출(浸出)이라고도 한다.<br>예 약재에 함유된 유효 성분을 알코올 등으로 추출. |
|---|---|
| 액-액 추출 | ① 추출 원료가 액체인 경우.<br>예 초산 수용액에 함유된 초산을 벤젠에 의해 추출. |

**추료(抽料 : feed)** : 추출에 사용되는 원료로 고체 또는 액체 형태를 띠고 있다. 추료(抽料)에는 용매에 녹는 용질과 녹지 않는 기타 성분으로 구성되고, 추출에 사용되는 용질을 추질(抽質)이라고도 한다.

**용매(溶媒 : solvent)** : 용질(溶質 : solute)을 녹여서 용액을 만드는 액체로 용제(溶劑)라고도 하고, 추출에서는 추매(抽媒) 또는 추제(抽劑)라고도 한다.

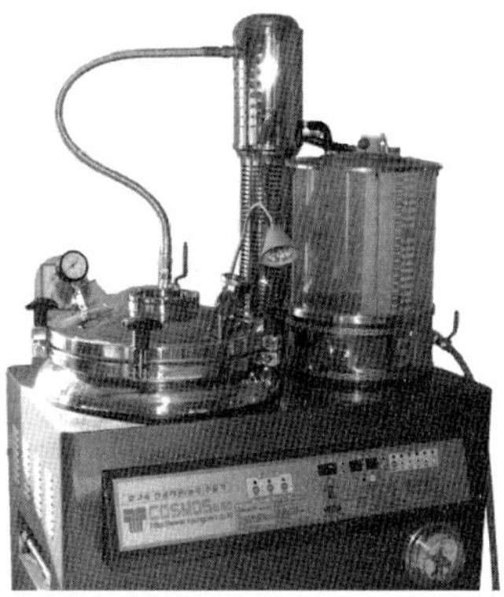

초고속 저온 진공 추출기

고-액 추출이나 액-액 추출 모두 다량인 쪽을 용매, 소량인 쪽을 용질로 본다. 용매로 사용되는 것들로는 물, 알코올, 아세톤, 지방유, 글리세린, 프로필렌글리콜, 에테르, 클로로폼, 벤젠, 이황화탄소, 사염화탄소, 초임계유체 등이 있는데, 약재 추출에 주로 사용되는 용매로는 주로 물과 알코올이 사용된다. 이때 물은 약재 내의 수용성 성분과 지용성 성분을, 술은 지용성 성분을 추출하는 역할을 한다. 용매는 한 가지만 사용하는 경우도 있지만 여러 용매를 섞은 혼합용매를 만들어 사용할 수도 있다.

용매의 선택은 추출과정에서 매우 중요하며, 다음과 같은 조건을 만족시켜야 한다.

① 추료(抽料)의 추질(抽質)에 대하여 선택도가 커야 한다.
② 화학적으로 안정적이어야 하고, 부식성이나 독성이 없어야 한다.
③ 값이 저렴하고, 쉽게 얻을 수 있어야 한다.
④ 끓는점 및 응고점이 낮은 것이 좋다.
⑤ 용질과의 비중차가 클수록 좋다.
⑥ 증류수에 의해 회수가 쉬어야 한다.
⑦ 초임계유체의 경우에는 임계온도가 실온 근처 또는 추출온도에 가까운 것이 좋다.
⑧ 초임계유체의 경우에는 임계압력이 낮은 것이 좋다.

상용되는 용매의 특성은 다음과 같다.

| 상용 용매 | 설　명 |
|---|---|
| 물 | ① 장점<br>○ 경제적이며 구입이 쉽다.<br>○ 극성이 커서 추출범위가 넓다. 알칼로이드 염류, 배당체, 고미질, 유기산염, 탄닌, 단백질, 당, 수지, 색소, 다당류, 효소, 정유 성분 등을 추출할 수 있다.<br>② 단점<br>○ 추출범위가 넓어 추출 선택성이 낮다.<br>○ 다량의 무효성분을 추출하면, 제제 · 여과가 힘들다.<br>○ 제제의 색상이 좋지 못하고, 쉽게 변질된다. |

| | |
|---|---|
| 에탄올 | ① 용해 능력이 극성과 비극성의 사이에 있는 중간 정도의 극성 용매로, 수용성 성분(알칼로이드 · 염류 · 배당체 · 당 등), 비극성 용매에 용해되는 일부 성분(수지 · 정유 · lactone · aromatic hydrocarbons 화합물), 일부 지방 등을 용해할 수 있다.<br>② 물과 임의비율로 혼합하여 각각 용매의 단점을 보완하면서 서로 다른 농도로 유효 성분을 선택적으로 추출할 수 있다.<br>○ 80% 이상 에탄올 : 정유 추출<br>○ 50~70% 에탄올 사용 : 알칼로이드, 배당체 추출<br>○ 40% 이상 에탄올 : 에스터, 배당체 등의 가수분해 억제<br>○ 20% 에탄올 : 방부작용<br>③ 단점<br>○ 고유의 약리작용이 있다.<br>○ 고가이며 쉽게 연소되다. |
| 아세톤 | ① 물과 임의비율로 혼합하여 탈수, 탈지 및 방부 등이 가능한 용매.<br>② 단점<br>○ 끓는점 56℃로 쉽게 휘발되며, 인화성이 있다.<br>○ 일정한 독성이 있다. |
| 지방유 | ① 정유, 수지, 유지, 일부 에탄올, 아세톤, 알데하이드, 유리 알칼로이드 및 점도가 높은 지용성 성분 등을 용해할 수 있다.<br>② 마유(麻油), 낙화생유(落花生油), 두유(豆油), 채자유(菜子油) 등을 사용.<br>③ 단점<br>○ 추출범위가 넓지 못하다. |
| 글리세린 | ① 에탄올 · 물과는 혼합가능하고, 클로로폼 · 에테르 · 지방유와는 혼합하지 않는다.<br>② 염기, 대부분의 염류, 탄닌, 수지, 가용성 탄수화물, 전분, 기타 유효 성분 등을 용해할 수 있다.<br>③ 용해 범위는 물, 에탄올보다 못하다. |

| | |
|---|---|
| | ④ 고농도 시 방부작용이 있다. |
| 프로필렌글리콜 | ① 기본 성질은 글리세린과 유사하나 점도가 적다.<br>② 물 · 에탄올과 혼합가능하고, 에테르 · 클로로폼에 용해할 수 있다.<br>③ 유기약물(호르몬, 비타민 A, D, 국소마취약 등)을 용해할 수 있다.<br>④ 프로필렌글리콜과 물의 동량 혼합액은 약물의 가수분해를 억제하여 일부 약물의 화학적 안정성을 증가한다.<br>⑤ 자극성과 독성이 적다. |
| 에테르 | ① 비극성 유기용매로, 선택성이 강하고, 수지 · 유리 알칼로이드 · 지방 · 정유 · 일부 배당체 등을 용해할 수 있다.<br>② 물에 약간 용해하며(1:12), 물에 용해되는 성분은 대부분 에테르에 용해되지 않는다.<br>③ 에테르는 강한 생리작용과 인화성이 있고 고가이므로, 유효 성분 추출 · 정제에만 주로 사용된다.<br>④ 에탄올 및 기타 유기용매와 혼합할 수 있다. |
| 클로로포름 | ① 비극성 용매로, 물에 약간 용해하며, 에탄올 · 에테르와 혼합할 수 있다.<br>② 알칼로이드 · 배당체 · 정유 · 수지 등을 용해하나, 단백질 · 탄닌 등은 용해하지 못한다.<br>③ 인화성은 없으나, 방부작용 · 강한 약리작용이 있으며 고가이다. |
| 초임계유체 | ① 초임계유체(超臨界流體, supercritical fluid)란 임계점(臨界點, supercritical point) 이상의 온도 및 압력에서 기체상과 유사한 확산계수, 점도 등의 전달 물성을 갖고 액체상과 비슷한 밀도를 갖는 양면성 상태 하의 유체를 말한다. 그러므로 초임계유체는 기체와 같은 높은 확산속도와 낮은 점도 · 표면장력을 가지나, 밀도나 용매로서의 능력은 액체와 같다.<br>② 장점<br>○ 추출효율이 높고, 추출시간이 빠르다.<br>○ 온도/압력의 변화로 용질을 선택적으로 추출할 수 있다. |

| | |
|---|---|
| | ○ 저온추출이 가능하여 열변성 물질 추출에 유리하다.<br>○ 추출물에 잔존용매가 없다.<br>○ 추출잔류물과 용매의 분리가 쉽다.<br>○ 추출 용매의 회수가 용이하고 손실이 거의 없다.<br>○ 비독성 용매를 사용하여 무오염, 무공해 공정이 가능하다.<br>○ 초임계유체와 동반물질(entrainer)을 함께 사용해 휘발도를 높이고 추출효율을 높일 수 있다.<br>○ 초임계유체 온도와 압력을 변화시켜 분류정제를 쉽게 할 수 있다.<br>○ 온도만 큰 영향을 미치는 액체추출보다 조업 유연성이 높다.<br>○ 증류보다 에너지가 절약된다.<br>③ 단점<br>○ 초기 자본이 많이 든다.<br>○ 낮은 추출 수율 때문에 초임계유체를 재순환시켜야 한다.<br>○ 물질이동특성 등의 기본 자료가 부족하다. |

**추출보조제** : 추출 효능을 높이고, 추출성분의 용해도와 안정성을 증가시키며, 일부 불순물을 감소 또는 제거하기 위해 추출용매에 첨가하는 물질을 추출보조제라 한다.

| 종 류 | 설 명 |
|---|---|
| 산 | ① 알칼로이드와 산이 가용성 알칼로이드 염기류를 생성하여 추출을 용이하게 한다.<br>② 염산, 황산, 빙초산, 주석산 등을 사용한다.<br>③ 용액은 적절한 pH를 유지해야지 과량의 산은 부작용을 유빌한다. |
| 염 기 | ① 산보다는 사용빈도가 낮다.<br>② 암모니아수, 탄산칼슘($CaCO_3$), 수산화칼슘($Ca(OH)_2$), 탄산나트륨($Na_2CO_3$) 등이 사용된다. 수산화나트륨(NaOH)은 강염기성으로 유효 성분 파괴가 일어나 잘 사용하지 않는다.<br>○ 암모니아수는 원지(遠志), 감초(甘草) 등의 유효 성분을 추출하며 |

| | |
|---|---|
| | saponin의 가수분해를 방지하면서 침전을 생성한다.<br>○ 탄산칼슘은 불용성 염기성 시약으로 탄닌, 유기산, 수지, 색소 등을 제거하면서, 알칼로이드 또는 saponin 등을 주로 추출한다. |
| 계면활성제 | ① 추료의 유효 성분의 종류 및 추출방법에 따라 계면활성제의 종류를 선택하여 사용한다.<br>○ 양이온 계면활성제 : 알칼로이드 추출을 높인다.<br>○ 음이온 계면활성제 : 알칼로이드 침전작용이 있다.<br>○ 비이온 계면활성제 : 독성이 적으며 유효 성분과 화합작용이 없다. |

## ❷ 공정과 원리

추제(抽劑)를 사용하여 추료(抽料)에서 추질(抽質)을 선택적으로 분리해내는 것이 추출의 목표로 대략 다음과 같은 공정을 거친다.

① 추료(抽料)에 추제(抽劑)를 가하여 추료(抽料)에 있는 추질(抽質)을 추제(抽劑) 쪽으로 용해한다.

② 추료(抽料)는 추질(抽質)을 잃어버리고 추잔상(raffinate)이 되고, 추제(抽劑)는 추질(抽質)이 용해되어 추출상(extract)이 된다.

③ 추출상에서 추질(抽質)을 분리하여 원하는 성분을 추출한다.

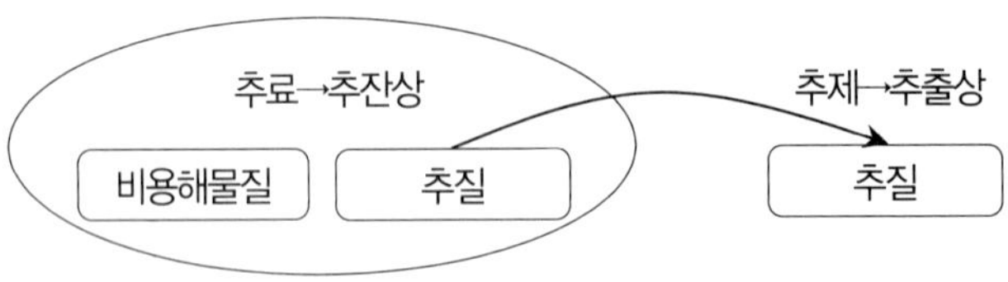


이때 추출 속도를 빠르게 하기 위해서 교반을 하거나 충전탑 등을 이용하여 추질(抽質)과 추제(抽劑)의 접촉 면적을 증가시키기도 한다.

**식물성 약재의 추출원리** : 약재의 종류에 따라 추출 과정이 약간씩 다른데, 식물성 약재의 추출원리는 다음과 같다.

| 단 계 | 설 명 |
|---|---|
| 침윤 · 침투 단계 | ① 건조 수축된 세포 내의 여러 물질은 결정상 또는 무정형으로 침전되어 있는데, 이들은 절제(切製) 시 파괴된 일부 세포에서 직접 용매로 추출되는 경우를 제외하고는 안정적으로 세포 내에 존재한다.<br>② 이렇게 건조된 약재가 용매와 접촉하면 침윤되면서 용매가 세포 속으로 침투된다. 이때 침투의 정도는 용매와 약재 사이의 계면의 성질에 의해 결정된다.<br>○ 비극성 용매 : 수분이 많은 약재로부터 유효 성분을 추출할 수 없다.<br>○ 극성 용매 : 지질이 많은 약재로부터 유효 성분을 추출할 수 없다. 그러므로 행인(杏仁) · 맥각(麥角)[101]같은 지질이 많은 약재는 석유에테르(petronium ether) 등으로 탈지한 후 적당한 용매로 추출한다. |
| 용출 단계 | ① 용출이란 용매가 세포조직으로 들어가 세포 내의 각 성분 간 친화력을 이겨내고 성분들을 용매 속으로 나오게 하는 것이다.<br>② 그러므로 유효 성분에 적절한 용출 작용이 있는 용매를 선택해야 하며, 추출보조제 등을 사용하여 용출 작용을 증가시킬 수 있다. |
| 확산 · 치환 단계 | ① 세포내의 가용성 물질을 용해한 고농도의 용액은 세포 밖으로 용질의 확산(diffusion)을 일으킨다.<br>② 세포 밖의 용매는 세포 안의 용액에 비해 저농도 용액이므로, 세포의 반투막에 의해 발생하는 삼투압으로 세포 안으로 들어간다. |

**동물성 약재의 추출원리** : 동물성 약재의 추출원리도 식물성 약재와 대동소이하나 동물성 약재 특유의 성질로 인해 몇 가지 처리 방법을 더할 수 있다.

101 맥각(麥角) : 화본과 식물인 흑맥(黑麥 : *Secalecereale* L.)의 씨방 안에 기생하는 맥각균(麥角菌 : *Claviceps purpurea* (Fr.) Tulasne)의 균핵. 평미고(平微苦), 유독(有毒), 자궁출혈 등에 사용한다.

| 단 계 | 설 명 |
|---|---|
| 전처리 | ① 동물성 약재의 유효 성분 대부분은 단백질, 호르몬, 효소 등으로 열, 빛, 산, 염기 등에 비교적 민감하며, 적절한 전처리를 하지 않으면 변질 또는 소실된다.<br>② 또한, 미생물, 효소분해, 가수분해, 산화 등의 작용으로 쉽게 부패하거나, 자기분해효소에 의해 일부 단백질을 분해하여 histidine을 생성하고 다시 탈카르복실기화하여 histamine을 생성한다. Histamine은 평활근을 수축하고, 모세혈관을 확장하며, 각종 분비선을 자극하므로 약재 내에 포함돼서는 안 된다.<br>③ 이런 현상을 막기 위한 전처리로는 다음 같은 것들이 사용된다.<br>○ 건조법 : 초법(炒法) 등을 실시하며 내열성 약재에 적당하다.<br>○ 염기성 용액 침출법 : 여피(驢皮), 귀판(龜板), 별갑(鼈甲) 등은 석회수에 담가 보관한다.<br>○ 냉동법 : 많은 약재에 널리 시행할 수 있다.<br>○ 유기용매법 : 약재를 아세톤, 에탄올, 에테르, 클로로폼에 담가 부식 방지 및 탈수 등을 한다. |
| 절제 | ① 동물성 약재의 유효 성분은 대부분 고분자 물질로 세포 내에 존재하므로 세포벽을 최대한 파괴하여야 한다.<br>② 냉동 후 분쇄하여 혼합하면 쉽게 세포벽을 파괴할 수 있다. |
| 추출 | ① 유효 성분의 종류, 용해도, 안정성 등에 따라 적당한 용매, 온도, 추출방법, 기기 등을 결정해야 한다.<br>② 상용되는 용매는 묽은 산용액, 염류용액, 에탄올, 아세톤, 초산, 에텔, 글리세린 등이다.<br>○ 에탄올, 아세톤, 글리세린은 추출뿐만 아니라 세포 결구를 파괴할 수 있다.<br>○ 아세톤은 세포 파괴 및 탈수, 탈지가 가능하다. |
| 탈지 | ① 동물성 약재 대부분은 많은 지방을 함유하고 있어 유효 성분 분리와 |

| | |
|---|---|
| | 침출을 방해한다.<br>② 대표적인 탈지법은 다음과 같다.<br>○ 냉각응고법 : 지방과 지질은 저온에서 쉽게 응고되므로 추출액으로부터 석출할 수 있다.<br>○ 유기용매 탈지법 : 일반적으로 지방 · 지질은 유기용매에 쉽게 용해되고 단백질은 용해도가 낮으므로 유기용매(아세톤 · petronium 등)를 이용하여 연속순환탈지법으로 처리한다. |

**광물성 약재의 추출원리** : 세포조직이 없어 유효 성분은 직접 용매 속으로 용해 또는 분산된다.

**추출 영향 인자** : 이외에도 추출에 영향을 미치는 인자는 많다. 요약하면 다음과 같다.

| 인 자 | 설 명 |
|---|---|
| 분쇄도 | ① 약재를 곱게 분쇄할수록 용매와의 접촉면이 증가하여 추출 효과가 좋다.<br>② 그러나 너무 고운 분말은 추출 효과의 상승과 더불어 약재 분말 간의 흡착 작용도 상승하여 확산속도에 영향을 준다. 또한, 다량의 불용물, 수지, 점액질의 양의 증가에 따른 용액의 점도가 증대되어 확산속도를 완만하게 하고, 추출액을 혼탁하게 한다. 아울러 용매의 유동을 방해하며, 분리 조작을 힘들게 한다.<br>③ 그러므로 적절한 분쇄도는 용매와 약재 종류에 따라 다르다.<br>○ 용매가 물인 경우 : 약재가 쉽게 팽창하므로 조금 크게 분쇄하거나 박편 또는 절편으로 하여도 된다.<br>○ 용매가 에탄올인 경우 : 약재에 대한 팽창작용이 적으므로 굵은 가루로 분쇄하여야 한다.<br>○ 잎 · 꽃 · 전초류 약재 : 굵은 분말로 분쇄.<br>○ 단단한 뿌리 · 줄기 · 껍질류 약재 : 고운 분말로 분쇄. |

| | |
|---|---|
| 추출온도 | ① 일반적으로 온도가 높으면 약재 조직이 연화 · 팽창되고 확산속도가 높아져 추출속도가 높아진다. 또한, 세포내 단백질을 응고시키고 자기분해효소를 파괴하여 추출의 안정성도 높아진다.<br>② 그러나 추출온도가 높으면 일부 정유 성분과 같은 성분이 변질 · 휘발되고, 일부 무효성분이 추출되어 품질에 영향을 준다. |
| 추출시간 | ① 추출시간이 길수록 확산치가 크다.<br>② 그러나 확산이 평형을 이룬 후의 시간은 의미가 없고, 오히려 다량의 불순물 용해 및 일부 유효 성분의 효소에 의한 분해를 일으킨다. |
| 농도차 | ① 추출의 주요 동력은 확산이며, 농도차를 크게 하면 확산속도의 증가가 나타난다.<br>② 이를 위하여 교반, 신선한 용매로의 교환, 순환 용매의 사용을 하면, 유효 성분의 농도차를 증가시켜 추출 효과를 높인다. |
| 용매의 pH | ① 필요에 따라 추출 용매의 pH를 조절하여 유효 성분의 추출을 도울 수 있다.<br>② 일례로 산성 용매로 알칼로이드를 추출하고, 염기성 용매로 saponin을 추출할 수 있다. |
| 기 타 | ① 신기술은 추출 효과의 증대뿐만 아니라 추출물의 품질을 높일 수 있다.<br>② 초음파로 belladonna잎 중의 알칼로이드 추출을 높일 수 있고, 퍼콜레이션법으로 추출시간을 줄일 수 있다. |

## ❸ 추출방법

| 추출방법 | 설 명 |
|---|---|
| 냉침법 | ① 냉침법(冷浸法, marceration)은 특별한 규정 외에는 상온에서 추출용매를 가해 추출하는 것이다.<br>② 유효 성분이 열에 잘 휘발되거나 파괴되는 약재에 사용하여 비교적 좋 |

| | |
|---|---|
| | 은 투명도와 방향성 및 저장성을 가진 추출물을 만든다.<br>③ 추출시간이 장시간(수일~수개월)이고, 추출률이 낮다.<br>④ 주의 사항<br>ㅇ 충분한 양의 용매가 있어야 유효 성분의 충분한 용출과 확산이 이루어진다.<br>ㅇ 약재를 교반하거나, 용매를 순환시키거나, 냉침을 수회 반복하여 추출효율을 높인다.<br>ㅇ 너무 긴 냉침시간은 시간의 낭비 및 무효성분의 증가를 가져온다.<br>ㅇ 냉침법은 점성물질의 추출에 적합하다. |
| 온침법 | ① 온침법(溫浸法, digestion)은 적당한 온도(35~90℃)로 추출 용매를 가열하여 추출하는 방법이다.<br>② 냉침법보다 추출시간이 단축되고 추출량이 많아 엑스 제조에 다용된다.<br>③ 성분이 열에 불안정한 경우(예 : 디기탈리스) 적당하지 않고, 추출물이 냉각되면 침전이 생성되어 연조엑스 · 건조엑스 · 고형물 제조 등에는 적합하나, 액상 제품에는 적당하지 않다. |
| 전자법 | ① 전자법(煎煮法, coction)은 추출 용매를 100℃에서 2~3회 끓여 추출하는 방법이다.<br>② 방법이 간단하고, 내부분의 유효 성분을 추출한다.<br>③ 불순물이 많고, 쉽게 변질 · 부패하며, 열에 약한 성분이나 정유 성분 등이 전출 과정에서 쉽게 파괴 휘발된다.<br>④ 주의 사항<br>ㅇ 물의 양은 약재 계면(界面)위 3~5㎝ 정도 초과하도록 한다.<br>ㅇ 가열온도는 끓기 전에는 무화로, 끓은 후에는 문화로 하여 약간만 끓도록 유지한다.<br>ㅇ 추출시간과 횟수는 약재의 종류, 견경도, 분쇄도, 분량 등에 의해 결정한다. 일반적으로 첫 번째는 투심(透心)할 때까지 가열하고, |

그 후에는 약재의 기미가 없을 때까지 가열한다.

○ 2차포제방법의 탕제를 참고할 것.

**삼출법**

① 삼출법(滲出法, percolation)은 약재 조각이나 조분(粗粉)을 삼출기(percolator) 내에 넣고 추출 용매를 가한 후 출구에서 추출액을 유출시키는 방법이다.

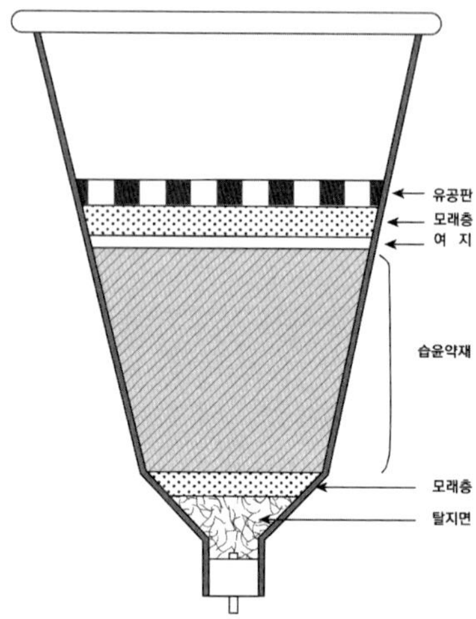


② 약재에서 가용성 성분을 추출하여 농도와 비중이 증가한 추출 용매가 삼출기의 아래로 이동하게 되면, 그 부위에는 새로운 저농도의 용매가 대체되어 지속적인 농도차를 유지하게 되고, 이는 보다 효율적인 추출을 보장하게 된다. 아울러 추출액을 분리하는 시간도 절약할 수 있다.

③ 용매에 쉽게 연화되어 괴상을 형성하고 틈새를 막아 용매가 골고루 약재에 투과하지 못하는 유향(乳香), 송향(松香), 노회(蘆薈) 등과 같은 약재를 제외하고 모든 약재에 사용 가능하다.

④ 삼출용기(percolator) : 원추형이 일반적이나 여러 모양이 있다. 용매가 물이거나 팽창성이 큰 약재에는 원추형을, 팽창성이 크지 않은 약재에는 원주형을 사용한다.

⑤ 작동방식 : 단순삼출법, 연속삼출법, 역류삼출법, 가압삼출법 등이 있다.

⑥ 일반적인 주의 사항

○ 약재의 크기 : 대량 삼출 시에는 박편(薄片) 또는 0.5㎝ 정도의 조각으로 하고, 소량 삼출 시에는 조분(粗粉, 4호~20호체)으로 한다.

○ 약재를 삼출 용기에 넣기 전에 용매로 일정 시간 충분히 습윤 팽창시켜야 용기 내에서의 팽창으로 인한 막힘 또는 고르지 못한

| | |
|---|---|
| | 추출을 예방할 수 있다.<br>○ 삼출 용기에 약재를 넣을 때 너무 듬성듬성 넣으면 용매가 너무 빨리 약재를 통과하여 추출이 불완전하고 용매의 소모가 커지며, 약재가 너무 꽉 차면 용매가 통과하지 못한다.<br>○ 약재의 분량은 용적의 1/3 정도가 적당하다. 일정한 공간이 남아야 연속적인 침출과 조작에 편리하다.<br>○ 약재를 넣은 후 삼출 용기의 출구를 열고 용매를 넣는다. 그렇지 않으면 기포가 발생한다.<br>○ 약재는 항상 용매 안에 있어야 한다. 그렇지 않으면 약재가 건조되어 추출에 영향을 준다.<br>○ 삼출 속도가 너무 빠르면 유효 성분의 추출이 떨어지고, 너무 느리면 추출효율이 떨어진다. |
| 회류법 | ① 회류법(回流法)은 반복적으로 돌아가는 회류(回流)를 이용하여 추출하는 방법이다. 속슬렛(Soxhlet) 추출기 등이 그 예이다.<br>② 종류<br>○ 회류열침법 : 휘발하기 쉬운 유기용매(예 : 에탄올) 등을 반복적으로 가열 사용하여, 용매의 소모 감소 및 추출효율을 높이고자 사용한다.<br>○ 회류냉침법 : 소량의 용매를 연속 순환 회류로 사용하여 추출하는 방법이다. |
| 증류법 | 1차 포제 방법의 증류법편을 참고할 것. |

## ❹ 분리와 정제

각종 추출법으로 얻은 추출액은 여러 성분이 섞여 있는 상태이다. 이를 원하는 일정 성분만 분리 또는 정제할 필요가 있다.

| 방 법 | 설 명 |
|---|---|
| 침강법 | 약액 중에서의 고체물이 자신의 질량으로 인해 자연 침강한 후 그 상층의 투명액을 분리하는 방법. 고체물의 함량이 적거나 형상이 극히 작고 가벼울 때는 쉽게 침강하지 않으므로 여과법이나 원심분리법을 사용한다. |
| 여과법 | 약액을 여러 여과 매질에 통과시켜 원하는 부분을 분리하는 방법. |
| 원심분리법 | 약액 중에서 상호 혼합되지 않은 두 성분(고-액, 액-액)을 크기가 다른 원심력으로 분리하는 방법. 혼합성분을 중력 침강이나 원심 침강시킴에 있어 원심력의 작용이 중력보다 훨씬 크기 때문에 원심침강이 분리 효율이 더 높고 정확하다. |
| 물 · 에탄올 침전법 | ① 물 추출 · 에탄올 침전법 : 먼저 물로 추출한 다음 에탄올로 침전시켜 불순물을 제거한다.<br>○ 에탄올 함량 50~60% : 전분 등 제거<br>○ 에탄올 함량 75% : 단백질 등 제거<br>○ 에탄올 함량 80% : 단백질 전부, 다당류, 무기염류 등 제거<br>○ pH 조절 : 탄닌, 수용성 색소, 수지 등 제거<br>② 에탄올 추출 · 물 침전법 : 먼저 에탄올로 추출한 다음 물로 침전시켜 불순물을 제거한다. 에탄올로 추출하면 약재 중 점액질, 전분, 단백질 등이 감소하므로 이런 성분을 제거할 때 적당하다. |
| 액-액 추출법 | 서로 다른 두 가지 성분이 서로 용해하지 않은 용매 중에서 분배계수[102]가 다른 것을 이용하여 유효 성분을 분리하는 방법. |
| 산 · 염기법 | 유효 성분의 용해성이 산 · 염기도와 유관한 것을 이용하여, 용액에 적당량의 산 혹은 염기를 넣어 pH를 일정한 범위로 조절한 후 다른 성분을 용해하거나 석출시켜 추출, 분리하는 방법. |

| | |
|---|---|
| | ○ 산성 성분(flavone 배당체, aromatic acid, polyacid, coumarin, 수지 등)은 산성 수용액에서 침전 석출된다.<br>○ 염기성 성분(대부분의 알칼로이드, organic amine 등)은 산성 수용액으로 용해 추출한 후 염기를 가해 침전 석출시킨다. |
| 염석법 | 서로 다른 단백질이 고농도의 염용액에서 용해도가 저하되어 침전되어 타 성분과 분리될 수 있는 것을 이용한 방법. |
| 투석법 | 용액 중 저분자 물질은 반투막을 통과하나, 고분자 물질은 반투막을 통과할 수 없는 성질을 이용하는 방법. |
| 분자체법 | 분자체(molecular sieve)[103]를 이용하여 분자량의 크기에 따라 분리하는 방법. 스테로이드 화합물, 단백질, 폴리펩타이드, 아미노산, 효소 등을 분리하는 데 사용하다. |
| 폴리아미드법 | 극성물질에 대해 비교적 강한 흡착력이 있어 수용성 물질과 친수성 물질을 분리할 수 있는 폴리아마이드(polyamide)를 이용하는 방법. |
| 이온교환법 | 이온교환능력이 있는 이온 교환제를 이용하여 알칼로이드, 아미노산, 펩타이드류, 아민류, 유기산 등의 유효 성분을 추출하는 방법. |
| 재결정법 | 결정법 참고. |

102 분배계수 : $C_A/C_B = K$

$C_A$=용질이 용매A 중에서의 농도, $C_B$=용질이 용매B 중에서의 농도, K=분배계수

2개의 서로 섞이지 않는 액체 A, B에 어떤 물질이 일정한 온도와 압력 아래에서 용해되어 평형에 이르렀을 때, 각 용액 중의 농도 $C_A/C_B$의 비율.

103 분자 크기의 입자를 분리하는 다공성(多孔性) 고체로 주로 금속규산알루미늄 수화물인 제올라이트를 말함.

## 21 증류법(蒸溜法)

### ❶ 개념

2종 이상의 휘발 성분이 포함된 액체를 끓는점까지 가열하면 휘발온도가 낮은 것부터 기화하여 증기가 되는데, 이 증기들을 냉각 응축시켜 액화하여 분리해내는 것이다. 그러므로 각 성분의 증기압이 증류에 있어 분리의 기준이 된다. 그러므로 단순히 용매를 기화 후 냉각 응축하여 분리해내는 증발과는 구별된다.

증류로 얻는 액체를 유출액(溜出液) 또는 유분(溜分)이라 하고, 남은 액체를 잔류물이라고 한다.

### ❷ 증류 방법

증류 방법에는 그 목적과 조작방법에 따라 여러 가지로 분류할 수 있다.

| 구 분 | 증류 종류 | 방 법 |
|---|---|---|
| 조작 압력에 따라 | 상압 증류(常壓蒸溜) | 상압(常壓)에서 하는 증류로 토핑(topping)이라고도 한다. 석유 제품에 많이 쓰인다. |
| | 감압 증류(減壓蒸溜) | 상압(常壓)에서 끓는점까지 가열하면 분해할 우려가 있는 물질의 증류를, 감압(減壓) 하에서는 물질의 끓는점이 내려가는 현상을 이용하여 시행하는 분리법이다. |
| | 진공 증류(眞空蒸溜) | 10mmHg 이하의 고진공(高眞空)하에서 행하는 증류로, 분자 증류(分子蒸溜)라고도 한다. 증발하는 분자 간에 화학 변화를 일으킬 우려가 있을 때 사용된다. |
| 급액 방식에 따라 | 단증류(單蒸溜) | 한 번만 증류하는 것이다. 회분 증류, 미분 증류라고도 한다. |

| | | |
|---|---|---|
| | 연속 증류<br>(連續蒸溜) | 증류를 되풀이하는 것으로, 유출액을 다시 증류하였을 때, 새로 생긴 유출액은 앞서 얻은 유출액보다 휘발성이 더 크고 끓는점도 낮다. |
| 특수 방법 | 수증기 증류<br>(水蒸氣蒸溜) | 끓는점이 높고 물에 거의 녹지 않는 유기화합물에 수증기를 불어넣어, 그 물질의 끓는점보다 낮은 온도에서 수증기와 함께 유출되어 나오는 물질의 증기를 냉각하여, 물과의 혼합물로서 응축시키고, 그것을 분리시키는 증류법이다. |
| | 공비 증류<br>(共沸蒸溜) | 공비혼합물 또는 끓는점이 비슷하여 분리하기 어려운 액체혼합물의 경우, 제3의 성분을 첨가하여 새로운 공비혼합물의 끓는점이 원용액의 끓는점보다 충분히 낮아지도록 한 다음 증류하는 것이다. |
| | 추출 증류<br>(抽出蒸溜) | 끓는점이 비슷한 성분이 혼합된 경우, 추출법을 병용하여 추출하는 것이다.<br>혼합된 두 성분보다 끓는점이 높은 제3성분을 가하면 두 성분 중 제3성분에 친화성이 강한 성분의 휘발도가 내려가고 두 성분 간의 비휘발도(比揮發度)가 커진다. 그 결과 분리 조작이 쉬워지고 증류로 두 성분을 나눌 수 있다. 공비혼합물을 만드는 경우라도 제3성분의 첨가로 공비혼합물의 성질이 없어져 분리할 수 있게 된다. |

## 22 증발법(蒸發法 : evaporation)

### ❶ 개요

**정의** : 비휘발성 용질과 용매로 된 용액에서 용매 일부를 기화시켜 원용액을 농축하는 것이다. 다른 방법과의 차이점은 다음과 같다.

① 건조의 잔류물은 고체이지만, 증발의 잔류물은 액체이다.
② 증류는 증기를 증발단계에서 분리하나, 증발은 증기를 증발단계에서 분류물로 분리하지 않는다.
③ 결정화는 결정을 형성시키고 성장시키나, 증발은 결정을 농축시키는 데 중점을 둔다.

**증발종류** : 증발에는 다음과 같은 종류가 있다.

| 종 류 | 설 명 |
|---|---|
| 비등 증발 | 용매가 비등 조건 아래에서 기화되는 증발 |
| 자연 증발 | 용매가 비등점보다 낮은 조건 아래에서 기화되는 증발 |
| 상압 증발 | 용매가 1 대기압에서 기화되는 증발 |
| 감압 증발 | 용매가 1 대기압보다 감압 또는 진공상태에서 기화되는 증발 |
| 박막 증발 | 용매를 박막으로 만든 후 기화시키는 증발 |

**증발조건** : 증발 농축을 원활히 하기 위해선 다음과 같은 조건들을 만족시켜야 한다.

① 용액 중의 용매를 증발시키기 위해서는 증발에 필요한 잠열을 공급하여야 한다.
② 열공급원과 용액이 직접 접촉하지 않고 필요한 열을 전달하는 전열면(傳熱面)이 존재하여야 한다.
③ 열의 이동을 위해서는 열공급원과 용액 사이에 적당한 온도차가 있어야 한다.
④ 일정한 온도차를 유지하기 위해 증발실의 포화 증기 압력이 일정하게 유지되어야 한다.
⑤ 일정한 압력을 위해서는 증발하는 증기를 지속해서 외부로 배출해야 한다.

## ❷ 증발 모액의 특성

증발은 실제로 농축되는 모액(母液)의 특성에 많은 영향을 받는다. 그 특성은 다음과 같다.

| 구 분 | 내 용 |
|---|---|
| 농 도 | 농도가 높아지면 모액(母液)의 밀도, 점도, 끓는점이 올라간다. |
| 거 품 | 유기물질을 함유한 모액(母液)은 증발되는 동안 거품이 일어나 모액이 증발기 출구로 끓어 넘쳐서 손실될 수 있다. |
| 온 도 | 열에 약한 물질을 농축할 때에는 가열온도를 낮추고 시간을 줄인다. |
| 침전물 | 모액(母液) 침전물이 증발기 가열판 표면에 부착되면 증발기 효율이 떨어진다. |
| 부식성 | 철로 된 증발기는 모액(母液)에 의해 부식될 수 있으므로, 구리, 니켈, 스테인리스강, 알루미늄, 불투과성 흑연, 납과 같은 재질을 사용하여 제작한다. |
| 기 타 | 이외에도 끓는점, 어는점, 농축열, 끓는 경우 유독성 기체 발생 등을 고려해야 한다. |

## ❸ 증발기의 작업 방식

증발기는 모액(母液)을 가열하여 증발 농축을 시키는 것으로, 물을 가열하여 고온고압의 수증기를 만드는 보일러와는 구별된다. 이때 모액(母液)을 진공상태로 유지하면 모액(母液)의 끓는점이 낮아지기 때문에 농축액의 열 손상을 적게 한다. 또한 모액(母液)을 가열하는 데 있어 주로 증기를 사용하는데, 증기의 사용방식에 따라 다음과 같이 나뉜다.

| 구 분 | 특 징 |
|---|---|
| 단일 효용 증발기 | 증기의 열이 한 번만 사용되고 외부로 배출되는 증발기 |
| 다중 효용 증발기 | 증기가 또 다른 증발기의 열공급원으로 재사용되는 증발기.<br>순류식, 역류식, 병류식 등이 있다. |

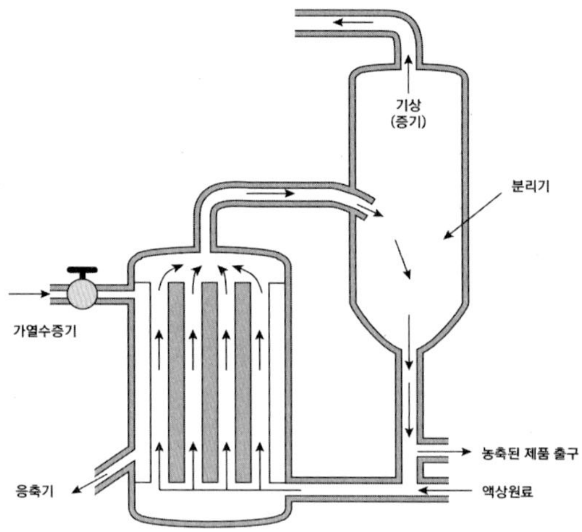


〔단일효용증발기〕

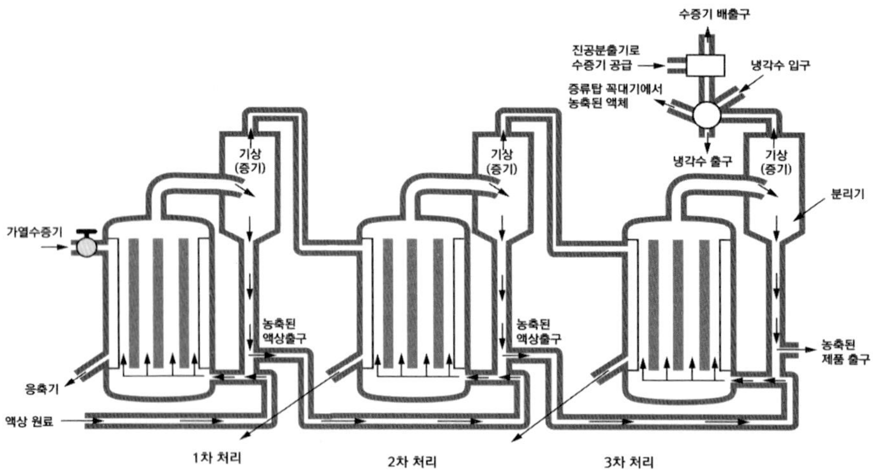


〔다중효용증발기〕

## ❹ 증발기의 형태

증발기에는 여러 가지가 있는데, 일반적으로 사용하는 증발기는 다음과 같다.

### ㉮ 재킷식 증발기(jacket evaporator)

| | |
|---|---|
| 개 념 | 농축액이 들어있는 구형(球形) 용기를 하부는 증기로 가열하고, 상부는 대기 중에 열어 놓거나 응축기 등에 연결하여 제품을 얻는 증발기이다.<br>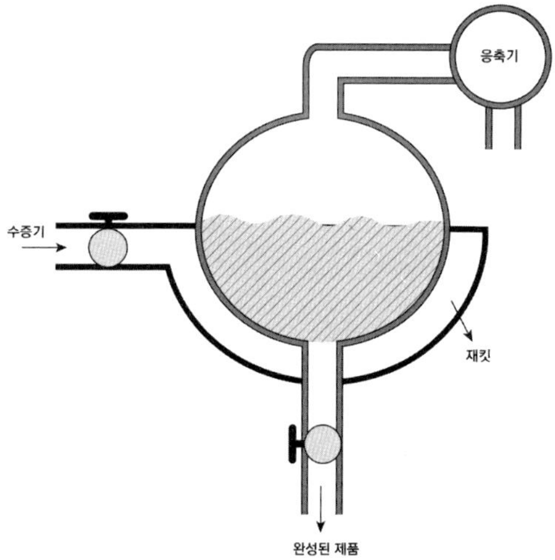<br><br>[재킷식 증발기] |
| 장 점 | ① 가장 간단한 형태의 증발기이다.<br>② 농축액을 진공상태에서 가열하면 낮은 온도에서 용액이 끓게 되어 열 손상을 줄일 수 있다. |
| 단 점 | ① 열전달 면적이 매우 작아 농축시간이 매우 길다.<br>② 농축액 가열이 자연대류에 의해 일어나기 때문에 열전달 효율도 낮고, 증발량도 적다. |

### ㉯ 교반식 증발기(stirrer evaporator)

<table>
<tr><td>개 념</td><td>증발실 안에서 농축액을 교반하면서 증발시키는 증발기이다.<br>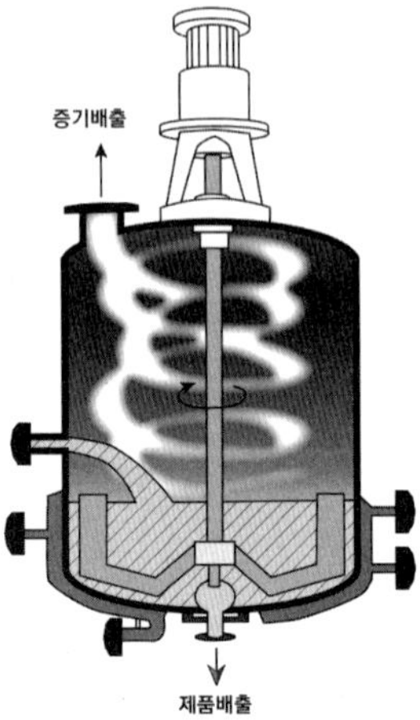<br>[교반식 증발기]</td></tr>
<tr><td>장 점</td><td>① 소량 다품종에 적합하다.<br>② 경제성이 좋다.<br>③ 고점도 용액의 농축이 가능하다.</td></tr>
<tr><td>단 점</td><td>① 시간당 500kg 이상의 증발 능력을 갖추기 어렵고, 실현하려면 높은 에너지 비용이 든다.<br>② 증발이 진행되면서 농축액이 줄면 증발량도 줄어들고, 과열되어 탄화되거나 전열면(傳熱面)에 때(scale)가 낄 가능성이 있다.<br>③ 연속 작업이 어렵고, 이로 인해 운휴 비용과 작업 인원이 많이 필요하다.<br>④ 제품이 오염되기 쉽고, 품질이 불균일하기 쉽다.</td></tr>
</table>

### ㈐ 자연 순환식 증발기(natural circulation evaporator)

<table>
<tr><td>개 념</td><td>농축액을 가열하는 가열관과 증발을 담당하는 증발관을 만든 후 두 관을 연결관으로 연결한다. 가열관을 가열하면 연결관을 통하여 농축액이 자연 순환을 하게 되면서 증발관에서 증발이 이뤄진다.<br>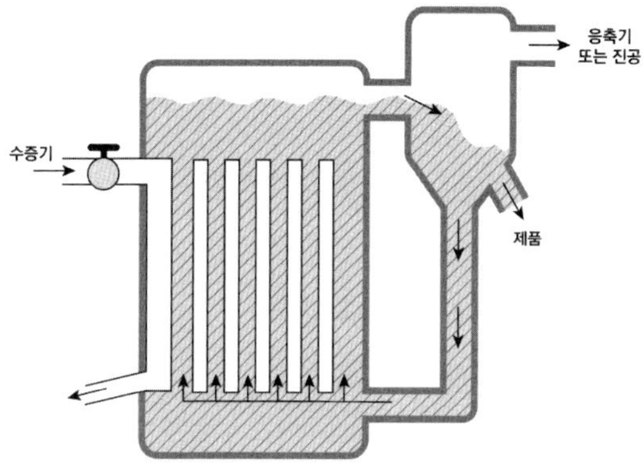<br><br>〔자연 순환식 증발기〕</td></tr>
<tr><td>장 점</td><td>① 가열관과 증발관으로 나누어 구성되어 있어 연속적인 증발 농축이 이루어진다.<br>② 수직가열관 내에서 온도가 높아진 용액은 비중이 작아지면서 상승 추진력을 얻어 순환하기 때문에 별도의 순환 펌프가 필요 없다.<br>③ 저속 자연 순환에 적합한 용액은 전열면(傳熱面)의 온도차가 크지 않아도 되므로 다중효용증발기 설계에 유리하다.<br>④ 전열면(傳熱面)이 다수의 수직관으로 구성됨으로 넓은 전열 면적의 설계로 증발 능력을 어느 정도 크게 할 수 있다.</td></tr>
<tr><td>단 점</td><td>① 중력을 이겨내는 상승 추진력의 한계 때문에 수직관 길이를 3m 이상 설계하기 어렵다.<br>② 상승속도가 낮을 시에는 전열면(傳熱面)에 때가 낄 위험성이 증가한다.<br>③ 상승속도가 용액의 점도에 의해 영향을 받기 때문에 저점도 용액에 적합하다.<br>④ 에너지 비용 절감에 한계가 있다.<br>⑤ 증발량의 50~100배의 많은 유량을 낮은 유속으로 자연 순환시키기 때문에 배관 지름이 커진다.</td></tr>
</table>

| | |
|---|---|
| | ⑥ 순환하는 동안의 체류 시간이 길어서 열에 민감한 제품은 열변성의 우려가 있다.<br>⑦ 가열관 내에 용액이 가득 차 있으므로 배출시 작업량이 많고 시간이 많이 소요된다.<br>⑧ 이러한 단점들은 강제순환식 증발기와 상승 박막식 증발기에서 보완되고 있다. |

## ㉣ 상승 박막식 증발기(rising film evaporator)

| | |
|---|---|
| 개 념 | ① 농축액을 수직관 내부에서 끓게 한 후 얇은 막 상태로 수직관 내부로 상승시키는 증발기이다.<br>② 점도가 낮은 농축액에 적용되고, 증발하는 증기와 농축액의 온도차가 14℃ 이상일 경우에 잘 작동된다.<br>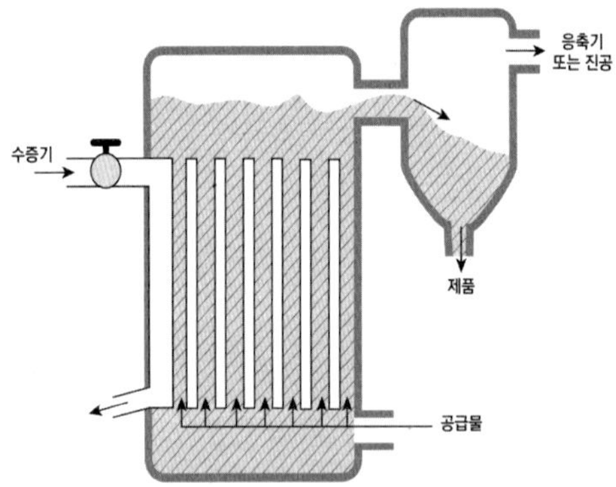<br><br>[상승 박막식 증발기] |
| 장 점 | ① 자연대류에 의한 상승 추진력을 가지고 수직관 내에서 가열과 끓기 등을 거쳐 증발함으로 전열관 내의 체류액량이 자연 순환식 증발기보다 적다.<br>② 용액이 2m 내외에서부터 끓기 시작하기 때문에 수직 상승관의 길이를 5~7m까지 늘일 수 있어 증발기 본체가 가늘어져 설치면적이 줄어든다.<br>③ 증발 증기와 용액이 강렬한 상승 난류로 만들어져 전열관 내를 흐르기 때문에 높은 점도 용액도 증발이 가능하다. |

| | |
|---|---|
| | ④ 용액순환을 시키지 않으면 증발 농축에 소요되는 시간이 비교적 짧아 열 변성의 염려가 적다.<br>⑤ 전열관 하부에만 용액이 차 있으므로 배출할 때 잔량이 비교적 적다. |
| 단 점 | ① 5~7m의 상승관에 난류를 형성시켜 밀어 올리기 위해선 전열면에 큰 온도차가 필요하므로 다중효용증발기 설계에는 제한이 있다.<br>② 따라서 최종 농축용 단일효용증발기에 적용하는 것이 좋다.<br>③ 안정된 운전을 위해서 전열관 내의 용액 레벨을 일정하게 유지함이 중요함으로 일부 용액을 순환시키도록 설계하는 것이 추천된다.<br>④ 하강 박막식 증발기를 예비증발기로 함께 배치하면 품질과 에너지 비용 면에서 크게 보완된다. |

### ㉲ 하강 박막식 증발기(falling film evaporator)

| | |
|---|---|
| 개 념 | 농축액을 수직관 위에서 공급하여 얇은 막 상태로 압력차와 중력에 의해 하강하게 하여 제품을 얻는 증발기이다.<br>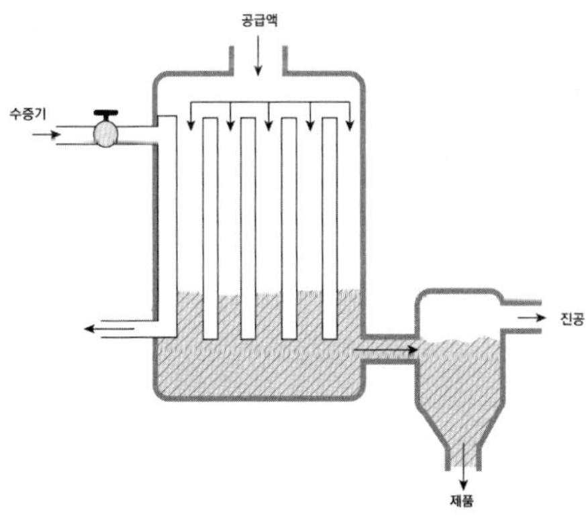<br><br>[상승 박막식 증발기] |

<table>
<tr><td></td><td>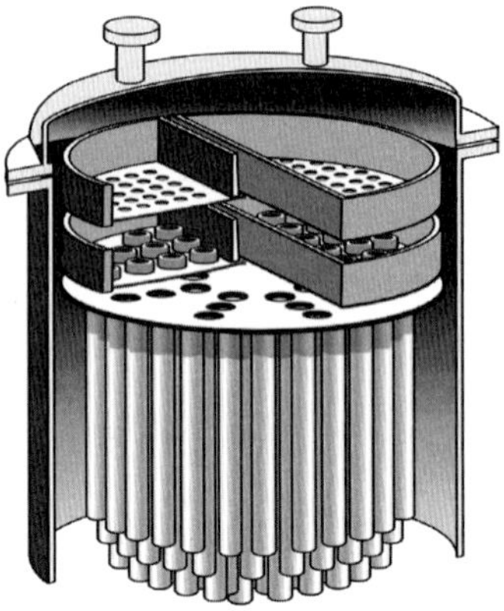<br>[하강박막식 증발기 분배판]</td></tr>
<tr><td>장 점</td><td>① 상승 박막식보다 점성이 큰 용액에 사용할 수 있다.<br>② 농축액과 증발 증기가 전열관 내를 수 초 사이에 내려오기 때문에 농축액의 열변성이 거의 없다. 그러므로 오렌지주스처럼 열에 매우 민감한 용액의 농축에 적합하다.<br>③ 중력과 압력차에 의해 얻은 자연적인 하강력으로 인해 전열면의 온도차를 최소화할 수 있고, 배출 증기를 압축하여 재사용할 수 있으므로 10중 효용관까지 설계할 수 있다.<br>④ 전열면과 접촉하는 막이 얇은 박막이 가능하므로 상대적으로 전열 면적이 작다.<br>⑤ 전열관 내에 농축액이 박막으로 흐르기 때문에 체류액량이 매우 적다. 그러므로 작업조건 변화에 대응한 자동제어가 신속, 정확하게 이루어져 품질이 일정하다.<br>⑥ 적은 체류액량은 증발기의 운전 시작과 정지 시간을 짧게 한다.<br>⑦ 시간당 증발량 200t까지의 대용량의 증발농축기 설계가 가능하다.</td></tr>
<tr><td>단 점</td><td>① 전열관 내를 흐르는 박막이 깨어지는 부위가 생기면, 그곳에서 때(scale)가 생성되기 때문에 상부 용액이 각 전열관에 고르게 분배될 수 있는 분배기의 설계와 박막 유지 기술이 중요하다.</td></tr>
</table>

## ㉥ 강제 순환식 증발기(forced circulation evaporator)

<table>
<tr><td>개 념</td><td>자연 순환식 증발기의 순환속도 0.3~1m/s인 데 비해, 2~6m/s의 순환속도를 유지하기 위하여 펌프를 사용하는 증발기이다.<br>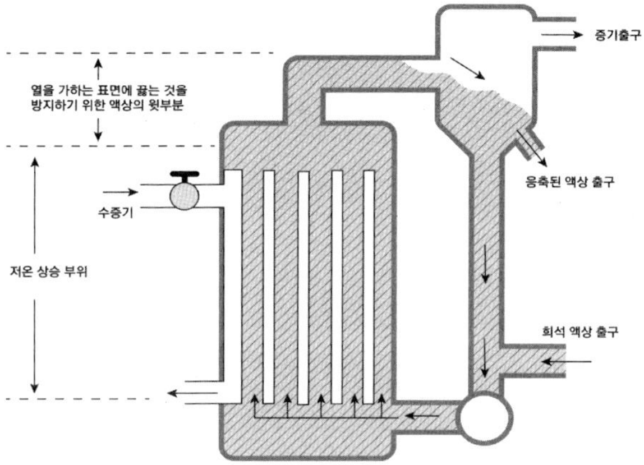
<br>〔강제순환식 증발기〕</td></tr>
<tr><td>장 점</td><td>① 자연대류에 의한 상승 추진력 대신 펌프에 의한 강제순환을 하므로 온도차의 제약을 많이 받지 않는다.<br>② 강제순환하기 때문에 가열관을 수평 또는 수직인 여유 공간을 선택하여 자유롭게 설치할 수 있다.<br>③ 순환 펌프의 능력에 따라 유속을 높일 수 있어 때가 낄 염려를 줄일 수 있다.<br>④ 순환 펌프의 동력을 높여 고점도 농축도 가능하다.</td></tr>
<tr><td>단 점</td><td>① 장점을 살리기 위해 유속을 빠르게 하려면, 유로 면적과 전열 면적을 줄여야 하므로 결국 전열면(傳熱面) 온도차를 크게 할 수밖에 없고 이는 다중 효용관 설계에 부적합하다.<br>② 이러한 이유로 통상 2중 효용관 이하의 고점도 최종 농축에만 적용하는 것이 일반화되어있다.<br>③ 증발량의 50~100배의 유량을 순환시켜야 하므로 펌프 동력이 커야 한다.<br>④ 순환액량이 많아 증발기에 머물러 있는 시간이 30분에서 1시간 정도가 되므로 열에 민감한 제품은 열변성 우려가 있다.</td></tr>
</table>

| | |
|---|---|
| | ⑤ 가열관 내에 용액이 가득 차 있으므로 배출시 잔량이 많고 시간도 많이 소요된다.<br>⑥ 하강 박막식 증발기를 예비 농축기로 하여 함께 배치하면 품질과 에너지비용면에서 크게 보완된다. |

### ㈔ 강제 박막식 증발기(forced thin film evaporator)

| | |
|---|---|
| 개 념 | 농축액이 위에서 아래로 내려올 때 내부에서 회전자가 강렬한 난류를 만들어 좁은 전열면 간격에 박막을 강제로 만들면서 증발시키는 증발기다.<br>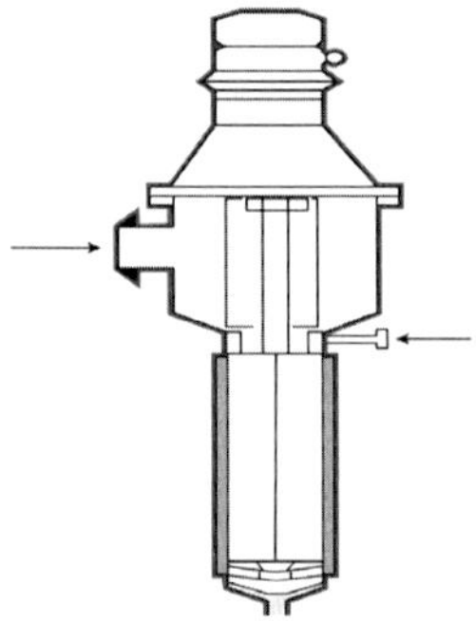<br>〔강제박막식 증발기〕 |
| 장 점 | ① 초고점도 용액의 증발 농축도 가능하다.<br>② 다른 형식의 증발기에 비하여 전열 효율이 2배 이상이다.<br>③ 원주 방향의 흐름에 중력이 작용하여 전열면(傳熱面) 상을 나선형으로 수 초 내에 흐르면서 증발 농축을 완료하기 때문에 열변성이 없다.<br>④ 증발 증기 흐름 경로가 짧아 압력손실이 작고, 고진공 저온 증발 농축이 가능하여 농축액이 고품질이다. |
| 단 점 | ① 전열면(傳熱面)에 고속 회전자에 의한 박막이 만들어지므로 전열관의 직경이 1m 이상인 경우가 드물다.<br>② 증발량으로 시간당 4t 정도가 한계이다.<br>③ 증발량 당 투자비가 매우 비싸므로 특수한 고부가 제품에 주로 적용한다. |

# 5. 약물의 건조

건조란 기화나 승화 등의 방법을 이용해 물체의 자유수[104]를 감소시키는 과정으로 가장 널리 사용되는 저장 방법의 하나이며, 자유수의 기화나 승화를 위한 잠열(潛熱) 공급과 같은 열전달과 수분의 공기 중 이동과 같은 물질 전달이 동시에 일어나는 현상이다.

약재를 건조하면 약효의 보존, 운송, 저장 및 상품 가치 보존 측면에서 유리하나, 건조 과정에서 약재 고유의 색 · 맛 · 영양분 · 감촉 등의 품질 저하를 가져오므로 약재의 종류에 따라 적당한 건조 방식을 선택하여야 한다.

건조(drying)와 유사하게 사용되는 단어로 탈수(dehydration)가 있다. 건조와 탈수의 엄밀한 의미는 구별하기 어려우나, 일반적으로 약재의 가공적인 측면에서는 건조를, 저장적인 측면에서는 탈수라는 용어를 사용한다.

## 1 건조 과정

### ❶ 열전달

건조뿐만 아니라 증발, 증류, 가열 멸균, 초법(炒法), 자법(煮法), 단법(煅法) 등을 효율적으로 수행하려면 효율적인 열전달 과정이 필요하다.

---

104 약재 내에 존재하는 모든 수분을 함유수분이라 하는데, 함유수분은 물리 · 화학적으로 다음과 같이 구분된다.

- 자유수(自由水, free water) : 단백질, 전분, 겔, 수용액과 같은 약재 조직 속에 존재하면서 이들과 결합하지 않고 자유롭게 이동할 수 있는 수분.
- 결합수(結合水, bound water) : 자유수와 달리 조직과 결합하여 있는 수분. 조직과의 결합력에 따라 여러 단계가 있다. 결합력이 강한 결합수를 함유한 약재에는 미생물이 번식할 수 없다.

열전달은 온도가 높은 곳에서 낮은 곳으로 전도(傳導 : conduction), 대류(對流 : convection) 및 복사(輻射 : radiation)를 통해 이루어지는데, 약재 포제에서는 그중에서도 전도와 대류가 많이 관련된다.

<table>
<tr><td>전 도</td><td>고체 내부에서 열전달이 일어나는 것으로, 열전달 속도는 푸리에(Fourier)의 법칙에 따라 고체의 열전도도, 표면적, 온도 기울기 등에 따라 정해진다.<br><br>$$q = \frac{d\theta}{dt} = -kA\frac{dT}{dx} \approx -kA\frac{T_2 - T_3}{l}$$<br><br>$q$ : 열전달 속도로 단위 시간당 전달되는 열량<br>$dt$ : 단위시간<br>$d\theta$ : 전달 열량(kcal/h)<br>$k$ : 고체의 열전도도(kcal/m · h · ℃)<br>$A$ : 열전달 면적(m²)<br>$dT/dx$ : 온도 기울기<br>$l$ : 고체의 두께<br>$T2$, $T3$ : 높은 쪽과 낮은 쪽의 온도</td></tr>
<tr><td>대 류</td><td>유체의 흐름을 매개로 하여 열이 전달되는 것으로, 온도의 차이에 따른 두 지점의 유체 밀도 차에 따라 생기는 자연대류와 송풍기나 공기 펌프 등으로 강제로 대류를 만드는 강제대류가 있다. 고체와 유체 간의 열전달은 다음과 같은 식으로 전달된다.<br><br>$$q = hA(T_s - T_l)$$<br><br>$q$ : 열전달 속도로 단위 시간당 전달되는 열량<br>$h$ : 표면 열전달 계수(경막 열전달 계수)<br>A : 열전달 면적<br>$T_s$ : 고체 표면의 온도<br>$T_l$ : 액체의 온도</td></tr>
</table>

만약 약재에 더운 공기를 불어서 건조한다면 공기로부터 약재 표면으로는 대류로 열전달이 이루어지고, 내부에서는 전도로 열전달이 이루어지는 것이다.

### ❷ 수분 이동

가열 포제 과정에서는 일반적으로 열 이동과 물질 이동이 유발되며, 그 물질 이동 중에서 가장 기본적인 것이 수분 이동이다. 물질 내부에는 자유수와 결합수가 있는데 건조는 그중에서 자유수를 이동시키는 것이다.

이동하는 순서는 약재 표면에 있는 수분이 증발하고 계속해서 내부에 있는 수분이 표면으로 이동하면서 건조가 되는 것이다. 물론 이때 인공적인 증발을 하기 위해서는 증발잠열(蒸發潛熱)만큼의 외부로부터의 열전달이 있어야 한다.

### ❸ 건조 단계

건조는 열과 물질이 동시에 이동하는 현상이다. 따라서 건조 속도는 약재와 공기 사이의 온도차와 수분농도차(수증기 분압차)에 대체로 비례하나 시간이 지남에 따라 달라진다.

| | |
|---|---|
| ① 초기 단계 | 약재 내 온도가 약간 상승하면서 건조가 일어난다. |
| ② 항률건조기 | 임계수분함량(臨界水分含量)에 이르기까지 일정 온도에서 건조 속도가 일정한 시기이다. |
| ③ 감률건조기 | 임계수분함량(臨界水分含量) 이후에 건조가 진행될수록 건조 속도가 줄어드는 시기이다. |
| ④ 건조 중지 | 한계함수율(限界含水率)에 이르면 건조는 중지된다. |

이외에도 건조 속도는 약재 내부와 약재 외부의 수분 이동속도와도 상관관계가 있다. 약재의 수분은 먼저 약재 표면에서 약재와 접촉한 공기 중으로 증발하고, 이것은

약재 표면과 약재 내부의 수분 함량의 불균형을 유발한다. 그러면 수분은 밀도가 높은 내부에서 밀도가 낮은 외부로 확산(diffusion) 또는 모세관 현상 등으로 이동되고, 이동한 수분은 다시 표면을 통해 증발하게 되는 것이다.

즉 건조는 크게 내부에서 표면으로 이동하는 확산과 표면에서 공기 중으로 이동하는 증발로 이루어진다. 그러므로 건조 속도는 내부확산속도보다 표면증발속도가 느리면 표면증발속도에 의해 결정되고, 표면증발속도보다 내부 확산이 느리면 내부확산속도에 의하여 결정된다.

이때 두께가 두껍고 내부 확산이 느린 약재를 급격히 건조하면 표면만 지나치게 건조되는 표면 피막 경화현상(case hardening, skin effect)이 일어난다. 표면 피막 경화현상으로 약재 표면 근처에 생긴 얇은 막을 경막(硬膜)이라 하는데 경막은 내외간의 열전달을 막아 경막 양쪽으로는 온도차가 크며 이로 인해서 약재의 건조를 방해한다.

## ❹ 기타 건조 속도 결정요소

약재의 건조 속도에는 아래와 같은 여러 요소가 영향을 미친다.

| 영향 요소 | 발생 영향 |
|---|---|
| 약재의<br>크기<br>모양<br>성질 | ① 표면증발속도는 표면적에 비례하고, 내부확산속도는 두께의 제곱에 반비례한다. 그러므로 작고 얇게 절단하는 것이 건조에는 바람직하나 약재에 대한 산소의 영향을 생각해야 한다.<br>② 약재의 성분과 성질에 따라 건조 속도가 달라진다. 지방이나 교질상태가 엉켜있는 약재는 건조 속도가 빠르면 내부 확산이 방해되며, 다공성이나 결정성 입자가 많은 축축한 약재는 건조 속도가 빠르다. |
| 공기의<br>속도<br>방향<br>온도 | ① 공기의 속도는 빠를수록 어느 정도까지는 표면 수분 증발이 빨라진다.<br>② 공기의 방향은 약재 표면에 평행일 때가 건조 속도가 가장 높고, 수직일 때가 가장 낮다. |

| | |
|---|---|
| 습도 | ③ 공기 온도가 높을수록 건조 속도는 빨라지나, 약재의 품질이 떨어지는 경우가 있다.<br>④ 공기의 습도가 높을수록 건조 속도는 감소한다. |

## ❺ 수분 함량과 저장성

몇 종류의 곰팡이를 제외한 대부분의 세균은 약재의 수분 함량이 40% 이하가 되면 생장에 필요한 수분이 없어 생장이 억제되므로 적절한 건조를 시행하면 세균에 의한 부패를 막을 수 있다. 그러나 아스페르길루스(*Aspergillus* sp. : 황국균) 등의 몇몇 종류의 곰팡이는 20~30%의 수분 함량에서도 비교적 잘 생장하므로 주의해야 한다.

수분 활성(water-activity)[105]과 미생물의 발육을 살펴보면, 일반적인 세균은 0.93, 효모는 0.85, 곰팡이는 0.75 이하에서 거의 발육을 할 수 없는 것으로 알려져 있다. 그러므로 수분 활성을 0.75 정도로 조절하면 상당 기간 약재를 저장할 수 있다. 그러나 호염균(halophilic bacteria)의 수분 활성은 0.75, 호삼투성 효모(osmophilic yeast)의 수분 활성은 0.65, 호건사상균(xerophilic fungi)의 수분 활성은 0.65가 되어 극도로 수분 활성이 낮은 환경에서도 발육할 수 있으므로 이들 미생물에 의한 변질에 유의해야 한다.

약재의 종류에 따라 권장되는 수분 함량은 대략 다음과 같다.

| 수분 함량 | 약재의 종류 |
|---|---|
| 11~15% | 근경류(根莖類), 근피류(根皮類), 수피류(樹皮類) |
| 12~13% | 엽류(葉類) |
| 13~14% | 화류(花類) |
| 10~25% | 과실류(果實類) |

105 어떤 임의의 온도에서 순수한 물의 증기압에 대한 해당 약재 중의 수분의 수증기압의 비율. 즉 수용액 중에서 구속받지 않고 자유로이 열운동이 되는 물 분자의 비율.

## 2 주요 건조기술

### ❶ 자연건조

자연건조는 절제(切製)된 음편을 인공적인 에너지를 이용하지 않고 말리는 것이다. 자연건조의 장단점은 다음과 같다.

| | |
|---|---|
| 장 점 | ① 비싼 특수한 설비가 필요 없이 시멘트 바닥, 자리, 대나무로 만든 멍석 등을 이용할 수 있어 경제적으로 유리하다.<br>② 시행 방법이 비교적 간단하다. |
| 단 점 | ① 기후변화의 영향을 받는다.<br>② 지면이 비교적 넓어야 한다.<br>③ 장시간 건조해야 한다.<br>④ 생산된 음편(飮片)이 먼지 해충 및 기타 물질에 오염될 우려가 있다. |

자연건조의 종류에는 다음과 같은 것들이 있다.

| | |
|---|---|
| 양건법<br>(陽乾法) | ① 햇볕에 말리는 방법이다.<br>② 일반적인 약재들에 사용된다. |
| 음건법<br>(陰乾法) | ① 그늘지고 통풍이 잘되는 곳에서 말리는 방법이다.<br>② 기미(氣味)가 특수한 약재, 방향성 및 휘발성 약재, 햇볕을 받으면 변색·착색·퇴색되는 약재, 햇볕이나 화건(火乾)할 경우 기름이 유출되는 약재 및 일부 성분 함유 약재(강심배당체, 배당체, 마황(麻黃), 만타라(曼陀羅) 등)들에 사용된다.<br>③ 표면 피막 경화현상이 잘 일어나지 않는다. |
| 자연동결건조<br>(自然凍結乾燥) | ① 겨울철 야간 온도 -5℃ 전후, 주간 온도 0℃ 이상인 지역에서만 가능한 방법이다.<br>② 고·저온에서 약재나 식품을 교대로 처리하면 야간에 수분이 얼고 주간에 녹으면서 수분이 조금씩 증발하면서 탈수된다. 이 과정을 반복하 |

|  | 면 구멍이 많은 스펀지형 다공질 조직 제품을 만들 수 있다.<br>③ 한천, 마른 명태 등에 사용된다. |
|---|---|

## ❷ 인공건조

인공건조는 인공적인 건조시설을 이용하여 음편을 말리는 것이다. 인공건조의 장단점은 다음과 같다.

| 구분 | 내용 |
|---|---|
| 장 점 | ① 기후변화의 영향을 받지 않는다.<br>② 먼지 해충 등의 이물질로부터의 오염을 방지할 수 있다.<br>③ 건조시간을 단축할 수 있다. |
| 단 점 | ① 설비 설치에 비용이 많이 들어간다.<br>② 기계 조작방법이 자연건조보다 어렵다. |

인공건조를 할 때는 약재의 성질에 따라 반드시 온도를 조절해야 하는데 일반적으로 60℃ 이하에서 건조하고, 얇게 널고, 자주 뒤집어 준다. 아울러 건조한 음편은 반드시 식힌 후에 저장해야 남은 열로 인해 음편에 습기가 차서 곰팡이가 생기는 것을 방지할 수 있다.

① 식물성 방향 약재 : 25~30℃ 이하, 음건
② 섬유 함유 약재 : 30~40℃
③ 배당체 · 알칼로이드 함유 약재 : 50~60℃
④ 비타민 함유 약재 : 70~80℃

인공건조의 방식과 건조기의 종류는 아래와 같이 매우 많다.

<table>
<tr><td rowspan="18">건조기</td><td rowspan="9">열풍 건조</td><td rowspan="3">재료정치 및 재료반송형</td><td>① 상자형 건조기</td></tr>
<tr><td>② 터널 및 밴트 건조기</td></tr>
<tr><td>③ 터보 종형 및 횡형 건조기</td></tr>
<tr><td rowspan="4">재료교반형</td><td>① 회전 및 통기 회전 건조기</td></tr>
<tr><td>② 흠형 교반 건조기</td></tr>
<tr><td>③ 유동층 건조기</td></tr>
<tr><td>④ 다단원판 건조기</td></tr>
<tr><td rowspan="2">열풍반송형</td><td>① 분무 건조기</td></tr>
<tr><td>② 기류 건조기</td></tr>
<tr><td rowspan="6">전도 건조</td><td rowspan="4">재료정치 및 재료반송형</td><td>① 진공상형 건조기</td></tr>
<tr><td>② 동결 건조기</td></tr>
<tr><td>③ 드럼 건조기</td></tr>
<tr><td>④ 원통 건조기</td></tr>
<tr><td rowspan="2">재료교반형</td><td>① 흠형 및 원통 건조기</td></tr>
<tr><td>③ 수증기 가열판 회전 건조기</td></tr>
<tr><td colspan="2">복사 건조</td><td>적외선 건조기</td></tr>
<tr><td colspan="2">고주파건조</td><td>고주파 건조기</td></tr>
</table>

일반적으로 많이 사용되는 건조기는 대류형 건조기(convection type dryer) 또는 열풍 건조기라고 불리는 것으로, 약재를 건조실에 넣고 80~120℃로 가열된 공기를 송풍기를 이용 강제로 불어 넣는 강제대류 방식의 건조기이다. 구조가 간단하고 장치가 쉬워 대량생산에 적당하다. 이를 포함하여 많은 종류의 건조기가 있다. 그중 일부를 소개한다.

### ㉮ 트레이 건조기(tray dryer)

<table>
<tr><td>개 요</td><td>단열 처리한 캐비닛(cabinet) 안에 송풍기, 공기가열기를 설치하여 트레이(tray)에 담긴 약재를 수평 또는 수직으로 순환되는 열풍으로 건조시킨다.<br>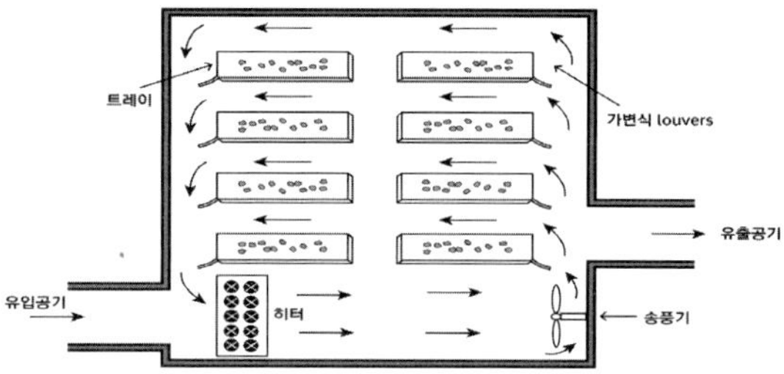

[트레이건조기]</td></tr>
<tr><td>특 징</td><td>① 시설비와 운영비가 저렴하고 용도가 다양하다.<br>② 채소류, 과일류 등의 건조에 주로 이용된다.<br>③ 크기에 따라 1~20톤/일의 규모로 건조할 수 있다.</td></tr>
</table>

### ㉯ 터널 건조기(tunnel dryer)

<table>
<tr><td>개 요</td><td>약재를 실은 궤도 운반차를 가로 2m × 세로 2m, 길이 20~30m의 터널 속을 통과시키면서 건조한다.</td></tr>
<tr><td>종 류</td><td>① 병류식 터널 건조기(concurrent tunnel dryer)<br>ㅇ 열풍과 약재의 이동 방향이 같은 것.<br>ㅇ 입구 쪽에서 고온의 열풍과 접촉하기 때문에 초기 건조 속도는 높으나, 차츰 느려지며 저수분함량 제품을 얻기 어렵다.<br>ㅇ 열에 의한 손상이 적다.<br>② 향류식 터널 건조기(countercurrent tunnel dryer)<br>ㅇ 열풍과 약재의 이동 방향이 반대인 것.<br>ㅇ 초기 건조 속도가 느려 고밀도제품을 얻을 수 있다.<br>ㅇ 병류식에 비해 열효율이 높다.<br>ㅇ 저수분함량 제품을 얻기 쉬우나 과열로 인한 갈변 현상을 주의해야 한다.</td></tr>
</table>

| | |
|---|---|
| | ③ 혼합류식 터널 건조기(combined tunnel dryer)<br>ㅇ 초기에는 병류식으로 빨리 건조한 후, 후기에는 향류식으로 건조하는 것.<br>ㅇ 열전달이 좋아 건조시간이 짧다.<br>ㅇ 건조조건을 조절하기 용이하다.<br>ㅇ 장치비가 비싸다. |

## ㉰ 컨베이어 건조기(conveyor dryer)

| | |
|---|---|
| 개 요 | 터널 건조기와 유사하나, 궤도운반차 대신에 컨베이어 벨트로 약재를 운송한다.<br>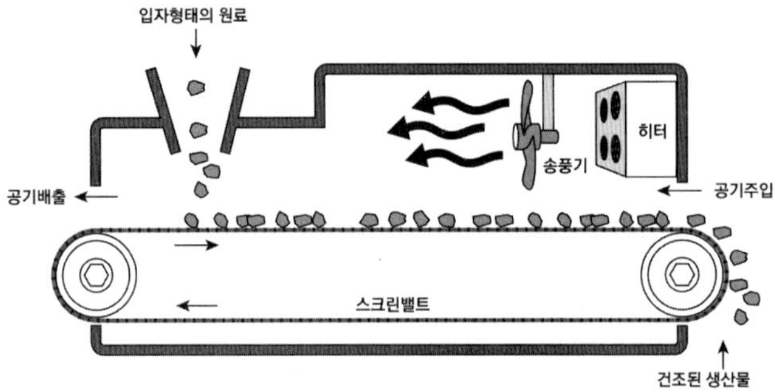<br><br>[컨베이어 건조기] |
| 종 류 | ① 향류식 : 열풍과 약재의 이동 방향이 반대인 것.<br>② 병류식 : 열풍과 약재의 이동 방향이 같은 것.<br>③ 통기류식(through circulation) : 벨트 위의 제품에 수직 방향으로 열풍을 보내는 것. |
| 특 징 | ① 장점<br>ㅇ 열풍과 접촉면이 넓어 건조 속도가 빠르다.<br>② 단점<br>ㅇ 장치비가 비싸다.<br>ㅇ 벨트에 달라붙는 약재의 건조에는 사용하지 못한다. |

## ㉣ 빈 건조기(bin dryer)

| | |
|---|---|
| 개　요 | 하부에 철사 그물 또는 다공판을 설치한 상자로, 아래에서 위 방향으로 열풍을 불어서 건조한다. |
| 특　징 | ① 다른 건조기와 같이 사용되어 2차 건조를 담당하는 경우가 많다.<br>② 설치비와 운영비가 적다. |

## ㉤ 유동층 건조기(fluidized bed dryer)

| | |
|---|---|
| 개　요 | 건조실 아래에서 높은 압력으로 열풍을 불어 건조할 약재를 약간 뜨게 유동화시켜 제품과 열풍의 접촉을 좋게 한 건조기이다.<br>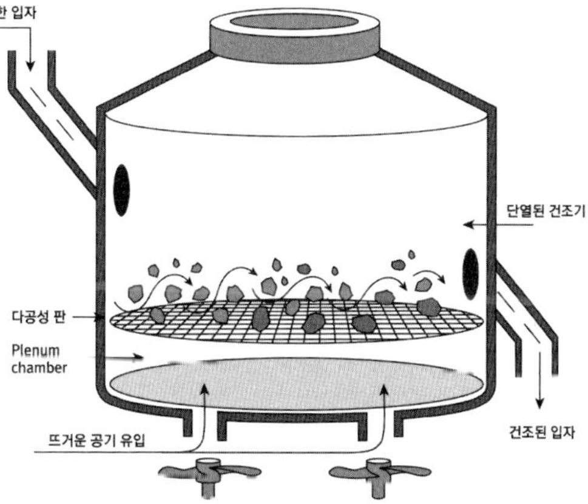<br><br>[유동층 건조기] |
| 특　징 | ① 건조 속도가 빠르고, 건조 정도가 균일하다.<br>② 입자 또는 분말 상태의 고체 약재를 건조하는 데 적합하다.<br>③ 미세입자가 열풍과 함께 배출되어 손실이 생긴다. 사이클론(cyclone)을 설치하면 회수할 수 있다. |

## ㉶ 회전 건조기(rotary dryer)

<table>
<tr><td>개 요</td><td>약재를 긴 원통 안에 넣고 원통을 약간 경사지게 회전시키면서 열풍을 불어넣어 건조한다.<br>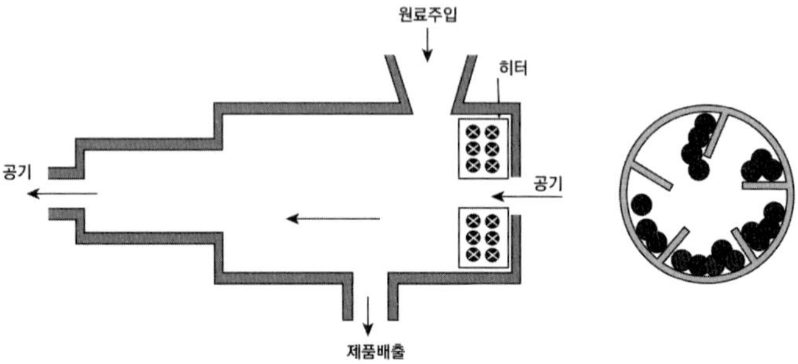<br><br>[회전 건조기]</td></tr>
<tr><td>종 류</td><td>① 향류식 : 열풍과 약재의 이동 방향이 반대인 것.<br>② 병류식 : 열풍과 약재의 이동 방향이 같은 것.<br>③ 수직식 : 열풍과 약재의 이동 방향이 수직인 것.</td></tr>
<tr><td>특 징</td><td>① 원통 내부에 돌기(flight)가 있어 회전에 따라 약재를 열풍 속으로 뿌리게 되어 있다. 이런 교반 효과로 건조가 빠르고 균일하다.<br>② 비교적 자유롭게 흐를 수 있는 약재만 사용할 수 있다.</td></tr>
</table>

## ㉷ 기송 건조기(pneumatic dryer)

<table>
<tr><td>개 요</td><td>습한 약재를 건조관 속의 열풍의 흐름에 날려 보내면서 건조한다.</td></tr>
<tr><td>특 징</td><td>① 습한 약재를 열풍이 부는 건조관을 통과시키면서 건조하므로 건조와 수송을 동시에 하는 방식이다.<br>② 건조관은 수직 또는 수평으로 설치하고, 길이는 건조에 필요한 체류 시간을 제공할 만큼 충분히 길어야 한다.<br>③ 열풍을 순환시키기 어려우므로 열효율상 고온의 열풍을 사용해야 한다.<br>④ 곡물, 밀가루, 감자, 육류의 건조와 우유, 달걀분말의 2차 건조에 널리 사용된다.</td></tr>
</table>

## ㉮ 전도형 건조기(conduction type dryer)

<table>
<tr><td>개 요</td><td>가열된 열판에 원료를 직접 접촉시켜 열의 전도로 원료를 건조한다. 열판접촉건조기라고도 한다.</td></tr>
<tr><td>종 류</td><td>

① 드럼 건조기(drum dryer)

- 스팀이나 열수 등으로 가열된 금속 원통 한두 개가 수평축을 중심으로 서서히 회전하면, 표면에 건조될 약재가 균일한 얇은 막으로 도포된다. 원통이 회전하는 사이에 도포된 약재는 건조되며, 긁는 칼(scraper knife)에 의하여 원통 표면에서 제거된다.
- 단일원통형(single drum dryer), 복원통형(double drum dryer), 이중원통형(twin drum dryer)으로 분류된다.
- 건조 속도와 열효율이 높다.
- 고온에서 짧은 시간(2~30초) 동안 견딜 수 있는 약재만 사용 가능하다.
- 점도가 높거나 고형분 입자가 크거나 고형분 함량이 많아 분무건조가 어려운 제품에 사용한다.

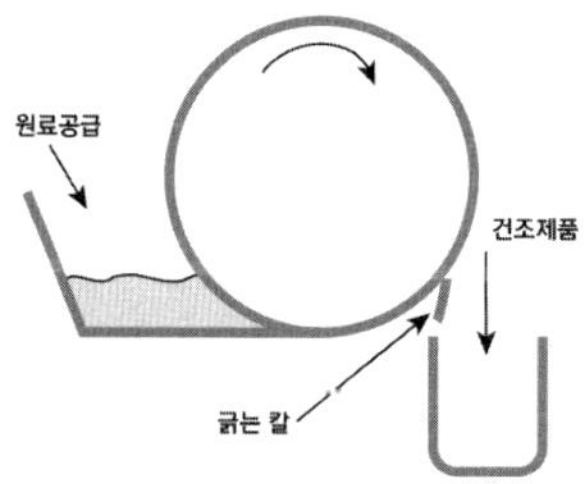

[단일원통형 건조기]

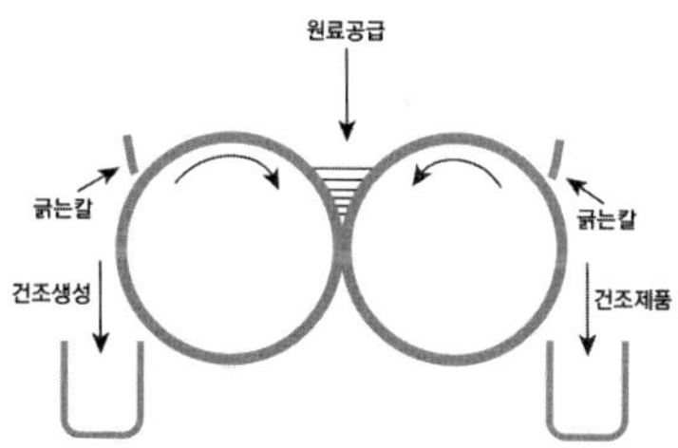

[복원통형 건조기]

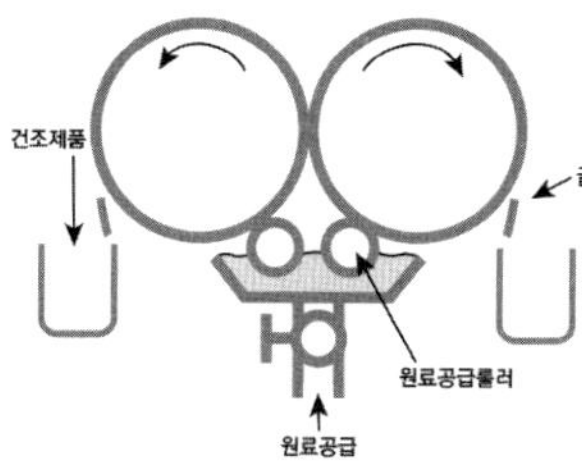

[이중원통형 건조기]

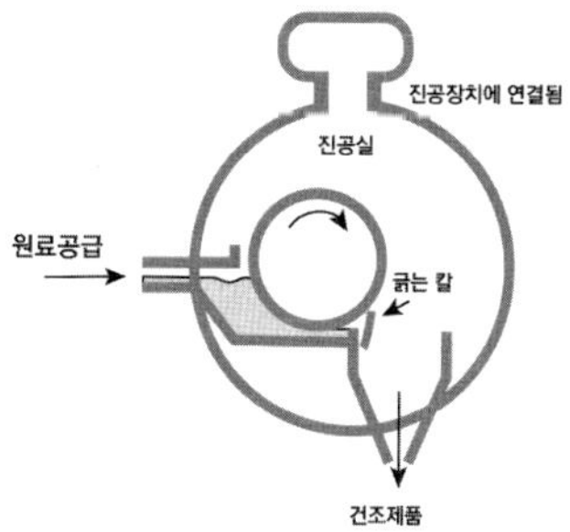

[진공 건조기]

</td></tr>
</table>

| | ② 진공 건조기(vaccum shelf dryer)<br>ㅇ 약재를 선반(shelf)에 올려놓고 실내 압력 1~70㎜Hg, 온도 70℃ 정도에서 건조한다.<br>ㅇ 시설비가 많이 든다.<br>ㅇ 열에 민감한 약재에만 이용된다. |
|---|---|

### ㉾ 분무 건조기(spray dryer)

| | |
|---|---|
| 개 요 | 고온(150~300℃)의 열풍이 부는 건조실에 액상 또는 슬러리 상태의 약재를 10~250㎛의 미세한 입자로 분무하여 1~10초 사이에 건조한다. |
| 특 징 | ① 항률건조기에서 건조가 끝나므로 양질의 분말 약재를 생산할 수 있다.<br>② 약재 분말화 공정에 광범위하게 사용된다.<br>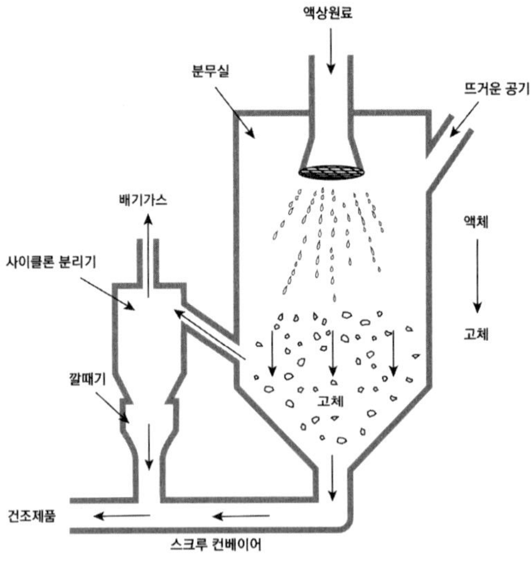<br><br>[분무 건조기] |

### ㉾ 원적외선 복사 건조기(far infrared ray radiation type dryer)

| | |
|---|---|
| 개 요 | 건조될 약재에 원적외선이 흡수되면 공진 현상이 일어나서 약재 자체에서 열 변화가 일어나게 된다. 이 열로 인해 약재 내의 수분이 기화되어 건조된다. |
| 특 징 | ① 빠른 건조 속도, 건조 약재의 고품질, 비교적 높은 살균, 살충 및 멸란(滅卵)작용, 낮은 에너지 사용, 낮은 시설비 등으로, 음편의 탈수, 건조, 소독 등에 광범위하게 사용되고 있다.<br>② 또한, 휘발성 정유를 비교적 잘 보전하여 방향성 약재의 건조 멸균에도 사용할 수 있고, 약재 분말의 건조와 살균에도 사용할 수 있다. |

### ㉿ 극초단파 건조기(microwave dryer)

| | |
|---|---|
| 개 요 | 극초단파가 열에너지로 전환되면서 약재를 건조한다. |
| 특 징 | ① 열이 약재 내부에 빠르고 균일하면서 깊이 전도되어 빠른 시간에 고품질의 음편을 얻을 수 있다.<br>② 아울러 연료 사용으로 인한 폐기물의 발생이 없고, 미생물과 곰팡이에 대한 살균 · 소독 작용도 있다.<br>③ 사용할 수 있는 제형도 다양하여 원약재(原藥材), 가공품(加工品), 농축환(濃縮丸), 산제(散劑), 과립제(顆粒劑) 등의 건조 멸균에도 사용할 수 있다.<br>④ 빠른 건조시간은 휘발성 물질과 방향성 성분의 손실을 방지하여 이들 성분을 함유한 약재의 건조에 알맞다.<br>⑤ 또한, 극초단파는 물에 강하게 흡수되므로 수분량이 많을수록 멸균 효과가 높아지게 된다. |

### ㉺ 태양열 건조기(solar heat dryer)

| | |
|---|---|
| 개　요 | 태양에너지를 집열기를 통해 모아 그 열로 약재를 건조한다. |
| 특　징 | ① 태양에너지는 거대하고 깨끗한 저밀도 에너지원으로 이 방식은 저온건조에 알맞다.<br>② 이 방식은 에너지 사용을 절약시켜주고, 환경오염을 줄여주며, 흙먼지나 곤충에 의한 오염이나 자연건조 했을 때 약재에 나타나기 쉬운 변색이 없으므로 외관상으로 보기 좋은 음편을 생산한다. |

### ㉻ 기타 인공 건조 방법

① **탕건(湯乾)** : 천궁(川芎), 현호색(玄胡索) 등을 끓는 물에 데친 후 건조하는 방법
② **증건(蒸乾)** : 홍삼(紅蔘), 모과(木瓜) 등을 증기로 찐 후에 건조하는 방법
③ **외건(煨乾)** : 가자(訶子), 갈근(葛根) 등을 외법(煨法)으로 건조하는 방법
④ 이외에도 금속망 안에 넣고 진동시키면서 건조하는 방법, 석회 상자에 넣어서 천천히 말리는 방법, 석회 분말과 같이 건조하는 방법 등이 있다.

## 3 건조 중의 물리 화학적 품질변화

〔물리적 변화〕

| 구　분 | 내　용 |
|---|---|
| 가용성 물질의 이동 현상 | 건조가 진행함에 따라 약재 중의 가용성 물질이 표면과 내부로 이동한다.<br>① 내부에서 표면으로 이동 : 건조 중에 액체와 가용성 물질이 내부에서 표면으로 이동하여 표면에 축적이 된다.<br>② 표면에서 내부로 이동 : ① 과정이 진행됨에 따라 표면에는 가용성 물질이 고농도로 쌓이게 되어 내부의 저농도와 농도 차이를 보이고 이 차 |

| | 이에 의해 다시 내부로 이동한다. |
|---|---|
| 수축 현상 | 식물성, 동물성 약재는 동결 건조를 제외하고는 건조하는 동안에 수축이 일어난다.<br>① 초기 건조 속도가 빠르면 외층이 굳어져 최종 부피가 건조 초기에 정해진다. 이 경우 겉보기밀도(bulk density)가 작아지고 복원성이 좋다.<br>② 초기 건조 속도가 느리면 최종 부피가 상당히 수축된다. 이 경우 겉보기밀도가 커지고 복원성이 낮아진다. |
| 표면 경화 현상 | 약재 표면 증발 수분량이 약재 내부 확산 수분량보다 많으면, 약재의 표면은 단단한 불투과성 막을 형성하면서 건조된다. 이 현상은 특히 당류와 같은 용질의 농도가 큰 약재에서 자주 일어난다. |

〔화학적 변화〕

| 구 분 | 내 용 |
|---|---|
| 갈변 현상 및 색소 파괴 | ① 갈변(browning) 현상은 pH, 온도, 수분 함량, 당과 아미노산의 종류 및 함량에 영향을 받는다.<br>갈변 속도는 수분 활성도(water activity)가 0.6~0.8에서 가장 높다. 이는 수분 활성도가 낮으면 갈변 반응에 필요한 수분이 충분하지 않기 때문이고, 수분 활성도가 높으면 반응물의 농도를 희석하기 때문이다.<br>그러나 건조 중의 갈변 현상은 건조의 후반기 약재 내의 수분 함량이 낮을 때 가장 심하므로 이때 온도를 낮추면 어느 정도 줄일 수 있다.<br>② 약재 내에 있는 색소의 파괴는 카로틴(carotene), 베타닌(betannin), 클로로필(chlorophyll) 등이 산화에 의해 파괴되기 때문이다. |
| 단백질 변성 및 | ① 수분 함량, 온도, 산, 전해질, pH에 영향을 받는다.<br>② 약재의 수분 함량이 많으면 비교적 저온에서, 수분 함량이 적으면 고온 |

| | |
|---|---|
| 아미노산 파괴 | 에서 일어난다.<br>예 알부민(albumin)은 수분 함량 50[%]일 때 56℃에서 변성이 되나, 수분이 없는 경우에는 160℃에서 변성이 일어난다.<br>③ 일반적으로 건조 초기에 55℃ 이상이면 단백질 변성(denaturation)이 일어나는데, 이는 약재의 조직 · 보수력 · 용해성 · 거품성 및 수축 등에 영향을 미친다.<br>특히 동물성 약재를 고온 건조하면 섬유질의 직쇄상 폴리펩타이드 사슬(straight polypeptide chain) 사이의 수분이 제거되고, 주변의 폴리펩타이드사슬과 결합을 하여 견고한 조직구조로 변한다.<br>특히 열에 약한 필수아미노산인 라이신(lysine)은 파괴되고, 아미노산과 환원당이 마이야르(Maillard) 반응[106]을 일으켜 아미노산 함량을 급격히 감소시킨다. 그리하여 단백질 효율비(protein efficiency ratio : PER)[107], 생물가(biological value : BV)[108] 및 소화율 등이 떨어진다. |
| 지방 산화 | ① 산패, 악취의 발생 및 지용성 비타민의 파괴와 관련이 있다.<br>② 저온건조보다 고온건조에서 쉽게 산화된다.<br>③ 수분 활성도가 낮을 때 지방 산화 속도가 크며, 수분 활성도가 증가하면서 감소하다가 중간 범위 이후부터는 다시 증가한다.<br>이는 단분자층(monolayer)의 수분은 지방 산화를 방해하나, 중간 수분 이상에서는 촉매의 이동성 증가, 산소의 흡수, 고체의 팽윤 등에 의한 새로운 반응의 야기에 기인하는 것으로 알려져 있다.<br>④ 산패와 악취를 줄이기 위해 항산화제(antioxidant)를 사용하기도 한다. |
| 비타민 파괴 | ① 비티민C 및 티아민(thiamin)의 파괴율이 높고, 수용성 비타민이 지용성 비타민보다 손실이 적다.<br>② 비타민 C는 수분 함량이 높을 때 열에 불안정하다. 산화를 억제하기 위해 아황산(sulfide) 등의 환원제로 처리를 하기도 한다.<br>③ 티아민도 건조 중 파괴율이 높은데, 특히 비타민 C를 보존하기 위해 환 |

원제인 아황산 처리를 하면 96%의 티아민이 건조 과정 중에 파괴된다고 한다.

## 4 약재 종류별 건조 방법

전통적으로 약재는 형태, 색깔, 고유의 기미(氣味)를 유지해야 좋은 것으로 인식된다. 이런 조건을 만족시키기 위해서는 약재 개개의 성질을 잘 파악해야 한다. 다음에 성질이 각기 다른 약재의 건조 방법을 유형별로 나누어 보았다.

---

106 아미노산과 환원당(포도당, 과당, 맥아당)이 작용하여 갈색 중합체인 멜라노이딘(melanoidin)을 만드는 반응. 프랑스 화학자 Louis Camille Maillard(1912)에 의해서 glucose와 glycine의 용액을 가열하였을 때 갈색 색소인 멜라노이딘(melanoidin)을 생성된다고 처음으로 공식 논의되었기 때문에 Maillard 반응이라고 부르게 되었다.

이 반응은 활성을 가진 유리 aldehyde기나 ketone기와 같은 carbonyl기를 가진 환원당 또는 가수분해되어 환원당을 만들 수 있는 당류가 아미노산, peptide, 단백질과 같은 유리 amino기나 imino기를 가진 질소화합물과 상호 반응하여 갈색 물질을 생성하는 것이므로 그 반응의 본질을 따서 amino-carbonyl 반응이라고 하거나, 또는 생성되는 최종 갈색 물질의 이름을 따서 melanoidin 반응이라고도 한다.

일반적으로 대부분 식품은 양의 차이는 있겠으나 그 성분으로써 당류 등의 carbonyl 화합물과 단백질 등의 amino기를 가진 질소화합물을 다소라도 함유하고 있으므로 Maillard 반응은 거의 모든 식품에서 일어날 수 있는 갈변 반응이며, 실제로도 식품 가공이나 저장에 있어서 가장 중요하고 대표적인 비효소적 갈변 반응이다.

또한, Maillard 반응에 의한 갈변은 외부에서 가열과 같은 에너지 공급이 있어야 비로소 일어나는 화학 반응과 다르게 거의 자연 발생적으로 일어난다는 중요한 특징을 가지고 있다. 따라서 이 갈변 반응은 식품 가공 과정에서는 물론 저장할 때도 계속 일어날 수 있으며 아울러 억제하기도 어려운 매우 중요한 반응이다.

107 단백질 품질평가의 한 방법으로, 실험용 쥐에게 단백질을 섭취시켜 체중 증가량을 측정하여 섭취 단백질당 체중 증가량의 비를 계산한다.

108 동물이 섭취한 영양소 중 생산물이 된 부분의 비율을 의미한다. 특히 단백질의 영양 가치 판정에 유용하므로 단백질에 대하여 사용되는 경우가 많다.

### ❶ 점성액을 함유한 약재

| 해당 약재 | 천문동(天門冬), 옥죽(玉竹) 등 |
|---|---|
| 약재 특성 | 점액성의 당을 함유한 약재들은 쉽게 끈적거리게 되어, 약한 불에 말리면 당액이 계속 외부로 유출되어 감량된다. |
| 건조 방법 | ① 약재 특성상 반드시 강한 불로 말려 겉껍질을 신속히 굳게 해야 내부의 액이 흘러나오지 않는다.<br>② 장시간 건조하면 약재가 누렇게 변하고 액이 줄어들어 질과 양이 떨어지므로 보통 90% 정도만 말린다. 손으로 만져 봤을 때 뜨거우면서 달라붙지 않으면 된다. |
| 주의 사항 | ① 불로 건조하기 전에 햇볕에 펼쳐서 곰팡이로부터의 손상을 방지한다.<br>② 센 불로 작업할 때에는 뒤집으면서 말려야 약재의 손상을 적게 한다. |

### ❷ 방향성 약재

| 해당 약재 | 형개(荊芥), 박하(薄荷), 향유(香薷), 목향(木香) 등 |
|---|---|
| 약재 특성 | 향기와 약재의 품질이 매우 밀접하다. 그러므로 약재의 향기 성분 보존이 매우 중요하며 일반적으로 약재의 향기가 강하면 품질도 좋다. |
| 건조 방법 | ① 향기 성분을 보존하기 위해서는 절제(切製)한 후 그늘지고 통풍이 잘되는 곳에 얇게 펴서 음건(陰乾) 하는 것이 원칙이다.<br>② 만약 햇볕이 그다지 강렬하지 않으면 양건(陽乾)해도 되지만 강한 햇볕은 피하는 것이 좋다. 왜냐하면, 고온이나 강한 햇볕에서는 향기 성분이 휘발되고 약재의 색깔이 검게 변하기 때문이다. |
| 주의 사항 | 장마철에는 약재에 곰팡이가 쉽게 생기므로 약한 불을 사용해서 건조하기도 하는데 이때 강한 불에서 건조하면 향이 휘발되고 색이 변하여 약재의 효과가 감소하므로 주의해야 한다. |

## ❸ 전분질을 함유한 약재

| | |
|---|---|
| 해당 약재 | 산약(山藥), 절패모(浙貝母) 등 |
| 약재 특성 | 전분질을 많이 함유하는 약재들은 쉽게 변질된다. |
| 건조 방법 | 건조시킬 때는 반드시 얇게 펴서 햇볕을 쬐어야 한다. |
| 주의 사항 | ① 음편이 쉽게 부서질 수 있으므로 뒤집을 때 가볍게 하여 음편 파손을 방지하여야 한다.<br>② 습기 많은 날씨가 이어지면 약한 불로 말려야 한다. 이때 음편의 손상에 주의해야 하는데, 화력이 너무 강하면 표면이 누르스름하게 변화하니 주의해야 한다. |

## ❹ 기름질을 함유한 약재

| | |
|---|---|
| 해당 약재 | 당귀(當歸), 회우슬(懷牛膝), 천궁(川芎) 등 |
| 약재 특성 | ① 불로 말리면 기름질이 표면으로 나와 누렇게 변한다.<br>② 화력이 강할 경우에는 많은 기름질이 나오면서 말라서 약재의 품질과 중량에 영향을 준다. |
| 건조 방법 | 약재 특성상 양건(陽乾)한다. |
| 주의 사항 | 만약 비가 와서 양건(陽乾)할 수 없는 경우에는 약한 불로 말리는데 누렇게 변하거나 검게 타지 않도록 화력에 주의해야 한다. |

## ❺ 색택이 강한 약재

| | |
|---|---|
| 해당 약재 | 길경(桔梗), 절패모(浙貝母), 택사(澤瀉), 황기(黃芪) 등 |
| 약재 특성 | 수분이 많아야 쉽게 건조를 할 수 있다. |

| | |
|---|---|
| 건조 방법 | ① **흰색 약재** : 길경(桔梗), 절패모(浙貝母) 같은 흰색 약재들은 양건(陽乾)해야 색깔이 하얗게 되지, 화건(火乾)하면 누렇게 변하기 쉽다.<br>② **황색 약재** : 택사(澤瀉), 황기(黃芪) 같은 황색 약재들은 양건(陽乾)하면 변색하므로, 약한 불로 건조하여야 황색을 유지할 수 있고 향기를 증가시킬 수 있다. |

## 5 홍배법(烘焙法)

깨끗이 세척하고 절단한 약재를 문화(文火)로 직 · 간접적으로 가열하여 약성의 변화를 이끌거나 건조하는 방법을 홍배법(烘焙法)이라 하는데, 포법(炮法)이라고도 한다. 일부 서적에서는 약재가 부풀어 오르도록 고온(高溫)으로 급초(急炒)하는데, 초(炒)하는 정도가 약물의 표면에는 얼룩덜룩한 초반(焦斑)이 있으면서도, 약물 고유의 휘발성 성분은 조금만 날아가게 하는 방법을 포법(炮法)이라고 하였으나, 여러 포제학 서적과 『방약합편(方藥合編)』에서의 포부자(炮附子) 제법(製法)을 살펴보면 전자가 더 타당하다고 생각된다.

맹충(虻虫), 오공(蜈蚣), 백부자(白附子), 천남성(天南星) 같은 일부 유독한 약재의 독성 감소와 건조 · 분쇄 및 저장의 편리를 위하여 사용된다.

홍배법(烘焙法)은 일반적으로 같이 언급되나 엄밀히 말하면 홍법(烘法)과 배법(焙法)의 정의는 약간 다르다.

| | |
|---|---|
| 홍(烘) | 약재를 불 근처에 두거나 오븐, 건조실 등의 설비를 이용하여 약재에 함유된 수분을 서서히 증발시키는 방법. |
| 배(焙) | 약재를 금속용기 등에 넣고 문화(文火)로 비교적 단시간 동안 가열하면서 지속해서 뒤집으면서 색이 짙어지고 재질이 바삭바삭하게 건조하는 방법. |

또한 홍배법(烘焙法)은 초법(炒法)과도 유사하다. 그러나 다음과 같은 차이점이 있어 서로 구별이 된다.

| | 홍배법(烘焙法) | 초법(炒法) |
|---|---|---|
| 화　　력 | 문화(文火)만 사용 | 문화(文火) ~ 무화(武火) |
| 가열 온도 | 초법(炒法)보다 낮음 | 홍배법(烘焙法)보다 높음 |
| 뒤집는 빈도 | 초법(炒法)보다 적음 | 홍배법(烘焙法)보다 많음 |

## 6. 약물의 품질평가

포제(炮製)를 거친 약물은 반드시 『대한약전(大韓藥典)』 등에서 규정된 각각의 품질 기준에 부합되어야 한다. 아래에 『대한약전(大韓藥典)』의 「생약시험법」 등을 위주로 기초적인 품질평가 방법을 기재한다.

### 1 검체의 채취 및 조제

품질 검사를 시행할 약물 즉 검체(檢體)를 채취하는 경우 따로 규정이 없는 한 다음 방법에 따라 검체(檢體)를 취하고 필요하면 기밀용기에 보존한다.

① 소형의 생약, 절단생약 및 가루생약은 잘 섞은 다음 검체(檢體) 50~250g을 취한다.
② 대형의 생약은 잘 저어 섞은 다음 검체(檢體) 250~500g을 취한다.
③ 1개의 질량이 100g 이상인 생약은 5개 이상을 취하여 검체(檢體)로 하거나 생약을 적당한 크기로 잘라서 잘 저어 섞은 다음 검체(檢體) 500g 이상을 취한다.

만일 분석용 검체(檢體)를 조제하는 경우라면, 검체(檢體)를 잘 섞어 가루 생약은 그대로, 가루 생약이 아닌 것은 따로 규정이 없는 한 가루로 하고, 만일 가루로 되지 않는 것은 될 수 있는 대로 잘게 잘라 얇게 펴서 고르게 취하여 분석용 검체(檢體)로 한다. 필요하면 기밀용기에 보존한다.

### 2 약물의 성상

유기 또는 무기 약품에서의 성상은 참고적인 사항에 불과하나, 원약재(原藥材)의 경우에는 성상은 중요한 판정 기준이다. 성상을 관찰하는 방법은 크게 육안적 검사와 현미경적 검사가 있다.

① 육안적 검사 : 기원 약물에 대해 판정 기준이 되는 특징적 요소를 육안으로 검사한다. 원약재는 대부분 산지 · 포제법 · 기원 등에 따라 그 성상이 일정하지 않다. 그러므로 성상 항목에 기재되어 있는 수치는 대략적인 것이 되어 정확한 판정 기준이 되지는 않으나 이 수치로부터 극단적으로 벗어나면 부적합 약물로 의심할 수 있다.

② 현미경적 검사 : 현미경을 이용하여 약물 절편의 조직구조 또는 약물 분말의 조직구조 및 세포나 함유 물질 등의 특징 등을 관찰해 약물의 진위, 순도, 품질 등을 결정하는 것이다. 표본의 형태에 따라 절편 감별과 분말 감별 2가지로 나뉘며, 경검(鏡檢)이라고도 한다.

㉮ 장 치 : 광학현미경을 쓴다. 대물렌즈는 10배 및 40배를, 접안렌즈는 10배를 쓴다.

㉯ 경검용 표본의 제작

- 절편 : 절편을 슬라이드글라스에 놓고 봉입제 1~2방울을 떨어뜨린 다음 기포가 들어가지 않도록 주의하면서 커버글라스를 덮는다. 관찰에 쓰이는 절편의 두께는 보통 10~20㎛로 한다.
- 분말 : 분말 검체 0.1g을 팽윤제 2~3방울을 떨어뜨린 시계접시에 놓고 기포가 들어가지 않도록 하면서 작은 유리봉 끝으로 잘 섞은 다음 10분 이상 방치하여 검체를 팽윤시킨다. 팽윤된 검체 소량을 유리봉 끝으로 슬라이드글라스에 문질러 바르고 그 위에 봉입제 1방울을 떨어뜨린 다음 조직편이 뭉치지 않도록 고르게 펴고 기포가 들어가지 않도록 조심하여 커버글라스를 덮는다.

※ 봉입제 및 팽윤제는 따로 규정이 없는 한 글리세린 · 물 혼합액(1 : 1)을 쓴다.

㉰ 성상항의 각 요소의 관찰 : 절편은 보통 바깥쪽, 안쪽, 세포 내용물의 순서로 관찰하며, 분말은 특징적인 것, 다량으로 나타나는 것, 드물게 나타나는 것, 세포 내용물의 순서로 관찰한다.

- 절편 감별 : 예를 들어 뿌리류 약재인 파극천(巴戟天), 지골피(地骨皮) 등을 관찰할 때는 목심(木心)을 제거한 근피(根皮)를 사용하기 때문에

현미경상에서 목질부가 관찰되어서는 안 된다. 또한 천마(天麻), 숙지황(熟地黃) 등은 장시간 증제(蒸製) 하므로 절편한 조직의 구조와 세포의 배열이 비정상적으로 나타날 수 있다.

○ 분말 감별 : 세포에 존재하는 전분립(澱粉粒), 호분립(糊粉粒), inulin, 점액질 및 각종 세포 등은 물을 가하거나 가열하면 변화되어 원약재의 분말과 다르게 나타난다. 그러므로 포제품의 진위 및 우열을 감별할 수 있다.

## 3 순도 시험

순도란 약물의 순수도 즉 약물이 함유하는 불순물 내지는 비약용 부위의 한도를 말한다. 불순물로는 채취 · 건조 · 가공 · 보관 등의 과정에서 발생하는 토사 · 먼지 · 이물질 · 부패물 · 오염된 약재 · 충해 등을 받은 약재 등이 많고, 비약용 부위로는 약용으로 사용되지 않는 껍질 · 핵 · 노두(蘆頭) · 코르크층 · 머리 · 다리 · 날개 등이 많다. 이외에도 약물의 위조품 감별에서도 순도 시험은 중요한데, 예를 들어 황련(黃連) 분말 중의 황백(黃柏) 또는 울금(鬱金) 분말을, 황백(黃柏) 분말 중의 울금(鬱金) 분말을, 백출(白朮) 분말 중의 창출(蒼朮) 분말 등을 순도 시험에 의해 가려내어 위조품 혼입 여부를 판정한다.

시험 방법은 이물(異物)에 대해 따로 규정이 없는 한 검체(檢體) 25~500g을 달아 얇게 펴서 약물 중의 이물(異物)을 육안 또는 10배의 확대경을 써서 골라내어 그 질량을 달아 이물(異物)의 양(%)으로 한다.

개별 약물의 순도 기준은 『대한약전(大韓藥典)』과 『대한약전외한약규격집(大韓藥典外韓藥規格集)』 등을 참조한다.

참고로 중국 문헌인 『중의음편질량표준통칙(中醫飮片質量標準通則)』에서의 이물(異物)에 관한 규정은 아래와 같다.

| 약물의 종류 | 약설(藥屑), 이물(異物)의 한도 |
|---|---|
| 근 · 근경 · 등목류(根 · 根莖 · 藤木類) | 2% 이하 |
| 과실 · 종자류(果實 · 種子類) | 3% 이하 |
| 전초(全草) | 3% 이하 |
| 엽류(葉類) | 2% 이하 |
| 화류(花類) | 2% 이하 |
| 피류(皮類) | 2% 이하 |
| 수지류(樹脂類) | 3% 이하 |
| 동물류(動物類) | 2% 이하 |
| 광물류(鑛物類) | 2% 이하 |
| 균조류(菌藻類) | 2% 이하 |
| 초황품(炒黃品), 미초품(米炒品) | 1% 이하 |
| 초초품(炒焦品), 부초품(麩炒品) | 2% 이하 |
| 초탄품(炒炭品), 토초품(土炒品) | 3% 이하 |
| 주자품(酒炙品), 초자품(醋炙品), 염자품(鹽炙品), 강즙자품(薑汁炙品), 미감자품(米泔炙品) | 1% 이하 |
| 약즙자품(藥汁煮品), 두부자품(豆腐煮品) | 2% 이하 |
| 외제품(煨製品) | 3% 이하 |
| 단제품(煅製品) | 2% 이하 |
| 발아제품(發芽製品), 발효제품(醱酵製品) | 1% 이하 |

검사방법 : ① 시료(試料)를 취하여 이물(異物), 풀, 작은 종자를 3호체로, 기타는 2호체로 친다.
② 약설(藥屑)과 이물(異物)을 합한 무게를 측정하여 계산한다.

## 4 건조 감량

천연 약재의 경우 건조품으로 유통되는 경우가 많다. 그리하여 건조 감량을 측정해야 하고, 흡습성이 높은 약재의 경우에는 수분 함량의 상한치를 정하고 있다.

건조 감량의 측정법은 다음과 같다.

① 일반적으로 따로 규정이 없는 한 분석용 검체 2~6g을 미리 질량을 단 칭량병(秤量瓶)에 넣어 그 질량을 정밀하게 달아 105℃에서 5시간 건조하여 데시케이터(실리카 젤)에서 식힌 다음 질량을 정밀하게 단다.
② 다시 이것을 105℃에서 건조하여 1시간마다 질량을 정밀하게 달아 항량(恒量)이 될 때의 감량을 건조 감량(%)으로 한다.
③ 다만 건조시간이 규정되어 있을 때는 규정하는 시간 동안 건조하여 질량을 정밀하게 달아 그 감량을 건조 감량(%)으로 한다.

## 5 회분, 산불용성 회분

이물(異物)이 없는 천연 약재를 강열 연소(500~550℃)했을 때 남는 회분(灰分)을 생리회분(生理灰分)이라 하는데, 이것은 약재 중에 포함되어 있던 Na 및 K와 같은 비휘발성 무기물로부터 발생한 것으로 산에 잘 용해되며 약재마다 고유한 값이 있어 동일한 품종의 생리회분은 일정하다.

그러나 간혹 산에 불용(不溶)인 회분이 남는 때도 있다. 이들 회분은 물로도 제거가 되지 않는데, 주로 약재에 붙어있는 미세한 토사류에 의한 규산이 많고 산에 녹지 않아서 산불용성 회분이라고 한다.

그러므로 회분에서 산불용성 회분을 뺀 값은 약재 고유의 비휘발성 무기물의 함량이 되어, 대부분 약물에는 이들의 상한치가 정해져 있다. 또한, 약물에 대한 회분의 측정은 비휘발성 무기염의 측정뿐만 아니라 약재의 품질과 순도 시험의 한 방법이기도 하다. 즉 동일한 약물의 회분 함량은 반드시 서로 비슷해야 하는데, 회분이 정상치를 초과하면 이물이 혼합된 것이다. 또한, 회분 함량이 정상치보다 낮으면 유사품 또는 저품질의 약재가 혼입되었다고 생각할 수 있다. 그러므로 총회분, 산불용성 회분의 측정은 약물의 품질평가에 중요한 지표가 된다.

회분과 산불용성 회분의 측정 방법은 다음과 같다.

| | |
|---|---|
| 회 분 | ① 미리 백금제, 석영제 또는 사기제 도가니를 500～550℃에서 1시간 강열(强熱)하고 방치하여 식힌 다음 질량을 정밀하게 단다.<br>따로 규정이 없는 한 분석용 검체 2～4g을 도가니에 넣어 그 질량을 정밀하게 달고 필요하면 도가니의 뚜껑을 덮거나 비스듬히 얹어 처음에는 약하게 가열하고 천천히 온도를 올려 500～550℃에서 4시간 이상 강열(强熱)하여 탄화물이 남지 않을 때까지 회화(灰化)한다.<br>방치하여 식힌 다음 그 질량을 정밀하게 단다. 다시 잔류물을 항량(恒量)이 될 때까지 회화(灰化)하고 방치하여 식힌 다음 그 질량을 정밀하게 달아 회분량(%)으로 한다.<br>② 이 방법으로 아직도 탄화물이 남아 항량(恒量)이 되지 않을 때는 열탕(熱湯)을 넣어 침출하여 정량여과지를 써서 여과하고 잔류물은 여과지 및 여과지 위의 불용물과 함께 탄화물이 없어질 때까지 강열(强熱)한다.<br>이것에 여액(濾液)을 넣은 다음 증발건고(蒸發乾枯)하여 강열(强熱)한다. 방치하여 식힌 다음 질량을 정밀하게 달아 회분량(%)으로 한다.<br>③ 이 방법으로도 탄화물이 남아있을 때는 에탄올 소량으로 적셔 유리막대로 탄화물을 부수고 소량의 에탄올로 유리 막대를 씻어 모아 에탄올을 조심하여 증발한 다음 앞에서와 같은 방법으로 조작하여 잔류물의 질량을 단다. 방치하여 식힐 때는 데시케이터(실리카 젤)를 쓴다. |
| 산불용성 회분 | 회분에 묽은 염산 25㎖를 조심하여 넣고 5분간 약한 열로 끓여 불용물을 정량용 여과지로 여과하여 잔류물을 열탕으로 잘 씻어 여과지와 함께 건조한 다음 회분항과 같은 방법으로 3시간 강열하여 데시케이터(실리카 젤)에서 식힌 다음 그 질량을 정밀하게 달아 산불용성 회분량(%)으로 한다. 얻은 값이 규정치는 값보다 클 때는 항량(恒量)이 될 때까지 강열(强熱)한다. |

회분 함량을 측정할 때 주의점은 가공 보료로 주사(朱砂), 합분(蛤粉), 토사(土砂), 활석분(滑石粉) 등을 사용했을 때는 소량의 무기물이 약물에 묻기 때문에 포제품(炮製品)은 생품(生品)보다 회분 함량이 높기 쉬우므로 반복적인 측정과 비교를 통해 회분 함량을 결정해야 한다는 것이다.

## 6 엑스 함량

약물을 물이나 알코올 등의 용매에 삼출시킨 것을 엑스(extracts)라 한다. 엑스의 함량을 측정하는 것은 약물의 품질 지표로, 유효 성분을 알 수 없을 때 또는 정확한 정량법(定量法)이 결여된 약물에 대하여 사용할 수 있다.

『약전(藥典)』에서의 엑스에는 묽은 에탄올 엑스, 물 엑스, 에테르 엑스의 3종이 있고, 일부 약재에서는 엑스의 조제법과 하한치가 정해져 있다. 엑스 함량 시험법은 다음과 같다.

| | |
|---|---|
| 묽은에탄올엑스 정량법 | ① 따로 규정이 없는 한 분석용 검체 약 2.3g을 정밀하게 달아 적당한 플라스크에 넣고 묽은 에탄올 70*ml*를 넣어 때때로 흔들어 섞어 5시간 침출한다.<br>② 다시 16~20시간 방치한 다음 여과한다. 플라스크 및 잔류물은 여액이 100*ml*로 될 때까지 묽은 에탄올로 씻는다.<br>③ 여액 50*ml*를 수욕에서 증발건고(蒸發乾枯)하고 105℃에서 4시간 건조하여 데시케이터(실리카 겔)에서 식힌 다음 그 질량을 정밀하게 달고 2를 곱하여 묽은 에탄올 엑스의 양으로 한다. 건조 감량에서 얻은 값에서 건조물로 환산한 검체량에 대한 엑스 함량(%)을 산출한다. |
| 물엑스 정량법 | 묽은 에탄올 엑스 정량법에서의 묽은 에탄올 대신에 물을 써서 같은 방법으로 조작하여 그 질량을 정밀하게 달아 2를 곱하여 물 엑스의 양으로 한다. 건조 감량에서 얻은 값에서 건조물로 환산한 검체량에 대한 엑스 함량(%)을 산출한다. |
| 에텔엑스 정량법 | ① 따로 규정이 없는 한 분석용 검체를 데시케이터(실리카 겔)에서 48시간 건조하고 약 2g을 정밀하게 달아 적당한 플라스크에 넣어 에테르 70*ml*를 넣고 환류냉각기를 달아 수욕에서 4시간 약한 열로 끓여 식힌 다음 여과한다. 플라스크 및 잔류물은 여액이 100*ml*가 될 때까지 에테르로 씻는다. |

② 여액 50$ml$를 수욕에서 증발건고(蒸發乾枯)하고 데시케이터(실리카 젤)에서 24시간 건조한 다음 그 질량을 정밀하게 달아 2를 곱하여 에테르 엑스의 양으로 하고 엑스 함량(%)을 산출한다.

물 엑스의 정량(定量)은 가공 방법 및 포제품 품질에 대하여 모두 중요한 의의가 있다. 예를 들면 절제(切製)에서의 침포(浸泡)와 같은 여러 가지 수처리 방법이나, 증법(蒸法) · 자법(煮法)과 같은 포제 방법은 잘못 시행하면 성분의 유실을 가져와 물 엑스량의 감소를 일으킨다. 그러므로 물 엑스의 정량은 포제법(炮製法)의 올바른 시행에 중요한 의의가 있다.

그러나 현호색(玄胡索)을 초자(醋炙) 하거나, 단단한 약재를 초(炒) · 탕(燙) · 단(煅) 등으로 가열하면 조직이 바삭바삭해져 성분 침출률이 높아져 엑스량도 많아진다. 그러므로 엑스량의 측정은 포제법의 작업 기준과 약물의 품질 기준에 중요한 의의가 있다.

## 7 정유 함량

일부 약재에서의 정유 함량은 약재의 품질과 매우 밀접하다. 그리하여 일부 약재에서는 정유 함량의 하한치가 정해져 있다. 정유 함량의 측정법은 다음과 같다.

① 『약전(藥典)』에서 규정하는 양의 분석용 검체를 1000$ml$의 갈아 맞춘 경질 유리 플라스크에 넣어 5~10배량의 물을 넣은 다음 정유 정량기(그림 1)를 장치하여 정량기의 위쪽 끝에 환류냉각기(그림 2)를 달고 유욕에서 조심하여 130~150℃로 가열하여 끓인다.

② 정량기의 눈금이 있는 관에는 미리 물을 기준선까지 넣고 다시 자일렌 2.0$ml$를 넣어 둔다.

③ 따로 규정이 없는 한 5시간 계속 끓인 다음 가열을 그치고 잠깐 방치한 다음 정량기의 콕을 열어 물을 천천히 빼고 기름층의 위쪽 끝을 눈금이 있는 관의 예비선에 거의 일치시키고 상온에서 1시간 이상 방치한다.

④ 다음에 기름층의 윗면을 눈금이 있는 관의 영점까지 낮추어 상온에서 기름층의 양(*ml*)을 재고 자일렌의 양을 뺀 양을 약재 중의 정유량(*ml*)으로 한다.

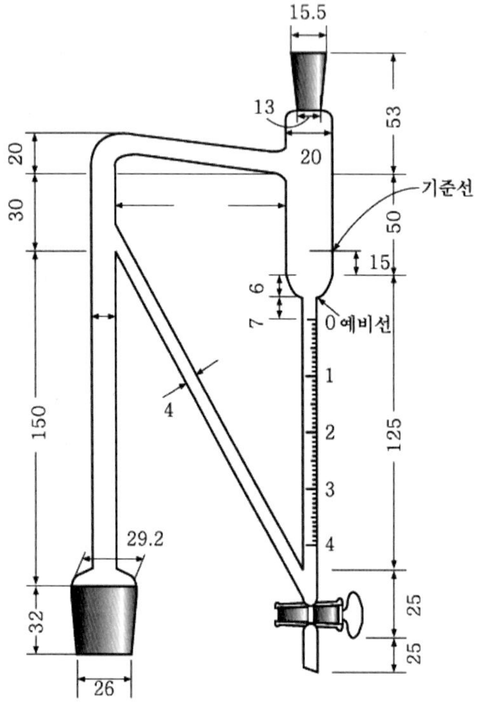


<그림 1>

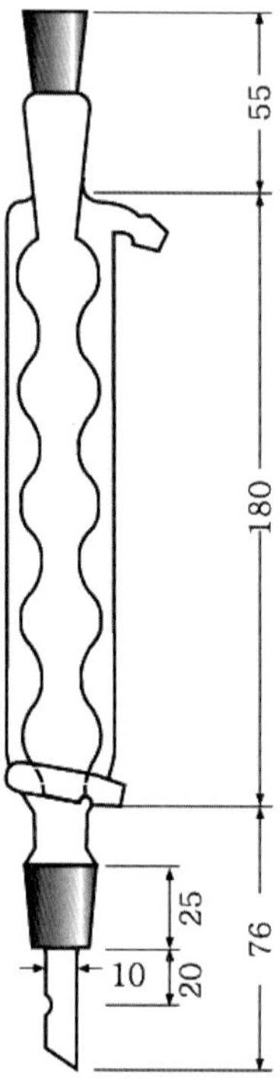


<그림 2>

* 숫자는 mm를 표시

## 8 확인 시험

약재 중에 함유된 지표 성분 등의 이화학적 특성을 이용하여 확인하는 시험이다. 동정(同定) 시험 또는 정성(定性) 시험이라고도 하는데, 보통 정색반응, 침전반응, 형광 감별, 승화물 감별 및 크로마토그래프법 등이 사용되고 있다.

| | |
|---|---|
| 정색(呈色) 반응<br>침전(沈澱) 반응 | ① 약물이나 약물의 추출액을 시료로 하여 특정한 시약을 가할 때 나타나는 반응으로 감별하는 방법이다. 생품(生品)의 성분을 지표 물질로 사용하여 포제품(炮製品)의 색 변화와 침전물량의 변화를 관찰한다.<br>② 주의점 : 보료 성분, 예를 들어 초제품(醋製品)의 초산, 담즙제품(膽汁製品)의 담즙산, 밀제품(蜜製品)의 당 · 아미노산 등이 정색반응과 침전반응에 영향을 준다. |
| 형광(螢光) 반응 | ① 약물의 일부 성분 중에는 자외선을 받으면 황색 · 자색 · 남색 · 암갈색 등으로 형광을 나타내는 것들이 있다.<br>예 진피(陳皮) 水溶液 : 남색 형광<br>예 황련(黃連), 주황련(酒黃連), 강황련(薑黃連), 수황련(萸黃蓮) : 황금색 형광<br>② 형광 시험은 음편(飮片)의 절단편을 직접 관찰하기도 하나, 대부분은 분말로 분쇄한 후 형광 성분을 용매로 추출하여 여과지에 점적(點滴)하거나 TLC를 시행하여 색 표준판에서 형광 성분을 관찰하여 진위 여부를 감별한다. |
| 승화물 감별 | 약물을 분말로 하여 승화시켜 승화물 응집의 유무를 관찰하고, 현미경 등으로 승화물의 결정형태와 색을 관찰한다.<br>예 주대황(酒大黃), 초대황(醋大黃)의 분말을 소량 승화시키면 담황색의 능침형(菱鍼形) 결정을 관찰할 수 있다.<br>예 목단피(牡丹皮)의 분말을 승화시키면 빽빽한 침상(針狀) 결정을 관찰할 수 있다.<br>예 목단피탄(牡丹皮炭)의 분말에서는 승화물의 응집이 없다. |
| 크로마토그래피 시행 | ① 박층크로마토그래피(Thin layer chromatography, TLC) 방법으로 약물의 품질을 감별하는 것은 비교적 정확하고 재현성이 높아 많이 사용된다.<br>② 그러나 약물 대부분이 가공 과정에서 보료나 열 등으로 영향을 |

받았기 때문에 약재 성분의 변화와 색 표준 설정에 영향을 받는다. 그러므로 약재의 감별과 흡수제 · 이동상의 선택 등에 유의해야 한다.

## 9 유효 · 유독 성분

유효 성분의 함량 측정은 약물의 품질을 평가하는 데 있어 좋은 방법이다. 유효 성분이 명확히 규명된 약재의 경우에는 함유성분에 따라 적당한 측정 방법을 설정해 실행한다. 그러나 확인 시험에서와같이 약물의 성분의 복잡성, 열 · 보료 등에 의한 성분의 변화, 추출 · 분리 방법에 따른 색 표준의 변화 등으로 인해 측정이 쉽지만은 않다.

유독 성분의 함량 측정에서는 주로 유독 성분, 부작용 성분, As염의 함량, 중금속 함량 등이 그 대상이 된다.

## 10 형태 · 색택

음편 두께와 모양은 반드시 규정에 들어맞으면서 일정해야 하고, 불량률은 일정 범위보다 작아야 한다. 또한, 절편 형태의 경우에는 부스러진 찌꺼기가 섞여 있어서는 안 되고, 가공에 사용된 보료는 남아있지 말아야 한다. 만일 음편의 형태가 분말이나 과립 형태면 그 입도(粒度)는 균일해야 한다.

약물은 고유의 색택이 있다. 예를 들어 황기(黃芪)의 표면은 황백색이고 내부는 갈색의 고리와 방사상 무늬가 있다. 그런데 약물들은 포제를 거치면서 색택의 변화를 일으키는데 이것은 포제의 지표가 된다. 예를 들어 생감초(生甘草)의 단면은 황백색이나 밀자감초(蜜炙甘草)의 단면은 짙은 황색이다. 또한 숙지황(熟地黃)의 절단면과 혈여탄(血餘炭) · 종려탄(棕櫚炭)의 표면은 검고 광택이 있다. 이들 약물의 색택은 포제가 잘 시행되었는지 아니면 잘못되었는지 알려주는 지표인 것이다. 아울러 색택은 품질 저하를 나타내기도 하는데, 예를 들어 백작약(白芍藥)이 적색으로 변하고, 홍화(紅花)가 황색으로 변하는 것은 품질의 변화를 나타내는 것이다. 그러므로 색깔과 광택의 변화는 외적으로는 미관의 변화를 유발하고 내적으로는 품질의 변화를 나타낸다.

참고로 중국 문헌인 『음편품질표준통칙(飮片品質標準通則)』에서의 색택(色澤)에 관한 규정은 아래와 같다.

| 약물의 종류 | 규 격 |
|---|---|
| 초황품(炒黃品), 부초품(麩炒品), 토초품(土炒品), 밀자품(蜜炙品), 주자품(酒炙品), 초자품(醋炙品), 염자품(鹽炙品), 유자품(油炙品), 강즙자품(薑汁炙品), 미감자품(米泔炙品), 탕제품(燙製品) | 생편(生片) 또는 호편(糊片)이 2% 이하 |
| 초초품(炒焦品) | 생편(生片) 또는 호편(糊片)이 3% 이하 |
| 초탄품(炒炭品) | 생편(生片) 또는 완전 탄화물(炭化物)이 5% 이하 |
| 증제품(蒸製品) | 생품(生品)[109] 0%이고, 생심품(生心品)은 3% 이하 |
| 자제품(煮製品) | 생심품(生心品)이 2% 이하 |
| 외제품(煨製品) | 생심품(生心品) 또는 젤라틴화 된 것이 5% 이하 |
| 단제품(煅製品) | 완전히 단제(煅製) 되지 않은 것과 회화품(灰化品)이 3% 이하 |
| 유독품(有毒品) | 모두 익힐 것. |

109 생품(生品) : 전부 익지 않은 것. 생심품(生心品) : 내부가 익지 않은 것.

## 11 기미(氣味)

약물 생품이나 포제품은 반드시 고유의 기미(氣味)가 있어야지, 기미(氣味)가 바뀌거나 완전히 없어지지 말아야 한다. 예를 들어 단향(檀香) 고유한 향기, 아위(阿魏) 특유의 냄새, 계지(桂枝) 고유의 매운맛 등은 개별 약재의 품질을 감별할 수 있는 중요한 지표이다.

또한, 포제를 하면 사용된 보료와 열 등에 의해서 약물 고유의 기미(氣味)가 변화되는데, 예를 들어 초제품(醋製品)은 식초의 향미를, 주제품(酒製品)은 알코올의 향미를, 염제품(鹽製品)은 짠맛을, 부초품(麩炒品)은 밀기울의 그을린 향기가 있게 된다.

약물의 기미(氣味) 상실에는 약물의 보존 방법과 보존 기간에 관련되므로 정해진 보관 방법과 보관 기간을 준수한다.

## 12 수분

절제(切製) 과정이나 포제(炮製) 과정에서 사용되는 액체보료나, 보관과정에서의 습기 등은 약물의 부패나 변질을 유발할 수 있다. 특히 증제(蒸製)·자제(煮製)한 약물이나, 재질이 무르고 당이나 점액 성분이 많은 약재는 더욱 쉽게 변질할 수 있다. 이외에도 아교(阿膠), 녹각교(鹿角膠) 등의 교질류(膠質類) 약재들도 수분 함량에 따라 약재의 품질이 달라진다. 이처럼 수분 함량은 약물 품질 결정에 많은 영향을 주는 요소이므로 항상 유의해야 한다.

참고로 중국 문헌인 『중의음편질량표준통칙(中醫飮片質量標準通則)』에서의 수분에 관한 규정은 아래와 같다.

| 약물의 종류 | 수분 함량 |
|---|---|
| 밀자품(蜜炙品) | 15% 이하 |
| 주자품(酒炙品), 염자품(鹽炙品), 강즙자품(薑汁炙品), 미감자품(米泔炙品), 증제품(蒸製品), 자제품(煮製品), 발아제품(發芽製品), 발효제품(醱酵製品) | 13% 이하 |
| 탕후 초쉬제품(燙後 醋淬製品) | 10% 이하 |

## 13 위생과 포장의 검사

약재는 채집, 가공, 저장, 운송 과정에서 수많은 미생물이나 해충 등에 의해서 오염되기도 하고, 햇빛이나 온도·습도·유해가스 등에 의해서 손상되기도 한다. 그러므로 이를 극복하기 위해서는 각종 미생물이나 해충 등에 관한 위생 검사를 철저히 해야 할 뿐만 아니라 이들 유해 요소들로부터 약재를 지키고, 저장·운송·사용에 편리하고 안전한 포장을 하여 약물의 질과 양의 변화를 최소화해야 한다.

# Ⅲ. 2차 포제 방법

1. 제형의 종류
2. 약물의 저장
3. 약물의 살균
4. 약물의 포장

2차 포제 방법은 1차 포제 방법을 통해 만들어진 음편을 보다 사용하기 편리한 여러 제형으로 개발하고, 저장, 살균, 포장 등의 방법을 거쳐 유통시킬 제품을 만드는 방법이다. 본장에서는 기존의 제형과 제조 방법을 충분히 습득하여 새로운 제형 개발의 기초를 닦고, 효율적인 약물 저장 및 포장 방법을 익힌다.

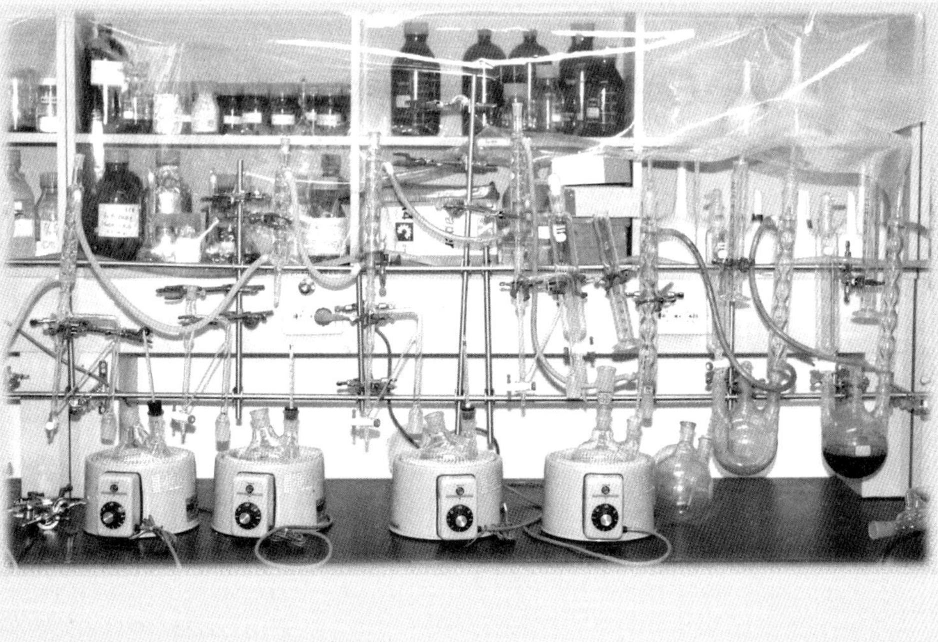

# 1. 제형의 종류

제형(劑形)은 형태에 따라, 제조 기법에 따라, 작용 기전에 따라, 사용 목적에 따라, 사용된 약재에 따라, 사용 부위에 따라, 사용 방법에 따라, 적응증 등에 따라 구별될 수 있으나, 각각의 구분을 명확히 하기는 어렵다.

제형의 종류로는 탕약(湯藥) · 주제(酒劑) · 증류제(蒸溜劑)와 같은 액상 제제, 환제(丸劑) · 정제(錠劑) · 단제(丹劑)와 같은 고형 제제, 산제(散劑) · 회(灰) · 분(粉)과 같은 분말 제제, 훈제(燻劑) · 세훈제(洗薰劑) · 조제(條劑) · 관장제 · 도포제(塗布劑) 등의 기타 제제 등이 있다.

여기서는 빈용 제제와 기타 제제로 나누어 기본적인 개념만 설명하기로 하고, 제형에 관한 보다 구체적인 것은 방제학(方劑學)이나 제제학(製劑學)에서 자세히 다루기로 한다.

## (1) 자주 사용되는 제제

### 1 탕제(湯劑)

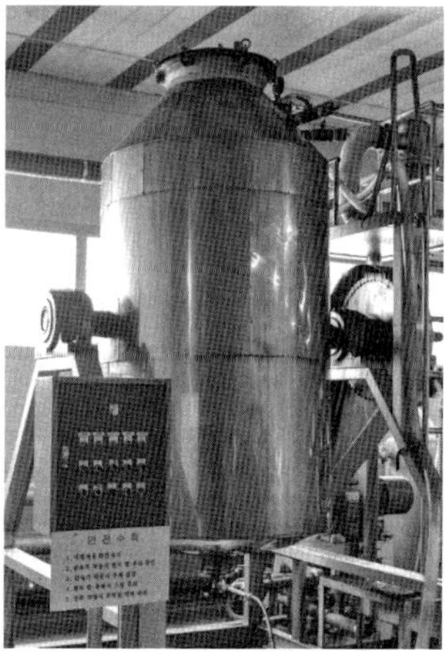

대형탕전기

상(商)나라 이윤(伊尹)이 만들었다는 탕제(湯劑)는 약재를 물이나 술 또는 물과 술 혼합액 등에 담가둔 후 일정 시간 가열하여 액체만 취한 것으로, 탕약(湯藥), 탕액(湯液)이라고도 한다.

탕제는 약재의 유효 성분 추출이 원만하고 복용할 때 흡수가 잘되어 효과가 빠르므로 급한 병이나 소화력이 약한 환자에게 많이 쓰이는 등 약물의 제형 중 가장 많이 사용된다. 또한, 내복뿐만 아니라 외용, 훈증, 양치 등에 다양하게 사용할 수도 있다.

『천금방 범례(千金方 凡例)』에서는 '卒病賊邪須湯以蕩滌'이라 했고, 『성제경(聖濟經)』에서는 '湯液主治, 本乎腠理, 凡滌除邪氣者, 用湯爲宜, 傷寒之治, 多先用湯者以也'라고 하였으며, 이동원(李東垣)은 '湯者蕩也, 去大病之用'이라 하였다.

탕약의 조제는 의사의 처방에 따라 약재의 가공 및 선택, 탕기와 약탕관의 선택, 물의 선택, 전탕(煎湯) 과정, 기타 처리 등으로 이루어진다.

**탕기와 약탕관의 선택** : 일반적으로 동 · 철 · 주석 등의 기구는 피해야 하고, 은 · 곱돌 · 유리 · 자기 · 질그릇 등이 좋다. 특히 질그릇이 널리 사용되는데 이는 약물의 각종 성분과 반응을 일으키지 않으며, 전열성이 균일하고, 가격이 저렴하며, 탕약의 품질이 좋기 때문이다.

철은 전열성은 우수하나 쉽게 산화되고, 약물의 여러 성분과 반응을 한다. 탄닌과는 탄닌철염을 형성하고, flavone 성분과는 난용성 물질을, 유기산과는 염류를 생성한다. 보고에 의하면 가자(訶子), 소목(蘇木), 지유(地楡) 등에 함유된 페닐기는 철과 반응하여 진한 자색, 흑록색 또는 흑색 침전을 형성하며, 장시간 달이면 탕액에서 녹 냄새가 풍겨 오심, 구토를 유발한다고 한다. 구리와 주석으로 제작한 용기에서도 구리와 주석 이온이 용출된다고 한다.

약탕관은 삼베나 비단과 같은 것이 사용되는데 기름기 · 때 · 비린내 · 누린내 나는 것은 사용하지 말고, 반드시 새것이나 깨끗한 것을 써야 한다. 간혹 새 약탕관의 오염 여부가 의심되면 1~2회 충분히 삶고 사용한다.

**물의 선택** : 탕제에 사용될 물은 약재 구성 못지않게 중요하다. 이시진(李時珍)은 『본초강목(本草綱目)』에서 '蓋水爲萬化之源, 土爲萬物之母, 飮資于水, 食資于土, 飮食者, 人之命脈也, 而營衛賴之'라 하여 물의 중요성을 강조한 바 있다. 일반적으로 맑고 단 첨수(甛水)를 사용하는데, 기본적으로 환경부에서 정한 『먹는물관리법』 등의 수질 기준에 부합되어야 한다. 아래에 대략적인 기준을 기술한다.

〔 먹는물 수질기준 및 검사 등에 관한 규칙 별표1 〕

- 2016.10.31 환경부령 제684호 -

1. 미생물에 관한 기준

가. 일반 세균은 1㎖ 중 100CFU(Colony Forming Unit)를 넘지 아니할 것. 다만, 샘물 및 염지하수의 경우에는 저온일반세균은 20CFU/㎖, 중온일반세균은 5CFU/㎖를 넘지 아니하여야 하며, 먹는샘물, 먹는염지하수 및 먹는해양심층수의 경우에는 병에 넣은 후 4℃를 유지한 상태에서 12시간 이내에 검사하여 저온일반세균은 100CFU/㎖, 중온일반세균은 20CFU/㎖를 넘지 아니할 것

나. 총 대장균군은 100㎖(샘물 · 먹는샘물, 염지하수 · 먹는염지하수 및 먹는해양심층수의 경우에는 250㎖)에서 검출되지 아니할 것. 다만, 제4조 제1항 제1호 나목 및 다목에 따라 매월 또는 매 분기 실시하는 총 대장균군의 수질검사 시료(試料) 수가 20개 이상인 정수시설의 경우에는 검출된 시료 수가 5퍼센트를 초과하지 아니하여야 한다.

다. 대장균 · 분원성 대장균군은 100㎖에서 검출되지 아니할 것. 다만 샘물 · 먹는샘물, 염지하수 · 먹는염지하수 및 먹는해양심층수의 경우에는 적용하지 아니한다.

라. 분원성 연쇄상구균 · 녹농균 · 살모넬라 및 쉬겔라는 250㎖에서 검출되지 아니할 것(샘물 · 먹는샘물, 염지하수 · 먹는염지하수 및 먹는해양심층수의 경우에만 적용한다)

마. 아황산환원혐기성포자형성균은 50㎖에서 검출되지 아니할 것(샘물 · 먹는샘물, 염지하수 · 먹는염지하수 및 먹는해양심층수의 경우에만 적용한다)

바. 여시니아균은 2L에서 검출되지 아니할 것(먹는물공동시설의 물의 경우에만 적용한다)

2. 건강상 유해영향 무기물질에 관한 기준

가. 납은 0.01㎎/ l 를 넘지 아니할 것

나. 불소는 1.5㎎/ l (샘물 · 먹는샘물 및 염지하수 · 먹는염지하수의 경우에는 2.0㎎/ l )를 넘지 아니할 것

다. 비소는 0.01㎎/ l (샘물 · 염지하수의 경우에는 0.05㎎/ l )를 넘지 아니할 것

라. 셀레늄은 0.01㎎/ l (염지하수의 경우에는 0.05㎎/ l )를 넘지 아니할 것

마. 수은은 0.001㎎/ l 를 넘지 아니할 것

바. 시안은 0.01㎎/ l 를 넘지 아니할 것

사. 크롬은 0.05㎎/ l 를 넘지 아니할 것

아. 암모니아성 질소는 0.5㎎/ l 를 넘지 아니할 것

자. 질산성 질소는 10㎎/ l 를 넘지 아니할 것

차. 카드뮴은 0.005㎎/ l 를 넘지 아니할 것

카. 붕소는 1.0㎎/ l 를 넘지 아니할 것(염지하수의 경우에는 적용하지 아니한다)

타. 브롬산염은 0.01㎎/ l 를 넘지 아니할 것(수돗물, 먹는샘물, 염지하수 · 먹는염지하수, 먹는해양심층수 및 오존으로 살균 · 소독 또는 세척 등을 하여 음용수로 이용하는 지하수만 적용한다)

파. 스트론튬은 4㎎/ l 를 넘지 아니할 것(먹는염지하수 및 먹는해양심층수의 경우에만 적용한다)

하. 우라늄은 30㎍/ l 를 넘지 않을 것(샘물, 먹는샘물, 먹는염지하수 및 먹는물공동시설의 물의 경우에만 적용한다)

3. 건강상 유해영향 유기물질에 관한 기준

가. 페놀은 0.005㎎/ l 를 넘지 아니할 것

나. 다이아지논은 0.02㎎/ l 를 넘지 아니할 것

다. 파라티온은 0.06㎎/ l 를 넘지 아니할 것

라. 페니트로티온은 0.04㎎/ l 를 넘지 아니할 것

마. 카바릴은 0.07㎎/ l 를 넘지 아니할 것

바. 1,1,1-트리클로로에탄은 0.1㎎/ l 를 넘지 아니할 것

사. 테트라클로로에틸렌은 0.01㎎/ l 를 넘지 아니할 것

아. 트리클로로에틸렌은 0.03㎎/ l 를 넘지 아니할 것

자. 디클로로메탄은 0.02mg/ l 를 넘지 아니할 것

차. 벤젠은 0.01mg/ l 를 넘지 아니할 것

카. 톨루엔은 0.7mg/ l 를 넘지 아니할 것

타. 에틸벤젠은 0.3mg/ l 를 넘지 아니할 것

파. 크실렌은 0.5mg/ l 를 넘지 아니할 것

하. 1,1-디클로로에틸렌은 0.03mg/ l 를 넘지 아니할 것

거. 사염화탄소는 0.002mg/ l 를 넘지 아니할 것

너. 1,2-디브로모-3-클로로프로판은 0.003mg/ l 를 넘지 아니할 것

더. 1,4-다이옥산은 0.05mg/ l 를 넘지 아니할 것

4. 소독제 및 소독부산물질에 관한 기준(샘물 · 먹는샘물 · 염지하수 · 먹는염지하수 · 먹는해양심층수 및 먹는물공동시설의 물의 경우에는 적용하지 아니한다)

가. 잔류염소(유리잔류염소를 말한다)는 4.0mg/ l 를 넘지 아니할 것

나. 총트리할로메탄은 0.1mg/ l 를 넘지 아니할 것

다. 클로로폼은 0.08mg/ l 를 넘지 아니할 것

라. 브로모디클로로메탄은 0.03mg/ l 를 넘지 아니할 것

마. 디브로모클로로메탄은 0.1mg/ l 를 넘지 아니할 것

바. 클로랄하이드레이트는 0.03mg/ l 를 넘지 아니할 것

사. 디브로모아세토니트릴은 0.1mg/ l 를 넘지 아니할 것

아. 디클로로아세토니트릴은 0.09mg/ l 를 넘지 아니할 것

자. 트리클로로아세토니트릴은 0.004mg/ l 를 넘지 아니할 것

차. 할로아세틱에시드(디클로로아세틱에시드, 트리클로로아세틱에시드 및 디브로모아세틱에시드의 합으로 한다)는 0.1mg/ l 를 넘지 아니할 것

카. 포름알데하이드는 0.5mg/ l 를 넘지 아니할 것

5. 심미적 영향물질에 관한 기준

가. 경도(硬度)는 1,000mg/ l (수돗물의 경우 300mg/ l , 먹는염지하수 및 먹는해양심층수의 경우 1,200mg/ l )를 넘지 아니할 것. 다만, 샘물 및 염지하

수의 경우에는 적용하지 아니한다.

나. 과망간산칼륨 소비량은 10㎎/ l 를 넘지 아니할 것

다. 냄새와 맛은 소독으로 인한 냄새와 맛 이외의 냄새와 맛이 있어서는 아니될 것. 다만, 맛의 경우는 샘물, 염지하수, 먹는샘물 및 먹는물공동시설의 물에는 적용하지 아니한다.

라. 동은 1㎎/ l 를 넘지 아니할 것

마. 색도는 5도를 넘지 아니할 것

바. 세제(음이온 계면활성제)는 0.5㎎/ l 를 넘지 아니할 것. 다만, 샘물 · 먹는샘물, 염지하수 · 먹는염지하수 및 먹는해양심층수의 경우에는 검출되지 아니하여야 한다.

사. 수소이온 농도는 pH 5.8 이상 pH 8.5 이하이어야 할 것. 다만 샘물, 먹는샘물 및 먹는물공동시설의 물의 경우에는 pH 4.5 이상 pH 9.5 이하이어야 한다.

아. 아연은 3㎎/ l 를 넘지 아니할 것

자. 염소이온은 250㎎/ l 를 넘지 아니할 것(염지하수의 경우에는 적용하지 아니한다)

차. 증발잔류물은 수돗물의 경우에는 500㎎/ l , 먹는염지하수 및 먹는해양심층수의 경우에는 미네랄 등 무해성분을 제외한 증발잔류물이 500㎎/ l 를 넘지 아니할 것

카. 철은 0.3㎎/ l 를 넘지 아니할 것. 다만, 샘물 및 염지하수의 경우에는 적용하지 아니한다.

타. 망간은 0.3㎎/ l (수돗물의 경우 0.05㎎/ l )를 넘지 아니할 것. 다만, 샘물 및 염지하수의 경우에는 적용하지 아니한다.

파. 탁도는 1NTU(Nephelometric Turbidity Unit)를 넘지 아니할 것. 다만 지하수를 원수로 사용하는 마을상수도, 소규모급수시설 및 전용상수도를 제외한 수돗물의 경우에는 0.5NTU를 넘지 아니하여야 한다.

하. 황산이온은 200㎎/ l 를 넘지 아니할 것. 다만, 샘물, 먹는샘물 및 먹는물공동시설의 물은 250㎎/ l 를 넘지 아니하여야 하며, 염지하수의 경우에

는 적용하지 아니한다.

거. 알루미늄은 0.2㎎/ l 를 넘지 아니할 것

6. 방사능에 관한 기준(염지하수의 경우에만 적용한다)

가. 세슘(Cs-137)은 4.0mBq/ l 를 넘지 아니할 것

나. 스트론튬(Sr-90)은 3.0mBq/ l 를 넘지 아니할 것

다. 삼중수소는 6.0Bq/ l 를 넘지 아니할 것

이 외에도 물의 선택에는 본초학적 약성을 참고해야 한다. 아래에 『본초강목(本草綱目)』, 『동의보감(東醫寶鑑)』을 참조하여 물의 종류를 간략히 기술한다.

〔 천수(天水) 〕

| | |
|---|---|
| 우수(雨水) | ① 빗물<br>② 함평(鹹平), 무독(無毒).<br>③ 종류<br>○ **춘우수(春雨水)** : 정월에 처음으로 내린 빗물이다. 이 물은 춘승생발지기(春升生發之氣)를 머금어 양기(陽氣)를 상승(上升)케 한다. 그러므로 중기부족(中氣不足), 청기불승(淸氣不升)에 사용한다.<br>또한, 부부가 각각 한 잔씩 마시고 성생활을 하면 임신이 잘된다고 하고, 청명수(淸明水)나 곡우수(穀雨水)로 술을 빚으면 맛이 좋고 오래 보관할 수 있다고 한다.<br>○ **매우수(梅雨水)** : 망종(芒種) 후 임일(壬日)부터 소서(小暑) 후 임일(壬日) 또는 음력 3월부터 매화 열매가 노랗게 되는 음력 5월에 내린 빗물이다. 성미는 한감(寒甘)하고 무독하며, 개창(疥瘡), 반흔(瘢痕)을 치료하며 잿물과 같이 옷의 때를 잘 뺀다.<br>○ **액우수(液雨水)** : 입동(立冬) 후 10일부터 소설(小雪) 때까지 내린 빗물로, 살백충(殺百虫), 소적(消積) 한다. |

| | |
|---|---|
| 요수(潦水) | ① 사람의 발길이 닿지 않은 산골의 새로 판 구덩이에 비가 와 고인 물. 무근수(無根水)라고도 한다.<br>② 감평(甘平), 무독(無毒).<br>③ 흐르는 성질이 없고 물속에 토기(土氣)가 들어있어 조비진식(調脾進食), 보익중기(補益中氣)의 효능을 가진다. |
| 로수(露水) | ① 이슬.<br>② 감평(甘平), 무독(無毒).<br>③ 종류<br>○ **추로수(秋露水)** : 가을의 수렴숙살지기(收斂肅殺之氣)를 머금고 있어 윤폐살숭(潤肺殺祟), 치개선충라(治疥癬虫癩)의 효능이 있고, 끓이면 교이(膠飴)와 같이 끈끈하며 복용하면 연년불기(延年不飢)의 효력이 있다. 특별히 진하고 양이 많은 가을의 이슬을 번로수(繁露水)라고도 한다.<br>○ **백초두상추로수(百草頭上秋露水)** : 유백질(愈百疾)과 지소갈(止消渴), 경신불기(輕身不飢), 기육열택(肌肉悅澤)한다. 운모(云母) 제법에 사용하면 좋다. 음력 8월 초하루에 수집하여 먹과 함께 갈아 두통에는 태양혈(太陽穴), 노체(勞瘵)에는 고황혈(膏肓穴)에 붓으로 찍는 것을 천구(天灸)라고 한다.<br>○ **백화상로수(百花上露水)** : 사람의 안색을 좋게 한다.<br>○ **백엽상로수(栢葉上露水)** : 명목(明目)한다.<br>○ **창포상로수(菖蒲上露水)** : 명목(明目)한다.<br>○ **구엽상로수(韮葉上露水)** : 백전풍(白癜風)을 치료한다.<br>○ **능소화로수(凌霄花上露水)** : 눈에 들어가면 손목(損目)한다. |
| 명수(明水) | ① 조개껍질이나 둥근 음수(陰燧) 등을 밝은 달빛에 비춰서 받은 2~3홉의 물이다. 방제수(方諸水)라고도 하고 아침이슬[朝露]과 같다. 『본초강목(本草綱目)』에서는 '高堂隆云 : 陽燧一名陽符, 取火于日, 陰燧一名陰符, 取水于月, 幷以銅作之, 謂之水火之鏡'이라고 하였다. |

| | |
|---|---|
| | ② 감한(甘寒), 무독(無毒).<br>③ 명목(明目), 정심(定心), 거소아번열(去小兒煩熱), 지갈(止渴). |
| 동상수(冬霜水) | ① 겨울에 온 서리를 녹인 물.<br>② 감한(甘寒), 무독(無毒).<br>③ 주열(酒熱), 상한비색(傷寒鼻塞) 등을 치료한다. |
| 납설수(臘雪水) | ① 선달 납향(蠟享) 즈음에 온 눈이 녹은 물.<br>납향(蠟享)이란 납일(蠟日)에 올리는 제사를 의미하는 것으로, 납일(蠟日)에 대해서는 여러 가지 설이 있다. 한(漢)·송(宋)에서는 동지(冬至) 후 3번째 술일(戌日)을, 위(魏)에서는 동지(冬至) 후 3번째 진일(辰日)을, 진(晉)에서는 동지(冬至) 후 3번째 축일(丑日)로 하였고, 조선 시대에는 동지(冬至) 후 3번째 미일(未日)로 정하였으며, 이시진(李時珍)은 동지(冬至) 후 3번째 무일(戊日)을 납일(蠟日)이라고 하였다. 이처럼 구체적인 날에는 여러 설이 있으나 공통으로 모두 동지 후 토일(土日)을 사용하는 것은 동일하다.<br>납설(臘雪)을 서늘한 곳에 밀봉하여 보관하면 수십 년이 지나도 상하지 않으며, 이것으로 과실들을 담가 보관하거나 장이나 술 또는 약을 만들면 좋다고 한다. 이에 비해 춘설(春雪)은 벌레가 있어 사용하지 못한다고 한다.<br>② 감량(甘凉), 무독(無毒).<br>③ 해독(解毒), 해열(解熱), 지갈(止渴)의 효능이 있어 천행시기온역(天行時氣瘟疫), 소아열폐광제(小兒熱閉狂啼), 대인단석발동(大人丹石發動), 주후폭열(酒後暴熱), 황달(黃疸), 목적(目赤) 등에 사용된다. |
| 박수(雹水) | ① 우박 녹은 물.<br>② 함랭(鹹冷), 무독(無毒).<br>③ 『오뢰경(五雷經)』에서는 사람이 우박을 먹으면 역질대풍전사지증(疫疾大風顚邪之證)을 앓는다고 하였으며, 진장기(陳藏器)는 간장 맛이 좋지 않아졌을 때 1~2되 넣으면 전과 같아진다고 하였다. |

| | |
|---|---|
| 하빙수<br>(夏氷水) | ① 여름철의 얼음.<br>② 감랭(甘冷), 무독(無毒).<br>③ 해번갈(解煩渴), 소서독(消暑毒) 하여, 유석발열종(乳石發熱腫), 상한양독(傷寒陽毒), 소주독(燒酒毒) 등을 치료한다. 그러나 다복(多服)하면 비병(脾病)을 비롯하여 백병(百病)을 유발한다. 『식보(食譜)』에는 '여름철에 얼음을 쓸 때는 얼음을 그릇 둘레에 놓아두어 음식만 차게 만들고, 얼음을 그냥 먹지는 말아야 한다. 왜냐하면, 먹을 때 잠깐은 시원하지만, 오랜 후에 질병이 생기기 때문이다(凡夏用氷, 只可隱映飮食, 令氣冷, 不可打碎食之, 當時暫快, 久皆成疾)'라고 되어있다. |
| 신수(神水) | ① 음력 5월 5일 오시(午時)에 비를 맞는 대나무 속에 있는 물.<br>② 감한(甘寒), 무독(無毒)<br>③ 청열화담(淸熱化痰), 정경안신(定驚安神), 거적살충(去積殺蟲). |
| 반천하수<br>(半天河水) | ① 큰 대나무의 그루터기나 큰 나무의 구새 먹은 구멍에 고인 물로 상지수(上池水)라고도 한다.<br>② 감미한(甘微寒), 무독(無毒).<br>③ 귀주(鬼疰), 광증(狂症), 사기(邪氣), 악독(惡毒), 제창(諸瘡), 고독(蠱毒) 등을 치료한다. 회화나무[槐樹]에 있는 반천하수(半天河水)는 '諸風及惡瘡風瘙疥痒' 등에 좋다고 한다. |
| 옥루수<br>(屋漏水) | ① 볏짚 지붕에서 흘러내린 물. 새 이엉에서 흘러내린 물은 모옥루수(茅屋漏水)라고 한다.<br>② 신고(辛苦), 유독(有毒).<br>③ 견교창(犬咬瘡), 우목(疣目), 단독(丹毒)에 사용된다. 모옥루수(茅屋漏水)는 운모(云母)의 독을 제거하여 운모(云母) 법제에 사용된다. |

| | |
|---|---|
| 유수(流水) | ① 흐르는 물.<br>② 큰 강하(江河)에서 작은 계간(溪澗)을 모두 일컫는 것으로 '其外動而性靜, 其質柔而氣剛'하여 호수 · 연못 · 보 · 제방의 지수(止水)와는 성질이 다르다. 유수(流水)는 서식하는 물고기 등을 살펴보아 청탁을 구별하는데, 주로 강하지수(江河之水)는 탁하고 계간지수(溪澗之水)는 청하다.<br>③ 종류<br>○ **천리수(千里水)** : 멀리서 흘러온 강물로 감평(甘平), 무독(無毒)하며, 장류수(長流水)라고도 한다. 만 번을 흔들어 사용하는데, 병후허약(病後虛弱), 약을 끓이고 사예(邪穢)를 씻어내는 일, 헛것을 없애는 데 사용한다.<br>장류수(長流水)는 멀리서 흘러오면서 많은 웅덩이를 지나왔기 때문에 수족사말지병(手足四末之病)과 통리이변약(通利二便藥)에 사용된다.<br>여름과 가을에 비가 많이 내린 다음에는 물이 혼탁하고 각종 벌레 등이 있으므로 주의한다.<br>○ **동류수(東流水)** : 천리수(千里水) 중에 서쪽에서 흘러오는 것으로, 감평(甘平), 무독(無毒)하다. 그 성질이 순하면서도 빠르므로 막힌 것을 뚫고 횡격막 아래로 내려가는 효력이 강하다. 또한 운모(云母) 포제에 사용된다.<br>○ **감란수(甘爛水)** : 몹시 휘저어서 거품이 생긴 물로, 감평(甘平), 무독(無毒)하며, 백로수(百勞水) · 양범수(揚泛水)라고도 한다. 물을 1말 정도 큰 동이에 부은 다음 바가지로 그 물을 퍼 올렸다가는 쏟고 퍼 올렸다가 쏟기를 물 위에 구슬 같은 거품 방울이 5~6천 개 정도 생길 때까지 하여 사용한다.<br>물은 본래 함미(鹹味)에 무거우나(鹹而體重) 감란수(甘爛水)로 만들면 감미(甘味)에 가벼워져(甘而體輕) 신기(腎氣)를 돕지 않고(不助腎氣), 비위(脾胃)를 보익(補益脾胃) 하므로 곽란(霍亂) 등에 사용한다. |

또한 『의학정전(醫學正傳)』에서는 감란수(甘爛水)는 감온(甘溫)하고 성질이 유순하여 상한음증(傷寒陰症)에 사용한다고 하였고, 이외에도 방광경(膀胱經)으로 들어가 분돈증(奔豚證)도 치료한다.

○ **역류수(逆流水)** : 천천히 휘돌아 흐르는 물로 도류수(倒流水)라고도 한다. 성질이 거슬러 흐르기 때문에 담음(痰飮)을 토하게 하거나, 중풍(中風), 졸궐(卒厥), 두풍(頭風), 학질(瘧疾), 인후병(咽喉病) 등에 사용한다.

○ **순류수(順流水)** : 순하게 흘러오는 물로, 성질이 순하고 아래로 흐르기 때문에 하초요슬지증(下焦腰膝之證)과 통리이변약(通利二便藥)에 사용된다.

○ **급류수(急流水)** : 빨리 흐르는 여울물로, 아래로 빠르게 흐르는 성질이 있으므로 통리이변약(通利二便藥)이나 정강이 아래에 생긴 풍증(風症)에 사용된다.

---

**정천수(井泉水)**

정수(井水)는 우물물이고, 천수(泉水)는 샘물이다. 이들은 땅의 지질 · 경중 · 후박, 주위 서식 생물의 종류, 공기의 청정도, 산과 연못의 유무, 마을의 밀집 정도 등에 따라 다양한 수질을 보인다.

일반적으로 우물물은 땅속 깊이 있는 수맥에서 나오는 것이 제일 좋고, 근처에 있는 강이나 호수에서 스며들어 나오는 것은 다음이며, 마을의 개울물이 스며들어 나오는 것은 끓인 다음 한참 동안 두어 가라앉힌 다음 윗물을 사용해야 한다. 또한, 비가 온 뒤의 흐려진 우물물은 도인(桃仁)이나 행인(杏仁)을 갈아 넣은 뒤 잠깐 놓아두어 흐려진 것이 가라앉은 다음에 사용해야 한다.

음용이나 치료 목적의 물은 맑은 샘물(淸泉)을 새로 길어다가 사용하는 것이 원칙이고, 한 곳에 고여 있어서 더러워지고 흐리며 미지근한 물은 사용하지 않는다.

① **정화수(井華水)** : 동이 틀 무렵에[평단(平旦)] 처음 분출되는 우물물로 감평(甘平) 무독(無毒)하다. 청리두목(淸利頭目), 진심안심(鎭心安心)하여 대경(大驚), 구규출혈(九竅出血), 목중부예(目中膚翳) 등에 사용되며, 이외에도 주후열리(酒後熱痢), 구취(口臭) 및 담화기혈약(痰火氣血藥)의 전탕(煎

湯) 등에 사용된다. 또한 천일진정지기(天一眞精之氣)가 수면에 응결되어 있으므로 보음지제(補陰之劑)나 수련환단지제(修煉還丹之劑)에도 사용된다. 설수(雪水)와 성미가 같다.

② **신급수(新汲水)** : 수맥에서 새로이 분출되는 찬 샘물을 길어와 아직 독에 붓지 않은 것으로 한천수(寒泉水), 호정수(好井水)라고도 한다. 거사(祛邪), 조중(調中), 하열기(下熱氣)하여 소갈(消渴), 반위(反胃), 열리(熱痢), 열림(熱痳), 옹종(癰腫), 칠창(漆瘡), 초독(椒毒), 소주독(燒酒毒) 등에 사용된다.

③ **국화수(菊花水)** : 국화 밑에서 나는 물로 국영수(麴英水)라고도 한다. 감온(甘溫), 무독(無毒)하며, 제풍보쇠(除風補衰), 연년불로(延年不老)하여 풍비(風痺), 현모(眩冒)에 사용하고 얼굴빛을 좋게 한다.

④ **옥정수(玉井水)** : 옥이 있는 곳에서 나오는 샘물로, 감평(甘平) 무독(無毒)하다. 오래 복용하면 신체가 윤택해지고 모발이 희어지지 않는다.

⑤ **예천수(醴泉水)** : 단 샘물로 감천(甘泉)이라고도 한다. 감평(甘平) 무독(無毒)하여, 심복통(心腹痛), 객오(客忤), 사예(邪穢), 소갈(消渴), 반위(反胃), 곽란(霍亂) 등에 사용한다. 신급수(新汲水)가 더욱 좋다.

⑥ **유혈수(乳穴水)** : 유혈(乳穴) 바깥에서 흘러나오는 단 샘물로, 농도가 짙고 다른 물에 비해 무거우며 끓이면 수면에 염화(鹽花)가 생긴다. 감온(甘溫) 무독(無毒)하며, 오래 복용하면 신체가 건강해지고 윤택해지며 늙지 않는다. 석종유(石鐘乳)와 약효가 같다.

⑦ **온천수(溫泉水)** : 더운 샘물로 온탕(溫湯), 비천(沸泉)이라고도 한다. 신열(辛熱), 미독(微毒)하고, 제풍증(諸風證)과 냉증(冷症) 즉 근골연축(筋骨攣縮), 피부완비(皮膚頑痺), 수족불수(手足不遂), 대풍창(大風瘡), 개선(疥癬) 등을 치료한다.

온천수에는 유황(硫黃)이 들어있어 성질이 열(熱)하고 유독(有毒)하므로 마시지 말아야 하며, 목욕 후에는 몸이 허약해지므로 음식이나 약으로 보양해야 한다.

⑧ **냉천수(冷泉水)** : 맛이 떫고 차가운 물로, 초수(椒水)라고도 한다. 편두통(偏頭痛), 배한(背寒), 화울(火鬱), 오한(惡寒)의 증상이 있을 때 이 물에 목

| | |
|---|---|
| | 욕한다. 물 밑에 백반(白礬)이 있으면 물맛이 시고 떫으면서 차다. 음력 7~8월에 이 물에 목욕하는데, 밤에는 하지 않는다고 한다.<br>⑨ **아정수(阿井水)** : 동아현(東阿縣) 즉 연주(兗州) 양곡현(陽谷縣)의 우물에서 나오는 물이다. 감함평(甘鹹平), 무독(無毒)하여 하격(下膈), 소담(疏痰), 지토(止吐)의 효능이 있다고 한다.<br>⑩ **산암천수(山岩泉水)** : 산속의 바위틈에서 나오는 샘물로 계간수(溪澗水)가 되는 물이다. 감평(甘平), 무독(無毒)하여, 곽란(霍亂), 번민(煩悶), 구토(嘔吐), 전근(轉筋) 등에 사용한다.<br>⑪ **적룡욕수(赤龍浴水)** : 연못 사이에 있는 샘물에 적사(赤蛇)가 있는 것으로, 소독(小毒)이 있어 비가 온 후에 복용할 수 있다고 한다. |
| 절기수(節氣水) | 24절기에 따라 물의 성미(性味)가 변하는데 이는 천지의 기후가 서로 감응하기 때문이다.<br>① **입춘수(立春水)·청명수(淸明水)** : 입춘과 청명에 저장한 물로 신수(神水)라고도 한다. 이 물로 제풍증(諸風證)과 비위허손(脾胃虛損)에 사용될 환(丸)·산(散)·약주(藥酒)를 만들면 오래 두어도 상하지 않는다.<br>② **한로수(寒露水)·동지수(冬至水)·소한수(小寒水)·대한수(大寒水)** : 납일수(蠟日水)라고도 한다. 자보오장약(滋補五臟藥), 담화적취약(痰火積聚藥), 충독약(虫毒藥)에 사용된다. 성미가 설수(雪水)와 같다.<br>③ **입추일(立秋日) 오경(五更) 정화수(井華水)** : 학질(瘧疾), 이질(痢疾) 등의 백병(百病)에 사용된다.<br>④ **중오일오시수(重午日午時水)** : 학질(瘧疾), 이질(痢疾), 창양(瘡瘍), 금창(金瘡), 백충(百虫), 고독(蠱毒) 등에 사용된다.<br>⑤ **소만수(小滿水)·망종수(芒種水)·백로수(白露水)** : 모두 유독(有毒)하여 약이나 술, 장 담글 때 사용하면 쉽게 부패하고, 마시면 비위병(脾胃病)이 발생한다. |
| 해수(海水) | 해수(海水)라는 용어는 고전에는 없는 것으로, 바다와 관련된 물로 정의한다. |

① **벽해수(碧海水)**

- 넓은 바다 가운데서 맛이 짜고 빛이 퍼런 물을 떠 온 것으로, 함미온(鹹微溫), 소독(小毒)하다.
- 끓여서 목욕하면 풍소(風瘙), 개선(疥癬) 등을 치료하고, 1홉을 마시면 숙식(宿食)을 구토하게 하거나 설사하게 한다.

② **염담수(鹽膽水)** : 액체보료(液體輔料)를 참고할 것.

---

**탕수(湯水)**

탕수(湯水)라는 용어는 고전에는 없는 것으로, 끓이거나 끓인 물을 섞은 물로 정의한다.

① **열탕(熱湯)**

- 뜨겁게 끓인 물. 백비탕(百沸湯), 태화탕(太和湯)이라고도 한다.
- 감평(甘平)하고 무독(無毒)하다.
- 조양기(助陽氣), 행경락(行經絡)하여, 객오(客忤), 곽란전근(藿亂轉筋), 냉비(冷痺) 등에 사용된다.
- 물을 뜨겁게 끓일 때는 백여 번 끓어오르게 끓여야 한다. 만일 절반쯤 끓여서 먹으면 원기(元氣)를 상해 창만병(脹滿病)이 생긴다고 한다. 또한 열탕(熱湯)으로 입을 헹구면 치아를 손상하며, 동기(銅器)에 끓인 물을 복용하면 목소리를 손상한다고 한다.

② **마비탕(麻沸湯)**

- 생산 즉 퍼런 삼[靑麻]을 삶은 물을 말한다.
- 주로 소갈(消渴)증에 사용하고, 기박(氣薄)하며 설허열(泄虛熱) 한다.

③ **조사탕(繰絲湯)**

- 누에고치를 삶은 물로 무독(無毒)하다.
- 조사탕(繰絲湯)은 화(火)에 속하면서도 음증(陰證)에 사용되며, 방광(膀胱)의 상화(相火)를 사(瀉)하면서 청기(淸氣)를 이끌어 입에 주입하므로, 소갈(消渴)·구건(口乾)에 사용된다. 또한, 고치 삶은 물이 벌레를 죽이기 때문에 회충(蛔蟲)에 사용되기도 한다. 끓여서 마시거나 고치 껍질이나 명주실을 달여서 복용해도 역시 효과가 있다.

|  |  |
|---|---|
|  | ④ **취탕(炊湯)**<br>○ 묵은 숭늉으로, 하룻밤 묵은 것으로 얼굴을 씻으면 얼굴에 윤기가 없어지고, 몸을 씻으면 버짐[癬症]이 생긴다고 한다.<br>⑤ **생숙탕(生熟湯)**<br>○ 끓인 물[百沸湯]과 새로 길어온 찬물[新汲水]을 섞은 것으로, 음양탕(陰陽湯)이라고도 한다. 강물과 우물물을 섞은 것도 음양탕이라고 한다.<br>○ 감함(甘鹹), 무독(無毒)하여, 조중소식(調中消食) 한다. 담학(痰瘧) · 숙식(宿食) · 독악지물(毒惡之物)로 인해 창만(脹滿)이나 곽란(霍亂)이 발생하려고 할 때 소금을 타서 1~2되 마시면 토하면서 낫는다.<br>술에 몹시 취했거나 과일을 많이 먹었을 때 이 물에 몸을 담그고 있으면 그 물에서 술 냄새나 과일 냄새가 난다. |
| 기수(汽水) | 기수(汽水)라는 용어는 고전에는 없는 것으로, 김과 관련된 물로 정의한다.<br>① **증기수(甑氣水)** : 밥을 찌는 시루 뚜껑에 맺힌 물로, 아침마다 받아 머리를 감으면 모발(毛髮)을 검고 윤기 있게 자라게 한다.<br>② **동기상한(銅器上汗)** : 구리그릇 뚜껑에 맺힌 물로, 이것으로 음식을 먹으면 악창(惡瘡)과 내저(內疽)가 생기게 된다. |
| 기타수(其他水) | ① **장수(漿水)** : 새로 좁쌀 죽을 쑤어서 시어진 웃물로, 민간에서는 좁쌀로 쑨 죽의 웃물을 사용하고, 산장(酸漿)이라고도 한다. 『본초강목(本草綱目)』에서는 익힌 좁쌀을 냉수 중에 넣고 5~6일 담가서 맛이 시어지고 백화(白花)가 피며 색깔이 미음과 같아진 것이라고 되어있고, 부패한 것은 사람을 해친다고 되어있다.<br>감산미온(甘酸微溫)하며, 번갈(煩渴), 곽란(霍亂), 설사(泄瀉), 이질(痢疾), 수면 과다 등을 치료한다.<br>② **지장수(地漿水)** : 황토를 3척 깊이로 파고 신급수(新汲水)를 넣고 휘저은 다음 맑아지기를 기다린 다음 맑은 윗물을 퍼서 사용한다.<br>감한(甘寒) 무독(無毒)하고, 중독(中毒), 번민(煩悶)을 풀어, 모든 어육독(魚肉毒) · 과채독(果菜毒) · 약물독(藥物毒) · 균독(菌毒), 곽란(霍亂), 중 |

갈(中暍), 졸사(卒死) 등을 치료한다.

③ **고총중수(古冢中水)** : 옛 무덤 안에 있는 물로 유독(有毒)하여 복용하면 살인한다. 외용으로 사용하면 제창(諸瘡)에 효과가 있다.

④ **양앵중수(粮罌中水)** : 옛 무덤 안에 식량을 넣어두던 병[粮罌]에 있는 맑은 물로, 신평(辛平) 소독(小毒)하다. 중악(中惡), 주오(疰忤), 심복통(心腹痛), 악몽(惡夢), 회충(蛔虫) 등에 사용한다. 그러나 많이 복용하면 심민(心悶)하게 하고, 세안제(洗眼劑)로 사용하면 기괴한 것을 본다고 한다.

⑤ **차철중수(車轍中水)** : 수레나 차량 바퀴 자국 중의 물로 역양풍(癧瘍風)에 사용된다. 음력 5월5일에 채취하여 외용(外用)하는데, 우제중수(牛蹄中水) 또한 사용 가능하다고 한다.

⑥ **동호적루수(銅壺滴漏水)** : 구리로 된 호리병에서 떨어지는 물방울로 성질이 활(滑)하여 위로는 전정(顚頂)까지 아래로는 용천(涌泉)까지 도달하며 사말(四末)에 작용하는 약에 사용된다.

⑦ **삼가세완수(三家洗碗水)** : 세 집에서 식기를 씻은 물로 악창(惡瘡)이 오래되어 낫지 않을 때 소금을 넣고 끓여서 씻어내면 효과가 있다고 한다.

⑧ **마도수(磨刀水)** : 칼을 갈고 난 물로, 함한(鹹寒) 무독(無毒)하다. 이소변(利小便), 소열종(消熱腫) 한다.

⑨ **침람수(浸藍水)** : 청대(青黛)를 녹인 물로 삼베 등을 남색으로 염색하는 물이다. 청대(青黛)는 쪽[110]이나 판람근(板藍根) 등의 잎을 물에 2~3일 담갔다가 짓찧어 찌꺼기는 버리고 즙 10에 석회 1을 넣고 충분히 저은 다음 위에 뜨는 거품을 버리고 햇볕에 말린 것이다.

침람수(浸藍水)는 신고한(辛苦寒), 무독(無毒)하며, 제열(除熱), 해독(解毒), 살충(殺蟲)의 효능이 있다. 전통적으로 침람수(浸藍水)로 삼베 등의 옷을 염색했던 것은 살충(殺蟲) · 해독(解毒)의 뜻이 있다.

⑩ **저조중수(猪槽中水)** : 돼지 구유 중에 있는 물로 무독(無毒)하며, 고독(蠱毒)이나 사교창(蛇咬瘡) 등에 사용된다.

⑪ **시문익갱수(市門溺坑水)** : 시장 문 등에 있는 구덩이의 물로, 지소갈(止消渴)의 효능이 있다.

⑫ **세수족수(洗手足水)** : 손발을 씻은 물로, 병후 노복상(勞復傷) 등에 사용된다.

⑬ **세아탕(洗兒湯)** : 아이를 씻긴 물로, 포의불하(胞衣不下)에 사용된다.

물의 첨가량은 탕약의 품질에 직접적인 영향을 미치는데, 약재량이 많고 물이 적으면 '煮不透, 煎不盡' 즉 물의 대류와 가열이 제대로 형성되지 않아 약효의 원만한 추출이 이루어지지 않고, 약재량이 적고 물이 많으면 탕액량이 많아져 복용에 불편하게 된다.

일반적인 물 첨가량 계산 방법은 탕기(湯器)에 약을 넣고 물을 약재 계면(界面) 위 3~5㎝ 정도 초과(재탕 시에는 1~2㎝ 정도 초과)하게 붓고 달이는 것이고, 다른 방법으로는 약재 1㎎당 물 10㎖를 붓는 것으로 계산해 총량의 70%는 첫 번째 탕전에 나머지 30%는 두 번째 탕전에 붓고 달이는 방법이 있다.

물 사용량은 이외에도 약재 종류별 흡수력(吸水力)을 고려해야 한다. 대부분 약재의 흡수력은 약재량의 5~10배 정도이나, 반대해(胖大海)는 20배까지 흡수할 수 있어 약을 달일 때는 약물의 종류에 따라 물 사용량을 결정해야 한다. 꽃, 잎, 전초 및 부드러운 약재는 물 사용량이 보통보다 많게 해야 하고, 광물, 패각류 및 단단한 약재들은 물 사용량이 보통보다 적게 해야 한다.

**전탕 과정** : 전탕(煎湯)은 약물 침지 → 탕제 가열 → 탕액 여과의 과정을 거친다.

약재는 달이기 전에 실온에서 냉수나 온수로 침지(浸漬) 하는 것이 좋다. 약물을 침지(浸漬) 하면 약재의 조직이 습윤 연화되고 유효 성분이 약재 조직 중에서 용해되어 약재 조직 외부로 확산하여 약효에 좋은 영향을 준다. 침지(浸漬) 시간은 보통 꽃, 잎, 줄기 등의 약재는 20~30분 정도, 뿌리, 종자, 과실 등의 약재는 60분 정도이다. 그러나 침지(浸漬) 시간이 너무 길면 약물의 변질이 일어날 수 있으므로 주의해야 한다.

---

110 쪽 : *Percicaria tinctoria* H. Gross

남실(藍實) : *Polygonum tinctorium* Ait.

수용성이거나 비수용성이거나 약재의 여러 성분은 약재 내외의 농도차에 의하여 약재 외부로 용출한다. 그러므로 약재 내외의 농도가 평형상태일 경우에는 탕액을 여과하고 물을 부어 다시 농도차를 만들어 주어야 성분의 용출이 계속된다. 고로 탕제를 달일 때는 한 번에 가열하여 추출하는 것보다 여러 번 가열하여 추출하는 것이 탕약의 품질 면에서 좋다. 일반적으로 두 번 가열하면 함유성분의 80~90% 정도를 침출할 수 있다고 한다. 전통적으론 1회 가열한 다음 남은 약잔사(藥殘渣)를 햇볕 등으로 잘 말렸다가 2첩 분량을 모아 다시 달이는 방법이 사용됐다.

불의 세기[火候]는 일반적으로 문화(文火)와 무화(武火)로 구별한다. 문화(文火)는 온도 상승이 완만하여 수분 증발을 지연하고, 무화(武火)는 온도 상승이 빨라 수분 증발이 빠르다. 가열할 때 불이 너무 강하면 수분 증발이 빨라 성분 추출에 영향이 발생하고 타기 쉬우며, 불이 너무 약하면 성분 추출이 약하다. 일반적으로 끓기 전에는 무화(武火)를, 끓은 후에는 문화(文火)를 사용하는 것이 원칙이다. 이외에도 약재의 종류에 따라서도 사용되는 화후(火候)가 다르다. 즉 사약(瀉藥), 특히 발산약(發散藥)의 경우에는 무화(武火)로 빨리 달이고, 보약(補藥), 특히 보음약(補陰藥)의 경우에는 문화(文火)로 천천히 달인다.

가열시간은 보통 첫 번째 가열할 때는 끓을 때부터 20~25분, 두 번째 가열할 때는 15~20분 정도 필요하나, 사용되는 약재의 성질과 질병에 따른 처방의 성질에 따라 달라지는 것이 원칙이다. 즉 해표약(解表藥)의 경우에는 첫 번째에 10~15분, 두 번째는 10분 정도를, 자보약(滋補藥)의 경우에는 첫 번째에 30~40분, 두 번째는 25~30분 정도를 가열한다. 또한, 사용되는 약재의 기원·휘발성 여부·부위·두께 등에 따라서도 가열시간이 차이가 나는데 다음과 같다.

| 구 분 | 짧은 시간 〈 긴 시간 |
|---|---|
| 약재의 기원 | 식물성 약재 〈 동물성 약재 〈 광물성 약재 |
| 휘발성 여부 | 휘발성 약재 〈 비휘발성 약재 |
| 약재의 부위 | 꽃, 잎 〈 열매, 줄기, 뿌리 |
| 약재의 두께 | 얇은 약재 〈 두꺼운 약재 |

또한, 하나의 처방 안에 장시간 달여야 할 약재와 단시간 달여야 하는 약재가 함께 들어있으면 휘발성 약은 약물의 침지(浸漬) 단계에서, 오래 달여야 할 약은 약물의 가열 단계에서 완전추출될 수 있게 한다.

다 달여진 탕약은 바로 여과해야 하는데, 이때 탕약 중의 잔사량(殘渣量)은 되도록 적은 것이 원칙이다. 여과 방법은 일반적으로 가압여과법을 사용하나 때에 따라서는 원심분리법 등 여러 방법을 사용할 수도 있다.

일반적으로 탕약의 분량은 1회 복용량이 150cc 정도가 기준이나 처방의 종류에 따라 용량이 다를 수 있다. 즉 처음 투입되는 물 용량 대비 한하제(汗下劑)는 약 80% 정도, 대병제(對病劑)은 70% 정도, 자보제(滋補劑)는 60% 정도의 분량으로 달이기도 한다.

또한 『본초몽전(本草蒙筌)』에 의하면 발병 부위에 따라 전탕 과정에 특별한 보료(輔料)를 넣는 때도 있다.

| |
|---|
| ① **주전(酒煎)** : 술을 넣고 달이는 것으로, 머리와 같이 상부에 발병한 경우에 사용한다. |
| ② **강전(薑煎)** : 강즙(薑汁)을 넣고 달이는 것으로, 습증(濕症)에 사용한다. |
| ③ **조전(棗煎)** : 대추를 넣고 달이는 것으로, 원기(元氣)를 보할 때 사용한다. |
| ④ **총전(蔥煎)** : 총백(蔥白)을 넣고 달이는 것으로, 풍한증(風寒症)에 사용한다. |
| ⑤ **밀전(蜜煎)** : 꿀을 넣고 달이는 것으로, 격상(膈上)에 발생한 병에 사용한다. |

이외에도 다음과 같은 전탕 과정도 있다.

| |
|---|
| 1단계 : 약재에 끓는 물을 부어 실온에서 2시간 이상 두어 팽윤시킨다. |
| 2단계 : 문화(文火)로 가열하여 끓기 시작하면 10분 이내에 짠다. |
| 3단계 : 약재 찌꺼기에 새 물을 부어 약 1시간 다시 달여 짠다. |
| 4단계 : 위 두 개를 섞어서 세 번에 나누어 먹는다. |

**특수한 전탕과정** : 처방에 따라서는 일반적인 전탕 방법이 아닌 특수한 전탕 방법을 사용할 때도 있다.

① **선전(先煎)** : 일부 약물을 먼저 달이는 것을 말한다. 약물의 용해도를 높이고, 독성을 저하하고자 하는 경우가 많다.

예 귀판(龜板), 별갑(鱉甲), 천산갑(穿山甲), 용골(龍骨), 용치(龍齒), 호골(虎骨), 표골(豹骨), 수우각(水牛角), 모려(牡蠣), 석결명(石決明), 진주모(珍珠母), 해합각(海蛤殼), 와릉자(瓦楞子), 생석고(生石膏), 한수석(寒水石), 적석지(赤石脂), 자석(磁石), 자석영(紫石英), 백석영(白石英), 대자석(代赭石), 해부석(海浮石), 아관석(鵝管石), 청몽석(靑礞石), 화예석(花蕊石), 자연동(自然銅) 등 광물류 · 패각류 · 갑각류 약물들은 단단하므로 유효 성분의 원만한 용출을 위해 먼저 분쇄하여 30분간 달인다.

예 오두(烏頭), 부자(附子), 설상일지호(雪上一枝蒿), 낙지금전(落地金錢), 상육(商陸), 흔우두(痕芋頭) 등의 유독 약물은 독성을 줄이기 위해 1~2시간 먼저 달인다.

예 천축황(天竺黃), 장청과(藏靑果), 화마인(火麻仁), 석곡(石斛) 등의 약물은 오래 달여야 약효가 좋다.

② **후하(後下)** : 일부 약물을 나중에 넣고 달이는 것이다. 대부분 정유 성분의 보존과 유효 성분의 파괴를 방지하는 데 그 목적이 있다.

예 강향(降香), 곽향(藿香), 단향(檀香), 목향(木香), 박하(薄荷), 백두구(白豆蔻), 사인(砂仁), 세신(細辛), 청호(靑蒿), 초두구(草豆蔻), 침향(沈香), 홍두구(紅豆蔻) 등의 정유 성분 함유 약재는 불을 끄기 전 5~10분 정도에 넣는다.

예 조구등(釣鉤藤)은 20분 이상 달이면 강압 성분이 쉽게 파괴되고, 행인(杏仁)의 시안배당체는 장시간 달이면 일부가 가수분해되어 HCN을 생성하여 증기와 함께 날아가므로 진해(鎭咳) 작용이 약해지며, 대황(大黃)의 사하 성분도 열에 약하므로 보통 불을 끄기 전 10~15분 정도에 넣는다.

③ **포전(包煎)** : 일부 약물을 포에 싸서 달이는 것이다. 대부분 약재와 물의 접촉성 증가, 호화(糊化) · 초화(焦化)의 방지, 이물질 제거 및 여과의 편의를 위해 실시한다.

예 송화분(松花粉), 포황(蒲黃)과 같은 화분류 약재나, 정력자(葶藶子), 소자

(蘇子), 토사자(菟絲子) 같은 작은 종자류 약재 또는 육일산(六一散), 대합산(黛蛤散)과 같은 가루 약재는 체적이 작고 소수성이 강하며 계면장력이 커서 물과 충분히 접촉하지 않고 수면에 뜨기 때문에 포에 싸서 달여야 한다.

예 부소맥(浮小麥), 차전자(車前子)와 같이 전분이나 점액질이 많은 약재는 전탕 용기에 눌어붙어 호화(糊化)나 초화(焦化)가 쉽게 되기 때문에 포전(包煎) 해야 한다.

예 선복화(旋覆花) 같이 융모가 있는 약물들은 융모가 떨어져 탕액에 혼합되면 인후를 자극해 해수를 일으킬 수 있으므로 포전(包煎) 해야 한다.

④ **양화충입(烊火冲入)** : 일부 교약(膠藥)이나 당류약(糖類藥)은 점성이 커서 탕약에 처음부터 넣고 가열하면 탕약의 점성도를 높여 다른 성분의 침출에 영향을 준다. 그러므로 적당량의 끓는 물에 녹여 탕액 중에 넣거나, 다 달여진 탕액 중에 직접 녹여 복용한다.

예 계혈등교(鷄血藤膠), 귀판교(龜板膠), 귀록이선교(龜鹿二仙膠), 녹각교(鹿角膠), 아교(阿膠), 봉밀(蜂蜜), 맥아당(麥芽糖) 등

⑤ **용화(溶化)** : 일부 약재를 별도로 녹여 탕액에 넣는 것을 말한다. 일부 귀중한 약재의 유실을 방지하고자 함이다.

예 망초(芒硝), 현명분(玄明粉), 인삼(人蔘), 화기삼(花旗參), 녹용(鹿茸) 등

⑥ **태입(兌入)** : 신선한 생즙을 이미 가열한 탕약에 넣는 것이다.

예 강즙(薑汁), 구채즙(韮菜汁), 백모근즙(白茅根汁), 생지황즙(生地黃汁), 이즙(梨汁), 죽력(竹瀝) 등

⑦ **충복(沖服)** : 난용성 고가 약재 등을 분말로 하여 탕약에 넣는 것이다.

예 사향(麝香), 삼칠근(三七根), 서각(犀角), 영양각(羚羊角), 우황(牛黃), 주사(朱砂) 등

**복용법** : 적절한 탕약의 복용은 탕약의 효과를 더욱 크게 한다. 아래에 여러 가지 탕약의 복용법을 기재한다.

① 복약온도

○ **온복(溫服)** : 중화지제(中和之劑) 및 일반적인 탕약 복용법이다. 일반적으로 탕약을 차게 복용하면 구역감(嘔逆感)이 발생하는데, 특히 과루인(瓜蔞仁), 유향(乳香), 몰약(沒藥) 등과 같이 비위를 자극하는 약물의 경우 온복(溫服)을 하여 자극성을 줄여주어야 한다.

○ **열복(熱服)** : 한성약(寒性藥), 급증약(急證藥), 해표약(解表藥), 진열가한약(眞熱假寒藥) 등에는 열복(熱服) 하는 경우가 많다.

○ **냉복(冷服)** : 열성약(熱性藥)과 구토(嘔吐), 중독(中毒), 진한가열(眞寒假熱) 등의 증상은 냉복(冷服) 하는 경우가 많다.

② 복용량

○ **분복(分服)** : 만성병, 경증(輕證), 구토증, 어린이 등의 경우 1첩을 2~3회 나누어 복용한다.

○ **돈복(頓服)** : 급성병, 중증(重證) 등의 경우에는 1첩을 1회 복용한다.

○ **연복(連服)** : 급성병, 중증(重證) 등으로 병세가 심할 때는 주야간 연복(連服) 하거나 한 번에 2~3첩을 복용하기도 한다.

③ 복약시간

치료할 때는 반드시 일정 시간에 복약하여 혈중 약물농도를 일정하게 유지해야 한다. 각각의 복약시간은 처방에 따라 정해져야 하나 일반적으론 대략 다음과 같다.

○ 위에 자극성이 있는 약 : 식후 복용한다.

○ 발병 부위가 흉격(胸膈) 이상 : 식후 복용한다.

○ 발병 부위가 심복(心腹) 이하 : 식전 복용한다.

○ 발병 부위가 사지 · 혈맥 : 아침 공복에 복용한다.

○ 상초병(上焦病) : 천(天)과 통하므로 무화(武火)로 달여 천천히 자주 조금씩 청복(淸服)한다.

○ 하초병(下焦病) : 지(地)와 통하므로 문화(文火)로 달여 급하게 한 번에 많이

농복(濃服)한다.

○ 자보제(滋補劑) : 식후복용하여 음식 중의 영양성분과 함께 흡수시킨다.

○ 해표제(解表劑) : 온복(溫服)하고 복약 후 이불 등을 덮어 발한(發汗)한다.

○ 구충제(驅蟲劑), 공하제(攻下劑) : 공복에 복용한다.

○ 학질제(瘧疾劑) : 학질(瘧疾) 발작 2~3시간 전에 복용한다.

○ 안신제(安神劑) : 취침 전 복용한다.

○ 보신제(補腎劑) : 오경(五更)에 말하기 전에 복용한다. 대체로 신기(腎氣)는 오경(五更)에 처음 발동하는데 기침을 하거나 말을 하면 다시 막히기 때문이다.

④ 금기 음식

구체적인 음식 금기는 각각의 처방에 따라 정해져야 하나 일반적으론 대략 다음과 같다.

○ 육류, 생냉물(生冷物), 두류 등의 소화에 부담이 되는 음식은 되도록 적게 먹는다. 비위 허약자는 더욱 조심한다.

○ 열증(熱證)에는 주류(酒類), 신미(辛味), 어류(魚類), 육류(肉類) 등을 피한다.

○ 해표약(解表藥), 투진약(透疹藥) 복용할 때는 생냉물(生冷物), 산미(酸味)는 피한다.

○ 온보약(溫補藥) 복용할 때는 차와 무 등을 삼간다.

## 2 전제(煎劑), 침제(浸劑), 자산제(煮散劑), 합제(合劑)

유구한 세월이 흐르면서 널리 사용되던 탕제(湯劑)는 새롭고 다양한 가공 방법들이 접목되면서 전제(煎劑, decoctions), 침제(浸劑, infusions), 자산제(煮散劑), 합제(合劑) 등의 모습으로 변화하게 되었다.

| 전 제<br>(煎劑) | 전제(煎劑, decoctions)는 『대한약전(大韓藥典)』「제제총칙(製劑總則)」에서 생약 50g에 정제수(精製水) 950*ml*를 넣고 여러 번 저어 섞으면서 30분간 가열 |
|---|---|

하여 더울 때 무명으로 여과한 것이라고 정의한 제제로 광의의 탕제(湯劑)에 포함된다.

여과한 침출액에 그 약물을 통과시킨 적당량의 정제수를 넣어 전체량을 1000 *ml*로 하고, 필요에 따라 보존제 등을 넣을 수 있다.

이때 사용되는 약물의 크기는 다음과 같다.

| 잎, 꽃, 전초 | 조절(粗切) |
|---|---|
| 목, 피, 근, 근경 | 중절(中切) |
| 종자, 과실 | 세절(細切) |

**침 제 (浸劑)**

침제(浸劑, infusions)는 『대한약전(大韓藥典)』 「제제총칙(製劑總則)」에서 생약 50g에 정제수 50*ml*를 넣어 약 15분간 적신 다음, 열정제수(熱精製水) 900*ml*를 붓고 여러 번 저어 섞으면서 5분간 가열하고 식힌 다음 무명으로 여과한 것이라고 정의한 제제로 광의의 탕제(湯劑)에 포함된다.

여과한 침출액에 그 약물을 통과시킨 적당량의 정제수를 넣어 전체량을 1000 *ml*로 하고, 필요에 따라 보존제 등을 넣을 수 있다.

이때 사용되는 약물의 크기는 전제(煎劑)의 경우와 같다.

**자 산 제 (煮散劑)**

약재를 적당한 크기로 절제(切製)한 다음 포에 싸서 물과 함께 가열한 다음 약잔사(藥殘渣)를 버린 액체 제제로, 대표적인 응용 예는 티백(tea bag)이며 광의의 탕제(湯劑)에 포함된다.

약재의 분쇄도는 단단한 뿌리 · 근경 · 과실류 약재는 2~4㎜ 정도로, 꽃 · 잎 · 줄기 등의 성긴 약재는 이보다 굵게 하고, 전분 · 점액질이 많은 천화분(天花粉) · 산약(山藥) · 복령(茯苓) · 황백(黃栢) · 백급(白芨)과 같은 약재류는 너무 미세분말화하면 안 된다.

포전(包煎)은 약재와 물의 접촉성 증가, 호화(糊化) · 초화(焦化)의 방지, 이물질 제거 및 여과의 편의성을 높여준다.

**합 제 (合劑)**

탕제(湯劑)와 같이 약재를 선택 · 가공 · 추출 · 농축 · 살균 · 포장하되 1첩의 추출량이 20~50*ml* 정도 되게 하여 대량으로 미리 만들어 놓은 액체 제형으로, 광의의 정제(精劑)에 포함된다.

탕제(湯劑)의 특징을 가지면서, 탕제(湯劑)의 전탕(煎湯) 과정과 대용량의 번거로움을 줄이고, 복용과 휴대의 편리성을 높인 제제이다. 그러나 탕제(湯劑)와 달리 증상에 따라 가감을 하지 못하는 단점이 있다.

추출방법은 탕제(湯劑)와 같이 전자(煎煮) 하거나 퍼콜레이션법 또는 증류법 등을 이용할 수도 있다. 감국(甘菊)·목향(木香)·박하(薄荷)·세신(細辛)·육계(肉桂)·천궁(川芎)·형개(荊芥)와 같이 방향성 약물들은 증류법을 이용하여 정유를 추출하고 잔사(殘渣)를 다른 약물들과 함께 가열한다. 열에 민감한 성분을 가진 약물들은 퍼콜레이션법을 이용한다.

합제(合劑)에는 보통 당류나 단백질 등이 포함되어 변질의 우려가 있으므로 생산과정과 보관과정에서의 오염에 특히 주의해야 하고 적절한 방부 대책을 세워야 한다.

## 3 약침제(藥針劑)

본 제제는 기존의 침법에 약물요법을 결합한 약침에 사용되는 제제로, 피부 내 또는 피부 및 점막을 통하여 체내에 직접 적용하는 의약품의 용액, 현탁액, 유탁액 또는 사용할 때 용제에 녹이거나 현탁하여 사용하는 무균 제제라는 『대한약전(大韓藥典)』「제제총칙(製劑總則)」의 주사제 정의뿐만 아니라 그 외 피부·근육·혈맥 등의 인체에 약침 시술할 때 사용하는 기타 제제를 포함한다.

이 제제의 장단점과 분류는 다음과 같다.

| | |
|---|---|
| 장 점 | ① 약효가 신속하다. 소화계를 거치지 않고 인체 조직·혈관 내에 직접 들어가 음식의 영향을 받지 않아 흡수 및 작용이 신속하다.<br>② 내복 투약이 적합하지 않은 환자에게 적당하다.<br>예 경궐(驚厥), 졸도(卒倒) 환자<br>③ 내복 투약이 적합하지 않은 약물에 적당하다. 위장관에 흡수되지 않거나, 위장관 자극성이 있거나, 소화액에 쉽게 파괴되는 약재들은 약침제가 적 |

| | |
|---|---|
| | 당한 제형이 된다.<br>예 천화분(天花粉) 결정체단백 분말약침제<br>④ 정위(定位) 효과를 나타내는 개별 약물이 있다.<br>⑤ 다른 액상 제제보다 저장 기간이 길다. |
| 단 점 | ① 자침 시 통증이 있다.<br>② 투약 과정이 불편하다.<br>③ 경구복용약과 달리 간의 방어기전을 통과하지 않으므로 잘못 사용하면 위험하다.<br>④ 제조과정이 복잡하다. |

| | |
|---|---|
| 제형에 따른 분류 | ① **액체약침제** : 수성(水性) 또는 비수성(非水性) 용액, 현탁액, 유제로 약침 약물을 구성하여 앰풀(ampule)[111] 또는 바이알(vial)[112]에 넣어 만든 제제.<br>② **분말약침제** : 약침 약물을 멸균된 분말상으로 만든 제제. 용액으로 만들면 안전성이 떨어지는 약물에 사용된다.<br>예 천화분(天花粉) 결정체단백 분말약침제, 인삼추출물 분말약침제, 갈근탕추출물 분말약침제, 태반알부민 분말약침제.<br>③ **약침용정제** : 약침 약물을 무균 상태로 타정(打錠)[113]하여 만든 제제. 투약 시에는 약침용수(藥鍼用水)로 용해하여 사용한다. |
| 적용법에 따른 분류 | ① **피내약침제** : 표피와 진피 사이에 자침하며, 자침 부위는 보통 앞 팔이다. 1회 투여량은 0.2*ml* 이하로, 과민성 시험 또는 질병 진단에 사용된다.<br>② **피하약침제** : 진피와 근육 사이에 자침하며, 자침 부위는 팔의 외측이다. 일반적인 투여량은 1~2*ml*이다. 본 제제는 주로 수용액이고 약물흡수속도가 비교적 늦다. 보통 피하감각이 근육보다 민감하므로 자극성 약물은 사용하지 않는다.<br>③ **근육약침제** : 근육 조직 중에 자침하며, 자침 부위는 주로 팔 근육이다. 일반적인 투여량은 1~5*ml*이고, 피하약침보다 자극이 적다. 수용액 이외에도 유용액, 현탁액, 유제 등도 있는데, 유용액약침액은 근육 중에 흡수 |

가 완만하고 균일하여 약효가 연장된다.

④ **정맥약침제** : 약물이 직접 혈액에 들어가므로 약효가 빠르다. 구급질환, 체액보충, 영양공급 등에 사용되며, 1회 사용량은 몇 *ml*부터 몇천 *ml*이고 대용량의 정맥약침제를 수액제라 한다. 대부분 수용액으로 유용액과 일반 현탁액, 유제 등은 모세혈관을 막으므로 사용할 수 없다.

## 4 환제(丸劑), 단제(丹劑), 정제(錠劑), 병제(餠劑)

### ❶ 환제(丸劑)

약재 분말 또는 약재 추출물에 적절한 부형제, 결합제, 붕해제 등을 첨가하여 만든 고체의 원형 제제이다. 많이 사용되는 결합제로는 꿀, 물, 쌀가루 풀(米糊), 밀가루 풀(麵糊), 술, 식초, 생강즙 등이 있고, 이들 사용되는 결합제의 종류에 따라 밀환(蜜丸), 수환(水丸), 호환(糊丸), 농축환(濃縮丸) 등으로 나누고 있다.

| 구 분 | 설 명 |
|---|---|
| 밀 환<br>(蜜丸) | ① 약재를 고운 가루로 만든 후 연밀(煉蜜)로 둥글게 만든 것이다.<br>② 소화가 쉽고 완화 작용과 보익(補益) 작용이 있다. |
| 수 환<br>(水丸) | ① 약재를 고운 가루로 만든 후 끓여서 식힌 물로 둥글게 만든 것이다.<br>② 밀환(蜜丸)이나 호환(糊丸)보다 흡수가 빠르고 소화되기 쉬우며, 삼키기 좋다. |
| 호 환<br>(糊丸) | ① 약재를 고운 가루로 만든 후 멥쌀가루, 찹쌀가루, 밀가루 등으로 둥글게 만든 것이다.<br>② 점성이 높아 약재가 물에 녹는 시간이 수환(水丸)이나 밀환(蜜丸)에 비해 길 |

111 1회용 주사약을 넣고 유리 등으로 봉한 작은 용기.

112 주사 약물을 넣고 무균 상태로 만든 후 고무마개로 밀폐한 주사용 유리 용기의 하나.

113 약물을 압축하여 일정한 모양으로 만드는 과정.

| | |
|---|---|
| | 고, 체내에 서서히 흡수되므로, 약효가 오래 가며 약재의 위장 자극이 감소된다. |
| 농축환(濃縮丸) | ① 전체 약재 중 일부 약재들은 끓여서 농축하여 고(膏)로 만들고, 나머지 약재들은 분말로 만든 후 서로 혼합하여 말린다. 그런 다음 곱게 빻아서 물, 술 또는 일부 약재들을 끓인 액과 섞어 둥글게 만든 것이다.<br>② 유효 성분의 함량이 높고, 부피와 복용량이 적어 복용이 쉽다. |
| 기타 | ① 주환(酒丸) : 술로 환약을 지어 약재의 발산력을 강화한 것이다.<br>② 초환(醋丸) : 식초로 환약을 지어 약재의 수렴력을 강화한 것이다.<br>③ 강환(薑丸) : 강즙(薑汁)으로 환약을 지어 반하(半夏), 천남성(天南星)의 독을 제거하고 발산력을 강화한 것이다.<br>④ 납환(蠟丸) : 황랍(黃蠟)으로 환약을 지어 소화를 천천히 하게 하고 효력을 서서히 발생하게 한 것이다. |

환제(丸劑)의 크기 구별은 다음과 같다.

〔제환 크기 구분표〕

| 명 칭 | 1환 당 중량 | 명 칭 | 1환 당 중량 |
|---|---|---|---|
| 맥 대 | 49mg | 마인대 | 335mg |
| 바사대 | 54mg | 오자대 | 375mg |
| 녹두대 | 94mg | 조자대 | 1.250g |
| 늪미대 | 155mg | 연자대 | 1.487g |
| 소두대 | 188mg | 대조대 | 2.083g |
| 오미자대 | 205mg | 오매대 | 3.373g |
| 산조인대 | 211mg | 탄자대 | 3.750g |
| 완두대 | 250mg | 난자황대 | 18g |
| 감실대 | 289mg | | |

〔제환기〕

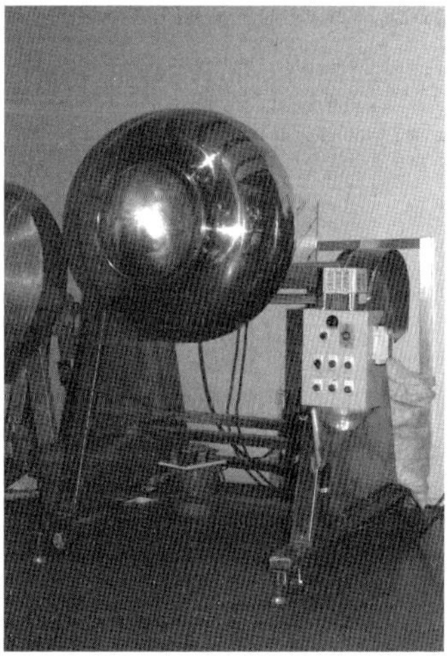

### ❷ 단제(丹劑)

환제(丸劑)와 단제(丹劑)는 유사하나, 사향(麝香)이나 우황(牛黃) 같은 중요한 약제가 든 환약, 약효가 매우 뛰어난 환약 혹은 알이 굵은 환약을 일반 환약과는 구별하여 특별히 단(丹)이라고 한다.

### ❸ 정제(錠劑)

약재의 가루를 단독이나 혹은 부형제(賦形劑)[114]와 혼합하여 여러 형태로 만들어 내복 또는 외용하는 고체 제제이다. 항문에 넣는 좌약(坐藥)도 여기에 해당한다.

### ❹ 병제(餠劑)

보관과 복용의 편리를 위해 약재의 가루를 반죽하여 떡으로 만든 것이다.

## 5 산제(散劑)

약재를 건조 및 분쇄하여 가루로 만든 약이다. 산제(散劑)는 크게 외용과 내복용으로 사용된다.

내복 산제 중 가루가 곱고 양이 적은 것은 물에 타서 직접 복용하며, 가루가 거칠고 양이 많은 것은 물에 넣고 달이거나 삶은 후에 그 액을 복용한다. 외용 산제는 대부분 해당 부위에 바르거나 뿌리나 혹은 코로 직접 흡입하는 경우도 있다.

산제(散劑)는 처방된 약을 혼합하여 가루로 만들지 않고, 각각의 약을 가루로 만들고 나서 혼합하여야 분쇄 정도가 일정하게 된다.

114 약재의 성형이나 중량을 늘리기 위해 투입하는 녹말 · 유당 · 글루코스 등의 물질이다.

## 6 고제(膏劑)

약재를 물 또는 식물성 기름 등에 졸여 농축한 후 설탕이나 꿀 등을 넣어서 항상 부드러운 상태로 유지하도록 만든 제제로, 고약(膏藥)이라고도 한다.

고약의 종류에는 크게 내복용 고약과 외용 고약이 있다. 내복용 고약은 장기 복용에 편리하고 만성질환 치료나 강장 목적으로 많이 사용되는데, 약재를 물에 달여서 찌꺼기를 버린 다음에 다시 졸여서 만들며, 유침고(流浸膏)·침고(浸膏)·전고(煎膏) 등이 여기에 해당한다. 외용 고약은 피부병 등에 외용하는 고약으로, 대개 약재를 기름에 졸여서 찌꺼기를 버리고 백랍(白蠟), 황단(黃丹)[115] 등을 넣어서 만들거나 약재 분말을 맹물, 차 달인 물, 소금물, 꿀 등에 개어서 붙이기도 하는 것으로, 연고(軟膏)와 경고(硬膏) 등이 여기에 해당한다.

고약을 만들 때 약재를 기름이나 물속에 며칠간 담가두었다가 졸일 수도 있는데, 여름에는 3일, 봄·가을에는 5일, 겨울에는 10일 정도로 한다.

| 종 류 | 설 명 |
|---|---|
| 유침고<br>(流浸膏) | ① 약재의 유효 성분을 적절한 용매로 추출한 후, 추출액 중의 용매 일부를 저온에서 증발시켜 만든 액체성 추출 제형이다.<br>② 유효 성분의 함량이 높고, 용매의 부작용이 적다. |
| 침 고<br>(浸膏) | ① 약재의 유효 성분을 적절한 용매로 추출한 후, 추출액의 용매를 저온에서 모두 증발시켜 만든 반고체 혹은 고체성 추출 제형이다.<br>② 용매를 모두 증발시켜 유효 성분 농도가 높고, 용매의 부작용이 없으며, 복용량이 적고, 편제(片劑)나 환제(丸劑) 또는 캡슐제로 만들 수도 있다.<br>③ 종류 |

115 황단(黃丹) : 일명 연단(鉛丹). 흑연(黑鉛)·유황(硫黃)·초석(硝石)·염(鹽)·백반(白礬) 등으로 제련하여 만든 광물성 약물. 주성분은 $Pb_3O_4$이다. 미한(微寒), 신함(辛鹹), 유독(有毒). 입심간비신경(入心肝脾腎經). 해독거부(解毒去腐), 수습지양(收濕止痒), 추담진경(墜痰鎭驚), 수렴생근(收斂生筋).

| | |
|---|---|
| | ○ 연침고(軟浸膏) : 반고제로 편제(片劑)나 환제(丸劑)로 만들어 사용하기도 한다.<br>○ 건침고(乾浸膏) : 건조하여 분말로 만든 것으로, 직접 복용하거나 캡슐에 넣어서 복용한다. |
| 전 고<br>(煎膏) | ① 약재를 여러 번 끓여서 즙액을 얻은 후 다시 농축하여 꿀이나 설탕 등을 넣어 끓인 후 다시 졸여서 만든 것이다.<br>② 부피가 작아 복용하기에 편리하고, 맛이 달고 영양이 풍부하여 만성병이나 허약자에게 알맞다. |
| 연 고<br>(軟膏) | ① 반고체성 외용 제제이다.<br>② 유효 성분이 천천히 흡수되므로 오랫동안 효과를 발휘한다. |
| 경 고<br>(硬膏) | ① 약재를 기름에 넣고 끓인 후 찌꺼기를 버리고 다시 백랍(白蠟), 황단(黃丹) 등을 넣어 고약으로 만들거나, 종이 등에 발라 피부에 도포하는 제제이다.<br>② 상온에서는 고체 상태이나 36~37℃에서는 녹아서 작용한다.<br>③ 용법이 간단하고, 휴대와 저장이 간편하며, 기계적 보호 작용도 있다. |

## 7 교낭제(膠囊劑)

교낭제는 캡슐제(capsules)를 말하는 것으로, 1833년 파리의 약제사 Mothes에 의해 발명된 이래 많은 발전이 있었다. 재질에 따라 경질(硬質)캡슐, 연질(軟質)캡슐, 웨이퍼(wafer) 캡슐 및 기타 특수한 캡슐 등이 있고, 젤라틴을 용해하거나 팽윤시키지 않는 약재에 주로 적용한다.

### ❶ 캡슐의 종류

| 종 류 | 특 징 |
|---|---|
| 경질 캡슐 | ① 젤라틴(gelatin)과 백당의 주원료에 글리세린, 아라비아고무, 한천, 착색제, 보존제 등이 소량 첨가되어 만들어진다. |

| | |
|---|---|
| | ② 원통형의 몸통과 그보다 지름이 약간 큰 캡 2부분으로 되어있고, 캡의 끝부분은 반구상이고 몸통의 끝부분은 반구상(半球狀) 또는 변형된 원추형(圓錐形)으로 되어있다.<br>③ 주로 분말이나 과립제를 넣고 봉한다. |
| 연질 캡슐 | ① 젤라틴에 가소제(可塑劑)[116]로서 글리세린이나 소르비톨(sorbitol) 등을 첨가하여 탄력성과 유연성을 부여하여 제조된 것이다.<br>② 주로 분말, 현탁액, 반죽상(paste상), 유상(油狀) 물질을 넣고 봉한다. |
| 웨이퍼 캡슐 | 오블라토(oblato)[117]로 만들어진 완상의 각 2개를 합하여 제조한 것으로써 교갑(膠匣 : cachets)이라고도 한다. |
| 기타 | 이외에도 다음과 같은 특수 캡슐도 있다.<br>① 장용성의 물질을 캡슐기제에 코팅하여 장내에서 용해되도록 하는 것.<br>② 복용이 아닌 외용제로서 절단하여 내용물을 이용하는 것. |

## ❷ 캡슐 성형법

캡슐은 복용하기 편리하므로 많이 사용되는 제형이다. 이런 캡슐을 만드는 방법에는 다음과 같은 방법들이 많이 사용된다.

| | |
|---|---|
| 침지법<br>(dipping method) | ① 젤라틴 용액을 용기 속에 40~50℃로 가열해 놓고 여기에 바셀린 등의 이형제를 도포시킨 금형을 담갔다가 꺼내어 20℃ 이하의 온도에서 냉각시켜 젤라틴을 겔화(gel)한다.<br>② 저당한 두께의 젤라틴 막이 되었으면 금형에서 떼어내 내용물을 충전하고 밀봉한다. |

116 외력(外力)에 의해서 변형된 물체가 외력을 제거해도 원래의 상태로 돌아오지 않고 영구변형을 남기는 성질 즉 가소성(可塑性, plasticity)을 증대시켜 성형에 편리를 주는 물질.

117 녹말질로 만들어 먹을 수 있는 종이. 엿이나 분말 약품을 싸는 데 이용된다. 어원은 라틴어의 oblatus(편평한 것)이고, 제단에 바치는 얇은 밀가루 전병에 약을 싸서 내복하던 것이 시초라 한다.

| | ③ 소규모 생산에 이용된다. |
|---|---|
| 타발법<br>(stamping method) | ① 젤라틴 용액을 넓게 펼친 다음 냉각하여 겔화하여 젤라틴지를 만든다.<br>② 2장의 젤라틴지 사이에 내용물을 넣고, 상하 또는 양면에서 금형으로 압축하여 2장의 젤라틴지는 접착시키고 내용물은 내부에 모이게 한다.<br>③ 기계 장치에 따라 평판법(plate method)과 연속자동법(rotary method)이 있다.<br>④ 가장 많이 사용되는 방법이다. |
| 적하법<br>(drip method) | ① 60~70℃ 정도로 유지된 젤라틴 용액을 이중 노즐의 외측 노즐로 흘러내려 보내면서 내측 노즐에서는 일정 온도로 유지된 내용물을 흘려보내면 내용물을 젤라틴 용액이 연속적으로 피복하면서 떨어지게 된다.<br>② 이것을 완전히 굳기 전에 절단기로 일정하게 자른 후 냉각매 속으로 떨어트려 연속적으로 충전, 절단, 냉각, 세척이 이루어지도록 한다.<br>③ 캡슐의 중량 편차가 적고 대량생산이 가능하며 질이 고르기 때문에 좋으나 시설비가 많이 필요하다.<br>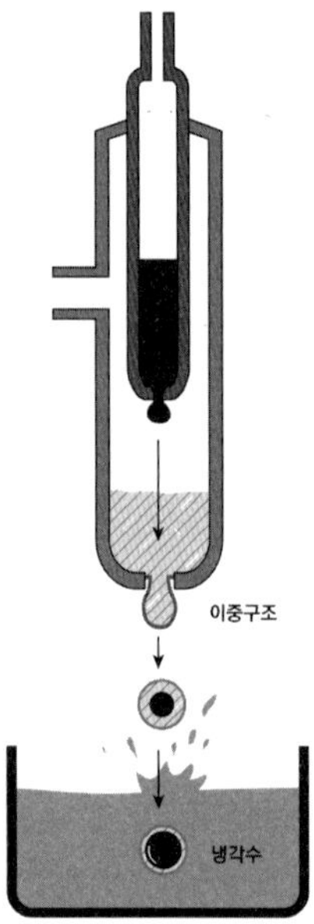<br><br>[적하법] |

어느 방법에서나 젤라틴 용액 중에는 기포가 함유되지 않도록 하는 것이 중요하며, 보존료는 식품위생법에서 허용하는 것을 사용해야 한다.

성형된 캡슐은 냉각하여 충분히 겔화를 시킨 다음 외부에 묻은 내용물 및 이물질 등을 세척하고, 살균 장치가 부착된 환풍 건조기 내에서 건조 및 살균한 후에 선별하여 포장한다.

동작 방식에 따라 수동식과 반자동식, 전자동식 등이 있고, 충전 기구별로는 아우거(Auger)식, 프레스(Press)식, 탭핑(Tapping)식, 디스크(Disc)식 등이 있다.

## (2) 그 외의 제형들

이밖에 주제(酒劑), 약로(藥露), 다제(茶劑), 조제(條劑), 세훈제(洗薰劑), 훈제(燻製), 약침제(藥針劑), 편제(片劑), 구제(灸劑), 곡제(麯劑), 당장제(糖漿劑), 충복제(沖服劑) 등이 있다.

| 구 분 | 설 명 |
|---|---|
| 주제(酒劑) | ① 약재로 만든 약술이다.<br>② 약재를 자루에 넣어 술에 담가 성분 추출을 하는 방법, 술과 약재를 섞어서 발효하는 방법, 약재를 달인 물로 술을 만드는 방법이 있다. |
| 약로(藥露) | ① 휘발성 성분을 함유한 약재를 증류한 증류액이다.<br>② 경청한 약효를 발휘하고, 복용이 용이하나, 약효는 약하다. |
| 다제(茶劑) | ① 약재 가루와 점합제(粘合劑)를 혼합하여 만든 고체 제제로, 뚜껑이 있는 용기에 넣고 끓는 물을 부어 차처럼 마신다.<br>② 제법이 간단하고 용법이 편리하다. |
| 조제(條劑) | ① 상피지(桑皮紙) 등에 약재를 묻혀 가늘게 만들어, 상처 구멍이나 종기 구멍에 넣는 외과 제제다.<br>② 상처나 종기 독을 제거하고 새살을 돋게 한다. |
| 세훈제(洗薰劑) | 약을 타거나 약 달인 물로 씻거나 끓여서 김을 쐬는 것이다. |
| 훈제(燻劑) | 약이 탈 때 나오는 연기를 환부나 코에 쏘이는 것이다. |
| 편제(片劑) | 약재를 가공 혹은 추출하여 보료와 혼합한 후 압력을 가해 원편상(圓片狀)의 모양으로 만든 제제이다. |

| | |
|---|---|
| 구제(灸劑) | 오래된 애엽과 같은 약재를 융상(絨狀)으로 만든 후 뜸 형태로 만들어 환부 위에 놓고 태우는 것이다. |
| 곡제(麯劑) | 약재 분말에 밀가루 등을 넣어 발효하여 만든 제제이다. |
| 당장제(糖漿劑) | 약재의 농축액에 적당량의 당을 용해하여 만든 것이다. |
| 충복제(沖服劑) | ① 약재를 추출하여 조고(稠膏)를 만들고 여기에 보료를 혼합하여 덩어리를 만들어 10~12목(目)의 체에 통과시켜 과립을 만든 후에 이 과립을 40~60℃의 온도에서 건조한 다음 8~14목의 체로 쳐서 만들어진 균일한 과립제이다.<br>② 환제나 편제보다 작용이 신속하고, 탕제나 당장제보다 부피와 중량이 적고 가벼워 운반 휴대 복용에 편리하다.<br>③ 수분 흡수가 잘 되므로 밀폐 용기에 보관해야 한다. |

## 2. 약물의 저장

우수한 품질의 약재를 장기간 저장 보관할 수 있는 것은 생산, 유통, 소비에 있어서 중요한 일이다. 약재의 저장에는 약재의 종류, 저장 조건, 저장 방법 등 여러 요인이 서로 영향을 주고 있는데 본 절에서는 건조와 살균 방법을 제외한 약재 변질의 원인, 저장할 때 자주 나타나는 현상 및 저장 방법에 대해서 살펴본다.

### (1) 약재 변질의 주요 원인

생산된 약재에 표시된 보존 기간 또는 유통기간은 약재를 표시된 방법에 따라 보존 또는 유통할 때 제품성, 유효성, 안전성을 유지할 수 있는 기간이다.

일반적으로 약재는 유통 또는 보관 중 미생물, 효소, 빛, 산소 등의 요인들에 의해 각종 성분이 부패나 변질 또는 손실될 수 있어 보존 기간 내지는 유통기간에 영향을 주게 된다. 그러므로 이들 변질 원인을 잘 살피는 것이 약재 저장에서는 매우 중요하다 하겠다. 약재 변질의 주요 원인을 살펴보면 대략 다음과 같다.

| 원 인 | 내 용 |
|---|---|
| 생물학적 원 인 | 쥐, 해충, 미생물 등에 의해 품질이 저하되는 것으로 이 중 미생물에 의한 작용이 가장 큰데, 여기에는 다음과 같은 3가지의 경우가 있다.<br>① 미생물의 증식으로 약재의 외관이 손상되는 경우. 약재 성분은 크게 손실되지 않으나 상품 가치는 상실된다.<br>② 미생물의 증식으로 약재의 주요 성분을 대사·분해하여 본래의 맛과 향, 색깔, 형태, 영양분 등이 상실되는 경우.<br>③ 미생물의 증식으로 약재에 유해 독소가 생산되는 경우. 가장 위험한 경우이나 약재의 성분 분해 정도와 외관 손상 정도가 낮아 구별하기 어렵다. |

| | |
|---|---|
| 물리 화학적 원 인 | ① 화학적 요인<br>ㅇ 수분 : 약재 내의 수분 함량 변화는 약재 품질을 훼손하는 물리 화학적 원인 중 가장 중요한 요인으로 항상 유의하여야 한다.<br>ㅇ 효소 : 효소에 의한 연화, 갈변[118], 맛과 향의 변화<br>ㅇ 산소 : 지방의 산화 등을 일으킨다.<br>ㅇ 기타 : pH, 변색, 비타민 등의 손실 등이 있다.<br>② 물리적 요인<br>ㅇ 광선과 열에 의한 성분의 변화<br>ㅇ 동결 등에 의한 조직의 파괴<br>ㅇ 건조 등에 의한 품질의 저하 |
| 자기 노후 | 약재 내 자체 분해효소의 작용으로 약재가 숙성 · 과숙 · 부패의 순으로 변화하면서 품질에 영향을 준다. |

이 중 미생물과 효소의 작용은 살균 처리 과정에 의해 억제될 수 있어, 제품의 보관과 유통에서의 살균 과정은 중요한 과정이 된다.

## 1 습 도

공기 중의 습도는 약재 내의 수분 함량에 영향을 주며 습도가 일정한 조건에서는 약재의 수분 함량도 일정하게 되는데, 약물의 종류에 따라 그 수분 함량은 서로 다르다.

높은 습도에서는 효소들이 활성화되어 약재 안에 있는 유효 성분들이 분해되며, 세균, 곰팡이, 해충들의 성장에 유리한 조건을 만들어 준다. 그러나 골쇄보(骨碎補)처럼 음습한 곳에 보관해야 하며 햇볕에 말리지 말아야 하는 예외도 있다.

---

118 약재의 색이 갈색으로 변하는 갈변 현상은 크게 다음과 같이 구분된다.

ㅇ 비효소적 갈변 : 환원당, 알데하이드, 케톤 등이 아미노산과 반응하여 멜라노이딘(melanoidin) 같은 갈변물질을 생성하는 것이다.

ㅇ 효소적 갈변 : 각종 효소에 의해 갈변 현상이 발생하는 경우이다.

## 2 온도

약재를 높은 온도에서 보관하면 지나치게 건조되어 모양, 빛깔, 냄새, 맛 등이 달라지고 해충의 번식속도가 증가한다. 45℃ 정도의 온도에 적당한 수분이 있으면 유효 성분 분해효소의 활동이 증가하며, 수분이 많은 약재를 높은 온도에서 보관하면 자체 발열 현상으로 쉽게 부패한다.

약재를 10℃ 이하의 낮은 온도에서 보관하면 세균, 곰팡이의 포자 및 해충의 생장 및 번식을 억제하고, 정유, 비타민, 배당체 성분이 들어있는 약재의 성분 휘발, 중량감소, 효소로 인한 분해, 모양 · 색 · 냄새 · 맛 등의 변화를 억제할 수 있다.

## 3 햇빛

햇빛은 약재의 색깔을 퇴색시키는데 일부 약재는 직사광선뿐만 아니라 반사광선에 의해서도 색깔이 변한다. 즉 잎, 꽃 종류의 약물들은 밤색으로, 전초(全草) 약물은 누런색으로 된다. 또한, 약재에 들어있는 배당체 성분은 햇빛에 의하여 빨리 분해될 수 있으므로 암실에 보관해야 한다.

## 4 산소

공기 중의 산소에 의하여 약재의 유효 성분이 변화되기도 한다. 특히 정유나 지방은 산화되어 수지화된다. 그러나 진피(陳皮)처럼 공기 중에 오랫동안 보관하면 효과가 높아지는 약재도 있다.

## 5 곰팡이와 세균

약물의 표면에는 토양, 비료, 공기 가운데에 흔한 세균과 곰팡이의 포자가 많이 묻어 있는데, 습도와 온도가 적당하면 약물의 표면에서 생장하다가 차츰 약재 안으로 들어가 유효 성분을 분해한다.

곰팡이와 세균의 번식조건은 온도보다 습도가 중요하며, 같은 조건 아래에서는 곰팡이가 더 자라기 쉬워 곰팡이에 의한 피해가 더 심하다. 약물에 침입하는 곰팡이의 종류에는 푸른곰팡이, 페니실린 곰팡이, 흰곰팡이 등이 있다.

## 6 해 충

곤충, 진드기 등의 해충은 보관과정에서 외부로부터 침입할 수도 있고, 불결한 저장용기 속에 붙어있는 해충 알에 의해서 생겨날 수도 있다. 우리나라 약재 창고에서는 약 20여 종의 곤충이 발견되는데, 해충으로 인한 피해는 나비목(Lepidoptera) 해충이 90%, 딱정벌레목(Coleptera) 해충이 9%, 진드기가 0.9%, 벌목(Hymenoptera) 해충이 0.1%이다. 나비목에 속한 벌레들 가운데서는 명충나비과에 속하는 창고명충나비과에 의한 피해가 대부분이며 인삼(人蔘), 당귀(當歸), 전호(前胡), 백지(白芷), 방풍(防風), 만삼(蔓參), 길경(桔梗), 사삼(沙參), 지황(地黃) 등을 비롯한 뿌리류 약재와 대조(大棗), 행인(杏仁), 구기자(枸杞子), 의이인(薏苡仁) 등 과실 및 종자류 약재 및 금은화(金銀花), 갈화(葛花) 등의 꽃 종류 약재들에 큰 피해를 준다.

해충 피해를 본 약재는 벌레와 그 배설물에 위점막을 자극하는 유기산 및 기타 물질들이 들어있으므로 그대로 사용할 수 없고 피해가 심한 것은 버려야 한다.

벌레가 잘 먹는 약재인 택사(澤瀉)는 염수자(鹽水炙)하면 부패와 해충의 침입을 막을 수 있으나, 밀자(蜜炙)한 감초(甘草)나 황기(黃芪)는 곰팡이는 방지할 수 있으나 벌레가 쉽게 먹는다.

## 7 기 타

대마(大麻), 면마(綿馬), 계관화(鷄冠花) 등은 자연 분해되기 때문에 오래 보관할 수 없고, 휘발성 물질을 함유한 약재는 유효 성분이 자연 휘발되며, 동물성이나 꽃과 같이 유연하고 가벼운 약재는 쉽게 부서지고 쉽게 해충의 침입을 받는다.

## (2) 저장 중 변화 현상

### 1 충주(虫蛀)

| 정 의 | 원약재나 음편에 좀이 생기거나 벌레 먹는 현상 |
|---|---|
| 다발부위 | 음편의 주름진 부분이나 틈, 부스러기 |
| 발생 현상 | ① 음편은 구멍이 생기거나 구멍으로 인해 가루가 된다.<br>② 꽃종류 약재는 충주를 입으면 꽃잎이 부스러지고, 일부 작은 약재는 벌레의 실에 감겨 떡같이 된다.<br>③ 약재의 껍질, 내질, 내장이 충주(虫蛀)를 입으면 겉으로는 흔적만 보이지만 내부조직이 파괴되어 무게가 감소한다.<br>④ 약물의 성분이 손실되어 품질에 큰 영향을 줄 뿐만 아니라, 전분, 당, 지방, 단백질은 해충의 성장과 번식에 도움이 되어 배설물, 수분, 열 등을 발생시키므로 약재가 발효하고 변색할 뿐 아니라 맛도 변한다. |

### 2 발매(發霉)

| 정 의 | 원약재나 음편에 곰팡이가 피는 현상 |
|---|---|
| 발생 현상 | 우리나라와 같은 온대 지방은 여름에 고온다습하여 곰팡이에 의한 변질이 쉬운 데다가, 약물 대부분이 균의 번식과 성장에 아주 적합한 유기물로 영양분이 풍부하여 습도와 온도만 적당해지면 약재 표면이나 내부에 바로 곰팡이나 부패균이 번식한다.<br>① 초기에는 많은 백색의 털 모양, 실 모양, 그물 모양 또는 반점이 생긴다.<br>② 계속되면 황색 또는 녹색의 균사를 형성하면서 효소를 분비하여 약물 조직을 용해 또는 부식시킨다. 이것은 약효의 저하 및 부패 변질을 가져와 곰팡이를 제거해도 사용할 수 없다. |

## 3 범유(泛油)

| | |
|---|---|
| 정 의 | ① 약물에 함유된 휘발성 정유, 유지, 당류가 열 또는 습기를 받아 표면에 기름기가 형성되어 색이 어두워지고 패유(敗油)의 냄새가 나는 현상이며 주유(走油)라고도 한다.<br>② 범유는 산패(酸敗)현상으로 약효의 저하뿐만 아니라 부작용을 일으키기도 한다. |
| 호발 약물 | ① 탄닌이 많은 약물은 열을 지나치게 받으면 내부의 탄닌이 쉽게 표면으로 유출되어 주유(走油)한다.<br>예 행인(杏仁), 도인(桃仁), 백자인(柏子仁), 욱리인(郁李仁), 당귀(當歸), 초소자(炒蘇子), 초나복자(炒萊菔子), 초산조인(炒酸棗仁) 등<br>② 당이 많은 약물은 습기가 차면 눅눅해지고 주유(走油)한다.<br>예 천문동(天門冬), 맥문동(麥門冬), 옥죽(玉竹), 우슬(牛膝), 황정(黃精), 숙지황(熟地黃) 등 |

## 4 변색(變色)

| | |
|---|---|
| 정 의 | 약물의 고유 색과 광택이 변한 것이다. 약물 고유의 색과 광택은 약재의 품질 지표로서 중요하며, 색과 광택의 변화는 약물의 품질에도 영향을 준다. |
| 호발 약물 | ① 색이 짙어지는 것 : 백지(白芷), 택사(澤瀉), 천화분(天花粉), 산약(山藥) 등<br>② 백색에서 황색으로 변하고 엷어지는 것 : 황기(黃芪), 황백(黃柏) 등<br>③ 산뜻한 것이 어두워지는 것<br>ㅇ 꽃 종류 : 금은화(金銀花), 국화(菊花), 홍화(紅花) 등<br>ㅇ 잎 종류 : 대청엽(大靑葉), 하엽(荷葉), 인삼엽(人蔘葉) 등 |

## 5 기미 산실(氣味散失)

| | |
|---|---|
| 정　의 | ① 약물을 장시간 저장함으로써 고유한 기미(氣味)가 산실 되거나 희박해지는 것이다.<br>② 약물의 고유한 기미는 여러 가지 성분으로 조성되어 있어 병을 치료하는 중요한 물질이다. 그러므로 기미 손실은 약재의 품질에 큰 영향을 준다. |
| 호발 약물 | 방향성 약재인 반하(半夏), 형개(荊芥), 세신(細辛), 향유(香薷), 백지(白芷), 빙편(冰片) 등에서 쉽게 볼 수 있다. |

## 6 풍화(風化)

| | |
|---|---|
| 정　의 | ① 결정수(結晶水)를 함유하는 광물성 약재가 건조한 공기에 장시간 노출되면서 탈수되어 분말 상태로 되는 것이다.<br>② 풍화된 약재는 결정수 손실에 의한 성분의 구조변화로 품질과 약성의 변화가 생긴다. |
| 호발 약물 | 망초(芒硝), 붕사(硼砂) 등 |

## 7 조해(潮解)

| | |
|---|---|
| 정　의 | 고체 약재가 대기 중의 수분을 흡수하거나 고온다습한 기후에 의해 약물 외부가 녹아 액체 상태로 되는 것이다. |
| 호발 약물 | 추석(秋石), 요사(硇砂), 청염(青鹽), 망초(芒硝) 등 |

## 8 점련(粘連)

| | |
|---|---|
| 정 의 | 녹는점이 낮은 고체의 수지류 약재 및 일부 교질류(膠質類) 약재가 습기를 받아 덩어리 모양으로 결합하는 것이다. |
| 호발 약물 | 유향(乳香), 몰약(沒藥), 아위(阿魏), 노회(蘆薈), 아다(兒茶), 아교(阿膠), 녹각교(鹿角膠), 귀판교(龜板膠) 등 |

## 9 휘발(揮發)

| | |
|---|---|
| 정 의 | 약재를 고온 건조한 상태로 장시간 저장함으로써 정유가 날아가거나 손실되어 축축함이 없어지고 지나치게 건조하게 되면서 파괴되는 현상이다. |
| 호발 약물 | 육계(肉桂), 침향(沈香), 후박(厚朴) 등 |

## 10 부란(腐爛)

| | |
|---|---|
| 정 의 | 적당한 온도와 습도 속에 있는 신선한 약재가 미생물의 활동으로 인해 열을 발생하면서 썩어 문드러지는 것이다. |
| 호발 약물 | 생지황(生地黃), 생강(生薑), 노근(蘆根), 석곡(石斛), 모근(茅根), 창포(菖蒲) 등 |

## (3) 약재의 저장 방법

### 1 저장 원리

저장 방법들은 대체로 다음과 같은 원리들을 이용한다.

| 분 류 | | 사 용 례 |
|---|---|---|
| 화학적 방법 | 지 입 법 | 산장(酸藏), 염장(鹽藏), 당장(糖藏) |
| | 기조저장법 | CA 저장, MAP 저장, 진공포장 등 |
| | 기 타 | 방부제, 식품첨가물, 훈연, 훈증 등 |
| 물리적 방법 | 에너지 조사법 | 가열, 방사선, 자외선, 마이크로파 등 |
| | 온도 조절법 | 냉장, 냉동법 |
| | 수분 조절법 | 건조, 농축, 염장, 당장 등 |
| | 압력 조절법 | 초고압 처리 등 |
| | 기 타 | 밀봉, 음이온 처리 등 |
| 생물학적 방법 | | 발효 등 |
| 기타 방법 | | 대항동저(對抗同貯), 포장소재 이용 등 |

### 2 저장 종류

#### ❶ 저장 전처리

약재를 저장 전에는 반드시 약재에 있는 충란(蟲卵)을 없애고 다시 한번 충분히 건조해야 한다. 일반적으로 60℃에서 훈증(燻蒸)을 하면 해충과 충란을 없앨 수 있다.

재건조는 꽃, 잎 및 전초류 약재와 휘발성 약재는 20~30℃에서, 뿌리나 수피류 약재들은 30~60℃에서 시행하면 적당하다.

## ❷ 건조 저장법

약재를 채집한 후 선별하여 깨끗하게 세척하고, 위치가 높고, 건조하며 통풍이 잘되는 곳에 두어, 습기 및 곰팡이, 벌레 등을 방지하면서 운반하기 편리하도록 적당하게 건조하여 저장한다.

이 외에도 원적외선 또는 극초단파, 열풍 등을 이용한 건조를 시행하여 저장의 효용성을 높인다. 건조 항목을 참고한다.

## ❸ 저온 저장법

일반적인 저온 저장법의 종류는 다음과 같다.

| 저장법 | 저장 온도 | 저장기간 | 사 용 예 |
|---|---|---|---|
| 냉장법 | -2℃ ~ 10℃ | 단기간 | 식물성, 동물성 등 모든 약재에 사용할 수 있다. |
| 반동결 냉장법 | -3℃ ~ 2℃ | 단기간 | 주로 어패류 식품의 선도 유지에 많이 사용된다. |
| 냉동법 | -8℃ ~ -30℃ | 장기간 | 모든 약재에 사용할 수 있으나 주로 부패의 염려가 있는 약재에 사용된다. |

영하 5℃ 이하에서는 해충, 곰팡이 및 약재의 부패를 완전히 억제할 뿐만 아니라 약재의 변색과 기름이 배어 나오는 것 또한 방지한다. 그러나 비용이 많이 들기 때문에 소수의 약재에만 적용된다.

## ❹ 피광 저장법

약재에 직사광선을 쏘이면 변색과 효능 감소가 일어난다. 특히 꽃과 잎 종류의 약재는 주의를 요한다.

## ❺ 밀폐 저장법

용기 내에 밀폐시켜 약재를 외부의 광선, 온도, 수분, 해충, 세균 등으로부터 차단하여 본래의 품질을 유지하고 충해, 성분의 휘발 방지, 부패, 변질을 막는 저장법이다.

전통적인 방법은 항아리 또는 상자 등에 약재를 넣고 목탄(木炭), 생석회(生石灰)와 같은 흡습제를 첨가하는 것이나 현재에는 진공포장 등을 사용한다.

저장할 양이 적으면 밀폐 용기나 진공포장 등으로 시행하고, 저장량이 많으면 밀폐 창고 등을 사용해야 한다.

주의할 점으로 밀폐 또는 밀봉을 하기 전에 반드시 약재의 건조 여부, 충해 여부, 용기 파손 여부를 점검하여야 한다. 그렇지 않으면 밀폐 효과가 없거나 약재 손상 또는 손실을 준다.

인삼(人蔘), 녹용(鹿茸), 사향(麝香), 빙편(冰片), 웅담(熊膽), 우황(牛黃)과 같은 고가 약재나, 숙지황(熟地黃), 당귀(當歸), 당삼(黨參), 용안육(龍眼肉), 구기자(枸杞子), 대조(大棗), 황기(黃芪), 황정(黃精), 자하거(紫河車), 아교(阿膠), 녹각교(鹿角膠), 밀자품(蜜炙品)과 같은 당함유량이 높거나 수분량이 많은 약재에 사용할 수 있다.

## ❻ 약품 저장법

예전에는 과루인(瓜蔞仁) 등에 술을 뿌려 살균 살충을 하여 저장하였다. 이것은 현내의 약품을 이용한 저장법에 해당한다. 이처럼 약재의 성질을 변화시키지 않으면서도 인체에 대하여 안전한 화학약품을 이용하여 해충을 방지하는 저장법을 약품 저장법이라 한다. 아래에 과거 사용된 훈증제 일부를 기재한다.

| 약품 종류 | 사용 방법 |
|---|---|
| 나프탈렌, 황 | 약재와 함께 둔다. |
| 클로로피크린, 이황화탄소, 사염화탄소, 디클로로에탄 | 훈증한다. |
| 청산브롬화메테인, 아황산, 아세톤 | 압축관으로 가스 분무를 한다. |
| 염소, 디클로로페놀, 트라이클로로에탄 | 직접 약재에 살포한다. |

## ❼ 분류 저장법

약재들은 각기 다른 특성과 생활사를 가지고 있으므로 서로 섞어서 보관하면 서로에게 영향을 줄 수 있다. 그러므로 공통점을 가진 약재들은 같이 모아 저장하는 것이 약효 보존이나 해충 대책 및 보관에 편리하다.

| 공통점 | 종 류 | 처 리 |
|---|---|---|
| 해 충 다 발 | 만삼(蔓參), 백지(白芷), 과루인(瓜蔞仁), 백화사(白花蛇), 자위피(刺猬皮) 등 | 자주 훈증(薰蒸)한다. |
| 곰팡이 다발 | 원지(遠志), 반하(半夏), 목향(木香), 숙지황(熟地黃) 등 | 통풍을 잘 한다. |
| 풍 화 다 발 | 빙편(冰片), 망초(芒硝) 등 | 통풍을 피하여 저장한다. |
| 건 조 과 다 | 오매(烏梅), 천축황(天竺黃) 등 | 밀봉하여 저장한다. |
| 열 에 취 약 | 황랍(黃蠟), 석랍(石蠟) 등 | 열을 피한다. |
| 신선도 요구 | 생지황(生地黃), 노근(蘆根), 석곡(石斛), 생강(生薑) 등 | 햇볕을 피하고, 적당한 온도와 습도 조절. |

다음 약재들의 보관관리를 편리하게 하려면 아래와 같은 조건들을 고려하여 보관하는 것도 중요하다.

| 구분 | 종류 | |
|---|---|---|
| 해충 다발 | 근경류 | 당귀(當歸), 전호(前胡), 백지(白芷), 방풍(防風), 만삼(蔓參), 길경(桔梗), 사삼(沙參), 백작약(白芍藥), 독활(獨活), 택사(澤瀉), 지황(地黃), 황정(黃精) 등 |
| | 과실류 | 대조(大棗), 행인(杏仁), 도인(桃仁), 구기자(枸杞子) 등 |
| | 종자류 | 산조인(酸棗仁), 의이인(薏苡仁), 산사(山楂), 산수유(山茱萸), 비자(榧子) 등 |
| 귀중한 약재 | 인삼(人蔘), 녹용(鹿茸), 영양각(羚羊角), 서각(犀角), 경분(輕粉), 삼칠근(三七根), 호경골(虎脛骨), 진주(珍珠), 사향(麝香), 우황(牛黃), 침향(沈香), 호박(琥珀), 해마(海馬), 대모(玳瑁), 금박(金箔) 등 | |
| 유독성 약재 | 부자(附子), 초오(草烏), 천오(川烏), 천남성(天南星), 반하(半夏), 여로(藜蘆), 아편(阿片), 앵속각(罌粟殼), 섬수(蟾酥), 반묘(斑猫), 오공(蜈蚣), 웅황(雄黃), 마전자(馬錢子), 만타라(曼陀羅) 등 | |
| 방향성 약재 | 박하(薄荷), 형개(荊芥), 정향(丁香), 육계(肉桂), 향유(香薷), 목향(木香) 등 | |
| 흡수성 약재 | 산약(山藥), 천화분(天花粉), 현삼(玄參) 등 | |
| 기 타 | 이외에도 형태별, 기원별, 등급별, 채취연도별로 따로 보관할 수도 있다. | |

## ❽ 대항동저법(對抗同貯法)

상호제약적인 약재를 2종 이상 함께 보관하거나, 일부 특수한 기미를 가진 약재를 함께 저장하여 상호 변질과 충주(虫蛀)를 방지하는 방법이다.

| 약재명 | 특수 기미를 함유한 약재 |
|---|---|
| 백화사(白花蛇) | 화초(花椒), 큰 마늘 조각 |
| 합개(蛤蚧) | 화초(花椒), 오수유(吳茱萸), 필징가(蓽澄茄) |
| 전갈(全蝎), 해마(海馬), 해룡(海龍) | 화초(花椒), 세신(細辛) |

| 목단피(牡丹皮) | 택사(澤瀉), 산약(山藥) |
|---|---|
| 인삼(人蔘) | 세신(細辛) |
| 빙편(冰片) | 등심초(燈心草) |
| 붕사(硼砂) | 녹두(綠豆) |
| 자충(蟅虫) | 대산(大蒜) |

## ❾ 기타 저장법들

1 **기막 방습법(氣幕防濕法)** : 기막(氣幕)은 기렴(氣簾), 기갑(氣閘) 또는 에어커튼이라고도 하는 공기차단 벽이다. 창고 문 위에 설치해 창고 밖의 덥고 습한 공기가 창고 안으로 유입되지 못하게 하고, 창고 안의 차가운 공기가 밖으로 유출되지 못하게 하여 방습의 효과를 거둔다.

2 **가스 저장법(Gas 貯藏法)** : 공기 중의 수분, 산소, 이산화탄소, 질소 등의 농도를 조절하여 곰팡이, 해충 등의 성장과 번식을 억제하는 방법으로, 살충, 방충, 곰팡이 방지 등의 효과가 있고, 노동력 경감, 품질 보존, 관리용이, 비용 절감의 장점이 있다. 기조저장법(氣調貯藏法)이라고도 한다.

① 환경기체조절포장(MAP : Modified Atmosphere Packing) : 생물의 저장물을 필름이나 저장 상자 등의 포장재로 포장한 후 가스를 주입하거나 저장물 자체에 의해 발생하는 가스를 조절하지 않고 방치하는 방법이다. 포장재의 기체투과성이나 원료 약재의 기체발생량과 종류에 의하여 소포장 단위로 저장고 등에 보관하여 저장에 적합한 농도를 유지하면서 저장한다.

② CA 저장(Controlled Atmosphere Storage) : 생물 또는 무생물의 저장품을 밀폐된 저장창고에 넣고 일정한 가스 조성을 유지하면서 대량으로 저장하는 방법이다. 일반적으로 산소를 줄이고 이산화탄소의 농도를 높여 약재의 호흡작용을 억제하여 저장성을 높인다. 인공적인 이산화탄소, 산소, 기압, 습도, 온도 조절장치 및 밀폐창고가 필요하므로 설치비가 비싸다.

③ 진공포장 : 깡통, 병, 플라스틱 필름으로 만든 파우치 등에 넣고 감압 상태에서 밀봉

하여 진공상태를 유지하게 함으로써 호기성 미생물에 의한 부패나 지질의 산화 등을 방지하는 방법이다.

④ 탈산소제 이용 : 밀봉된 용기나 포장 내에 약재와 함께 산화철계, 차아황산나트륨계, 유기화합물계, 산화효소(oxidase계 효소) 등의 탈산소제를 넣어서 산소를 흡수케 함으로써 호기성 미생물의 생육이나 유지의 산화를 방지하는 방법이다. 기체 충진 포장과 달리 설비투자비가 적게 든다.

이외에도 살균 기술, 무균 포장 및 기타 이화학적 방법들을 이용한 각종 저장법 들이 있다.

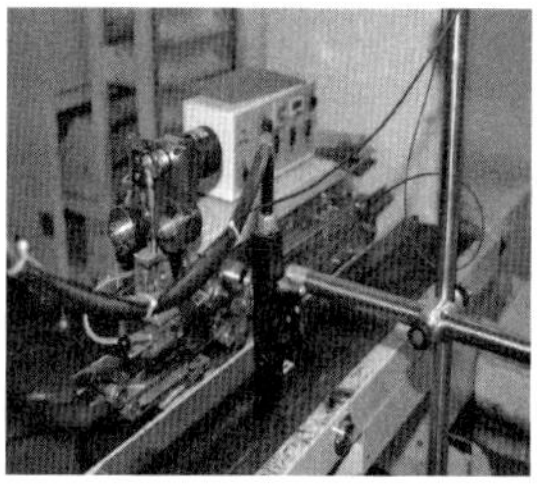

포장기 접합부분

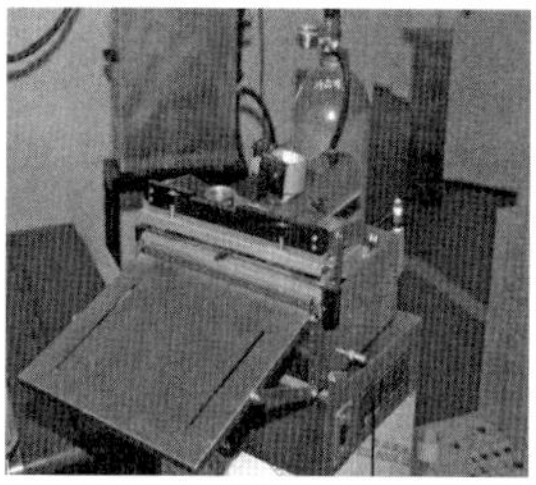

질소충전기

## (4) 기타 고려할 점

### 1 약재 보관 창고

창고는 통풍이 잘되고 온도는 낮으며 습도는 60~70%가 적당하며 항상 청결하게 관리해야 한다. 오늘날에는 공학 설비로 조절을 하지만, 예전에는 창고 바닥이나 곳곳에 생석회, 염화칼슘, 목탄, 소금 등을 사용하여 방습 및 방충 등을 꾀하였다. 봄과 가을 사이에는 창고 대청소와 소독을 주기적으로 해준다.

### 2 약재 보관 관리 기술

벌레에 의하여 피해를 보기 쉬운 약재, 방향성 약재, 귀중한 약재들에 대해서는 따로 보관해야 한다. 창고 안의 온도와 상대습도를 측정하고 기록하여 그 상황에 따라 신속하게 살충 대책과 통풍대책을 세우며 피해를 받은 약재들을 선별하여 제거한다.

## 3 살충 대책

해충의 종류에 따라 기계적 살충법, 물리적 살충법, 화학적 살충법 및 생물학적 살충법 중에서 필요에 따라 선택하여 적용한다.

### ❶ 기계적 살충법

해충을 손으로 잡거나, 솔로 털거나 포충망으로 잡는 방법이다.

### ❷ 물리적 살충법

고온 또는 저온 조건을 조성하여 살충하는 방법이다.

| 구 분 | | 방 법 |
|---|---|---|
| 고온 살충법 | 인공 고온 살충법 | 건조기, 건열기 안에 약재를 넣고 60~70℃로 1~2시간 살충한다. |
| | 자연 고온 살충법 | 햇볕으로 약의 표면 온도가 46~50℃로 2시간이면 살충된다. |
| 저온 살충법 | | 해충의 신진대사가 느려지면서 결국 체액이 얼어서 죽는다. |

### ❸ 화학적 살충법

주로 사용되는 약품들은 아황산가스($SO_2$), 이황화탄소($CS_2$), 클로로피크린($CCl_3NO_2$), 클로로폼($CHCl_3$), 디클로로에탄($C_2H_4Cl_2$), 브롬화메테인(CH3Br) 등이다. 화학적 살충의 최적온도는 20~25℃이며, 적어도 10℃ 이상에서 효과가 있다. 화학적 살충은 밀폐된 장소에서 연기나 가스가 잘 빠지지 않도록 해야 하며 각각의 방법은 다음과 같다.

| 약품명 | 사용양 | 사용 방법 |
|---|---|---|
| 아황산가스 | 70~100g/1㎥ | ① 다 태운 다음에는 24~48시간 통풍시킨다.<br>② 전초류, 잎, 꽃 종류의 탈색 될 수 있는 약재에는 사용하지 못한다. |
| 이황화탄소 | 60~100g/1㎥ | ① 인화성 때문에 사염화탄소와 1 : 3 또는 1 : 6 비율로 훈증 장소에서 혼합하여 사용한다.<br>② 공간을 잘 밀폐시키고 깊이가 얕고 넓은 그릇에 담고 1㎡ 당 한 개씩의 그릇을 놓는다.<br>③ 훈증시간은 15~20℃에서 48시간, 20~25℃에서 24시간이며 훈증이 끝나면 통풍시킨다.<br>④ 기름이나 지방이 많은 동물성 약재에는 사용하지 못한다. |
| 클로로피크린 | 20~30g/1㎥ | ① 훈증시간은 2~8일, 빠지는 시간은 보통 2~7일.<br>② 곤충에 강한 살충작용이 있고, 약재 속으로 깊이 침투하나 잘 제거되지 않고, 금속이나 직물을 부식시킨다. |
| 브롬화메테인 | 30~35g/1㎥ | 강한 살충 · 살균 작용 및 사람과 가축에 대한 독성이 강하여 극약으로 지정되어 있다. 액이 피부에 묻으면 염증을 일으키며, 인화성도 강하다. |
| 클로로포름 | . | 귀중한 약재를 소독할 때 솜에 묻혀서 통 안에 넣고 밀봉하여 소독한다. |

## 3. 약물의 살균

살균은 약재의 품질과 안정성 등에 큰 영향을 주는 과정으로 현재 여러 살균법이 개발되어 시행되고 있다.

### (1) 살균의 필요성

#### 1 살균이란

약재 변질의 주요 원인 중 하나인 생물학적 원인을 제거하기 위하여, 물리적 · 화학적 자극을 가해 미생물을 단시간 내에 사멸시키는 것을 살균이라 한다. 완전 무균 상태로 하는 멸균과 병원 미생물만 제거하여 거의 무균 상태에 이르도록 하는 소독으로 구별된다. 주로 균체의 기계적 파괴, 단백질 변성, 효소의 비활성화 등으로 살균한다.

가열, 건조, 일광 조사, 자외선, 방사선, 저온 등을 이용하는 물리적 방법과 살균 약품이나 가스를 이용하는 화학적 방법이 있다.

<table>
<tr><td rowspan="8">물리적 방법</td><td rowspan="5">열</td><td>화염</td><td>소각 실시</td></tr>
<tr><td>건열</td><td>180℃, 30분 적용</td></tr>
<tr><td>자비</td><td>100℃, 15~20분 적용</td></tr>
<tr><td>상압 증기 멸균</td><td>100℃, 30분 간헐적 적용 (간헐멸균)</td></tr>
<tr><td>고압 증기 멸균</td><td>120℃, 30분 적용</td></tr>
<tr><td colspan="2">자외선</td><td>파장 260~280nm의 자외선 조사</td></tr>
<tr><td colspan="2">방사선</td><td>$^{60}Co$-$\gamma$선 조사</td></tr>
<tr><td colspan="2">여과법</td><td>필터 직경이 0.5㎛ 이하의 여과기를 이용</td></tr>
</table>

| 화학적 방법 | 가스 | 산화에틸렌, 에폭시에탄, 포름알데하이드 등 |
|---|---|---|
| | 약품 | 알코올, 석탄산, 크레졸, 포르말린, 글루타르알데하이드, 생석회, 표백분 등 |

## (2) 가열 살균법

가열처리를 통해 미생물을 사멸시켜 제품의 안전성과 저장성 및 유효성을 유지하는 방법이다. 가열 살균법은 미생물의 사멸뿐만 아니라 효소의 활성 저하도 일으켜 효소적 갈변에도 효과적이다.

### 1 미생물과 열

미생물은 생장 가능 온도 범위에 따라 저온성균, 중온성균 및 고온성균으로 나뉘는데, 각각의 최고 생장 온도 이상으로 가열하면 사멸된다. 이때 미생물의 사멸 속도는 일정한 온도로 일정 시간 가열한 후에 살아남아 있는 미생물 수로 측정하며, 사멸 속도는 미생물의 종류에 따라 다르다.

약재의 가열 살균은 온도, pH, 수분, 약재 성분 등에 따라 그 효과가 달라진다. 즉 이들 환경에 따라 미생물의 내열성이 다르고 이는 살균 효과에 큰 영향을 미친다.

| 영향 인자 | 미생물 내열성에 대한 영향 |
|---|---|
| 온도 | ① 가열온도가 높을수록 균과 포자의 내열성(耐熱性)이 약해진다.<br>② 건열(乾熱)보다 습열(濕熱)로 가열하는 것이 내열성을 낮추어 가열시간이 줄인다.<br>③ 고온에서 생성된 미생물의 포자는 저온에서 생성된 것보다 내열성이 크다. |
| pH | ① 일반적으로 중성 pH에서 내열성이 가장 크고, 산 또는 알칼리성 쪽으로 갈수록 내열성은 약해진다. |

| | |
|---|---|
| | ② 일반적인 산도별 처리법<br>ㅇ pH 3.7 이하 강산성 제품은 저온처리로 충분하다.<br>ㅇ pH 4.5 이하 산성제품은 대기압에서 저온살균을 한다.<br>ㅇ pH 4.5 이상 저산성 제품은 100℃ 이상에서 가압살균을 한다. |
| 수분 | ① 건조 약재가 습한 약재보다 미생물 내열성이 약하다.<br>② 미생물의 사멸은 수분이 많을 때는 주로 단백질 변성에 의해, 수분이 적을 때는 주로 산화 작용에 의해 이루어진다. |
| 약재 성분 | ① 약재에 탄수화물, 단백질, 지질 등 유기물이 많으면 미생물의 내열성이 높아진다.<br>② 약재가 콜로이드 상태가 되면 미생물의 내열성이 높아진다.<br>③ $Ca^{2+}$, $Mg^{2+}$, $Fe^{2+}$, $Na^{+}$, $Cl^{-}$ 이온은 미생물 포자의 내열성을 높인다.<br>④ 4% 이하의 소금(NaCl)에서는 미생물의 내열성이 강해지지만, 농도가 높아질수록 내열성은 감소한다. |
| 미생물의 생장단계 | 미생물의 생장 단계에 따라 내열성이 달라진다.<br>① 영양 세포인 경우에는 내열성이 낮다.<br>② 포자의 경우에는 내열성이 높다. |

## 2 가열 살균법의 종류

가열 살균법은 대상 제품에 따라 방법이 매우 다양하다. 약재에 사용되는 가열 살균법은 크게 다음과 같이 구별된다.

| 종 류 | 설 명 |
|---|---|
| 저온살균법<br>(pasteurization) | ① 100℃ 미만으로 가열 처리하는 방법이다.<br>② 포자를 제외한 병원균만을 죽인다.<br>③ 장기보존력이 없으므로 냉장이나 보존료 첨가를 보조적으로 사용한다.<br>④ 열에 쉽게 파괴되는 효소를 불활성 시키는 데도 사용된다. |

<table>
<tr><td rowspan="3">고온살균법<br>(sterilization)</td><td>① 100℃ 이상으로 가열 처리하는 방법이다.</td></tr>
<tr><td>② 포자를 포함하여 모든 미생물에 사용된다.</td></tr>
<tr><td>③ 저온살균법보다 더 오래 보관할 수 있다.</td></tr>
</table>

## 3 가열 살균기

열공급원, 약재의 물리적 성상 및 살균 방법에 따라 다음과 같이 구분한다.

| 구 분 | 종 류 |
|---|---|
| 열공급원에 따른 구분 | ① 습열식 : 수증기 및 열수 이용 살균기<br>② 건열식 : 직화 또는 가열 공기 이용 살균기 |
| 약재 성상에 따른 구분 | ① 고체 성상 살균기<br>② 액체 성상 살균기 |
| 살균방법에 따른 구분 | ① 회분식 살균기<br>② 연속식 살균기 |

약재는 주로 액체와 고체 성상이 많으므로 각각의 성상에 따라 자주 사용되는 가열 살균기는 다음과 같다.

<table>
<tr><td rowspan="2">액체 성상<br>약재 살균</td><td>회분식</td><td>① 재킷형 열교환기<br>② 사관식 열교환기</td></tr>
<tr><td>연속식</td><td>① 직접 가열 방식<br>② 간접 가열 방식<br>　○ 저점도인 경우 : 2중관식, 다관식, 판형 열교환기<br>　○ 고점도인 경우 : 회적식 열교환기</td></tr>
<tr><td>고체 성상<br>약재 살균</td><td>회분식</td><td>① 습열식<br>　○ 리테이너 장치</td></tr>
</table>

| | |
|---|---|
| | ○ 레토르트 장치<br>② 건열식<br>○ 훈연 장치 |
| 연속식 | ① 습열식<br>○ 침지식<br>○ 열수 분무식<br>○ 동요식<br>② 건열식<br>○ 직화가열식<br>○ 가열공기식 |

가열 살균기에서는 증기가열방식이 가장 많이 사용된다. 이 방식은 가열된 증기로 약재 등을 살균하는 것으로 설치가 간단하고 비용이 적게 든다. 온도에 따라 저온에서 장시간, 고온에서 단시간, 초고온에서 순간 멸균하는 3가지 방법이 있다.

이 중 초고온에서 순간 멸균하는 방법은 약재를 150℃에서 2~4초 내로 가열하는 것으로, 살균 온도가 높고 살균 시간이 짧으므로 가열에 의한 살균 속도가 약재 성분의 반응속도보다 더 빨라 성분 파괴 및 약효의 손실이 적고, 약재에 잔류하는 독성분의 농도를 낮추며, 에너지 절약 및 시설투자가 적게 든다.

### (3) 기타 살균법

① **기체멸균(氣體滅菌)** : 액체나 고체 대신 기체를 이용하여 세균, 바이러스 및 기타 미생물을 사멸시키는 방법으로, 낮은 온도에서 멸균하므로 냉멸균(cold sterilization)이라 한다. 에폭시에탄(epoxyethane), 산화에틸렌(ethylene oxide : EO) 및 혼합가스 등을 이용한다.

| | |
|---|---|
| 에폭시에탄 살균법 | ① 에폭시에탄은 강한 환산성과 투과성을 갖는 일종의 기체멸균 · 살충제로, 각종 세균, 곰팡이, 곤충, 충란 등에 사용된다.<br>② 그러나 에폭시에탄은 비등점(13~14℃)이 낮아 연소와 폭발의 위험성이 높다. 그리하여 프레온(freon) 가스와 혼합하여 사용하는데, 안전하고 간단하며 살균 효과가 좋다. |
| 산화에틸렌 살균법 | 산화에틸렌의 분자식은 $C_2H_4O$로 미생물에 침투하여 단백 생균에 있는 수소이온과 결합하여 불활성화된 반응 생성물로 변화하여서 세포 대사나 DNA 복제를 방해하여 균을 사멸시키는 방법으로 멸균한다. |

② **방사선 조사 기술** : 방사성 동위원소에서 나오는 방사선(주로 $^{60}Co$-$\gamma$선)을 사용하여 살균 · 살충 처리하는 방법이다. 그러나 방사성 물질의 사용 제한, 높은 시설비용, 복잡한 설비, 폐기물 처리 문제 등이 있다.

③ **자외선 조사 기술** : 자외선램프에서 발생하는 파장 260~280㎚의 자외선을 약재나 용기의 표면, 세척용수 또는 실내의 공기 등의 살균에 이용하는 방법이다.

- 장점 : 약재 품질에 영향을 거의 미치지 않고 취급법이 간단하다.
- 단점 : 투과력이 없어 자외선이 미치지 못하는 부분이나 약재 내부를 살균할 수 없다.
- 주의 : 사용할 때 눈과 피부가 자외선이 조사되지 않도록 유의하여야 한다.

④ **정유훈증 방매기술(精油薰蒸 防霉技術)** : 정유의 휘발성을 이용하여 약재를 훈증하여 살균하는 방법이다. 약재 표면의 색택과 기미에는 영향을 주지 않으면서 곰팡이를 억제한다. 필징가(蓽澄茄)와 정향(丁香)의 정유가 멸균에 효과적이다.

# 4. 약물의 포장

약재의 포장은 유통과정에 있어서 위생, 안전, 보존, 편의 및 판매의 촉진에 필수적이다. 따라서 생산자는 생산에서 유통, 사용에 이르기까지 일어날 수 있는 제반 요인에 의한 약재의 변질과 파손 등을 막기 위해서 적절한 포장수단을 강구해야 한다.

## (1) 포장의 분류와 재료

포장은 물품의 유통과정에 있어서 그 물품의 가치 및 상태를 보호하기 위하여 적합한 재료 또는 용기 등으로 물품을 싸서 꾸리는 방법 및 상태를 말한다.

포장의 일반적인 목적은 제품의 보존성, 수송성, 작업성, 위생성, 간편성, 경제성 등의 향상에 있다.

포장 방법과 포장 재료의 종류는 매우 많다. 따라서 시행하는 작업의 특성과 목적을 파악하여 적절한 포장법과 재료를 선택하는 것이 시간과 비용면에서 효율적이다.

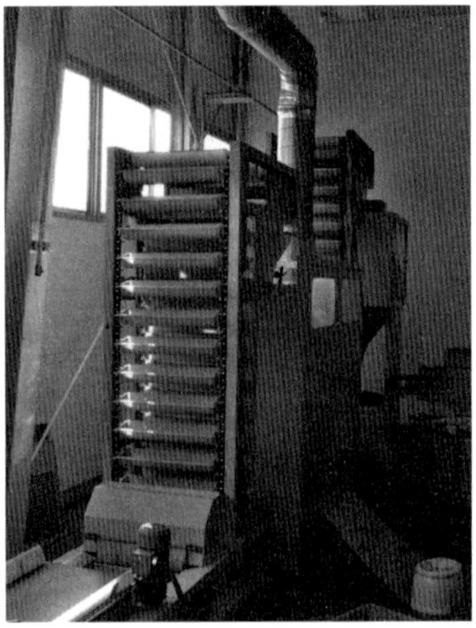

자동 포장 시스템

### 1 포장의 분류

약재의 상태나 모양, 품질, 용도, 수송이나 보관 조건 등에 따라 각기 다른 포장 방법, 포장 재료, 포장 형태, 포장 조건을 사용해야 한다. 이에 따른 분류는 다음과 같다.

| 구 분 | 종 류 |
|---|---|
| 포장 목적에 따른 분류 | 수송을 위한 포장, 저장을 위한 포장, 배분을 용이하게 할 포장, 집하를 위한 포장, 파손 및 변질 방지를 위한 포장, 판매 촉진을 위한 포장 등등 |
| 포장재 특성에 따른 분류 | ① 유연성 포장 : 플라스틱 필름 같은 것으로 물은 통과시키지 않으면서 기체는 통과시킨다.<br>② 강직성 포장 : 통조림, 병조림 같은 것이다. |
| 포장 방법에 따른 분류 | 방수포장, 방습포장, 충전 포장, 진공포장, 압축 포장 등등 |
| 유통 방법에 따른 분류 | ① 상업적 포장 : 상품 가치 상승을 목적으로 한다.<br>② 공업적 포장 : 수송비, 포장비의 절감을 목적으로 한다. |

## 2 포장재의 종류

포장은 포장 목적을 잘 실현할 수 있는 포장재를 선택하여 시행하여야 한다. 아래에 포장재가 갖춰야 할 일반적인 조건과 널리 사용되는 포장재를 소개한다.

〔포장재의 일반적인 조건〕

① 내용물의 맛의 변화, 부패 및 파손을 방지할 수 있을 것.
② 내용물을 복용할 때 안심감을 줄 수 있을 것.
③ 휴대하기 용이하고 버리기 쉬울 것.
④ 비용이 저렴할 것.
⑤ 무미, 무취, 무독성일 것

### ❶ 종이

종이는 널리 사용되는 포장재로 장단점은 다음과 같다.

| | |
|---|---|
| 장 점 | ① 값이 저렴하다.<br>② 무게가 가볍다.<br>③ 자외선 차단과 산화 방지 효과가 크다.<br>④ 무균충전 포장이 쉽다.<br>⑤ 금속이온 용출이나 포장재의 냄새가 배어나지 않는다.<br>⑥ 개봉이 쉽다.<br>⑦ 인쇄하기 쉽다.<br>⑧ 사용 후 폐기물 처리가 쉽고, 환경오염이 적다. |
| 단 점 | ① 강도가 약하다.<br>② 열전도율이 낮다.<br>③ 기체 투과성이 약간 있다.<br>④ 다른 포장재에 비해 수명이 짧다.<br>⑤ 대부분을 수입에 의존한다. |

포장재로 사용되는 종이는 다음과 같다.

| 종 류 | 특 성 |
|---|---|
| 크라프트지 | 갈색 종이로 가장 경제적이고 강한 종이다.<br>예 설탕 포대, 밀가루 포대, 잡화봉지, 대량 약재 포대 등 |
| 황산지 | 그리스를 바른 종이로 냄새를 차단할 수 있다.<br>예 냄새로써 품질이 확인되는 약재 등 |
| 글라신지 | 합성수지를 바른 종이다.<br>예 과자, 쿠키, 커피, 빵, 버터, 우유, 인스턴트 한방 식품 등 |
| 테트라팩 | 이 종이는 테트라팩 회사의 제품으로 1972년부터 우유 포장에 활용되었다. 취급의 편리성, 유통의 효율성, 폐기의 용이성이 좋다.<br>예 우유, 두유, 주스, 소주, 유산균 음료 등 |

## ❷ 플라스틱

플라스틱도 현재 널리 사용되는 포장재로 장단점은 다음과 같다.

| | |
|---|---|
| 장 점 | ① 무게가 가볍다.<br>② 산, 염기, 염류 등에 안정하여 부식하지 않는다.<br>③ 가소성이 있어 원하는 모양으로 만들기 쉽다.<br>④ 열접착이 가능해 밀봉이 쉽다.<br>⑤ 색깔, 투명성, 인쇄적성 등이 좋다.<br>⑥ 값이 싸다. |
| 단 점 | ① 대체로 강도가 약하다.<br>② 가열 살균이 어렵다.<br>③ 기체의 투과를 완전히 차단할 수 없다. |

포장재로 사용되는 플라스틱 종류는 다음과 같다.

| 종 류 | 특 성 |
|---|---|
| 폴리에틸렌<br>(polyethylene, PF) | ① 고강도에 가볍고, 유연하며, 전기절연성, 내약품성, 내수성 양호하고, 화학적으로 안정적이며, 수축률이 높고, 밀봉은 쉬우나 개봉은 다소 어렵다.<br>② 종류<br>ㅇ 고밀도 폴리에틸렌(HDPE)은 열안정성과 투과성이 떨어져 우유 포장 등의 강직성 포장재로 사용된다.<br>ㅇ 저밀도 폴리에틸렌(LDPE)은 유연성이 크고 값이 싸서 약재의 겉 포장재로 많이 사용된다. |
| 폴리프로필렌<br>(polypropylene, PP) | ① 폴리에틸렌과 유사하나 보다 투명하고 연화점이 높고 반복 굽힘에 잘 견디며, 위생적이고, 수증기 투과율이 낮은 편이다.<br>② 뜨거운 물에도 견뎌 폴리에틸렌과 달리 보온병, 열소독을 하는 의료기구 · 약품 용기 등에 사용된다. |

| | |
|---|---|
| 비닐유도체 | ① 분자량, 사슬 내의 배열상태 등에 따라 비닐의 성질이 다르다.<br>② 염화비닐(PVC), 초산 폴리비닐, 폴리스타이렌 등이 있다. |
| 폴리에스테르<br>(polyester) | ① 화학적으로 매우 안정되고 기계적 강도가 우수하며 가공이 쉽지만, 열접착성이 좋지 않다.<br>② 대표적인 제품인 PET 필름은 냉동식품, 축산가공품, 수산가공품, 건조식품, 레토르트식품 등과 액상 한방식품에 널리 사용된다. |
| 기타 플라스틱 포장재 | 폴리아마이드(polyamide, PA, 나일론), 폴리비닐알코올(polyvinyl alcohol), 폴리카보네이트(polycarbonate), 폴리우레탄(polyurethane), 불소 수지류(PTFE 등등), 아크릴수지 등등 |
| 라미네이트 필름<br>(laminate film) | ① 플라스틱 필름의 강도와 기체 차단성을 증강하기 위하여 한 가지 이상의 필름, 종이 또는 알루미늄박을 접착시켜 여러 겹으로 만든 유연성 포장재이다.<br>② 레토르트 파우치[119] 등이 해당된다. |

## ❸ 금속

포장재로 이용되는 금속재료는 철, 알루미늄, 주석, 크롬 등이며, 가열 살균이 용이하다. 널리 사용되는 것들은 다음과 같다.

| | |
|---|---|
| 통조림통 | ① 재료는 보통 저탄소 강판과 주석판이다.<br>② 내용물에 의한 부식성이 있으면 수지나 무기산화물을 입혀 사용한다.<br>③ 주석 도금을 하지 않은 강판에 내열성 나일론이나 크롬을 도장하여 한방제품에 사용할 수도 있다. |

119 가공한 약재를 일종의 주머니에 넣어 밀봉한 후 고압 가열 살균 솥(retort)에 넣고 고온에서 가열 살균한 후, 공기와 광선을 차단한 상태에서 장기간 보존할 수 있도록 한 것.

| | |
|---|---|
| 알루미늄캔 | ① 장점은 다음과 같다.<br>ㅇ 양철판보다 가볍다.<br>ㅇ 황화물에 의한 퇴색이 없다.<br>ㅇ 부식성이 없다.<br>ㅇ 인쇄하기 쉽다.<br>ㅇ 열기 쉽다.<br>② 단점은 다음과 같다.<br>ㅇ 양철판보다 비싸다.<br>ㅇ 내구성이 약하다.<br>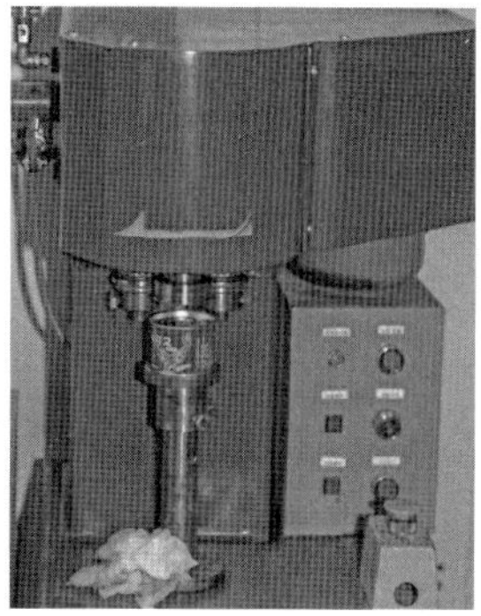<br>캔 포장기 |

### ❹ 기타

유리 : 주스, 맥주, 콜라 등을 담는 경량화 유리병이 포장재로 많이 쓰인다. 또 유지제품, 착색제품, 단백질 제품, 비타민 C를 함유한 제품, 한방제품 등에는 350㎚ 이하의 자외선을 차단한 유리병이 포장재로 많이 사용된다.

나무 : 가공된 약재의 장거리 수송이나 선적 또는 대량 저장 수단으로 많이 이용된다.

## (2) 음편의 포장

절제되어 생산된 음편은 운반, 보관, 저장, 판매 등에 편리함을 기하기 위해 적당한 규격으로 포장되어야 하는데, 현재는 통일된 포장 기준이 없으므로 포장 규격의 신설 필요성이 제기되고 있다.

현재 사용되는 포장 재료는 마대, 화학 섬유 마대, 부들로 엮은 꾸러미, 대나무 광주리, 나무 상자 등이 사용되는데 청결한 관리가 이루어지지 않기 때문에 음편의 오염이 심하다. 특히 가장 많이 사용되는 마대 자루는 화학 섬유와 먼지가 쉽게 달라붙어 당을 함유한 약재, 전분류 약재들은 쉽게 벌레와 곰팡이가 생기게 되므로 세심한 주의를 필요로 한다.

## 1 음편 포장의 목적

① 음편의 보관, 운송, 판매에 편리하다.
② 음편의 사용 및 취급이 편리하고, 음편의 재오염을 방지한다.
③ 음편의 청결, 위생 상태를 높여주고, 검사 감독에 편리하다.
④ 음편 생산의 현대화, 표준화를 촉진할 수 있다.
⑤ 음편의 외관을 좋게 하여 상품 가치를 높일 수 있다.

## 2 음편 포장의 구체적인 방법

| | |
|---|---|
| 뿌리류<br>과실·종자류<br>꽃종류<br>동물류 | ① 소포장<br>○ 재질은 일반적으로 무독성 투명한 폴리에틸렌수지를 사용한다.<br>○ 포장량은 음편의 재질에 따라 결정하는데, 일반적으로 0.5kg, 1kg, 2kg의 포장단위를 사용한다.<br>○ 각각의 소포장을 밀봉한 후 검사합격증을 붙인다.<br>② 대포장<br>○ 소포장을 한 다음 다시 대포장을 한다.<br>○ 대포장의 재질은 철제상자나 나무상자 등을 이용한다.<br>③ 표기 : 소포장과 대포장에 음편의 품질, 규격, 수량, 생산번호, 공장명 등을 기입한다.<br>④ 주의 사항 : 불이나 물을 이용하여 가공 과정을 거친 음편들은 이슬이 맺히거나 곰팡이가 생기지 않도록 반드시 완전히 식힌 후 포장한다. |
| 전초류<br>잎사귀류 | ① 포장 재질 : 일반적으로 무독성 폴리프로필렌 수지 자루를 사용한다.<br>② 포장량 : 일반적으로 개당 10~15kg으로 한다.<br>③ 표기 : 밀봉할 때 검사합격증을 넣고, 바깥쪽에는 음편의 품질, 수량, 규격, 생산번호 및 공장명을 적는다. |

| | |
|---|---|
| 광물류<br>갈고리류 | 폴리프로필렌 수지 자루를 2개 또는 여러 개를 겹쳐 사용하여 약재가 빠지지 않도록 한다. |
| 희귀약<br>독성약 | 작은 유리병이나 작은 종이상자에 넣고 1일량 또는 1회량씩 소포장하여 자세한 사용설명서를 첨부한다. |

## (3) 무균 포장 기술

통조림, 병조림, 레토르트 파우치 등 기존의 포장 후 가열살균하는 방법은 제품 맛과 향의 손실, 착색의 발생, 성분의 파괴 등이 발생한다. 그리하여 현재는 많은 제품에서 이런 단점을 보완한 무균포장방법을 사용한다.

### 1 정의와 장단점

무균 포장은 미리 살균한 용기에서 충분히 살균된 제품을 무균환경 아래에서 충전, 밀봉하는 것으로, 사용 초기에는 열에 약한 유제품 등에 주로 사용되었으나 현재에는 액체 제품이나 작은 입자를 가진 액상 제품 등에 이용되고 있다.

무균충전 포장의 순서는 다음과 같다.

① 약재의 멸균처리

② 포장재 또는 용기의 무균처리

③ 멸균 처리된 약재의 무균충전 및 밀봉

무균 포장의 장단점은 다음과 같다.

| | |
|---|---|
| 장 점 | ① 열에 불안정한 제품에 일어나기 쉬운 색깔, 맛, 향, 조직, 성분의 변화 등을 최소화할 수 있다.<br>② 일정한 품질의 제품을 얻을 수 있다.<br>③ 용기의 유해성분이 제품 내로 유출되는 양이 적다. |

| | |
|---|---|
| | ④ 경제적이고 취급이 용이하다.<br>⑤ 1회용의 작은 단위 포장이 가능하다. |
| 단 점 | 설비비가 많이 든다. |

## 2 포장 제품의 멸균

무균 포장 제품은 형태별로 고형, 액체, 액상 등이 있다. 이들은 각각의 형태별로 무균가공 및 포장 방법이 다르다.

대류작용 때문에 열전달이 빠른 액체 제품은 무균가공 및 포장이 용이하고, 열전도도가 느린 고형 제품은 무균가공 방법 선택을 신중하게 해야 한다. 작은 입자를 함유한 액상 제품(입자 크기가 2~3㎜ 정도인 스프 형태 제품)의 경우에도 열전도도가 낮으므로 장시간 가열해야 한다.

## 3 포장재의 종류와 멸균

무균 포장에 사용되는 포장재는 그 재질에 따라 강직성 포장재, 반강직성 포장재 및 유연성 포장재로 구분된다.

| | |
|---|---|
| 강직성 포장재 | ① 금속, 유리 같은 것을 말한다.<br>② 용기 외형이 내용물에 의해서 아무런 영향을 받지 않는다. |
| 반강직 포장재 | ① 여러 겹의 종이, 플라스틱, 또는 호일이나 열 성형된 플라스틱 등을 말한다.<br>② 용기 외형이 정상의 대기조건 하에서는 내용물에 의해서 아무런 영향을 받지 않는다. |
| 유연성 포장재 | ① 단층 또는 여러 층의 플라스틱 필름으로 백이나 파우치 형태로 만든 것을 말한다.<br>② 용기 외형이 내용물에 의해서 영향을 받는다. |

무균포장재의 멸균방법으로는 다음과 같은 것들이 있다.

<table>
<tr><td rowspan="4">물리적 방법</td><td rowspan="2">열</td><td>습열식</td><td>스팀, 끓는 물 등</td></tr>
<tr><td>건열식</td><td>가열 공기, 방사열, 적외선 등</td></tr>
<tr><td colspan="2">자외선</td><td>파장 260~280㎚의 자외선 조사</td></tr>
<tr><td colspan="2">방사선</td><td>$^{60}Co$-$\gamma$선 조사</td></tr>
<tr><td rowspan="2">화학적 방법</td><td colspan="2">가스</td><td>산화에틸렌 등</td></tr>
<tr><td colspan="2">약품</td><td>과산화수소수 등</td></tr>
</table>

# 〔 참고문헌 〕


1. 安德均 · 金護哲, 『韓藥炮製學』, 一中社, 2000.
2. 金基英 · 宋昊竣, 『韓藥炮製學』, 高麗醫學, 1999.
3. 金基英 · 宋昊竣, 『改訂版 韓藥炮製學』, 도서출판 신일상사, 2002.
4. 全國韓醫科大學 本草學 敎授, 『本草學』, 永林社, 1991.
5. 서부일 · 이제현 · 최호영 · 권동렬 · 부영민, 『韓藥本草學』, 永林社, 2006.
6. 康秉秀 · 徐富一 · 崔湖榮, 『韓藥 炮製와 臨床應用』, 영림사, 2003.
7. 박창호 · 강신인, 『한약재 포제기술』, 淸文閣, 2004.
8. 박창호, 『한약재 가공실험 및 이론』, 淸文閣, 2004.
9. 이영미 · 서성훈 · 양재헌, 『한약약제학』, 도서출판 신일상사, 2003.
10. 朱榮丞, 『耘谷本草學(總論)』, 도서출판 書林齋, 2002.
11. 東醫學硏究所, 『東藥法製』, 麗江出版社, 1994.
12. 中藥大辭典 편찬위원회, 『完譯 中藥大辭典』, 圖書出版 鼎談, 1999.
13. 金鍾河 譯, 『新註解 本草綱目』, 도서출판 여일, 2007.
14. 申佶求, 『申氏本草學』, 壽文社.
15. 이장천 · 박맹언, 『東醫藥用鑛物學』, 도서출판 醫聖堂, 2004.
16. 보건복지부, 『한약재 수치법제의 규격화 연구』, 보건복지부, 2001.
17. 충청남도교육청, 『한약자원가공』, 충청남도교육청, 2006.
18. 교육인적자원부, 『식품가공기술Ⅰ』, 교학사, 2003.
19. 교육인적자원부, 『식품가공기술Ⅱ』, 교학사, 2003.
20. 金完熙 · 梁基相 · 金吉萱 · 洪茂昌, 『漢醫學原論』, 成輔社, 1982.
21. 전국한의과대학 · 한의학전문대학원 경락경혈학 교재편찬위원회, 『大學經絡經穴學總論』, 醫方出版社, 2009.
22. 東洋醫學大辭典編纂委員會, 『東洋醫學大辭典』, 慶熙大學校 出版局, 1999.
23. 洪元植 외 4인, 『韓醫學大辭典』 [醫史文獻編], 東洋醫學硏究所出版部, 1985.
24. 淸 孫星衍 · 孫馮翼 輯錄, 『神農本草經』, 圖書出版 醫聖堂, 2003.
25. 張延昌 外, 『武威漢代醫簡注解』, 中醫古籍出版社, 2006.
26. 漢 張仲景 著 · 晉 王叔和 撰次 · 宋 林億 等校正 · 淸 何義門 鑑定 · 李順保 校注, 『金匱玉函經』, 學苑出版社, 2006.
27. 雷斅 原著 · 頓寶生 王盛民 主編, 『雷公炮炙論通解』, 三秦出版社, 2001.
28. 唐 孫思邈, 『備急千金要方』, 中醫古籍出版社, 1999.
29. 孟詵 撰 · 張鼎 增補, 『食療本草』, 安徽科學技術出版社, 2003.
30. 藺道人, 『仙授理傷續斷秘方』, 人民衛生出版社, 2006.
31. 宋 · 太平惠民和劑局, 『太平惠民和劑局方』, 人民衛生出版社, 2007.
32. 劉完素 著 · 구병수 · 이동원 譯, 『儒門事親』, 동국대학교 출판부, 2001.
33. 劉完素 著 · 大田大學校 韓醫科大學 第12期卒業準備委員會 譯, 『病機氣宜保命集』, 도서출판 木과土, 2000.

34. 李杲 著 · 大田大學校 韓醫科大學 第5期卒業準備委員會 譯, 『東垣 脾胃論 譯釋』, 大星文化社, 1992.
35. 元 葛可久 原著 · 淸 陳念祖 新校注 · 趙正山 校注, 『十藥神書注解』, 福建科學技術出版社, 1982.
36. 董宿 輯錄 · 方賢 續補, 『奇效良方』, 中國中醫藥出版社, 1998.
37. 陳嘉謨, 『本草蒙筌』, 人民衛生出版社, 1988.
38. 李梴 原著 · 陳柱杓 譯解, 『新對譯 醫學入門』, 法仁文化社, 2009.
39. 李梴, 『原本 編註 醫學入門』, 南山堂, 1985.
40. 許浚 原著 · 東醫寶鑑國譯委員會 飜譯, 『對譯 東醫寶鑑』, 法仁文化社, 1999.
41. 李時珍, 『本草綱目』, 人民衛生出版社, 1982.
42. 李時珍 原著 · 金鍾河 飜譯, 『新註解 本草綱目』, 도서출판 여일, 2007.
43. 龔廷賢, 『增補萬病回春』, 世一書局.
44. 繆希雍 原著 · 周德生 · 劉志龍 總主編, 『炮炙大法 釋義』, 山西出版集團 山西科學技術出版社, 2009.
45. 張介賓 原著 · 安永敏 譯, 『景岳全書』, 도서출판 한미의학, 2006.
46. 傅仁宇 纂輯 · 傅維藩 編輯, 『審視瑤函』, 人民衛生出版社, 2006.
47. 汪昂, 『原本 醫方集解』, 大星文化社, 1997.
48. 汪昂 原著 · 蔡仁植 孟華燮 共譯, 『國譯 醫方集解』, 大星文化社, 1984.
49. 汪昂, 『增補 本草備要』, 高文社, 1984.
50. 陣士鐸, 『本草新編』, 中國中醫藥出版社, 2008.
51. 稻宣義, 『炮炙全書』, 圖書出版 醫聖堂, 1994.
52. 王洪緖, 『外科證治全生集』, 中國中醫藥出版社, 1999.
53. 王洪緖, 『外科證治全生集』, 人民衛生出版社, 2006.
54. 趙學敏 · 魯照 原著 · 周德生 · 劉志龍 總主編, 『串雅全書 釋義』, 山西出版集團 山西科學技術出版社, 2009.
55. 趙學敏, 『本草綱目拾遺』, 中國中醫藥出版社, 1999.
56. 嚴浩 · 施雯 · 洪煒 原著 · 周德生 · 劉志龍 總主編, 『得配本草 釋義』, 山西出版集團 山西科學技術出版社, 2009.
57. 黃宮繡 原著 · 圓光大學校 韓醫科大學 第21期 卒業準備委員會, 『本草求眞』, 도서출판 木과土, 1999.
58. 吳瑭, 『溫病條辨 新校版』 人民軍醫出版社, 2005.
59. 吳瑭 原著 · 慶熙大學校 韓醫科大學 腎系內科學敎室 譯疏, 『醫醫病書 譯疏』, 集文堂, 2005.
60. 鄭梅澗, 『重樓玉鑰』, 人民衛生出版社, 2006.
61. 楊時泰 原著 · 周德生 · 劉志龍 總主編, 『本草述鉤元 釋義』, 山西出版集團 山西科學技術出版社, 2009.
62. 鮑相璈 原著 · 梅啓照 增輯, 『驗方新編』, 人民衛生出版社, 2007.
63. 鮑相璈 原著 · 孫玉信 朱平生 點校, 『驗方新編』, 第二軍醫大學出版社, 2007.
64. 唐宗海 原著 · 金善鎬 飜譯, 『改訂版 懸吐完譯 本草問答』, 2009.
65. 張錫純, 『衷中參西錄』, 中國文史出版社, 2003.
66. 黃度淵 原著, 『對譯 證脈 · 方藥合編』, 南山堂, 1988.
67. 嚴世芸 · 李其忠 主編, 『三國兩晉南北朝醫學總集』, 人民衛生出版社, 2009.
68. 王國辰 總主編, 『唐宋金元名醫全書大成 · 孫思邈』, 中國中醫藥出版社, 2009.

69. 胡國臣 總主編,『唐宋金元名醫全書大成 · 王燾』, 中國中醫藥出版社, 2006.
71. 王國辰 總主編,『唐宋金元名醫全書大成 · 張元素』, 中國中醫藥出版社, 2006.
72. 胡國臣 總主編,『唐宋金元名醫全書大成 · 劉完素』, 中國中醫藥出版社, 2006.
73. 王國辰 總主編,『唐宋金元名醫全書大成 · 張子和』, 中國中醫藥出版社, 2006.
74. 王國辰 總主編,『唐宋金元名醫全書大成 · 李東垣』, 中國中醫藥出版社, 2006.
75. 胡國臣 總主編,『唐宋金元名醫全書大成 · 王好古』, 中國中醫藥出版社, 2005.
76. 胡國臣 總主編,『唐宋金元名醫全書大成 · 朱丹溪』, 中國中醫藥出版社, 2007.
77. 胡國臣 總主編,『明淸名醫全書大成 · 李時珍』, 中國中醫藥出版社, 2003.
78. 胡國臣 總主編,『明淸名醫全書大成 · 龔廷賢』, 中國中醫藥出版社, 1999.
79. 胡國臣 總主編,『明淸名醫全書大成 · 繆希雍』, 中國中醫藥出版社, 1999.
80. 胡國臣 總主編,『明淸名醫全書大成 · 張景岳』, 中國中醫藥出版社, 2002.
81. 包來發 總主編,『明淸名醫全書大成 · 李中梓』, 中國中醫藥出版社, 1999.
82. 胡國臣 總主編,『明淸名醫全書大成 · 張志聰』, 中國中醫藥出版社, 1999.
83. 胡國臣 總主編,『明淸名醫全書大成 · 陣士鐸』, 中國中醫藥出版社, 2001.
84. 胡國臣 總主編,『明淸名醫全書大成 · 汪昂』, 中國中醫藥出版社, 1999.
85. 胡國臣 總主編,『明淸名醫全書大成 · 徐靈胎』, 中國中醫藥出版社, 2001.
86. 胡國臣 總主編,『明淸名醫全書大成 · 唐容川』, 中國中醫藥出版社, 2002.
87. 葉定江 · 原思通,『中藥炮製學辭典』, 上海科學技術出版社, 2005.
88. 葉定江 · 張世臣 主編,『中藥炮製學』, 人民衛生出版社, 2003.
89. 李鄂生,『中藥炮制與制劑技述問答』, 醫聖堂, 1988.
90. 全國醫藥職業技術教育研究會,『現代中藥炮製技術』, 北京 化學工業出版社, 2004.
91. 金世元 · 王琦 主編,『中藥飮片炮製硏究與臨床應用』, 化學工業出版社 · 現代生物技術與醫藥科技出版中心, 2004.
92. 國家中醫藥管理局 ≪中華本草≫編委會,『中華本草』, 上海科學技術出版社, 1999.
93. 中華人民共和國 國家藥典委員會,『中華人民共和國藥典 2000年版』, 北京 化學工業出版社, 2000.
94. 周密, 武林舊事(揷圖本), 北京, 中華書局, 2007.
95. 尹政義,『食品貯藏學』, 世進社, 1999.
96. 馬繼興,『中國出土古醫書考釋與研究』, 上海科學技術出版社, 2015.
97. 고성삼 · 최종욱,『알기쉬운 식품공학』, 유한문화사, 2004.
98. 장동석 · 신동화 · 정덕화 · 김창민 · 이인선,『자세히 쓴 식품위생학』, 정문각, 2003.
99. 이흠숙 · 강성태 · 이숙경,『식품위생학』, 형설출판사, 2003.
100. 안덕준,『식품저장학 - 식품 포장을 중심으로- 』, 보문각, 2004.
101. 장규섭 · 이종욱 · 임상빈,『최신 식품공학』, ∑시그마프레스, 2003.
102. 김덕웅 외 7인,『식품가공저장학』, 광문각, 2003.
103. 김병묵,『식품저장학』, 진로연구사, 2000.
104. 예방의학과 공중보건 편집위원회,『예방의학과 공중보건』, 계축문화사, 1987.

# 〔 인터넷 참고 〕

국회 : http://www.assembly.go.kr/index.jsp
대법원 : http://www.scourt.go.kr/main/Main.work
보건복지가족부 : http://www.mw.go.kr/user.tdf?a=user.new_portal.index.IndexApp&c=1001
식품의약품안전청 : http://www.kfda.go.kr/index.html
환경부 : http://www.me.go.kr/
법제처 : http://www.moleg.go.kr/main/main.do
농림수산식품부 : http://www.mifaff.go.kr/main.tdf
국립농산물품질관리원 : http://www.naqs.go.kr/intro.jsp
네이버 : http://www.naver.com/
다움: http://www.daum.net/
야후 : http://kr.yahoo.com/
다아라 : http://www.daara.co.kr/search_/search.asp
(주)옴니허브 : http://www.omniherb.com/
(주)새롬제약 : http://www.haedameun.co.kr/index.php
활인본초한의원 : http://www.insandang.com/main/main.html
숙명여대 의약품연구정보센터 : http://dric.sookmyung.ac.kr/
선진티에스 : http://www.technicalsolution.co.kr/
(주)대명크라샤 : http://www.dm-crusher.co.kr/
(주)원진텍 : http://www.wmc.co.kr/
(주)현준파우텍 : http://www.hjtm.co.kr/
네취코리아 : http://www.netzsch.co.kr/
(주)세이신 : http://www.betterseishin.co.kr/jigyou01/k10/index.htm
코엔 : http://www.koen21.co.kr/ko/index.asp
(주) 한국기계엔지니어링 : http://www.topcrusher.co.kr/
EC21 : http://daesungcm.en.ec21.com
Hosokawa Micron Group : http://www.hosokawa.com/01micron_group/micron_group.htm
케이엔에스 컴퍼니 : http://www.multimix.co.kr/
GLV : http://www.glv.com/
독산한국후지냉동 : http://fujeekorea.net/
성월드 : http://www.sungworld.co.kr/
Creative Trading Inc. : http://www.creative-trading.com/
태안자염 : http://saltpeople.com/mall/index.html
도염원 : http://salt.co.kr/
삼정식품 : http://www.icandoit.co.kr/
한국양봉협회 : http://www.korapis.or.kr/
한국식품과학회 : http://www.kosfost.or.kr/
한국식품공업협회 : http://www.kfia.or.kr/index.asp
대한주류공업협회 : http://www.kalia.or.kr/

# 〔 찾 아 보 기 〕

ㅇ

# [ 편저자 소개 ]


| 정 기 훈 |

대전대학교 한의과대학 졸업
대전대학교 대학원 한의학과 졸업
(신계내과학 및 본초학 한의학박사)

계림한의원 원장(전)
대전광역시 중구한의사회 재무, 감사(전)
대전광역시한의사회 대의원(전)
대전광역시한의사회 학술이사 및 부회장(전)
대한한의사협회 중앙대의원(전)
동신대학교 대학원 한의학과 겸임교수(전)
중부대학교 한방제약과학과 겸임교수(전)
대전대학교 한의과대학 한의예과장, 한의학과장(전)
대한본초학회 이사(현)
대한한의학방제학회 이사(현)
대한고금의학회 회장(현)


『東垣脾胃論譯釋』(공역, 대성문화사, 1992)
『한약자원가공』(공저, 충청남도교육청, 2006)
『瀕湖脈學按』(공저, 도서출판 초락당, 2007)
『炮製學』「天論」(편저, 도서출판 문진, 2008)
『藥務關係法規』(편저, 도서출판 문진, 2008)
『藥務關係法規』(편저, 도서출판 문진, 2009)
『地精錄(人蔘學)』(공저, 도서출판 문진, 2009)
『명방60首』(공역, 도서출판 문진, 2014)

포제학 炮製學
[천론]

초판　2008년 9월 18일
재판 1쇄　2019년 2월 22일

편 저 자　정 기 훈
표지제자　장 기 혁
약재사진　서 영 배 교수

발 행　문 진
대전광역시 유성구 대학로 31 한진리조트오피스텔 2004호
Tel. 042-933-6510　Fax. 042-367-5510

ISBN　979-11-87638-30-8 93510

값　36,000원